Meine ersten drei Leben

2.9. 19.12 - 23.3. 2017

Ingeborg Rapoport

MEINE ERSTEN
DREI LEBEN

neues leben

Dieses Buch erschien erstmals 1997 im Verlag edition ost.
Die nun vorliegende Ausgabe wurde um ein Vorwort
von Daniel Rapoport ergänzt.
Die Rechtschreibung wurde angepasst.

Inhalt

Vorwort von Daniel Rapoport

Das ist das Buch einer außergewöhnlichen Frau. Sie hat die Neugeborenenklinik von Amerika nach Deutschland gebracht. Zuvor hatte sie, als Jüdin verfolgt, aus Deutschland in die USA fliehen müssen. Dann floh sie, verfolgt als Kommunistin, aus den USA zurück nach Europa. – Man fragt sich, wie jemand bei so viel Gefliehe überhaupt noch Wesentliches leisten kann. Ingeborg Rapoport konnte. Sie war eine große Ärztin, der älteste Mensch der Welt (mit 102 Jahren), der je eine Doktorprüfung bestanden hat. Und sie war meine Großmutter »Imo«.

Eigentlich hatte sie diese Erinnerungen in den Jahren 1996 und 1997 für den familieninternen Gebrauch geschrieben. Sie sollten uns die Geschichte unserer Herkunft erzählen. Für Imo wurde es eine Lebensbeichte. Der Ton ist hier zwangsläufig ernster und nachdenklicher, als ich sie kannte. Sie war witzig, konnte komisch bis zur Albernheit sein und zugleich auf rührende Weise naiv und mädchenhaft. In ihren späten Jahren habe ich meine Großeltern regelmäßig besucht und bei immer gleichem Gedeck – Käsekuchen und ein Kännchen stark gebrühten Earl Greys – über Politik, Wissenschaft und Kunst geredet. Nie ging es um Nebensächliches oder Irrelevantes.

Imo richtet die Beichte an Joshua, ihren ungeborenen Enkel, meinen ungeborenen Bruder oder Cousin. Dieser kleine Kosmonaut im großen Raum der Möglichkeiten ist natürlich kein Zufall und auch kein bloßer erzählerischer Trick. Imos Leben kreiste um Ungeborene, Neugeborene, Ankünftige, Schutzbedürftige. Sie, die vielfach selbst des Schutzes bedurfte, hatte sich zur Aufgabe erkoren, das Leben, wo es ins Leben tritt, in Empfang zu nehmen, es zu behüten und ihm Wachstum und Entfaltung zu ermöglichen.

In der damals deutschen Kolonie Kamerun geboren, wuchs sie in Hamburg als Tochter eines christlichen Vaters und einer jüdischen Mutter auf. Wiewohl sie nie so recht an Gott glauben mochte (ihn aber auch nicht kategorisch ausschloss), rührte sie jener Teil der religiösen Tradition, der Barmherzigkeit predigt. Er formte, vielleicht von ihr unbemerkt, ihren Lebenskern. Handelnd hat sie den altehrwürdigen Begriff der Barmherzigkeit für sich und das 20. Jahrhundert aktualisiert, ihn aus einer duldenden und vereinzelten Tugend in eine tätige, organisierte, wissenschaftlich unterlegte Form überführt. Diese Form fand sie weltanschaulich im Kommunismus, professionell in der Neonatologie.

Der Beruf stand früh fest, den Kommunismus lernte sie später kennen. Der ihn ihr nahebrachte, das war die Liebe ihres Lebens, Samuel Mitja, mein Großvater. Man kann sie nicht ohne ihn und ihn nicht ohne sie begreifen. Sieht man einmal ab von Philemon und Baucis ist mir keine Erzählung bekannt, die ein Liebespaar zeichnet, das einander so ergänzt, beflügelt und ein Leben lang entzückt. Dabei wäre solch ein Paar gewiss unsterblich und der Ruhm seines Autors unverlöschlich.

Das Leben, das ja bekanntlich die besten Geschichten schreibt, ist trotzdem ein seltsam ruhmloser Autor. Es mag wohl daran liegen, dass ihm dann doch vieles recht gründlich misslingt. Seinen Hang zum Fragment sieht man ihm ungern nach.

Glücklicherweise waren meiner Großmutter und ihrem Mitja ein sehr langes und auf eine Weise wildes Leben beschieden. Imo wurde 104 Jahre alt und blieb bis zum Schluss ganz und gar beisammen und wunderbar alert. Nein, die mieseste Volte, die das Leben meinen Großeltern schlug, war wohl das Ende des Sozialismus in der DDR. An dessen Gelingen hatten sie ihre Hoffnung geknüpft und auf seine

Einrichtung und Verbesserung einen großen Teil ihrer Anstrengungen verwendet. Als sie begriffen, wie viele dieses Ziel nicht teilten, und die Freude im Land sahen, als es mit dem Sozialismus zu Ende ging, da hätten sie leicht den Boden unter den Füßen verlieren können.

Haben sie aber nicht. Mag sein, sie schwankten etwas. Aber Wissenschaftler, die sie waren, gingen sie sofort in die Analyse, suchten nach Fehlern im Versuchsaufbau und zogen ihre Schlüsse. Ein Teil dieser Suche ist das vorliegende Buch. Auch deshalb wurde es so interessant. Und trotz des schweren Themas wunderbar leicht zu lesen. Leichtigkeit entsteht nie aus Zufall. Imo konnte schreiben. Sie war mit vielen Talenten gesegnet, manche hat sie nie voll entfaltet. Es lässt sich kaum ermessen, welche künftigen Aufgaben unserer noch harren, wenn Entfaltung das Ziel sein soll und nicht einmal 104 Jahre dafür auszureichen scheinen.

Joshua, kleiner Bruder, sag, wie verhält sich das im unendlichen Raum der Möglichkeiten? Ist dort die Regel, was hier ausgeschlossen scheint: Ein Immerweiterwirken und Immerhöherwachsen? Oder muss selbst dort an Grenzen stoßen, was dauernd wachsen will? Und, Brüderchen, hat Imo Dir auch dies anvertraut: Es liegt die Hoffnung der Menschheit nicht nur in jedem neu Ankommenden, sondern auch in jedem, der geht.

Februar 2021

Vorwort von Ingeborg Syllm-Rapoport

Diese Aufzeichnungen entstanden ohne Notizen, lediglich aus der Erinnerung und sind daher so präzise oder unscharf, wie mein Gedächtnis eben arbeitet. Sie erheben keinerlei Anspruch auf geschichtliche Dokumentation, enthalten sogar schockierende historische Lücken. Vielmehr habe ich versucht, durch das Prisma von Menschen, die ich liebte und verehrte, bekannte und namenlose Menschen, jeweils ein Stückchen Geschehens unseres Jahrhunderts aufleuchten zu lassen.

Die Geschichte meines Lebens vollzog sich in drei Etappen: Kindheit, Jugend und Studentenzeit in Hamburg während der Weimarer Republik und des Hitlerfaschismus; Emigration als »Halbjüdin« und medizinische Lehrjahre in den USA, in denen ich Sozialistin wurde; und fast 40 Jahre ärztliche und wissenschaftliche Tätigkeit in der DDR. Jede dieser Etappen endete mit Abbruch und Neubeginn, aber trotz aller wechselvollen Geschicke war mein Leben voll persönlichen Glücks und unvergesslicher Erfahrungen.

Mein kleiner ungeborener »Beichtvater« Joshua hielt mich beim Schreiben ständig zu unerbittlicher, oft schmerzlicher Wahrhaftigkeit an – mir selbst, meinen Beobachtungen, Gedanken und Gefühlen gegenüber.

Er meinte, das sei ich meinen Kindern, Enkeln, Freunden, Schülern und nicht zuletzt auch mir selber schuldig.

Ich danke allen, die mich zum Schreiben ermutigt und hilfreich kritisiert haben, allen voran Mitja, unseren Kindern, meinem Cousin Hans Herz und Lothar Rohland, ohne dessen freundschaftliche Hilfe und Langmut dieses Buch nicht zustande gekommen wäre.

Ich danke auch dem Verlag edition ost für den Mut, die Erinnerungen einer unbekannten Autorin zu drucken, insbesondere Waltraud Heinze und Günther Drommer sowie dem Verleger Frank Schumann.

Berlin, im September 1997

Mein erstes Leben –
1912 bis zur Emigration
in die USA 1938

Mein Vater, Familienchronik und ein Silberdollar

Lieber Joshua! Dir soll gewidmet sein, was ich für Euch – Kinder und Enkel – aufschreiben möchte: ein wenig von der besonnten und umwölkten Vergangenheit Eurer Vorfahren, damit etwas von dem bleibt, was mit »Imo« und »Opi« einmal verstummen und verblassen würde und doch buntes, vielfältiges und wechselvolles Leben war und unbemerkt und unerkannt in Euch hineingeströmt oder -gesickert ist. Hier und da ein Tröpfchen oder auch ein kräftiger Schuss.

Du sollst es sein, dem ich es erzählen will, weil Du ungeboren bleibst, weil es Dir gleich ist, ob Du auf Deinen Füßchen oder auf Deinem Kopf stehst – vielleicht gerade, weil Du so gern kopfstehst! –, weil Du Deinem Schwesterchen weise den ersten Platz eingeräumt hast und weil Du Deine Imo schweigend und geduldig anhören wirst.

Wie authentisch dieser Ahnenbericht wird, kann ich Dir nicht sagen – Opi könnte ihn besser schreiben, aber er scheut sich und außerdem weiß er von Imos Seite in Deiner Familie natürlich nichts Genaueres. Und mit der will ich beginnen.

Als ich klein war und meine Eltern noch zusammenlebten, besuchte uns von Zeit zu Zeit ein alter, fast tauber Verwandter, der den Stammbaum der Familie Syllm »bearbeitete«, was meine Mutter und leider auch mich maßlos langweilte. Mein Vater dagegen besaß einen ausgesprochenen Familienstolz. Da gab es ein dickes bebildertes Buch über Hamburger Patrizierfamilien, zu denen auch die Familie Syllm gehörte. Sie war etwa um das Jahr 1517 herum als Familie von Deichbauern aus Holland nach Stade und dann Hamburg gekommen und sie hat der Hansestadt Hamburg im Laufe der Zeit zwei Bürgermeister und einige Senatoren gestellt. Noch heute kann man unser Familienwappen im Hamburger Rathaus sehen: drei silberne Kornähren auf blauem Grund mit dem Wappenspruch: »per aspera ad astra«, was »Durch Mühen zu den Sternen« heißt.

An das Bild eines dieser Bürgermeister kann ich mich gut erinnern, vor allem an seinen großen weiß-getüllten Kragen und sein feierlichschwarzes Gewand. Ansonsten sah er allerdings aus, als ob er das Leben und den Wein nach Kräften genossen habe.

Zu meiner Zeit spielte die Familie Syllm im öffentlichen Leben der Stadt schon keine Rolle mehr. Vielleicht war es aber der Name der alten Patrizierfamilie, der mir später die Aufnahme in die vornehme Heilwig-Schule sicherte.

Mein Großvater besaß ein Gut im Oldenburgischen. Er war ein fescher, gutherziger, stockdummer Rittmeister, der seine Pferde mit Champagner fütterte, »damit sie feuriger würden«. Ein Gemälde seiner jungen Frau hing bei uns im Esszimmer. Sie muss eine schöne Frau gewesen sein, jedenfalls gefiel sie mir mit ihren entblößten Schultern, dem schwarzen Spitzenkleid und den zarten Händen, in denen sie eine Rose hielt. Sie trug ihren Kopf hoch und blickte aus tiefblauen Augen in eine unbestimmbare Ferne. Es wäre ein ziemlich sentimentales Bild gewesen, wenn sie nicht eine kräftige Nase und volle, sehr rote Lippen gehabt hätte.

Dieses Bild spielte in meiner Jugend zweimal eine Rolle. Das erste Mal trug es mir einen echten Silberdollar ein. Ich muss etwa elf oder zwölf Jahre alt gewesen sein, als plötzlich der verschollene Bruder dieser längst und schon sehr jung an Krebs gestorbenen Großmutter bei uns auftauchte. Ich lag damals krank im Bett, er betrachtete mich gerührt und gab mir das Geldstück, da ich ihn an seine Schwester erinnere. Ich fand das sehr merkwürdig, denn ich konnte beim besten Willen keine Ähnlichkeit zwischen mir und ihr erkennen. Dieser Onkel war vor dem preußischen Militärdienst ausgerissen, in den USA unter die Goldgräber gegangen und drüben reich geworden. Genauso wie er gekommen war, verschwand er wieder und wir hörten niemals mehr etwas von ihm.

Das zweite Mal rückte das schöne Bild meiner Großmutter in das Familiengeschehen, als mein Onkel Karl, einer der Brüder meines Vaters, während der Nazizeit eines Tages bei uns erschien – meine Eltern waren längst geschieden – und von meiner Mutter das Bild forderte: die »arische« Großmutter dürfe nicht im jüdischen Haushalt hängen. Er nahm neben dem Bildnis der Großmutter auch gleich das große holländische Gemälde mit, das an der gegenüberliegenden Wand unseres Esszimmers hing und eine Winterlandschaft mit vereistem Teich darstellte, auf dem Kinder im Schein einer rötlichen Wintersonne Schlittschuh liefen. Ich liebte auch dieses Bild sehr – aber es war wohl auch zu arisch. Und der »arische« Onkel vergaß auch eine uralte englische Standuhr nicht, die mit Messinggewichten aufgezogen wurde.

Zurück zu meinem Großvater. Ich kannte ihn nur als einen immer noch schönen alten Mann mit leuchtenden blauen Augen, sorgfältig gestutztem weißem Bart, der, wie ich mich erinnere, nie etwas anderes zu mir gesagt hat als »Na, mein Mäuschen?« Er wohnte zusammen mit seinem reizenden weißen Spitz, der für mich eine größere Attraktion darstellte als mein Großvater selbst, in einem hübschen kleinen Häuschen am Rande der Stadt. Sein Gut und seine Pferde hatte er damals bereits durchgebracht.

Mein Vater hatte drei Brüder und eine Schwester. Zwischen ihnen bestand keine innige Beziehung, außer dass von Zeit zu Zeit ein Familientreffen bei uns stattfand, zu dem zwei Frauen zum Kochen und Servieren engagiert wurden, beide von ziemlicher Körpergröße. Während die dicke Kochfrau die Allüren einer Herrscherin hatte, wirkte ihre hagere Schwester eher still und demütig. Unsere Wohnung schien zu dieser Gelegenheit wie verwandelt, die Küche dampfte und duftete und es war verboten, sie zu betreten. Die Vorbereitungen erstreckten sich über zwei Tage und am Ende funkelte unser sonst ziemlich dunkles Esszimmer von Silber und Kristall. Ich durfte gute Nacht sagen, als alle noch bei Tisch saßen, und die Neige aus den Gläsern meiner Onkel trinken. Meine Mutter bemerkte meinen wein- und sektseligen Zustand meist zu spät und einmal war ich so beschwipst, dass ich angezogen in die Badewanne gefallen bin.

Mein Vater, der meinem Großvater wohl am ähnlichsten sah, wurde in eine Kaufmannslehre geschickt. Jung und unternehmungslustig, ging er nach China, nahm am Boxeraufstand teil, aus dem er unverwundet, aber mit einigen von uns Kindern sehr bewunderten Beutestücken zurück nach Deutschland kam. Am schönsten fanden wir ein kostbares Gewand, das mit Goldfäden wundervoll bestickt war. Später ging mein Vater für eine deutsche Firma nach Kamerun, das damals deutsche Kolonie war. Auf einem Europa-Urlaub lernte er meine Mutter kennen.

Meine Mutter war eine wirkliche Schönheit und mein Vater schilderte, dass er sich in ihren Gang verliebt habe: »Wie eine Bachstelze ging sie«, sagte er. Allerdings spielte auch das Vermögen meiner Großmutter eine sicher nicht unerhebliche Rolle, dass er den Antisemitismus in seiner Familie überwand und um die Hand meiner Mutter anhielt.

Keinem anderen Menschen habe ich so zwiespältige Gefühle entgegengebracht wie meinem Vater und auch nur ein einziges Mal ist mir klargeworden, dass er mich wohl doch geliebt haben muss. Es war auf einem meiner letzten Besuche bei ihm in Hamburg, als er beim Abschied auf dem Hauptbahnhof Tränen in den Augen hatte.

Du hast es gut, Joshua, Du wirst Dir nie Klarheit verschaffen müssen, wie Deine Eltern sind. Du spielst und drehst Dich in Deiner verborgenen dunklen Welt, Du ungeborener kleiner Gaukler. Du musst nicht zum Richter werden über Vater und Mutter und nicht zum Psychoanalytiker Deiner Gefühle für sie. Wir Geborenen hingegen müssen Rechenschaft ablegen, und das ist sehr schwer.

Mein Vater war sehr zurückhaltend, ein echter »Norddeutscher«. Er hing auch an der norddeutschen Landschaft, an der Weite, am Meer. So gingen die Urlaubswünsche meiner Eltern stets auseinander – mein Vater wollte See und Strand, meine Mutter sehnte sich nach den Bergen. Überhaupt waren ihre Instinkte immer entgegengesetzt. Während meine Mutter Musikerin durch und durch war, wollte mein Vater höchstens »mal einen netten Walzer oder eine Operettenarie« hören.

Mein Vater hatte einen angeborenen Sinn für die bildende Kunst und er war es auch, der mich zuerst in Gemäldegalerien führte; meine Mutter habe ich nie über Malerei reden hören, auf ihren vielen großen Reisen waren es Naturerlebnisse, die sie begeisterten, nicht Kunst. Meinem Vater waren Religion und Kirche völlig gleichgültig, meine Mutter hatte immer wieder Perioden, in denen sie sich irgendwelchen Glaubens- oder mystischen Bewegungen hingab. Allerdings machte sie sich nach einer Weile immer wieder über sich selbst lustig und warf die Anwandlungen unbedenklich wieder hin. War mein Vater von Natur aus konservativ-deutschnational, so fühlte meine Mutter immer fortschrittlich. Mein Vater interessierte sich für Geschichte, meine Mutter für Menschen. Mein Vater hatte wenige Bekannte – meist Mitglieder des Südwestafrika-Clubs –, meine Mutter besaß viele innige Freunde, lebenslange enge und herzliche Freundschaften.

Wie konnten zwei so verschiedene Menschen sich vereinigen? Meinen Vater hat sicher das Äußere an seiner Frau angezogen. Als Neunzehnjährige war meine Mutter eine schwarzhaarige sanfte Schönheit mit großen träumerisch-schwarzen Augen. Mein um vierzehn Jahre älterer Vater und seine abenteuerliche afrikanische Existenz sind ihr als Flucht vor dem Alltag sicher willkommen gewesen.

Meine Großmutter, die kleine Omima, wie ich sie nannte, war so weltfremd, so ohne Arg und Menschenkenntnis, dass sie dem Heiratsantrag sofort zustimmte. Mein Vater hatte aber schon zu der Zeit falsche Angaben über seine Stellung gemacht und sich in ein günstigeres Licht gestellt, als es der Wahrheit entsprach. Später hat er hinter dem Rücken meiner Mutter ihr Vermögen durchgebracht, sie sieben Jahre lang heimlich mit einer anderen Frau betrogen und sie schließlich mit

einer Mark Haushaltsgeld und zwei Kindern von sieben und fünfzehn Jahren sitzenlassen, um die Geliebte zu heiraten. Als aber deren
reicher Onkel hörte, dass seine Nichte einen geschiedenen Mann
heiraten wollte, drohte er, sie zu enterben, worauf sie meinen Vater
kurzerhand verließ. Nun versuchte mein Vater, wieder zu uns zurückzukehren, aber meine Mutter ließ ihn nie mehr in unsere Wohnung.
Viele Jahre hielt sie ihren Zorn über seinen Verrat aufrecht und wachte
eifersüchtig darüber, dass wir ihm ja nicht zu viel Liebe zuwandten.

Später wurde er ihr gleichgültig und nach dem Krieg schickte sie
ihm regelmäßig Care-Pakete, damit er keine Not leiden müsse. Er
hingegen muss sie auf seine temperamentarme Art wohl doch geliebt
haben, jedenfalls hat er als alter Mann mir gegenüber eine solche
scheue Bemerkung gemacht. In den Jahren, in denen ich die Ehe meiner Eltern erlebte, kam diese Liebe nie zum Ausdruck.

Mein Vater hatte sich immer einen Sohn gewünscht und als mein
Bruder Hellwig zur Welt kam, war er überglücklich und wollte ihn zu
seinem Alleinerben machen – darüber entbrannte zwischen meinen
Eltern ein lächerlicher Streit. Zu guter Letzt hatte mein armer Vater
nur noch seine Briefmarkensammlung zu vererben und einen Ring
mit einem Lapislazuli, in den unser Familienwappen eingraviert war.

Zwischen mir und meinem Vater gab es in meiner Kindheit viele
Stürme.

Mein Vater erwartete von mir, dass ich nach der Schule stets pünktlich zum Essen erschien. Leider war mir das unmöglich, da ich zu
jener Zeit eine »beste Freundin« hatte, die ich täglich nach Hause begleiten wollte. Die aber hatte wiederum ein anderes kleines Mädchen
zur Freundin, das sie zuerst heimgeleitete. So ging ich riesige Umwege
und kam täglich zu spät. Da alle Ermahnungen nichts fruchteten,
wurde mein Vater so zornig, dass er mich mit der Reitpeitsche schlug.
Ich erinnere mich genau an Ort und Umstände und dass ich seinen
Zorn ins Hilflose aufreizte, indem ich schrie: »Hau nur weiter, es tut
überhaupt nicht weh und ich bringe sie doch weiter nach Hause.«

Ich erinnere mich auch an einen anderen Sturm. Mein Vater liebte
Sonntagsspaziergänge mit uns Kindern, zu denen wir besonders

herausgeputzt wurden. Einmal – ich muss sieben oder acht Jahre alt gewesen sein – war ein Besuch bei einer langweiligen alten Tante geplant und ich hatte überhaupt keine Lust. Meine Proteste halfen nicht. Ausstaffiert mit einem roten Mäntelchen mit Kutscherkragen und einem weißen Krägelchen mit getüllter Spitze, wurde ich widerstrebend auf die Straße gezerrt. Zu meiner tiefen Befriedigung hatte es geregnet. Blitzschnell riss ich mich los, stürzte in die pfützennasse Gosse und wälzte mich darin herum. Das Gefühl eines grenzenlosen Triumphes hat alle Folgen meiner Tat verdrängt. Jedenfalls konnte ich in meinem völlig verdreckten Zustand nicht mehr zu Besuch gehen. An derartige Stürme mit meiner Mutter kann ich mich nicht erinnern.

Ich glaube, dass ihm mein unbändiges und trotziges Wesen nicht wirklich zusagte, ein sanftes kleines, fügsames Mädchen wäre ihm lieber gewesen. Dagegen hat er meinen Bruder von Herzen geliebt.

Einmal hat uns mein Vater nach dem Kriege noch in Berlin besucht, aber ich glaube, es war keine glückliche Zeit für ihn. Die Kinder konnten mit dem alten, ungeschickten und kinderungewohnten Mann nichts anfangen und liefen vor ihm davon. Er starb in einem Hamburger Altersheim, allein, ohne Familie.

Von meines Vaters weiterer Familie kenne ich nur noch einen Bruder meiner Großmutter, der ein großes Gut in der Nähe des Harzes, mit Gutshof, Ziegelei, Wald und Feldern, besaß. Hellwig und ich mussten einmal unsere Sommerferien dort verbringen. Der Onkel Theo und seine Frau waren schon sehr alt, aber immer noch schrecklich streng. Bei Tisch durfte man nicht ungefragt sprechen, und das galt sogar für seine erwachsenen Söhne. Dort habe ich zum ersten Mal den Unterschied zwischen »Herrschaft« und »Gesinde« erlebt. Ich war schockiert von der Armut der polnischen Saisonarbeiter in der Tonfabrik. Das waren meine traurigsten Sommerferien und zum Glück mussten wir nie wieder dorthin.

Kamerun, deutsche Kolonie

Ein wahrer Rausch der Erinnerungen hat mich überkommen, vielleicht weil Du so still zuhörst, vielleicht aber auch, weil das alte, wehe Gefühl in mir wieder auftaucht, nirgends beheimatet zu sein.

Es hat sich früh ausgeprägt, das Gefühl des Nicht-völlig-Dazugehörens, und es hatte vielfältige Wurzeln: meine halbjüdische Herkunft, der soziale Abstand zu meinen Mitschülerinnen, meine kleine pummelige Gestalt, meine braunen und nicht blauen Augen, meine im Sommer braungebrannte Haut, meine Unsportlichkeit.

Meine Mitschülerinnen spielten in teuren Clubs Hockey, Tennis, liefen Schlittschuh, ritten auf eigenen Pferden und besaßen Boote auf der Alster. Sie spielten wie Zirkusjongleure in den Schulpausen mit sechs Bällen. Sie waren untereinander verwandt und ihre Eltern in Aufsichtsräten und Reedereien geschäftlich miteinander verbunden. Ihre Tanzstundenpartner waren ihnen vertraut. Ich blieb stets ein Mauerblümchen und übte mich im Vortäuschen eines interessierten Beobachters, während ich in Wirklichkeit unter tiefer Scham litt.

Meine Sympathie galt Tonio Kröger. Ich wurde eine fanatische Leseratte, von Karl May zu Storm, Dickens, Balzac, Dostojewski, Tolstoi, Thomas Mann, Jean Paul und Hölderlin, Nietzsche und Plato, ja sogar Kant las ich mit zwölf oder dreizehn Jahren.

Bei allem Anderssein und Draußenstehen war trotzdem keine feste Selbständigkeit in mir und meine Umgebung empfand mich zu meiner großen Überraschung durchaus als kraftvolles, lustiges und normales Kind, und in späteren Klassenzusammenkünften sind mir meine Mitschülerinnen in liebevoller Erinnerung gegenübergetreten. Meine Sehnsucht nach Kollektivität war ebenso groß wie mein Einsamkeitsgefühl und beides vibrierte in ständiger Spannung in mir.

Wie viele in dieser Weise fühlende Menschen mag es unter den Umständen der Weimarer Republik gegeben haben – wie viele werden es heute unter dem Schlagwort »Deutschland – einig Vaterland« sein? Was bedeutete mir Deutschland damals?

Wir wurden in der Schule zu einem kräftigen Groß-Deutschtum erzogen. Ich erbettelte mir von meiner Mutter Geld, um, wie die anderen, Papierziegelsteine kaufen zu können, die symbolisch auf Häuservorlagen aus dem Sudetenland oder Süddänemark geklebt wurden, und ich verstieg mich sogar zur Hindenburg-Verehrung, gerade weil ich damit in einen Gegensatz zu meiner Mutter geriet.

Ihr habe ich es zu verdanken, dass mir schon als kleines Kind die Verachtung der Polen als »schmutzige Pollacken« unrecht und unwürdig erschien. Die Kinder riefen »Pollicka, Pollacka, was kost' die Hacka?« Einmal bin ich in einem Kinderschwarm hinter Zigeunern hergelaufen und habe mitgesungen »Heinerle, Zigeunerle«. Die Zigeuner drehten sich nicht nach uns um, aber plötzlich überfiel mich eine solche Scham, dass ich weglief.

Ich sang mit Inbrunst »Deutschland, Deutschland über alles« – darin unterschied ich mich in nichts von den Kindern um mich herum. Ich fühlte mich deutsch. Allerdings brachte mich das Thema Kamerun als deutsche Kolonie nach und nach zu einem tieferen und eigenen Denken.

Meine Eltern hatten sich gleich nach ihrer Hochzeit nach Kamerun eingeschifft, wo mein Vater als Kolonialkaufmann in einer kleinen deutschen Siedlung, in Kribi, tätig war. Meine Mutter wurde sehr bald schwanger und zur Geburt des Kindes fuhren auch Omima und meine Tante Irm, die jüngere Schwester meiner Mutter, nach Kribi. Tante Irm lernte dort Hans Paschen kennen, der auch jahrelang für deutsche Firmen in Südwestafrika gearbeitet hatte, ein großer Jäger war und sich – zwanzig Jahre älter als Irm – leidenschaftlich in das temperamentvolle Mädchen mit den rotblonden Haaren verliebte. Diese Liebe wurde von Irm aus ganzem Herzen erwidert und hielt über Internierung, finanzielle Nöte und all die Jahre an, die Onkel Hans gelähmt im Rollstuhl zubrachte. Aus der Ehe zwischen Onkel Hans und Tante Irm entstammen meine beiden Cousinen: Hilde, zehn Monate jünger als ich, und nach zehnjähriger Ehe noch Ursula, die später mit ihrer Mutter nach England ausgewandert ist und dort heiratete.

Beide Familien, die Paschens und die Syllms, lebten unter der Aura des deutschen Kolonialismus. Dies hat sich in den Familien allerdings sehr unterschiedlich ausgewirkt. Bei den Paschens bewirkte sie eine Afrika-spezifische Abenteuerlust: Hilde verbrachte mehrere Jahre in Addis Abeba. Dort war ihr Mann von Kaiser Haile Selassie als Architekt für eine geplante Universität berufen worden. Ihr ältester Sohn wurde für eine Zeit Lehrer in Kenia und trauert seinen schwarzen Schülern noch heute nach. Ursulas Sohn nahm ein mehrjähriges Engagement als Dirigent an der Oper von Kapstadt an.

Weder mein Bruder Hellwig noch ich haben hingegen je eine Sehnsucht empfunden, nach Afrika zu fahren. In mir entwickelte sich im Gegenteil ein ständig wachsender Widerstand gegen jede Art Kolonialismus, der sich aus der wohlwollenden Überheblichkeit aller Bekannten aus dem Südwestafrika-Club meines Vaters speiste, ihrer geistigen Beschränktheit und Verachtung der schwarzen Völker. Dieser Geist vertrug sich übrigens mit ihrem zunächst noch verdeckten, später offenen Antisemitismus ausgezeichnet. Ein angeborenes Gerechtigkeitsgefühl machte mir den ganzen patriarchalischen Schwindel verdächtig. Die ökonomische Seite der Ausbeutung, das völkerrechtlich-politische Unrecht des Kolonialismus und Neokolonialismus habe ich erst viel später erkannt.

Zuerst fand ich es sogar lustig, in Kamerun geboren zu sein. Mein Geburtstag fällt auf den 2. September und damals, 1912, galt dieses Datum als Gedenktag für den Sieg bei Sedan. Die kleine deutsche Siedlung hisste anlässlich meiner Geburt die Fahnen, da ich dort im Umkreis von Tausenden Kilometern das erste weiße Baby war. Draußen auf Reede lag jedoch ein britischer Kreuzer, dessen Besatzung annahm, die Fahnen würden Sedan gelten. Und so flaggte die britische Marine – mir zu Ehren – in Wahrheit natürlich aus politischer Höflichkeit – über die Toppen!

Mein Geburtsort spielte später, als ich 1938 aus Hitlerdeutschland emigrierte, für mein USA-Visum noch einmal eine wichtige Rolle. Das Visum sollte mir gerade ausgehändigt werden, als der amerikanische Botschaftsangestellte entdeckte, dass ich nicht in Deutschland geboren bin. Seine Vorschriften verlangten, dass nach Kribi telegrafiert und dort meine Geburt bestätigt werden musste. So wurde mir das Einreise-Visum Nr. 1 Kamerun – USA erteilt. Bei der Ankunft in New York wurde ich von oben bis unten gemustert, was mich an einen Ausruf meines kleinen Sohnes erinnert: »Mami, früher, als du noch ein Neger warst ...«

Meine »großdeutschen« Kindergefühle hatten also schon vor der Hitlerzeit einen Stoß erlitten.

Ein erstes Erzittern des politischen Grauens erlebte ich bei einer Nachtfeier mit einem Lehrer und einigen Schülern auf den Dünen von Sylt aus Anlass des »Anschlusses« des Saarlandes. Es kam zwar nicht zu einem lauten Triumph, aber gerade die unwidersprochene Befriedigung über den Anschluss dieses Territoriums an ein bereits deutlich faschistisches Deutschland war für mich ein großer Schock und wirkte wie ein blankes Schwert der Trennung zwischen den anderen und mir. Trotzdem: Ich fühlte mich als Deutsche, Deutschland war mein Vaterland. Heute sträubt sich alles in mir, dies so zu sagen. Deutschland hat mich verstoßen und ich habe es verloren, damals und jetzt.

Nach den Wahlen vom 18. März des Jahres 1990 habe ich es abermals verloren – verloren den kleinen Zipfel neuer Liebe für ein möglicherweise anderes Deutschland. Ich hasse Chauvinismus – das ist unbedingt richtig. Aber ich verabscheue auch Nationalismus und Patriotismus – und ob das richtig ist, weiß ich nicht. Lange Jahre sagte ich mir: Ich bin ein sozialistischer Patriot, ein »Patriot der sozialistischen Länder«. Was bin ich nun?

Die nicht assimilierten Juden der Diaspora fühlen sich als Teile eines jüdischen Volkes, einer jüdischen Geschichte. Sie haben eine gemeinsame geistige Heimat. Auch zu ihnen gehöre ich nicht. Mit den Juden verbinden mich tiefe Bande, die durch Mitja, meinen Mann, und meine Kinder immer stärker wurden – aber ich betrachte diese Bande als Schicksalsgemeinschaft, nicht als Zugehörigkeit zu einem Volk oder gar seiner Religion. Wir sind eben – vielleicht für alle Ewigkeit? – in einem kleinen Boot dem dunklen und ungewissen Meer ausgesetzt – ich glaube nicht daran, zu unseren Lebzeiten lichte Gestade zu erreichen.

Ich merke, dass das Schreiben ein Verführer ist. Man wird von vermutlich nur zeitweiligen Gefühlen gepackt, in Winkel seines Wesens getragen, die man einmal aufdecken, aber dann schnell wieder zudecken möchte, man schafft sich selbst ein unheimliches Dunkel, beginnt sich zu fürchten und ruft sich Mut zu – und wiederum überflutet man das Vergangene mit sanften und grellen Lichtern, die die Wahrheit verzerren könnten.

Lieber Joshua, ich gerate in Gewissensqualen, je mehr der unerträgliche Zwang in mir wächst, weiterzuschreiben. Ich wollte Dir eine objektive Schilderung geben – eine präzise Wahrhaftigkeit, aber ich werde davongeschwemmt. Kann ich vor Dir glaubhaft bleiben? Ich denke an Dich mit der erwartungsvollen Zärtlichkeit, die ich für meine eigenen ungeborenen Kinder gefühlt habe, die grenzenlosen Fantasien, was für Menschen aus ihnen werden könnten, begabte, schöpferische, gütige und schöne Menschen, Menschen mit großen Gedanken und hohen Zielen, mit Mut und Selbstlosigkeit, große Maler, Musiker, Dichter oder Wissenschaftler.

Wie viel Hoffnung knüpft sich an das erste kleine Pochen im Mutterleib. Der Moment der Geburt birgt in sich ein zweifaches Gefühl – das unerhörte Glücksempfinden, wenn man das Kindchen zum ersten Mal im Arm hält, und zugleich einen Abschiedsschmerz von einem geliebten Unsichtbaren, Grenzenlosen. Am stärksten ist dieses Gefühl vielleicht bei der ersten Geburt, aber es stellt sich bei jeder Schwangerschaft erneut ein.

An Dich, mein kleiner Joshua, werden nun keine solchen Erwartungen gestellt. Du bleibst, was Du bist in Deiner ewigen Gegenwart. Kannst Du uns hören? Willst Du, dass ich weitererzähle? Weißt Du, dass ich dem Hellwig in meiner Kindheit sonntagmorgens Geschichten erzählen musste, damit er die Eltern nicht störte? Ich habe auch einmal Märchen geschrieben, die sogar im Wiener Rundfunk gesendet wurden. Auch existieren von mir zwei

*Romanfragmente! Von dem einen nur die Überschrift: »Die An-
leihe des Herrn Wehmütig«, sie ist aus einem Traum aufgetaucht.
Auch der zweite Roman blieb ungeschrieben. Er hat mich aber jahrelang begleitet und sollte eine Geschichte des Judas Ischarioth sein,
und zwar die eines tragischen Judas, der an dem sanften, unbeirr-
baren, leuchtenden Christus und am eigenen Unvermögen zugrunde
geht.*

Aber ich habe gar nicht erst versucht, ihn zu schreiben.

Hamburg, Loogestieg 17

Hamburg, Loogestieg 17. Dort haben wir fast zwanzig Jahre lang gewohnt. Es ist eine kurze stille Straße zwischen der Hochbahnüber-
führung als Grenze zu den vornehmeren Villenvierteln von Harveste-
hude und der verkehrsreichen Eppendorfer Landstraße, an deren einer
Ecke Café Nobiling und an deren gegenüberliegender Seite der kleine
Laden von Krämer Meier lag.

Noch heute löst die Erinnerung an den Krämerladen jenen un-
bestimmbaren Geruch der tausenderlei Vielfalt aus, die es dort zu
kaufen gab. Mit dem Sohn Callie habe ich »Mutter und Kind« gespielt,
wobei er – obgleich zehn Jahre älter als ich – stets als Kind fungieren musste, was er mir übrigens viele Jahre später, als ich ihn nach
dem Kriege besuchte, lächelnd vorhielt. Die Loogestieg-Kinder spielten meist im Andreasbrunnen, einer angrenzenden Querstraße, und
unterhielten friedliche Beziehungen zu den dortigen Kindern, während zu den Kindern des Woldsenwegs, der nächsten Parallelstraße
zum Loogestieg, periodenweise Bandenkriege ausbrachen.

Loogestieg 17 war wie alle anderen Häuser ein weißverputztes
Etagenhaus im Jugendstil mit Balkons, die zur Sommerzeit untereinander mit ihren bunten Blumenkästen wetteiferten. Ganz oben
wohnte das Hauswartsehepaar Glamann, rundlich und kinderfreundlich mit zwei Söhnen, beide älter als wir. Dem älteren wurde von
einem Jungen aus dem Nachbarhaus mit einem Luftgewehr »ein

Auge ausgeschossen« – so hieß es. Den »Täter«, dem das aus Versehen passiert war, konnte ich nur mit Schaudern ansehen und bis heute weiß ich seinen Namen.

Über uns, im dritten Stock, wohnten mein Onkel Hans Paschen und Tante Irm mit meinen beiden Cousinen. Später, als mein Onkel gelähmt war und die Treppen nicht mehr steigen konnte, tauschten die Paschens ihre Wohnung mit der Familie Hofmann, die ursprünglich parterre gewohnt hatte. Die entscheidenden Jahre meiner Kindheit wohnten die Hofmanns jedenfalls in der Parterre-Wohnung. Die Familie bestand aus dem Hausherrn, einem großen beleibten Kaufmann, seiner unverheirateten Schwester, seiner wunderschönen spanischen Frau und den beiden Söhnen Edgar und Gerald, genannt »Bübchen«. Edgar war zwei Jahre älter, »Bübchen« um ebenso viel jünger als ich.

Edgar und ich waren stets ein Herz und eine Seele. Er war ein großer schöner Junge mit veilchenblauen verträumten Augen. Wir veranstalteten Theatervorstellungen, gruselten uns beim »Einkriegen im Dunkeln«, spielten Fußball im Garten, rauchten Eichenblätter in der Höhle unterhalb des hinteren Balkons und krochen durch die Zäune in den Nachbargarten, der eine runde Hütte besaß, die wir als unser Schloss betrachteten. Die Hintergärten waren durch eine lange Allee doppelter Linden so schattig, dass nichts in ihnen wuchs außer ein paar Sträuchern, daher eigneten sie sich auch wunderbar zum Fußballspielen. Edgar war ein idealer Spielgefährte, ich habe mich nie mit ihm gestritten und dachte immer, dass einmal ein Dichter aus ihm werden könnte. Leider hat er sich später zu Tode getrunken.

In der Wohnung neben uns wohnte ein älteres jüdisches Ehepaar, Mendel, dessen Ziehsohn, einem Maler, meine erste große Liebe galt. Ich pflegte mittags, wenn er sich zum Essen einstellte, am Schlüsselloch zu warten, um ihn, wenn auch nur kurz, sehen zu können. Wenn ich ihm im Treppenhaus begegnete, wurde mir siedend heiß und ich wäre am liebsten unsichtbar geworden, wünschte mir aber zugleich, dass er mich eines Tages »entdecken« und malen würde. Ich glaube, er hat mich nie beachtet. Was aus ihm geworden ist, weiß ich nicht. Seine Zieheltern sind im Konzentrationslager umgekommen.

Unterhalb der Mendels wohnte das Ehepaar Waiblinger, das erst nach vielen Jahren der Kinderlosigkeit, etwa zur gleichen Zeit wie meine Mutter, einen Sohn bekam. Dieser Junge, der ebenfalls »Bübchen« genannt wurde, war Halbjude wie Hellwig und ich. Während der Nazizeit traf ich ihn auf der Straße einmal mit einem Naziabzeichen, worauf ich ihm eine solche Ohrfeige versetzte, dass er zum Arzt gehen musste. Vater Waiblinger hielt die ganze Nazizeit über treu zu seiner jüdischen Frau und es gelang ihm, durch hartnäckige Nachforschungen herauszufinden, in welchem Lager sich »Bübchen« befand und ihn bei Kriegsende zu befreien.

Meine Cousine Hilde

Die allerwichtigste Person in unserem Haus aber war meine Cousine Hilde, die mir bis zum heutigen Tage wie eine Schwester ist. Wie soll ich die Empfindungen zwischen Menschen im Verlauf ihres Alterns beschreiben? Vielleicht muss ich vorausschicken, dass wir schon vor unserer Geburt im Wettlauf um den Namen »Ingeborg« lagen. Da ich zehn Monate älter bin, machte ich das Rennen. Diese sieghafte Position hat sich irgendwie durch unser ganzes Leben gezogen. Ich blieb ihr Tyrann und sie hing mit Liebe an mir. Sie ordnete sich meinen Wünschen unter – meist freudig und ohne Widerspruch. Und doch behielt sie eine Selbständigkeit, durch die sie mir entglitt, sobald ich sie fester greifen wollte. Vor allem besaß sie etwas, nach dem ich mich meine ganze Kindheit hindurch und vielleicht bis jetzt gesehnt habe. Sie besaß vor den anderen drei Enkeln eindeutig den zweiten Platz im Herzen meiner Großmutter – nach meiner Mutter, die den ersten einnahm. Ich liebte diese kleine Omima mit einer heißen und eifersüchtigen Leidenschaft und hätte alles hingegeben, um die Plätze in Omimas Herzen tauschen zu können. Ich erinnere mich, dass ich sie sogar bedrängt habe, »warum kannst du nicht wenigstens uns beide gleich liebhaben?« Worauf mich Omima bekümmert zu trösten versuchte und mir erklärte, dass Hilde die ersten Lebensjahre – während der Internierung ihrer Eltern in Spanien – doch bei ihr aufgewachsen und damit eine besondere Nähe entstanden sei. Ihre Beteuerung, »sonst« habe sie mich gleich lieb wie Hilde, konnte meinen Schmerz nicht lindern. Ich ahnte auch, dass die Gründe für Hildes »Bevorzugung« tiefer lagen.

Omimas Wesen war durchdrungen von Liebe zu uns allen, Kindern, Enkeln und Urenkeln, von völlig selbstloser Sorge für uns. Ich habe nie ein böses, nicht einmal ein kritisches Wort von ihr gehört. Aber ihre vordringlichste Liebe galt den beiden, die sie als die verletzlichsten empfand: meiner Mutter, die unter dem tyrannischen Vater eine schwere Kindheit gehabt hatte, und Hilde, die zart und zerbrechlich, gefügig und träumerisch schien. Es war sicherlich ein Gefühl des Beschützenwollens, das Omimas Liebe zu diesen beiden so gesteigert hat. In meine Liebe zu Hilde mischte sich stets ein Tropfen schmerzlicher Eifersucht. Wir waren außerdem sehr verschieden: Hilde war zart und blauäugig, eine kleine Märchenprinzessin mit einer schimmernden dicken Haarkappe aus langen rötlichblonden Zöpfen, die sie – wie auch ich meine widerspenstigen braunen – über den Kopf gesteckt trug. Wir beschlossen übrigens eines Tages, die Zöpfe zu beseitigen. Ich erinnere mich, wie wir im Badezimmer eine wahre Orgie der Zerstörungswut feierten, wobei das Resultat bei Hilde durch mein Dazutun schlimmer ausfiel als bei mir. Meine Großmutter schien über unsere Verunstaltung ganz untröstlich.

Mit Hilde ließ es sich sehr gut spielen. Wir liebten es, Schiff zu spielen: Ein umgekippter Tisch stellte das Boot dar, das mit Segeln an den Tischbeinen den stärksten Stürmen der Ozeane trotzte. Hilde musste immer der Schiffsjunge sein, während ich mir die Position das Kapitäns vorbehielt. Ich kann mich erinnern, dass Hilde mich einmal schüchtern fragte, ob sie nicht auch einmal Kapitän sein dürfe, und ich ihr kategorisch klarmachte, dass sie das Schiff auf keinen Fall durch die Gefahren der Ozeane steuern könne. Sie fügte sich – etwas enttäuscht – und bis heute plagt mich das Gefühl von damals, dass ich mich als egoistisches Scheusal empfand, aber doch lieber Kapitän bleiben wollte.

Ich muss Hildes Ergebenheit noch und noch ausgenutzt haben. Ich testete sie bis hin zu dem Befehl, sie möge ihre Hände in Teer stecken, was sie auch tat. Wir gingen in die gleiche Schule, verbrachten die Ferien miteinander, ritten auf Zugpferden, die vor einen klapprigen Leiterwagen gespannt waren, durch Mecklenburger Wälder, bauten Schlösser aus Moos, teilten mein Ferienparadies am Tegernsee, wurden zusammen in Kinderlager in die Schweiz und ins Montafontal verschickt, machten lange Radtouren und genossen die sonntäglichen Familienausflüge in die Umgebung von Hamburg.

Was für herrliche Ausflüge haben wir gemacht, entweder mit dem Rad oder zu Fuß nach einer Bahnfahrt in der dritten Klasse. Die Rückkehr in den überfüllten Zügen mit riesigen, immer bereits welkenden Blumensträußen in den Armen, aus Wiesenschaumkraut und Sumpfdotterblumen, wenn wir von diesseitig der Elbe kamen, und aus Heidekraut, wenn der Ausflug über Harburg in die Lüneburger Heide geführt hatte. Aus dieser Zeit hab ich mir meinen bedingten Reflex erhalten, sofort beim Besteigen eines Eisenbahnwagens Appetit auf in Butterbrotpapier gewickeltes Brot und ein hartgekochtes Ei zu verspüren. Wir hatten auch Saft in Thermosflaschen in unseren Rucksäcken. Trotzdem wären wir gern einmal eingekehrt. Aber das fanden die beiden Mütter zu verschwenderisch. Besonders für Hellwig war das traurig, denn er trabte auf seinen kleinen Beinchen hinter uns her und klagte immer lauter »ich hab Duast«. Dies alles geschah schon zu der Zeit ohne Väter und Hellwig war der einzige kleine Mann unter all den weiblichen Familienmitgliedern.

Hilde wuchs zu einem bildhübschen jungen Mädchen heran, das von Jungen und später von Männern stark umworben war. Der erste war Bruno Rothschuh, der sie beim Rodeln auf der »Todesbahn« kaperte. Offensichtlich gibt es in jeder Generation eine solche »Todesbahn«, die sich im Winter durch unerhörte Steilheit und gefährliche Glätte auszeichnet und den Kitzel höchster Gefahren in sich birgt, im Sommer zum milden kahlen Hügel mit spärlich gedeihender Grasnarbe wird und die einen später durch ihre völlig harmlose Sanftheit verblüfft. Bei uns war es so Sitte, dass wilde Jungen sich mit dem Bauch auf den Schlitten warfen, sich mitten in der Bahn herumdrehten und Mädchen, die brav auf ihrem Schlitten sitzend herunterfuhren, »kaperten«.

So jedenfalls fing Hildes Freundschaft mit Bruno an. Bruno war ein hübscher, fantasiebegabter Junge, der eine Geschichte über »Till und Nele« geschrieben und illustriert hatte, später Bauingenieur und Nazi wurde und eine reiche Gräfin zur Frau nahm.

Bruno dehnte die Freundschaft später auch auf mich und meine Freundin Gisela Opper aus. Er weckte wohl unsere ersten diffusen sexuellen Gefühle, jedenfalls weiß ich, dass er uns alle drei geküsst hat. Mit mir veranstaltete er Ringkämpfe, die ich als angenehm und sündig empfand.

Bruno war »der Junge mit der roten Schülermütze«. Später gesellte sich sein jüdischer Freund, Walter Rewald, zu uns, dessen Familie in den dreißiger Jahren nach England emigrierte. Er selbst ging später in die USA und wurde Farmer. Das war für mich umso erstaunlicher, als die Familie Rewald sehr intellektuell und besonders die Mutter, eine kleine graziöse temperamentvolle Russin, ungemein kunstliebend war.

Mit Bruno, Walter und Gisela habe ich einmal eine unvergessliche Nacht verbracht. Zuerst sahen wir gemeinsam die wunderbaren Filme »Der Weg ins Leben« und »Panzerkreuzer Potemkin«. Danach fuhren wir tief bewegt und erschüttert in die Nähe von Blankenese, in die Villa von Walters Bekannten, die auf Urlaub waren. Es muss Juni gewesen sein, denn die Rosen dufteten bis ins Haus hinein. Wir tanzten in einem Zimmer, dessen Boden mit türkisfarbenen Fliesen ausgelegt war. Bruno, der ziemlich narzisstisch war, hatte sich einen roten Seidenanzug angezogen und sah aus wie ein Prinz aus 1001 Nacht. Zu meinem Kummer zogen sich Bruno und Gisela ins Obergeschoss zurück – ich wusste nicht, auf wen von den beiden ich stärker eifersüchtig war. Ich musste mich mit dem ziemlich langweiligen und schüchternen Walter begnügen, dem ich, obgleich ich es aus Trotz gern getan hätte, noch nicht einmal einen Kuss erlaubte.

Am nächsten Morgen, Walter und ich hatten auf unzähligen Seidenkissen auf dem türkisfarbenen Fußboden geschlafen, liefen wir vors

Haus und riefen nach den anderen. Die Rosen blinkten voller Tau und die beiden schauten aus dem Fenster und lachten zu uns herunter. Ich hatte ein Gefühl wie bei einem der schmerzlich-süßen Schubert-Lieder.

Hilde wollte immer Lehrerin werden. Dazu hätte sie studieren müssen. Aber die Mütter und Tante Thea meinten, Hilde müsse schnell auf »eigenen Füßen« stehen, um ihre Familie zu unterstützen. Ich versuchte, ihr nach Kräften beizustehen, war aber als schwarzes Schaf, das selbst den eigenen Egoismus durchgesetzt hatte, nämlich Medizin zu studieren, in ungünstiger Lage. Die arme Hilde musste »Schreibmaschine« lernen.

Hilde war die erste aus unserer Familie, die nach der Machtergreifung durch die Nazis den Entschluss zur Emigration fasste. Die zarte, liebliche und fügsame Hilde entwickelte eine erstaunliche Hartnäckigkeit und Findigkeit und rettete ihre Familie vor dem sicheren Tod. Nach dem Kriege folgte sie einem Freund in den sowjetisch-besetzten Sektor von Berlin und begann ein Lehrerstudium an der Humboldt-Universität.

Aber ihre politischen Überzeugungen waren wohl doch nicht stark genug, um Hunger und Kälte der ersten Jahre und die große Sehnsucht nach ihrer Familie in London zu kompensieren. Sie kehrte nach England zurück und heiratete. Jetzt lebt sie allein mit ihren Erinnerungen und Depressionen und erst nach dem Tode ihres Mannes habe ich meine eigene tiefe und mitleidsvolle Liebe zu meinem Schwesterchen Hilde in ihrer ganzen Tiefe entdeckt.

Schule schwänzen mit Winnetou

Meine Cousine Ursel war so viel jünger als wir, dass sie mir als Kind nur deshalb auffiel, weil sie besonders hübsch war mit ihren grünen Augen und den seidenweichen Löckchen.

Als ich Hamburg verließ, war Ursel sechzehn Jahre alt. Kurz darauf emigrierte auch sie mit Tante Irm und Omima nach England. Später heiratete sie, aber ein glückliches Leben hat sie nicht gehabt. Obgleich sie ihren Mann Fred liebte, verstummte er neben ihr von Jahr zu Jahr mehr und auch ihr Sohn Christopher, für den sie die ehrgeizigsten Träume hegte, verschloss sich ihrer Liebe in dem Maße, wie er erkannte, dass er ihren Erwartungen nicht entsprach. Ursel ist eine der tragischen Gestalten in unserer Familie: Heißen Herzens gelingt es ihr doch nicht, festzuhalten, was sie am meisten liebt.

Ein Brüderchen hatte ich mir, ehrlich gesagt, nicht gewünscht, und dafür, dass wir nahe beieinander aufwachsen könnten, kam es zu spät. Auf einer meiner Geburtstagsgesellschaften trug ihn meine Tante auf dem Arm herein, er wurde von allen Kindern bewundert und für »süß« befunden. Auf die Frage, wer denn Inges Brüderchen haben möchte, schrien alle: »Ich, ich«. Aber zu meinem Leidwesen blieb er damals doch bei uns.

War ich eifersüchtig auf Hellwig, mein fast sieben Jahre jüngeres Brüderchen, den Neuankömmling in der Familie? Spürte ich etwas von der einseitigen Zuneigung meines Vaters zu Hellwig? Ich glaube, dass ich zunächst einfach nichts mit ihm anfangen konnte. Als er etwas größer wurde, bekam er mächtige Trotzanfälle, und wenn wir uns zankten, wurde ich immer als »Ältere, Vernünftigere« zur Einsicht gemahnt, was mich sehr wurmte, denn ich war selbst keineswegs vernünftig, sondern ebenfalls sehr jähzornig. Der Jähzorn verlor sich nach einem Ereignis, das tragisch hätte ausgehen können. Ich hatte bei einem solchen Gezanke einen Gürtel genommen, nach Hellwig geschlagen und ihm beinahe ein Auge verletzt. Seither fürchte ich mich vor meinem eigenen Zorn.

Hellwigs Trotzausbrüche wurden auf schreckliche Weise bestraft: Er wurde in die dunkle Wäschekammer gesperrt und die Tür hinter ihm verschlossen. In dem dunklen Kabuff schrie und wütete das arme Kerlchen, trat gegen die Tür und geriet vollständig außer sich. Aus dieser Erfahrung hab ich meine eigenen Kinder zwar gelegentlich in ihr Zimmer verwiesen, niemals aber eingeschlossen. Merkwürdigerweise haben sie nie versucht, ehe »sie wieder lieb« waren, herauszukommen.

Die größte Hürde in unseren Beziehungen wurde die Schule. Er war noch unreif und völlig desinteressiert am Lernen. Meine Mutter bat mich, ihm Nachhilfestunden zu geben, da ich das ja auch für fremde Kinder täte. Aber Hellwig blickte bei meinen Unterrichtsversuchen gleichgültig aus dem Fenster und brachte mich förmlich zur Verzweiflung. Erst viel später zeigte er intellektuelle Interessen und wurde mein getreuer Sekretär und Protokollant bei den Meerschweinchenversuchen im Physiologischen Institut und mein Ratgeber in allen behördlichen, finanziellen und organisatorischen Angelegenheiten vor meiner Abreise in die USA. Er war der Einzige aus unserer engeren Familie, der nicht mehr aus Nazideutschland hinausdurfte. Als sogenannter »Mischling ersten Grades« musste er zum Arbeitsdienst und sogar zur Wehrmacht. Während jener Zeit hatte er wohl seinen ersten Schub einer Multiplen Sklerose. Er wurde aus dem Heer entlassen und hatte Glück, dass der Krieg endete, ehe er noch in ein Lager hätte gehen müssen.

Meine Mutter hatte die ganzen Kriegsjahre in den USA kein Lebenszeichen von ihm erhalten. Welches Glück, als sie den ersten Brief von ihm bekam! Sie machte sich gleich auf den Weg nach England, um dort eine Erlaubnis für ihren Besuch in Hamburg zu erwirken, das zur englischen Besatzungszone gehörte. Die zu bekommen erwies sich als viel schwerer, als sie vermutet hatte. Ehemalige Deutsche wurden kategorisch abgewiesen. Mu aber hatte eine wunderbare Gabe, Menschen zu gewinnen, sie konnte auf den Behörden bei Bedarf Tränen vergießen. Und Letzteres kann ihr bei dieser Gelegenheit auch nicht schwergefallen sein. So ließ sich der General erweichen und Mu zog mit einer Sondergenehmigung nach Hamburg.

1950 kam Hellwig dann mit seiner Frau Hildegard in die USA. Er erlernte den Masseurberuf. Seine große Zuverlässigkeit, sein heiteres und freundliches Wesen brachten ihm genügend Patienten, so dass es ihnen heute finanziell gut geht. Seine Krankheit ist zum Glück sehr langsam fortgeschritten. Er trägt sie mit Mut, Geduld und Selbstironie. Da die beiden keine eigenen Kinder hatten, haben sie jahrelang gehörlose Kinder, die vom Lande oder aus kleineren Orten Wisconsins stammten und in Madison zur Schule gingen, sozusagen als Zieheltern bei sich wohnen lassen. Jetzt lebt nur noch ihr alter Kater Chico bei ihnen.

Beim Tode meiner Mutter verschwand auch ein Kosename, den sie für Hellwig hatte und von dem keiner wusste, woher sie ihn genommen oder was er zu bedeuten hatte. Sie nannte Hellwig »Schnepel«.

Habe ich alle wichtigen Personen des Loogestieg 17 beschrieben? Um zwei der mir liebsten Menschen mache ich bis jetzt einen Bogen: meine Mutter und meine Großmutter. Ich hebe sie mir auf als das Kostbarste und Schwierigste.

Aber die Vielfalt des Loogestieg 17 ist noch keineswegs erschöpft. Es gab da die drei Schwestern Floerke, alle unverheiratet und Lehrerinnen am Heilwig-Lyzeum. Kläre gab Mathematikunterricht und verstand es, durch ihre beispiellose Wirrköpfigkeit jede Klarheit bei den Schülerinnen zu beseitigen. Die zweite Schwester war streng und unnahbar. Sie hatte ein Hüftleiden, das ihr wohl besonders durch ihren schweren Körper Schmerzen verursachte. Die dritte Schwester war Musiklehrerin, eine lange dürre Bohnenstange, die stets einen etwas hilflosen und unterdrückten Eindruck machte. Die Floerkes besaßen aber einen unbezahlbaren Schatz: alle Bände Winnetou und noch einige andere Karl-May-Bücher. Immer mal wieder litt ich in meiner Schulzeit an kleinen Krankheiten, echten und fingierten »Infaulenzia«-Anfällen, bei denen ich die Schule schwänzen konnte. Meine Mutter schrieb an die Schule: »Ich bitte, das Fernbleiben meiner Tochter Inge vom Unterricht zu entschuldigen. Sie musste wegen einer fieberhaften Halsentzündung das Bett hüten.« – Und ich hütete das Bett mit innigstem Vergnügen, nachdem ich unsere Hausangestellte Alwine zu Floerkes geschickt und um die Winnetou-Bände gebeten hatte.

Meine Krankheiten wurden immer respektiert, obgleich ich sicher bin, dass Mu mich oftmals durchschaut hat. Ich war ihr sehr dankbar für ihre Toleranz und habe dies auf unsere Tochter Fufu übertragen, die auch von Zeit zu Zeit einfach »vom Unterricht fernbleiben« musste.

Schwärmerei und Hungerstreik

Ich wurde im Herbst 1918 eingeschult und meine erste Schule befand sich weit weg von unserer Wohnung, eine riesige Volksschule, deren unterste Klassen nach dem Ersten Weltkrieg in Baracken unterrichtet wurden. Ich hatte einen langen Schulweg, der mich an einer offenen Schmiede vorbeiführte, in der Pferde beschlagen wurden, Funken sprühten und auf glühendes Eisen gehämmert wurde. Meist wurde es nach einer Weile verzückten Starrens so spät, dass ich auf eine Straßenbahn sprang und als Schwarzfahrer bis vor die Schule fuhr. Mir saß die Angst, erwischt zu werden, noch im Nacken, wenn ich atemlos in der Schule ankam. Oh, dieses Zuspätkommen, diese ständigen morgendlichen Ängste, die bis zum Abitur anhielten! Dreizehn Jahre Morgenängste! Alles ist schon still, Halle und Gänge wie ausgestorben und dann der Moment, in dem man die Klassentür öffnen muss, alle Blicke auf sich gerichtet – Gejohle oder tiefes Schweigen!

Meine Mutter hatte Bedenken wegen der Baracken. Auch sollten sich dort nach Kriegsende böse Männer herumtreiben, die einem ihre Geschlechtsteile zeigen wollten. Tatsache war, dass ich in diesem ersten Winter besonders häufig krank war, so dass meine Mutter beschloss, mich aus den Baracken herauszunehmen und in eine Privatschule für kleine Mädchen zu stecken. Mir tat das leid, denn ich hatte meine erste Klassenlehrerin, die ein herzlicher und mütterlicher Mensch war, sehr liebgewonnen.

In der Privatschule verliebte ich mich mit Haut und Haaren in die nächste Klassenlehrerin, Fräulein Wottke. Mit dieser Liebe stand ich, glaube ich, ganz allein in der Klasse und ich kann mich nicht an irgendetwas erinnern, das diese Liebe gerechtfertigt hätte.

Diese Privatschule musste bald aus finanziellen Gründen schließen und mir stand eine weitere Umschulung bevor. Fast die ganze Klasse und einige der Lehrer, darunter auch mein Fräulein Wottke, wurden in eine andere Privatschule übernommen, die aber etwas weiter entfernt lag. So ließ sich meine Mutter von den Floerkes beraten und meldete mich in der Heilwig-Schule an. Ich muss damals etwa acht

Jahre alt gewesen sein. Es war ein furchtbarer Schlag für mich. Ich weigerte mich kategorisch, in diese neue Schule zu wechseln, und begann einen Protesthungerstreik. Ich kauerte im »Herrenzimmer« unter dem runden Tisch, aß und trank nicht und schluchzte nur »Wottke, meine Wottke«. Ich glaube, ich hielt den Streik zweieinhalb Tage durch und meine Mutter war schon zu Floerkes gegangen, um ihnen mitzuteilen, dass ich nicht zu bewegen wäre, in ihre Schule zu gehen. Leider wusste ich davon nichts, sondern empfand mein Schicksal schließlich als unvermeidbar und beendete den Hungerstreik, sosehr ich mich auch schämte, aufgegeben zu haben.

Tatsächlich erwies sich das Lyzeum als ausgezeichnete Bildungsstätte, so dass ich bis zum Abitur neun Jahre Englisch, acht Jahre Latein, sechs Jahre Französisch und zwei Jahre Spanisch lernte. Die humanistischen und naturwissenschaftlichen Fächer waren ebenso mit guten Lehrern besetzt wie Zeichnen und Musik. Sogar im Fach »Handarbeit« hätte ich etwas lernen können, wenn ich nicht illegal immer in die parallel stattfindende Zeichenstunde gegangen wäre. Als Beweis meiner vortrefflichen Fortschritte und als Prüfungsstück im Fach »Handarbeit« diente mir jahrelang ein und derselbe Flicken, der mir ein einziges Mal geglückt war.

Morgens wurde jedes einzelne Kind von der Direktorin mit der kalten Berührung dreier Finger begrüßt. Dazu stand sie auf der zweiten oder dritten Stufe der breiten Treppe, die zu den Klassenräumen führte. Diese Berührung ihrer kalten Finger, die man mit einem artigen Knicks beantworten musste, ist sicher einer der Gründe dafür gewesen, weshalb ich möglichst nicht rechtzeitig zur Schule kam.

Noch vor jedem Unterricht versammelte man sich zur täglichen Andacht, die im Turnsaal stattfand, wobei meist ein oder zwei kleine Mädchen ohnmächtig wurden. Zu meinem größten Leidwesen wurde mir nie auch nur schwarz vor den Augen und ich wünschte mir doch sehnlichst, nicht von so ordinär-robuster Natur zu sein! Auch am Ende der letzten Stunde wurde ein kurzes Gebet gesprochen: »Der Herr segne unseren Ausgang und Eingang in alle Ewigkeit, Amen«. Das wurde von der Lehrerin gesprochen, die Schülerinnen hatten mit gesenktem Kopf und gefalteten Händen in ihren Reihen zu stehen, wobei in den hinteren Reihen bereits eifrig die Mappen gepackt wurden, um beim gemurmelten »Amen« schnell davonstürzen zu können.

Während meine erste Schule linksgerichtet, für alle Schichten der Bevölkerung und, wie ich glaube, sogar gebührenfrei war, hatte die zweite Schule einen gehoben-kleinbürgerlichen Charakter. Das Heilwig-Lyzeum dagegen war eine Bildungsstätte »für höhere Töchter«, für die Kinder der angesehensten und wohlhabendsten Familien Hamburgs. Der Geist dieser Schule war protestantisch, großbürgerlich und großdeutsch mit dem Blick auf die internationale Welt der Handels- und Schifffahrtsverbindungen. Bildungs- und Erziehungsziel war es, ein kultiviertes, körperlich wie geistig gewandtes deutsches Mädchen heranzubilden, das sich auf jedem Parkett, auch auf dem höchsten, bewegen konnte – am wahrscheinlichsten an der Seite ihres Ehemannes, wobei jedoch eine eigene »Karriere« nicht verpönt war.

Die Informationsinhalte und ideologischen Standpunkte waren strikt klassengebunden. Die Französische Revolution wurde nur flüchtig gestreift, im Geschichtsunterricht kamen deutsche revolutionäre Bewegungen nicht vor, Kommunisten und Sozialdemokraten blieben unerwähnt. Die Karolinger, die Zeit Martin Luthers, der »alte Fritz« und Bismarcks Bestrebungen für die »Einigung Deutschlands« wurden uns dagegen intensiv nahegebracht – allerdings mit stark antipreußischer Betonung oder vielmehr eingehüllt in das Selbstbewusstsein eines Bürgers der Freien und Hansestadt Hamburg.

Der Erste Weltkrieg ist für mich mit Steckrüben verknüpft: Steckrüben als Gemüse, als Salat und Marmelade. Dann die Revolution von 1918, das »rote Hamburg«, Ermahnungen der Erwachsenen, nicht auf den Straßen zu bummeln, die Inflation mit Scherenschnitten als Märchenillustrationen auf dem Notgeld, kein Geld mehr, um während der Ferien in unser Kinderparadies am Tegernsee zu fahren.

Das Aufkommen des Hitlerfaschismus und der Kapp-Putsch blieben hingegen völlig unter dem Horizont meiner Interessen. Mein Großvater behauptete immer, es gebe keine unpolitischen Menschen.

Wie recht er hatte. Die sich nicht für Politik interessieren, tragen doch als »passive Täter« die volle Mitverantwortung für alle politischen Katastrophen in der Welt. Auch ich war in jenen Nachkriegsjahren absolut unpolitisch und so habe ich, als Halbjüdin von den politischen Entwicklungen in Deutschland persönlich schon deutlich bedroht, einen ganzen Tag lang Hindenburgs Autofahrt durch Hamburg auf dem Fahrrad begleitet. Wie sehr ich mich noch heute dieser Instinktlosigkeit schäme!

Auch meine letzte Schule, die Klosterschule, in die ein Teil der Kinder nach dem Abschluss der zehnten Klasse automatisch überwechselten, erzog keine politischen Menschen. Sie war das damals beste Realgymnasium für Mädchen in Hamburg und mäßig konservativ. Mir sind während der Zeit dort nur zwei Lehrerinnen ans Herz gewachsen. Fräulein Warnick, ein kleines, dickliches altes Fräulein mit großer, gebogener Nase und sehr vollen tiefroten Lippen, gab uns Geschichtsunterricht. Äußerlich eher abstoßend, glühte sie innerlich mit inbrünstiger Liebe zum Zeitalter des Perikles, dessen Schönheiten uns zu vermitteln sie nicht müde wurde. Sie war ein scheuer und brennender Mensch zugleich und es schmerzt mich, dass ich nach dem Kriege keine Anstrengungen unternommen habe, sie aufzuspüren. Als ich es endlich versuchte, war sie schon tot. Wie viele solcher Unterlassungen hat es in meinem Leben gegeben! Ausgebliebene Liebesbezeigungen, gedankenlose Schreibfaulheit, Mangel an Hilfestellung!

Fräulein Warnick verdanke ich, dass ich Medizin studieren konnte. Ich hatte von meinem dreizehnten Lebensjahr an Nachhilfestunden für Kinder begüterter Familien gegen Geld gegeben, das ich für das Studium sparte. Als Fräulein Warnick davon erfuhr, bot sie mir ein Stipendium an, das sie bis zu meinem Staatsexamen zahlte, auch dann noch, als ich bereits mit gelbem Juden-Ausweis studierte. Meine kleine Omima gab ihr dieses Geld als meinen »Anteil an ihrem Erbe« bei ihrer Auswanderung zurück. Ohne Fräulein Warnick hätte ich in Hitlerdeutschland nicht zu Ende studieren können, da für »Jüdischstämmige« keine Leistungsstipendien mehr gegeben wurden.

Mehr noch als das Geld und die Schätze des Perikles ist es ein Leitspruch, den sie mir ins Herz gelegt hat und der diese Lehrerin zur ständigen Begleiterin meines Lebens gemacht hat: »Man muss den Mut haben, sich zu blamieren!« Diesen Leitsatz habe ich später an alle meine Schülerinnen und Schüler weitergegeben und ich hoffe, er wird seine Wirkung noch in den nächsten Generationen haben.

Die andere Lehrerin, auf deren Namen ich mich unverständlicherweise seit Jahren nicht besinnen kann, war unsere Deutschlehrerin. Ich könnte sie heute noch malen. Sie war von stattlicher Gestalt, hatte ein großflächiges Gesicht mit merkwürdig weit auseinanderstehenden Augen und lange schmale Hände.

Sie war durchdrungen von Poesie, eine leidenschaftliche Stefan-George-Anhängerin, aber auch Hölderlin, Jean Paul und E. T. A. Hoffmann lasen wir mit ihr, für sie und durch sie. Ihr Einfluss auf mich war so stark, dass mein lebenslanger Wunsch, Ärztin zu werden, für eine Weile ins Wanken geriet und dem Verlangen nach Literatur und Kunstgeschichte Platz zu machen drohte. – Diese Lehrerin hat sich in der Nazizeit aus Verzweiflung das Leben genommen.

Die schönsten Erinnerungen an meine letzte Schule sind mit dem Schulweg verbunden. Die Schule lag in einer kleinen, engen Straße nahe beim Hamburger Hauptbahnhof. Ich fuhr zu jeder Jahreszeit, bei Wind und Wetter mit dem Rad zur Schule und brauchte dafür etwa 35 Minuten. Mein Weg führte mich an der Außenalster entlang. Noch heute empfinde ich die Süße des frühen Morgens, das funkelnde Grün der Rasenflächen, das zarte verschleierte Blau des Wassers und des Himmels, die Stille und Frische, die erst an der Lombardsbrücke ihr Ende fanden. Bei der letzten Ecke überfiel mich die tägliche Angst wegen des Zuspätkommens. Ein freundlicher und verständnisvoller Pedell pflegte mir mitleidsvoll das Rad abzunehmen, so dass ich mich schnell nach oben in die Klasse stehlen konnte.

Mein armer kleiner Joshua, Dein Leben, das Du sozusagen im Hades, an des Styx grauen Gestaden, führst, wird Dir niemals die Herrlichkeiten unserer Erde zeigen. Oder fühlst Du sie an dem freudigeren

Strömen des Blutes Deiner Mutter, in dem überraschten entzückten
Aufatmen, wenn sie sich an das Land ihrer Kindheit erinnert? Ab
und zu tauchen »Landschaften meiner Seele« in mir auf – ausgelöst
durch einen Hauch der Ähnlichkeit, einen Duft, das Wehen gelber
Gräser, eine Stille.

Ganz in der Nähe des Loogestiegs befand sich mein verwunschenes geheimes Paradies, das ich nie jemandem gezeigt habe, nicht einmal Hilde. Es grenzte an den Bahndamm. Den zu betreten war natürlich streng verboten. Ich hatte jedoch eine Lücke im Zaun gefunden, durch die man auf die grasbewachsene Böschung kriechen konnte. Von dieser in meiner Erinnerung stets besonnten Böschung sah man in »meinen« verwunschenen Garten hinein, den ich nie betreten habe. Er lag unter mir im tiefen Schatten uralter Bäume, deren Laub einen in mildem Grün schimmernden kleinen Teich umrahmte. Nie sah ich jemanden dort spazieren gehen, keine Menschenstimme war zu hören – ein versunkener Garten Eden. Ich lag auf der Böschung und las. Viele, viele Stunden habe ich dort verbracht.

Mein verzaubertes Paradies soll einer Bürgermeister-Familie gehört haben und nach dem Krieg ein öffentlicher Park geworden sein. Ich habe ihn mir seither nicht wieder ansehen können. Es ist gefährlich, nach vielen Jahren alten Erinnerungen nachspüren zu wollen. Glüht das fallende Laub an regennassen Novemberabenden immer noch wie früher? Muss man allein durch die Straßen gehen, um das gleiche sehnsüchtig-wehe Gefühl zu verspüren wie damals? Kann das Wasser in den Buchten der Alster unter ihren Weiden immer noch so dunkel und verschwiegen sein? Und so leise plätschern, wenn man dort verborgen in einem Boot liegt? Soll man das Geheimnis der Lindenallee zwischen den Gärten des Loogestiegs und des Woldsenweges enträtseln, einer Allee ohne Ziel – wohin hat sie einmal geführt? Sind einmal Kutschen durch diese Allee gefahren mit fröhlichen oder traurigen Menschen?

Treue Seelen

Ich bin zum Loogestieg zurückgekehrt, zu den »treuen Seelen« unserer Familie, wie meine Mutter sie nannte. Das waren die »Mädchen«, die Hausangestellten, wie man heute sagen würde, in Wahrheit echte, unabtrennbare Bestandteile der Familie für viele Jahre. So wie es bei meiner Urgroßmutter eine Dora gab, die mit ihr alt wurde, bei meiner Großmutter eine Lisa, in deren Armen mein Großvater gestorben ist, bei Tante Irm eine Frieda und Erna, so gab es bei uns unsere Alwine, ohne die meine Kindheit undenkbar gewesen wäre.

Frieda und Alwine kamen beide aus dem gleichen Dorf, aus Kaliß in Mecklenburg, wo die Familien Büdner und Kätner gewesen waren, sich also sozial unterhalb des Bauernstandes befanden. Die unverheirateten Frauen mussten sich deshalb als Mägde auf dem Land oder Dienstmädchen in der Stadt verdingen. Hilde und ich haben viele kleine Ferien bei diesen herzlichen Menschen in Kaliß verbracht. Alwine hatte ein uneheliches Kind von einem Bauernsohn ihres Dorfes, einem weichen, gutherzigen Menschen, der sich trotz der großen Liebe, die zwischen ihm und Alwine bestand, jahrelang seiner Familie fügte, nicht »unterhalb seines Standes« zu heiraten. Erst nach vielen Jahren machte er sich frei, heiratete Alwine, zog nach Hamburg und machte einen kleinen Krämerladen auf, den er mit seinem großen Bauch und milden Vollmondgesicht zu etwas so Freundlichem gestaltete, dass man gleich an Kinder und Bonbons denken musste.

Obgleich noch ein Kind, war ich jahrelang für Alwine der Mensch, dem sie ihren Liebeskummer anvertraute. Ich saß am Küchentisch auf der sogenannten Wärmekiste und baumelte mit den Beinen. Diese Kiste war eine aufklappbare Bank, deren Inneres einen mit Heu ausgestopften Hohlraum hatte, in dem das Essen in großen Töpfen warmgehalten, ja auch gegart wurde. Auf diese Weise wurde Energie gespart. Wir hatten in der Küche einen großen Herd, der mit Kohle gefeuert wurde und dessen Feuerstellen mittels konzentrischer Ringe der jeweiligen Topfgröße angepasst werden konnten. Dieser Herd hatte Messingknöpfe und -griffe und eine breite Umrandung aus hellem

Stahl. Das Messing musste mit Sidol geputzt, die Stahlumrandung geschmirgelt werden. Wenn ich sonntags Küchendienst hatte, setzte ich immer meine ganze Ehre darein, dass alles funkelte und glänzte. Die Wände der Küche waren mit blauweißen Holländerkacheln bedeckt, der Fußboden bestand teils aus hölzernen Bohlen, teils war auch er blauweiß gefliest. Wir hatten zusätzlich zu dem Kohlenherd, der eigentlich nur für die großen Familienfeste in Funktion trat, auch Gas in unserer Küche.

Diese Küche war der Ort langer Gespräche, in denen Alwine und ich einander unsere Liebesfreuden und -leiden erzählten. Alwine nahm für mich an Bedeutung zu, je mehr meine Mutter beruflich tätig war und für uns Kinder nicht mehr so viel Zeit hatte. Alwines schwere mecklenburgische Bauerngestalt mit dem lieben Gesicht, den roten Wangen und den langen braunen Haaren, die am Hinterkopf in dicken Zöpfen zu einem Knoten aufgesteckt waren, bildeten etwas beruhigend Beständiges. Sie bewohnte die damals übliche kleine »Dienstmädchenkammer«, in der kaum mehr als ein Bett, ein Schrank und ein Tischchen mit Stuhl Platz fanden. Schon damals hat sich mir das Herz verkrampft, wenn ich dieses dunkle Kämmerchen betrat – heute möchte ich vor Scham vergehen, wenn ich denke, dass Alwine viele Jahre als eigenen Lebensraum nur dieses Kämmerchen besaß.

Wenn Alwine abends »Ausgang« hatte, stand ich jedes Mal Qualen aus. Bis zur Scheidung meiner Eltern schlief ich mit Hellwig im Kinderzimmer, das zugleich auch Bügel- und Nähstube war. Die Tür hatte eine Glasscheibe, so dass der Lichtschein aus Küche und Flur, wenn Alwine zu Hause war, die schrecklichen Spukgestalten gar nicht erst auftauchen ließ. War sie aber nicht zu Hause, dann war der Flur dunkel und die sonst so vertrauten Gegenstände im Zimmer verwandelten sich in riesige dunkle Gespenster. Ich weiß nicht, ob es nur mein Vater war oder ob auch meine Mutter die Ansicht vertrat, dass Kinder die Ängste vor dem Dunkel überwinden müssten. Jedenfalls wurde die Kinderzimmertür zugemacht und das Licht im Flur ausgeknipst. Hellwig schlief immer schnell ein, so dass er keinen Trost bieten konnte. – Unsere eigenen Kinder und Enkel durften später immer bei offener Tür und Licht im Flur schlafen und so hoffe ich, dass ihnen die Ängste vor dem Dunkel erspart blieben.

An dem Tag, an dem uns mein Vater verließ und meine Mutter nur noch eine Mark besaß, rief sie Alwine zu sich, um ihr zu sagen, dass sie sich eine andere Arbeitsstelle suchen müsse, weil meine Mutter keine Möglichkeit mehr sah, sie zu entlohnen. Da nahm Alwine meine Mutter in den Arm und tröstete sie: »Wenn Frau Syllm es erlaubt, dann bleibe ich auch ohne Lohn.«

Alwine hat tatkräftig geholfen, dass wir sofort ein Zimmer, das frühere Musikzimmer, umräumten und von da an vermieteten. Sie führte von nun an unseren Haushalt mit strenger Sparsamkeit und wenn meine Mutter einmal etwas besonders Leckeres vorschlagen wollte, stoppte Alwine solche leichtsinnigen Allüren und meinte, das könnten wir uns nicht leisten.

Unsere Wohnung

Lieber Joshua, ich frage Dich, ob Du etwas anfangen kannst mit meiner aphoristischen Darstellung, der es an präzisem historischem Hintergrund, an deutlicherer Periodisierung und auch an Disziplin mangelt. – Was machen wir beide? Interessieren Dich die vielen Menschen, die durch Imos Herz gezogen sind, ein Teil ihres Lebens wurden, aber doch nur eines sehr persönlichen Imo-Lebens?

Vielleicht sollte ich einem deutlicheren Wegweiser folgen? Ein geheimer roter Faden existiert ja – aber wir haben beide doch schon den Kopf schütteln müssen über diesen Stil der freien Assoziationen.

Lässt Du mich trotzdem noch ein wenig so weiterfabulieren?

Zum Stopfen und Flicken kam alle zwei Wochen das »Kacholdchen«, das sich ein wenig Geld zu ihrer kargen Rente dazuverdiente. Sie war ein altes kleines Fräulein mit spärlichen Zöpfchen auf dem Kopf und einem silberdünnen Stimmchen, mit dem sie mir auf meinen Wunsch jedes Mal ein bestimmtes wehmütiges Liedchen vorsang: »Ein Schäfermädchen weidete – allein auf weiter Flur.« Das Kacholdchen bestand für mich aus leisem Lächeln und diesem Liedchen.

Ihr Gegenstück war »Schönauchen«, eine echte Schneiderin. Von der Zeit an, als wir in den Loogestieg zogen, war alles, was ich trug, durch ihre Hände gegangen: geerbte Sachen, die sie änderte, neue Kleider aus Stoffen der Tuchfabrik unserer reichen Aachener Verwandten bis hin zu einem Kleid aus goldgelber Lampenschirmseide, das ich zur Tanzstunde trug, in dem ich mich allerdings sehr unwohl fühlte.

Als ich erwachsen wurde und Mu meinte, ich solle doch zu ihrer Schneiderin »Dorinchen« überwechseln, brach ich in Tränen aus bei dem Gedanken, dass Schönauchen nicht mehr zu uns kommen würde, und zog es vor, weniger »elegant«, dafür aber treu zu sein. Schönauchen, ebenfalls ein ältliches alleinstehendes Fräulein, hatte »keine besonderen Kennzeichen« außer ihrer Nase, die ein wenig wie ein Entenschnabel geformt war und unzählige kleine Vertiefungen aufwies, wie tausend Stecknadelnarben, die ich als Zeichen ihrer Zunft empfand.

Du merkst wohl schon, Joshua, dass ich mich heute mit einigen Hemmungen an unsere gemeinsame Aufgabe mache. Die Hemmungen ergeben sich aus der bangen Frage: Ist das Leben von damals wirklich lebendig geworden? Ich hab es doch so intensiv gelebt! – Und habe ich die Menschen, an denen ich mit beinahe schmerzlicher Liebe gehangen habe, wirklich wieder aufleben lassen? Es sind ja nicht »besondere« Menschen. Aber ist nicht jeder besonders und leuchtet nicht jeder in der Berührung mit einem anderen auf, vielleicht nur für kurze Zeit – wie das Laub draußen im Garten, wenn die Sonnenstrahlen hindurchgehen? Und hat nicht jeder das Recht, mit Liebe aus der Erinnerung geholt zu werden für eine kleine flüchtige Wiederkehr ins Leben?

Was für ein Leben war das von Kacholdchen, die ein fast unbemerktes Dasein führte – durch alle schweren Zeitläufe, Krieg, Revolution, Inflation, Nazizeit und wieder Krieg. Irgendwann einmal verlosch sie wie ein kleines flackerndes Lichtchen und nichts blieb von ihr außer meiner Erinnerung an das silberdünne Stimmchen und ein freundliches scheues Lächeln. Dieses wehe Gefühl in mir ist nicht im Rückblick entstanden, sondern es war von Anfang an Bestandteil meiner Zuneigung.

Meine Mutter erzog uns zu Mitgefühl, besonders den Armen und Schwachen gegenüber – aber ich glaube, dass dies sowieso ein elementares und zwingendes Gefühl in mir ist, das mir sogar in meinem ärztlichen Beruf zu schaffen gemacht hat, weil es oft stärker ist, als es ein Arzt empfinden sollte.

Meine Tante Irm, die mich bis an ihr Lebensende wie ihr eigenes Kind liebte, hatte einen seltsam sadistischen Zug in ihrem Wesen. Sie liebte es, an die Tabus in meiner Kinderseele zu rühren. Das waren der »Erlkönig«, das Märchen vom »Hühnchen und Hähnchen«, das Gedicht von »Urahne, Großmutter, Mutter und Kind«, die alle vom Blitz erschlagen werden, und die Geschichte vom kleinen Mädchen mit den Schwefelhölzchen. Ich brach nicht nur sofort in Tränen aus, sondern konnte auch schreiend davonlaufen.

Das Märchen vom Hühnchen und Hähnchen presst mir bis auf den heutigen Tag das Herz zusammen. Und es ist auch eine schreckliche Geschichte mit bedrückender Realität: Das Hühnchen verschluckt sich an einem Kern und droht zu ersticken. Das Hähnchen läuft voller Angst zu einem Flüsschen und bittet um etwas Wasser für sein Hühnchen. Das Flüsschen sagt zu, aber unter einer Bedingung ... Und so läuft das Hähnchen von Instanz zu Instanz, bis es schließlich sein Wässerchen bekommt. Es läuft zurück – zu spät, das Hühnchen ist unterdes gestorben. Keiner hat seine Hilfe bedingungslos gegeben, jeder wollte erst eine Gegenleistung!

Was konnte meine Tante Irm, die keinem Tier etwas zuleide tat, veranlassen, mir immer wieder in einem bestimmten Sing-Sang vorzutragen: »Und die Inge steht ganz allein am Baum und weint«, und dann kamen auch schon ganze Bäche von Tränen aus mir, ehe noch der Gesang zu Ende ging, »und hat keine Mutti mehr und hat keinen Vati mehr«. Sie fand diesen vorprogrammierten stereotypen Ablauf wahrscheinlich einfach nur ulkig. Vielleicht reagierte sie ihren eigenen unterdrückten Aufstand ihrem Vater gegenüber ab, der sie zwang, täglich dieses verhasste Bohnengericht mit Speck zu essen, nicht nur ein paarmal, sondern wochenlang Tag für Tag! Und doch war auch mein Großvater kein grausamer Mensch.

Unser Haus hatte vier Stockwerke und zu jeder Seite einen Balkon mit schwarz gestrichenen, gusseisernen Gittern und Blumenkästen. Nach hinten hinaus, vom Schlafzimmer der Eltern aus zu betreten, war noch ein Balkon. Nach der Scheidung meiner Mutter zog meine Omima zu uns, in das Kinderzimmer, in dem, solange er noch klein war, auch der Hellwig schlief. Ich teilte von der Zeit an das Elternschlafzimmer mit meiner Mutter. Mein Reich erstreckte sich vom väterlichen Ehebett bis zum Fenster und beherbergte auch meine Bücherborde an der Wand und meinen Schreibtisch, der zum großen Unwillen meiner Mutter stets von Büchern und Papierkram überquoll.

Meine Mutter bezeichnete den Grad der Unordnung als »unmoralisch« und versuchte immer, Alwine anzustacheln, mir endlich ernstlich die Leviten zu lesen, und es wurmte sie, wenn Alwine nur mäßige Reaktionen zeigte. Ich belegte auch den hinteren Balkon mit Beschlag, zunächst mit Tonfiguren, die ich modellierte und mit feuchten Tüchern bedeckt hielt, später, in meiner vorklinischen Studienzeit, mit Glasbehältern voll Drosophila-Fliegen, die genetischen Versuchen dienen sollten, aus denen aber nie etwas wurde.

Vor dem Einschlafen las ich gern im Bett, leider behauptete meine Mutter, bei Licht nicht schlafen zu können, so dass ich oft sehr lange wach lag. Sie hatte auch einen sehr leisen Schlaf, so dass ich als Studentin, wenn ich mich bis in die Nächte auf den Alsterkanälen herumgetrieben hatte, nicht damit rechnen konnte, in aller Heimlichkeit und unbemerkt ins Bett zu kriechen.

Kinderzimmer und Elternschlafzimmer lagen nebeneinander im hinteren Teil der Wohnung. Beide mündeten in einen langen Flur, von dem auf einer Seite die »Mädchenkammer« und die Küche abgingen, an der anderen Seite die kleine Wäschekammer, das Badezimmer, das Klo mit Vorraum und die Speisekammer.

An den Abenden, an denen meine Eltern »aus« waren, brauchte ich nicht im Lichte einer Taschenlampe im Bett zu lesen, sondern konnte dies sehr bequem im warmen gemütlichen Badezimmer tun. Schrecklicher Moment, wenn das Geräusch des Schlüssels in der Haustür oder – schlimmer noch – die Stimmen meiner Eltern bereits in der »Halle« zu hören waren. Jetzt ging es darum, das Licht im Badezimmer blitzschnell zu löschen, lautlos ins Kinderzimmer zu verschwinden und bei eventueller Kontrolle ruhiges Tiefschlafatmen vorzutäuschen.

Das Badezimmer war aber auch mit etwas anderem, sehr Unangenehmem verbunden. An der Wand hing ein kupfernes Gefäß mit rotem Gummischlauch, an dessen Ende eine schwarze Klistier-Vorrichtung befestigt war. Dieses Folterinventar trat bei jeder »ernstlicheren« Erkrankung in Funktion. Selbst bei Anginen, an denen ich häufig litt, wurde das therapeutische Standardrepertoire durchgezogen. Es begann mit einem Esslöffel Rizinusöl, das unbeschreiblich scheußlich schmeckte und allenfalls nach vielen Tränen und Protest in heißem, schwarzem Kaffee genießbar war. Danach erfolgte ein zweiter Folterakt: der »Einlauf« von »mildem Seifenwasser«. Dazu musste man sich im Badezimmer auf den Fußboden legen und aus dem kupfernen Gefäß lief, je nachdem wie hoch es von dem jeweiligen Folterknecht gehalten wurde, das lauwarme Seifenwasser vom Popo in die Gedärme. Sowie ich dies schreibe, fühle ich es in mich einströmen, den Bauch aufblähen und möchte schreien wie als Kind.

Wenn man Pech hatte und das Fieber gar so hoch stieg, gab es noch eine dritte Folter: den Prießnitz'schen Umschlag. Ein kaltes, nasses Tuch wurde auf Brust und Bauch geklatscht und um den Rücken gewickelt. Darüber kamen eine Lage gelbes Guttapercha, eine wasserdichte breite Binde und schließlich noch ein dickes großes Badetuch. Danach wurde man gut zugedeckt, die Arme wurden fest unter die Bettdecke verbannt, so dass der Schweiß, der einem allmählich auf die Stirn trat und zu kitzeln begann, nicht abgewischt werden konnte.

Eine schwere dunkelviolette Portiere aus gefüttertem Damast trennte den hinteren Flur von dem vorderen Teil, der »Eingangshalle«. Von diesem gingen die drei vorderen Zimmer ab: das Wohn- und

Musikzimmer, das Esszimmer und, mit ihm verbunden und wie das Wohnzimmer zur Straße hin gelegen, unser »Herrenzimmer«.

In der Mitte des Esszimmers stand der große, dunkel gebeizte Tisch aus Eiche, darüber hing eine Lampe mit grünseidenem Lampenschirm und schwarzen Fransen. Meines Vaters Stuhl stand an der Stirnseite, zum Fenster hin. Meinem Vater gegenüber saß meine Mutter und an den beiden anderen Tischseiten einander gegenüber hatten Hellwig und ich unsere Plätze. Dies hat aus unerfindlichen Gründen zu unzähligen Anfällen grundlosen, aber nicht zu unterdrückenden Gelächters von uns beiden Kindern geführt. Jedes Machtwort meines Vaters oder die etwas milderen Ermahnungen meiner Mutter blieben erfolglos. Am Ende musste ich das Zimmer verlassen. Kaum war ich draußen, hörte das Gelächter auf, aber sobald ich wieder am Tisch saß, ging es hoffnungslos von vorn los. Der runde Tisch im Herrenzimmer war mit einem Teppich bedeckt. Er hatte eine untere Etage, auf der meines Vaters kostbare Folianten über Afrika lagen, deren bunte Abbildungen durch herrliches Seidenpapier geschützt waren.

In diesem Zimmer standen auch der Bücherschrank der Familie und ein Nippes-Schränkchen, das als größte Attraktion eine aus Elfenbein geschnitzte Dschunke mit viel chinesischem Seevolk beherbergte.

Das Musikzimmer, vom Herrenzimmer durch eine Schiebetür getrennt, wurde wenig benutzt, aber für mich birgt es eine der vielen unvergessenen Erinnerungen an meine Omima. Hier saß sie am Klavier und spielte nach meinem Befehl, was immer mir in den Kopf kam: Gewitter, ein Storch auf der Wiese, Schneewittchen und die sieben Zwerge. Sie fantasierte und improvisierte und transponierte alle meine kindlichen Fantastereien in Musik. Ich saß auf der Armlehne eines großen grünen Lehnsessels und konnte nie genug hören.

In diesem Zimmer übte auch meine Mutter viele Stunden am Tag, nachdem sie den Klavierunterricht wieder aufgenommen hatte, zum Glück schon Jahre vor dem Weggang meines Vaters.

Als wir dieses Zimmer vermieten mussten, verlor es natürlich seinen ursprünglichen Charakter. Aber für diesen Verlust wurden wir reichlich entschädigt, nicht nur durch die beträchtliche Aufbesserung unseres Familieneinkommens – denn von der Zeit an waren wir immer in bedrängten finanziellen Umständen und bald gab es kaum noch ein wertvolles Möbelstück, das nicht mit einem »Kuckuck« beklebt, also verpfändet war. Die Reihe wechselnder Mieter machte uns auch immer wieder mit neuen Menschenschicksalen bekannt und lieferte die schönsten Geschichten. Sie reichten von einem seltsamen Heiratsantrag bis zu einem fingierten Selbstmord. Der Heiratsantrag stammte von einem koreanischen Arzt, der bei uns wohnte. Er war sehr klein, so dass meine Mutter ihn um eine halbe Kopfeslänge überragte. Er stellte sich vor sie hin und sagte: »Frau Sillem hässlich, Nase hoch wie Berg, aber wenn ich finden keine andere Frau, dann ich heiraten Sie!«

Der fingierte Selbstmordversuch wurde von einer alternden Dame begangen, die hoffte, auf diese Weise ihren widerstrebenden Liebhaber stärker an sich binden zu können. Sie jagte uns einen mächtigen Schreck ein und meine Mutter drohte ihr, sie rauszuschmeißen, falls sie noch einmal sterben wolle.

Betrat man das tagsüber unverschlossene Haus, so kam man durch eine mit geschwungenen Glasscheiben versehene Tür in eine Halle, deren Wände mit Marmorplatten und Spiegeln verkleidet waren. Erst von da aus ging's die Treppe hinauf. Einen Lift hatte das Haus nicht.

Als ich vor meiner Abreise in die USA von der anderen Straßenseite her einen letzten Blick auf das Haus warf, zeigte es sich mir sehr schön, groß und weiß. Davor, auf der Fahrbahn, stand meine Omima. Sie sah sehr klein aus und ich dachte, ich hätte sie für immer verloren.

Die jüdischen Vorfahren

Weißt Du, Joshua, ich glaube, ich muss jetzt einmal aufhören, nur immer in eigenen Erinnerungen zu stöbern. Ich sollte Dir jetzt von Deinen Vorfahren erzählen, und wenn auch ich ein Vorfahr bin, so sollst Du doch nicht den Eindruck gewinnen, dass Du nur eine Imo hast, noch dazu eine Imo, die sich immer wieder in den Vordergrund schiebt.

Ich beginne jetzt bei meinem Urgroßvater, Jacob Hirsch. Oder vielleicht sollte ich damit renommieren, dass wir mit dem Physiker Heinrich Hertz, mit Einstein, ja vielleicht mit Heine verwandt sein sollen? Wahrscheinlich geht die Verwandtschaft auf Adam und Eva zurück. Jedenfalls komme ich jetzt zu den jüdischen Wurzeln meiner Familie.

Ich muss gestehen, dass meine Auskünfte sehr fragmentarisch werden, weil sie aus zweiter oder dritter Hand stammen und ich ein elender »Historiker« bin und nur die Geschichtchen kenne, die in einer Familie so weitergegeben werden. Also Jacob Hirsch. Er war ein aufgeklärter Jude, Justizrat in Kassel. Nach allen Erzählungen war er alles andere als ein trockener Jurist, sondern vielmehr ein musischer Mensch und ungemein zerstreut. Er soll wunderbar Klavier gespielt haben. Wenn er auf dem Klavier improvisierte, sind die Leute unter dem Fenster stehengeblieben, um zuzuhören. In Hessen war er mehr als Musiker denn als in seiner Eigenschaft als Jurist bekannt. Er war mit Brahms und auch Spohr befreundet, mit dem er gemeinsam musiziert hat.

Seine Zerstreutheit kannte keine Grenzen. Für die Hochzeitsreise kaufte er nur eine Fahrkarte und als das junge Paar im Hotel abstieg, bat er den Kellner: »Bringen Sie dem Fräulein den Tee aufs Zimmer«, was in jenen Zeiten fast den Rausschmiss bedeutete.

Mein Urgroßvater starb 1890, seine Frau Henriette hat ihn um Jahrzehnte überlebt. Omima liebte und verehrte ihren Vater, den sanften Träumer, den begabten Musiker, und heiratete doch einen Menschen, der in jeder Hinsicht anders war.

Während ich meinen Urgroßvater nicht gekannt habe, ist mir meine Urgroßmutter noch lebhaft in Erinnerung. Tante Irm schilderte sie als »nüchterne gute Hausfrau« und daran muss viel Wahres gewesen sein, denn sie war sicherlich der feste Kern, der den weltfremden Jacob und die drei kleinen Mädchen, die Töchter, Julie, Ottilie und Lischen, als Familie zusammenhielt.

In meiner Urgroßmutter muss jedoch mehr gesteckt haben als nur ein bestimmtes Maß an hausfraulichen Tugenden. Tante Irm erwähnte, dass sie sehr gut hätte zeichnen können.

Ich erinnere mich besonders an zwei Besuche bei ihr. Einmal wurde ich bei Nacht und Nebel mit einer akuten Mittelohrentzündung zu ihr nach Bonn gebracht, weil es für die notwendige Durchstechung des Trommelfells in Bonn sehr gute Ärzte gab. Ein anderes Mal durfte ich länger bei ihr wohnen und an diesen Aufenthalt habe ich eine Reihe glücklicher Erinnerungen. So durfte ich morgens mit meiner Urgroßmutter frühstücken. Dazu wurden für mich ein extra Tischchen und Kinderstühlchen vor den Sitz meiner Urgroßmutter geschoben, so dass wir uns gegenübersaßen. Es gab Kakao und Weißbrot und ich durfte – wie sonst nie und nirgends – das Brot in den Kakao stippen.

Meine Urgroßmutter war auch eine wunderbare Märchenerzählerin. Die schönste Geschichte aber ereignete sich für mich in der Wirklichkeit. Nach dem Frühstück durfte ich auf dem Balkon die Krümel für die Vögel ausstreuen. Die Vögelchen kamen und pickten sie auf – und was für liebe dankbare Vögelchen es waren: jeden Morgen in der Früh hatten sie eine lange, biegsame, rote Feder auf den Balkon gelegt als »Dankeschön« speziell für mich! Viel später erzählte mir Omima, dass meine Urgroßmutter diese Hahnenschwanzfedern heimlich beim Geflügelhändler für mich erstand.

Meine kleine Omima und mein Großvater

Lieber Joshua, jetzt muss ich tief Luft holen, denn nun beginnt eines der schwersten Kapitel. Du wirst bereits bemerkt haben, wie sehr – zärtlich und leidenschaftlich, eifersüchtig und schmerzlich, bewundernd und mitleidig – ich diese kleine Omima geliebt habe. Sie war ein besonderer und ganz ungewöhnlicher Mensch. Wenn ich die vielen unterschiedlichen Meinungen bezüglich ihres Wesens überdenke, wird mir ganz angst, ob es mir gelingen wird, das wieder aufleuchten zu lassen, was viele Menschen zu ihr hinzog.

Die härtesten Urteile stammen von Tante Irm, die meine Omima für einen spartanisch-anspruchslosen, eigensinnigen und prüden Menschen hielt. Trotzdem liebte auch sie meine Großmutter, liebte sie mit einer wilden bösen Hass-Liebe, die sie selbst in sich erkannte und unter der sie mit schweren Schuldgefühlen litt.

Auch Tante Irm muss Omimas elfenhaftes Wesen gespürt haben, etwas Wirklichkeitsfremdes, nicht Greifbares, dessen »Eigensinn« in dem Unabänderlichen, Unantastbaren ihrer inneren Struktur bestand. Ihre Füße berührten nie ganz den Boden. Ihre Beziehung zu den Menschen geschah durch völlig selbstloses Ausströmen ihrer Liebe und Zärtlichkeit, ohne Forderungen oder Erwartungen an andere.

Mit lächelnder, schuldbewusster Unabhängigkeit entzog sie sich den Erziehungsbemühungen ihrer Töchter, die sie zu größerer Lebenstüchtigkeit, zu weltlicheren Bedürfnissen, zu mehr Eleganz im Äußeren oder wenigstens dazu bringen wollten, sich gleichzeitig Butter und Marmelade aufs Brot zu streichen, was meine Omima für Verschwendung hielt.

Ich verstehe heute und ahnte schon als junges Mädchen, dass diese Omima neben aller Liebe auch eine Last für ihre Töchter gewesen sein muss. Heute sehe ich, dass Omima dies ebenfalls wusste, aber es weder zu ändern vermochte noch wollte.

Wie mag sie als junges Mädchen gewesen sein, in das sich der weltgewandte, erfolgreiche Dermatologe und Venerologe Dr. Ernst

Feibes verliebte? Sie hat sich immer als hässlich empfunden und gemeint, sie sähe aus wie eine Ziege, und vielleicht war sie neben den zwei schönen Schwestern tatsächlich das »Aschenputtel«. Sie war von kindlicher Gestalt mit krausen schwarzbraunen Haaren und grauen Augen unter sehr starken schwarzen Augenbrauen. Die Nase war wirklich ein wenig wie die einer Ziege – ich habe das oft heimlich überprüft. Im Alter waren die Lippen welk und die Unterlippe ein wenig stärker als die Oberlippe und unter dem Kinn befand sich ein kleines weiches, schlaffes Pölsterchen, das ich gern gestreichelt habe. Sie verlor früh ihre Zähne und wir Enkel betrachteten es als besondere Gunst, zusehen zu dürfen, wenn sie ihre Prothese herausnahm.

Meine Großmutter war ein hochbegabter Mensch. Alles, was meine Mutter sich mit Fleiß erarbeitete, fiel meiner Großmutter in den Schoß. Mit ihren kleinen dicken Fingerchen hatte sie eine perlende Technik im Klavierspiel, die sie zu einer großartigen Mozart- und Haydn-Interpretin machte. Sie behielt alles, was sie einmal gehört hatte, im Kopf, konnte es aus dem Gedächtnis auf dem Klavier nachspielen – Orchester- oder Solistenpartie – und es auch jederzeit in andere Tonlagen transponieren. Jegliche Partitur überblickte sie sofort, erkannte die wichtigsten Melodie- und Harmoniefolgen, war unbeirrt in Rhythmus und Phrasierung. Ihren kleinen Händen machten Oktaven Schwierigkeiten, Dezimen konnte sie nicht greifen, aber sie hatte die große Gabe, intelligent zu mogeln. Diese Gabe hat sie bis an ihr Lebensende bewahrt. Mit 98 Jahren spielte sie mir auf meine Bitte hin auswendig das Es-Dur-Klavierkonzert von Beethoven mit dazwischengemogeltem Orchesterpart vor.

Da meine Großmutter, ebenso wie meine Mutter, ausgezeichnet vom Blatt spielte, war sie eine beliebte Kammermusikpartnerin und wurde oft zum Trio- oder Quintettspielen aufgefordert. Sie war auch ein begehrter Korrepetitor und hat sogar mit Max Reger gearbeitet, der ihr allerdings oft zu betrunken gewesen war. Meine Großmutter war kein Solistentyp, sie liebte Kammermusik und das Begleiten von Solisten, besonders von Sängerinnen und Geigern.

Die Musik war ihre vordringlichste Begabung, die sie völlig durchdrang und die später zu ihrem Lebensunterhalt beitrug. Nachdem nämlich in der Inflation ihr ganzes Vermögen verlorengegangen war, spielte sie zu den Stummfilmen in Kinos Klavier. Sie untermalte die Begebenheiten auf der Leinwand mit Musik, die sie aus dem großen Schatz ihrer Musikkenntnisse ad hoc improvisierte.

Sie spielte außerdem für eine Lehrerin, die Stunden in rhythmischer Gymnastik gab, bei der auch Hilde und ich eine Weile Unterricht nahmen, und sie erhöhte durch die Vielfalt lieblicher, witziger und mitreißender Rhythmen den Reiz dieser Stunden ungemein.

Mein Großvater war sehr stolz auf die Begabung meiner Großmutter, ob die beiden aber glücklich miteinander waren, weiß ich nicht. Meinen Großvater Ernst Feibes habe ich selbst nie gekannt. Sein Vater war noch ein frommer Jude, aber die ganze nächste Generation emanzipierte sich vom Judentum. Mein Großvater wollte sich unbedingt assimilieren. Er ließ sich und seine ganze Familie – eines Dermatologen-Kongresses in Moskau wegen – sogar taufen. Dabei war er Freidenker und machte sich nichts aus irgendeiner Religion. Er und meine Großmutter gingen auch nach der Taufe nie in eine Kirche. Während aber meine Omima in späteren Jahren abends zu Gott betete, er möge ihre Kinder und Enkel beschützen, blieb Ernst konsequenter Atheist bis zu seinem qualvollen Ende.

Als Arzt war er über die Grenzen des Landes hinaus bekannt. Patienten kamen von fern und nah, er behandelte alle gleich, ob arm oder reich, aber von den Armen nahm er kein Geld. Er konnte grob und zart sein, nahm niemals die Hand vor den Mund und hatte eine unabhängige, kraftvolle Natur, ein Draufgänger und der erste, der in Aachen ein Auto besaß. Er chauffierte selbst und jagte durch die Dörfer mit der unglaublichen Geschwindigkeit von 30 Stundenkilometern! Keine Ausfahrt, bei der nicht eine Kuh angefahren wurde oder ein Huhn sein Leben lassen musste. Auf einer dieser Fahrten, die er allein unternahm, verunglückte er. Durch diesen Unfall soll seine alte Lungentuberkulose wieder aufgebrochen sein, an der er auch zugrunde gegangen ist.

Er war ein leidenschaftlicher Jäger und jagte oft allein mit seinem großen Wolfshund namens »Blitz« in den Wäldern der Eifel. Als Blitz alt und siech wurde, nahm ihn mein Großvater mit sich in den Wald und erschoss ihn eigenhändig. Meine Mutter sagte, das sei das einzige Mal, dass sie ihren Vater, als er zurück nach Hause kam, habe weinen sehen.

Mein Großvater war ein eleganter, lebensdurstiger Mann und liebte Geselligkeit. Manchmal brachte er auch Freunde mit nach Hause und dann musste meine Großmutter auf dem Klavier vorspielen. Es konnte auch geschehen, dass, wenn es spät wurde, der Großvater plötzlich bemerkte, dass meine Großmutter nicht mehr am Tisch saß und rief: »Wo ist denn die Tiele?«, und sie unter dem Tisch schlafend oder ohnmächtig fand.

Meine Mutter und Tante Irm waren immer der Meinung, Omima wäre die völlig falsche Frau für ihn gewesen, er hätte eine mondäne Frau gebraucht, die gut hätte repräsentieren können. Ich glaube, sie hatten unrecht. Meine Omima hing an ihm in inniger Liebe, bewahrte alle seine Briefe auf das Zärtlichste und Sorgfältigste auf, verbot sogar meiner Mutter, sie vor ihrer Vernichtung zu lesen. Meine Großmutter meinte auch immer, dass alle guten Gaben, mit denen ihre Kinder ausgestattet waren, von ihrem Mann stammten. Wenn Fremde bewundernd an ihrem Kinderwagen stehenblieben und meine Großmutter fragten, wem denn dieses schöne Kind gehöre, antwortete sie nie, dass es ihr eigenes sei, sondern sagte, es gehöre Dr. Feibes. Ich bin fest davon überzeugt, dass diese Liebe für einen Menschen wie meinen Großvater wichtiger war als alles andere, besonders für einen so tyrannischen Menschen. Und tyrannisch war er. Sosehr er seine Kinder liebte, so sehr hat er sie gequält.

Die beiden Feibes-Kinder

Das ältere der beiden Feibes-Kinder, meine Mutter Maria, wurde »Mimi« oder »Schwärzchen« genannt. Die rotblonde Irm, »Füchschen«, war zwei Jahre jünger.

Bei meiner Mutter stellte sich ihr musikalisches Talent schon früh heraus. Sie lernte Klavier spielen, zuerst bei meiner Großmutter, später als junges Mädchen wurde sie in Köln bei Lonny Epstein ausgebildet. Mein Großvater förderte und unterstützte die musikalische Entwicklung meiner Mutter, aber leider gab es einen schrecklichen Stein des Anstoßes in ihren Beziehungen: die Schule! Meine Mutter war eine sehr schwache Schülerin, besonders im Rechnen. Wir haben sie oft mit den einfachsten Rechenaufgaben aufgezogen: »Muchen, rechne mal schriftlich, wie viel sind drei mal vier?« Woraufhin sie immer in die komischste Verlegenheit geriet und lachend abwehrte.

Aber in ihrer Kindheit war diese Rechenschwäche kein Anlass zum Lachen, denn mein Großvater hatte überhaupt kein Verständnis für schwache Leistungen in der Schule. Er übte und paukte mit ihr, ganze Nachmittage, ließ die Patienten warten, verlor die Geduld, fasste sich wieder mit Mühe – es muss für beide eine jahrelange Qual gewesen sein.

Die Tyranneien meines Großvaters wirkten ganz verschieden auf die beiden Mädchen. Meiner Mutter Widerstand wurde bald gebrochen, so dass ihr Wesen für Jahrzehnte – bis zur Scheidung meiner Eltern – fügsam und sanft erschien. Ihr Selbstbewusstsein richtete sich erst im letzten Drittel ihres Lebens wieder auf. Tante Irm war ihrem Vater ähnlicher und obwohl auch sie litt, blieb sie ungebrochen. Es mag daran liegen, dass es sich bei ihr lediglich um eine zeitweilige Bedrängung handelte, um etwas Äußerliches, während bei meiner Mutter tiefe Zweifel an sich selbst in sie hineingedrückt wurden.

Was tat meine Omima, um die Tyrannei ihres Mannes zu mildern, um ihre Kinder zu schützen? Offenbar konnte sie nur mit ihnen leiden. Sie hat sich nie darüber geäußert. Trotz aller Liebe war sie nicht imstande, einen Gegenpol warmer Geborgenheit für die Kinder zu schaffen, so dass diese, wann immer sie konnten, sehnsüchtig in die Häuser von Schulkameradinnen flohen. Beide Mädchen empfanden ihre Kindheit als unglücklich, litten unter der Wucht ihres Vaters und der Ohnmacht ihrer Mutter.

Für meine Mutter wurde die Musik immer mehr zu einer Zuflucht. Mein Großvater schenkte ihr einen Flügel, denselben, der später noch bei uns im Loogestieg stand. Es zeigte sich, dass meine Mutter einen schönen hohen Sopran hatte. Sie wurde daher einem berühmten Gesangslehrer am Kölner Konservatorium vorgestellt, der ihr eine vielversprechende Soubrettenstimme bescheinigte. Aber nach drei Monaten Gesangsstunden war ihre Stimme »ruiniert«, sie blieb zwar immer noch glockenrein und für meinen Geschmack sehr hübsch, soll allerdings »den gewissen Schmelz« verloren haben. Zeitlebens hat meine Mutter aber gern gesungen, ganze Liederzyklen, und sich dazu selbst am Klavier begleitet.

Als junges Mädchen suchte sie nach Selbständigkeit, indem sie Klavierunterricht erteilte. Sie durfte aber kein Honorar dafür annehmen, das galt als »unschicklich«. Aus dieser Zeit stammten die scheußlichen Nippes und die hässlichen Komponistenköpfe im »Herrenzimmer« am Loogestieg, die sie für ihre Arbeit geschenkt bekommen hatte.

Mit dem erneuten Ausbruch der Lungentuberkulose des Großvaters änderte sich das Dasein der Familie Feibes schlagartig. Die Krankheit trat mit großer Heftigkeit auf. Damals gab es noch keine Medikamente gegen Tuberkulose, man glaubte an die Wirksamkeit eines milden Gebirgsklimas. Da mein Großvater nicht in ein Sanatorium gehen wollte, zog die ganze Familie nach Gardone, einem Kurörtchen am Gardasee. Dem Großvater ging es immer schlechter, und was die Mädchen besonders ängstigte, er wurde milde, still und rücksichtsvoll. Zuletzt durfte nur noch Lisa ihn pflegen, weil er seine Blutstürze und Atemnot vor Omima und den Kindern verbergen wollte. In Lisas Armen ist er auch in seinem 51. Lebensjahr gestorben.

Meine Mutter schilderte mir diese Zeit am Gardasee als eine verwirrende Periode gemischter Empfindungen für den sterbenden Vater, die Schönheit der Natur und eines schlechten Gewissens über einen Flirt zwischen ihr und einem blonden Jüngling.

Mein Großvater hinterließ ein beträchtliches Vermögen, viele nie angemahnte Außenstände bei Patienten und eine Reihe großer Geldscheine, die er achtlos in seine Schubladen geworfen hatte.

Mein Großvater Ernst hatte zwei Brüder: Julius und Gustav Feibes, die in Münster, Westfalen, ein großes, mehrstöckiges Warenhaus für Kinderspielzeug unterhielten. Julius hatte zwei Kinder: Rosel und Erich, den ich noch als Kinderarzt in Aachen kannte. Später emigrierte er in die USA. Aus Gustavs Ehe stammten drei Kinder: Heini, Fritz und Else. Else lebt noch in den USA. Fritz war bei uns Kindern ein besonders beliebter Onkel. Nicht nur, dass er uns schöne Spielsachen mitbrachte, vor allem unterstützte er uns Kinder gegenüber den Erwachsenen bei allem Verbotenen. – Sämtliche damals noch lebenden Mitglieder der Familie Feibes in Münster sollen vom Nazi-Mob zu Tode getrampelt worden sein.

Heini stand meiner Mutter am nächsten. Er stellte später sowohl für meine Mutter als auch für mich das Affidavit für die Einreise in die USA und war für uns beide der erste Anlaufpunkt im fremden New York. Heini war lange Jahre Internist in Düsseldorf gewesen, wo er zusammen mit seiner »arischen« Frau Milly eine sehr gute Privatpraxis hatte. Die beiden waren ein komisch-inkongruentes Paar, sie lang, eckig, mit spärlichem, streng zurückgekämmtem blondem Haar, burschikos und herrisch; er dunkel, eher klein, freundlich und humorvoll. Die Liebe zwischen ihnen entsprang ihrer Studentenzeit. Milly hielt treu zu ihrem jüdischen Mann und emigrierte gleich nach 1933 in die USA, zusammen mit ihm und ihrer Tochter Annemarie. Nach ein paar Jahren in den USA brach die Ehe und damit die ganze kleine Familie auseinander. Milly starb einsam und verbittert. Heini heiratete ein zweites Mal und wurde mit seiner zweiten Frau sehr glücklich.

Noch einmal muss ich über die letzten Wochen meines Großvaters Feibes nachdenken. Ich habe das berichtet, was ich aus den Erzählungen meiner Mutter in Erinnerung habe. Aber es mag alles auch ganz anders und viel komplizierter gewesen sein. Der Großvater war sicher klug und erfahren genug, um seinen Zustand treffend einzuschätzen. Woher sonst kam seine Milde und Stille? Hatte er ein Bedürfnis nach der Liebe seiner Familie? Haben Omima und die Töchter in diesen Tagen versagt? Die beiden Mädchen wegen ihrer ambivalenten Gefühle ihrem Vater gegenüber, oder auch aus Angst vor Sterben und Tod, die bei Kindern und jungen Menschen oft eine qualvolle Intensität erreicht, eine Angst, die sie nicht überwinden und nur mit Mühe verdrängen konnten. Hat er diese Angst in ihnen gespürt und musste er sie von sich fernhalten? Und Omima? Sie war nie ein Mensch der Tat. Sie muss ganz von Schmerz und Sorge erfüllt gewesen sein. Aber half ihm das? So wie sie äußerlich von zarter Gestalt war, konnte sie ihm auch innerlich keine Stütze bieten. Seiner Natur nach zu urteilen, denke ich, dass sie ihn eher ungeduldig gemacht hätte.

Ohne Lisa, die »treue Seele«, wäre er wohl sehr verlassen gewesen. Ich glaube, dass diese letzte Milde und Stille einer tiefen Einsamkeit und Resignation entsprangen, einem Sich-Entfernen. Lisas starke Arme, ihre praktischen Hilfeleistungen muss er den Gefühlen seiner Familie vorgezogen haben. Hat Omima das gewusst? Sie hat mit mir nie über den Tod ihres Mannes gesprochen. Erst jetzt frage ich mich, ob es ihr weh getan hat, dass er nicht in ihren Armen starb? Aber vielleicht projiziere ich meine eigenen Empfindungen, mein eigenes starkes Besitzergreifen-Wollen in der Liebe auf sie, die nie Anforderungen stellte. Omima trauerte um ihren Mann, sie trug vom Tag seines Todes an nie etwas anderes als Schwarz oder Dunkelgrau. Wie sehr trauerten die Töchter? Waren sie Omima ein Trost? Ich glaube nicht. – »Die treue Lisa« jedenfalls hat meinen Großvater sehr beweint.

Bei der Abwicklung aller Formalitäten nach dem Tode meines Großvaters muss meiner Omima sicherlich von vielen Freunden geholfen worden sein, denn ich glaube nicht, dass sie je in ihrem Leben ein praktisches Problem selbständig gelöst hätte. In bürgerlichen Kreisen war es zu jener Zeit üblich, dass Frauen hilflos und schutzbedürftig erschienen. Es wurde ihnen als »schicklich« anerzogen, nicht allzu »lebenstüchtig« aufzutreten. Auch die Generation meiner Mutter wuchs noch mit diesen Grundsätzen heran, wobei später, wenn die Verhältnisse es forderten oder wenn die finanzielle Abhängigkeit von einem Ehemann wegfiel, oft erstaunliche Lebenskraft, Selbständigkeit und Tüchtigkeit in dieser Generation einst verwöhnter junger Mädchen zutage traten. Meine Omima aber gehörte nicht zu diesen. Sie war weder tüchtig noch praktisch, weder lebensgewandt noch menschenkundig. Alle diese Begriffe trafen für sie nicht zu. Sie war ein Wesen, das in meiner Vorstellung zwischen Himmel und Erde schwebte, so umhüllt von reizenden Gaben und kindlichem Liebreiz – bis in ihr hohes Alter, dass es mir immer als selbstverständlich vorkam, dass man sich ihrer annahm, dass man sie beschützen müsse.

Im Sommer, der dem Tode ihres Mannes folgte, fuhr Omima mit beiden Töchtern an die Ostsee, wo sie nach den schweren traurigen Monaten Zerstreuung finden sollten. Hier traf die kleine Familie auf den gutaussehenden, anscheinend wohlsituierten Paul Friedrich Syllm, der sehr bald um Mimis Hand anhielt. Wie konnte Omima dieser Ehe zustimmen? Schließlich hatte sie die Verantwortung für meine neunzehnjährige und ebenfalls völlig unerfahrene Mutter. Die muss ihr jede Entscheidung einfach aus der Hand genommen haben in dem wilden Begehren nach Flucht – Flucht vor der traurigen Vergangenheit, Flucht vor dem ungemütlichen Elternhaus, Flucht vor der Mutter und tief innerlich auch Flucht vor einer unglücklichen Liebe.

Omima ließ alles so geschehen, wie die Töchter es wollten. Sie waren stärker als sie und entschlossener. So stimmte Omima Mimis Ehe mit dem um vierzehn Jahre älteren Paul Friedrich zu und nur wenig später Irms Ehe mit dem um zwanzig Jahre älteren Hans Paschen.

Omima kehrte nach meiner Geburt und Irms Hochzeit aus Kamerun nach Aachen zurück. Sie blieb nicht lange allein. Tante Irm entschied aufgrund der Schwierigkeiten, die mit meiner Geburt in den Tropen aufgetreten waren, lieber in Deutschland zu entbinden, und so wurde Hilde in Aachen geboren. Sobald Tante Irm sich wieder wohl fühlte, ging sie zu Onkel Hans nach Kamerun zurück und ließ Hilde bei Omima. 1914, bei Ausbruch des Ersten Weltkrieges, wurden Hans und Irm gefangengenommen und in ein Internierungslager nach Spanien gebracht, wo sie den ganzen Krieg über blieben. So kam

Omima zu vier Jahren glücklicher, ungetrübter »Mutterschaft« mit der kleinen Hilde.

Als der Krieg zu Ende ging und Hans und Irm aus Spanien zurückkehrten, war mit dem Verlust der deutschen Kolonien auch jede Tätigkeit deutscher Firmen in Kamerun beendet. Onkel Hans nahm daher eine kaufmännische Stellung an und beide Familien, die Paschens und die Syllms, zogen in das Haus Loogestieg 17. Meiner Omima wurde es in Aachen zu einsam und so kam sie ebenfalls nach Hamburg, wo sie zunächst in einem Stift für alte Damen wohnte. Dieses Stift machte auf mich einen bedrückenden und armseligen Eindruck und ich war sehr glücklich, als meine Mutter nach ihrer Scheidung Omima zu uns nahm. Es ist lediglich Omimas völliger Bedürfnislosigkeit zu verdanken, dass auch sie diese Lösung begrüßte. Sie teilte das Zimmer mit dem siebenjährigen Hellwig. Das Zimmer diente weiterhin Hellwigs Spielen und Schularbeiten. Es veränderte sich in der ganzen Wohnung nichts, das in irgendeiner Weise Omimas privaten oder intimen Bedürfnissen hätte dienen können – während ich immerhin im Elternzimmer meine Bücher- und Schreibecke einrichten konnte.

Unser Lebensraum in der Wohnung war allerdings insgesamt stark geschrumpft. Das frühere »Herrenzimmer« mit Flügel und Klavier war jetzt ganz auf die Klavierstunden und eigenes Üben von Mu eingestellt, also den ganzen Tag mit mehr oder weniger fortgeschrittener Musikinterpretation erfüllt, und da man es nur durch unser Esszimmer erreichen konnte, war auch dieses für private Zwecke wenig nutzbar. Das einstige Wohn- bzw. Musikzimmer war vermietet – zum Glück an tagsüber arbeitende Menschen.

Merkwürdig, dass ich mich nicht erinnern kann, wo sich Omima eigentlich aufhielt. Ich sehe sie am Kopfende unseres Esszimmertisches auf dem einstigen Platz meines Vaters sitzen und leide unter den Ermahnungen, die nun umgekehrt nicht mehr von meinem Vater an meine Mutter gerichtet werden, sondern von meiner Mutter an unsere Omima. Zum Teil waren diese Ermahnungen gut gemeint – zum Beispiel die immer wiederkehrende, dass sie sich doch Butter und Marmelade aufs Brot streichen solle, dass sie nicht am Essen sparen müsse. Aber da waren auch andere, die mir jedes Mal einen Stich ins Herz gaben. Omima hatte, seit ich sie bewusst erlebte, einen nervösen Tic der Gesichtsmuskulatur, der mal deutlicher, mal weniger stark auftrat. Beide Töchter waren sehr ungeduldig und wegen dieser Schwäche oft unverständlich irritiert. So höre ich noch jetzt, wie sie Omima ausschelten: »Mutter, mach nicht solche Fratzen!« Omima hat nie ein Wort darauf geantwortet. Ich aber verging fast vor Mitleid und Scham. Dabei darf man ja nicht denken, dass meine Mutter Omima nicht geliebt hätte.

Joshua, ich muss hier einmal einhalten und überdenken, was ich bisher geschrieben habe. Es wird mehr und mehr zu einer Analyse meiner Gefühle, während Du sicher einen flotteren Gang der Geschichte erwartest. Irgendeine Wolke hat sich über das Papier geschoben oder über meine Seele. Ist es Mitjas leidvolle Überprüfung seines lebenslangen Glaubens an den Marxismus, die ihn Nacht für Nacht aus dem Schlaf reißt, oder mein eigener Schmerz, die Zukunft zurück in eine vorsozialistische Vergangenheit gleiten zu sehen? Die Leichtigkeit, mit der ich begann, mit Dir gemeinsam im Reich meiner Kindheit, über Berg und Tal in den Wiesen und Wäldern, hinter Büschen und Bäumen Heiteres und herzlich Geliebtes wiederzuentdecken, ist mir plötzlich verlorengegangen. Ein Schleier von Trauer und Wehmut ist dahergeweht und bindet mich, so dass ich zögere, fortzufahren. Vielleicht ist es auch die unerwartete Entdeckung, dass die Konturen meiner Omima, unseres Lebens mit ihr, immerhin fast zehn Jahre gemeinsamen Lebens, immer unschärfer werden. War ich so mit mir selbst beschäftigt, dass ich ihre Gegenwart nur vage empfand?

Ich ging nun schon ins Gymnasium und war entweder mit meiner Freundin Gisela zusammen oder in Bücher vertieft. Eine Bücherliebe hat mich übrigens fest mit Omima verbunden: die Liebe zu Dickens. Beide haben wir »David Copperfield« viele Male gelesen und nach ihrem Tod hab ich mir von Tante Irm die Dickens-Bände schenken lassen, die auch Omima begeistert hatten.

Ein weiteres kleines Büchlein ist in meinem Herzen fest mit Omima verknüpft, das übrigens ihr selbst gehörte oder von ihr stammte, es hieß »Musikalische Märchen«, war von Elise Polko und enthielt eine Reihe ungemein rührseliger Geschichten über das Leben von Komponisten. Ich liebte dieses Büchlein, über dem ich viele Tränen vergoss, und habe wieder und wieder versucht, es für Kinder und Enkel irgendwo aufzutreiben. Aber es ist wohl um seiner Sentimentalität willen in Vergessenheit geraten. Schade – ich glaube, dass man sich nicht scheuen sollte, Kinderherzen an rührender und sentimentaler Literatur zu formen.

Wenn ich Omima als milde und wirklichkeitsfremd schildere, so war sie doch nicht ohne Temperament. Während sie nie an unserem Charakter oder Verhalten herumkritisierte, sprang sie voller Empörung auf, wenn eines der Enkel beim Klavierüben Fehler machte. Ich habe noch heute ihren aufgebrachten Ruf in den Ohren: »Fis, nicht F!« oder sehe sie ans Klavier eilen, den kleinen musikalischen Verbrecher beiseiteschieben und den von ihm verkorksten Rhythmus korrigieren.

Omima war eine unbedingte Wagner-Anhängerin und überhaupt gab es bei uns einen wahren Wagner-Kult, denn auch Mu und Tante Irm waren glühende Verehrer von Wagner. Eines ihrer größten Erlebnisse war eine gemeinsame Wallfahrt nach Bayreuth zu den Festspielen. Zu der Zeit war ich bereits eine Abtrünnige, nachdem auch ich – als früher Backfisch – auf Stehplatz alle Wagner-Opern gehört hatte.

Im Alter von sechzehn Jahren endete meine Wagner-Periode und ich wurde die einzige und feurige Gegnerin Wagners in der Familie, in der alle anderen samt Nachfahren bis heute Wagner-Anhänger geblieben sind.

Nach dem Weggang meines Vaters brach sich die Musikleidenschaft in unserer kleinen Familie erst so recht Bahn. Nicht nur, dass ununterbrochen Musik gemacht wurde, auch abends vierhändig Klavier, Trio und andere Kammermusik gespielt wurde, es kamen Sängerinnen und andere Solisten, um begleitet zu werden, und es gab auch hitzige Debatten über Musiker, Auffassungen über die Interpretation von

Werken, über Technik und Inhalt. Meistens kam es zu einem der häufigen Familien-Kräche, die allerdings ohne Omima ausgetragen wurden. Wenn die Wogen der Leidenschaften die Deiche zu durchbrechen drohten, wurde sie immer still und zog sich in sich selbst zurück. Wir waren überhaupt eine Familie der schrecklichen Kräche. Wortgefechte waren an der Tagesordnung, in denen jeder den anderen im Tiefsten kränkte, jeder aber auch bereit war, dem anderen schon wenig später in Reue und Liebe in die Arme zu fallen und jede Erinnerung an den gewesenen Krach zu löschen.

Nach dem Tode von Onkel Hans und dem Weggang meines Vaters vollzogen sich tiefgreifende Veränderungen in beiden Feibes-Mädchen. Das Selbstbewusstsein von Mu entwickelte sich sprunghaft und sie zeigte eine ungeahnte Lebenskraft und Zielstrebigkeit. Tante Irms leidenschaftliches Temperament brach dagegen mit unkontrollierter Wildheit hervor und blieb eine für sie schmerzliche Quelle der Unrast.

Omimas Töchter hatten zeitlebens etwas von wilden ungezügelten Pferden an sich und obwohl Omima sie sehr liebte, fürchtete sie sich vor ihnen, wobei meiner Mu gegenüber die Liebe weitaus überwog, während sie meine Tante Irm wohl immer mehr gefürchtet hat.

Im Jahre 1939 gelang es Hilde von London aus, ihre Mutter, Ursel und Omima nach England nachkommen zu lassen. Dort zog Omima dann zu Tante Irm in ein winziges Zimmerchen. Aber es waren sicher nicht die äußeren Umstände, die das Zusammenleben dieser beiden Menschen so schwer machte. Sie litten beide aneinander, Tante Irm ließ Omima dies unmissverständlich wissen und Omima nahm alles schweigend hin. In den letzten Jahren lebte sie nur noch in Erwartung des Besuches ihres »Schwärzchens« einmal jeden Sommer und für die Zeit, die sie bei Hilde in Welwyn Garden City verbrachte. Dort ist sie auch gestorben, liebevoll gepflegt von dem sanften Norman, Hildes Mann. Sie war bis zuletzt rüstig und geistig rege, hatte aber keine Lebenslust mehr. Nach einem kleinen Fall, bei dem sie nichts als einen Bluterguss am Bein erlitt, legte sie sich zum Sterben. Hilde rief meine Mutter telegrafisch nach Welwyn. Omima war glücklich, ihr »Schwärzchen« noch einmal zu sehen. Auf Omimas Wunsch hin und mit der

Einwilligung meiner Mutter gab der Arzt ihr eine Dosis Morphium, die sie einschlafen ließ. Sie hatte bestimmt, dass sie verbrannt würde und ihre Asche verstreut werden sollte. Dies geschah über einem dafür vorgesehenen Rosengarten.

Sie hat 99 Jahre lang gelebt. Aus der behüteten jüngsten Lieblingstochter von Jacob und Henriette Hirsch wurde eine fügsame Arztfrau und frühe Witwe. Sie erlebte zwei große Kriege, verlor in der Inflation von einem Tag zum anderen ihr ganzes Vermögen, wurde durch den Hitlerfaschismus aus ihrer Heimat vertrieben und starb in einem fremden Land, dessen Sprache sie nie mehr vollständig erlernte. Aber sie hatte auch das außergewöhnliche Glück, dass ihre Kinder, Enkel und Urenkel nicht im Holocaust zugrunde gingen und sie sich an deren Liebe bis zu ihrem Ende erfreuen konnte.

Das ist die Geschichte meiner kleinen Großmutter, meiner Omima, die ich so innig, zuzeiten von allen Menschen am innigsten, geliebt habe.

Musik

Von allen Erlebnissen in unserem Haus, die mit Musik zu tun hatten, hat sich mir das Schicksal von Betty Franke-Schwabe, einer Geigerin, am stärksten eingeprägt. Omima kannte sie noch aus Aachen, wo sie – Meisterschülerin des berühmten Virtuosen Joseph Joachim – als Wunderkind aufgetreten war. Fast noch ein Kind, lernte sie einen reichen Industriellen kennen, der sich, obwohl viel älter, sterblich – aber auf das eifersüchtigste – in dieses musikalische Wunder verliebte. Er heiratete sie, schenkte ihr eine Stradivari und flehte sie an, nur noch für ihn zu spielen. So endete ihre Konzertlaufbahn. Ihr Mann starb früh, der einzige Sohn brachte das ganze Vermögen durch, verschleuderte die Stradivari hinter dem Rücken seiner Mutter und verkam gänzlich.

Ein Jahr vor Hitlers Machtübernahme tauchte Betty bei uns in Hamburg auf, eine dicke, etwas verwahrlost aussehende ältere Jüdin mit unordentlichen Haaren und schwermütigen dunklen Augen. Und dann spielte sie, von Omima oder Mu begleitet. Aber wie sie spielte! Nie wieder hat mich ein Geigenspiel so stark aufgewühlt. Sie war ein unglaubliches Naturtalent und noch nie hatte ich so viel Trauer und Verzweiflung, solche Kraft und Dramatik auf einer Geige spielen hören.

Als sie zu uns kam, war sie bettelarm. Mu und Omima halfen ihr, so gut sie konnten. Aber für eine erneute Konzertlaufbahn war es zu spät. Ich habe sie einmal gefragt, ob sie je bereut hätte, ihren Beruf aufgegeben zu haben. Sie hat mir geantwortet: »Ich hatte meine große Liebe und meine Musik dazu. Ich war sehr glücklich.« – und wohl auch sehr unglücklich. Dann kamen die Nazis an die Macht. – Ich will nicht daran denken, wie sie geendet haben mag.

Ich selbst hatte mehrere Jahre Klavierunterricht. Am Ende bescheinigte man mir Talent und – Faulheit. Meine Lehrerin hieß Fräulein Hryczovsky und war ungarischer Herkunft. Ich liebte und verehrte sie. Sie war eine sanfte, dunkle Schönheit mit glänzendem schwarzem Haar und traurigen Augen. Zusammen mit ihrer alten Mutter und einem grünen Papagei lebte sie in einer bescheidenen Etagenwohnung im Abendrothsweg.

Um mein Fräulein Hryczovsky schwebte etwas Wehmütiges und Geheimnisvolles, das verstärkt wurde durch zwei Bilder, die über ihrem Klavier hingen. Das eine war »Das Kreuz im Gebirge« von Caspar David Friedrich, das andere »Die Toteninsel« von Böcklin. Beide Bilder schienen einen Teil ihres Wesens auszudrücken. Und wenn ich einmal gut geübt hatte, was leider selten genug vorkam, durfte ich Fräulein Hryczovsky bitten, mir etwas vorzuspielen. Ich suchte mir jedes Mal den Trauermarsch von Chopin aus und fand, dass ihre Person, die feierlich-traurige Musik und die beiden wehmütigen Bilder gut zusammenpassten.

Allesamt gingen wir viel in Konzerte. Meine Mutter erhielt häufig Freikarten für die Proszeniumsloge, aus der man den Dirigenten von vorn sehen konnte und zum Beispiel Furtwänglers Schnauben als Zugabe bekam.

Meine Mutter

Es steht mir nun aber eine noch schwierigere Aufgabe bevor – nämlich, von meiner Mutter zu erzählen, Rosa Maria Syllm geb. Feibes, geboren am 23. September 1891 in Aachen, von meiner Omima »Schwärzchen«, von ihrer Schwester, den vielen Vettern, Jugendfreunden und -freundinnen »Mimi«, von uns Kindern »Mu«, »Muchen«, »Munki« und von ihren Enkeln »Ama« genannt.

Während ich nämlich über Omima ohne eigene Schuldgefühle berichten kann, ist meine Liebe zu Mu belastet durch Selbstvorwürfe, Perioden wechselnder Gefühle, Scham und Reue.

Wenn ich die beiden in Farben charakterisieren könnte, würde ich für Omima ein Hellblau und Silber wählen, während meine Mu die Farben rot, violett und ein goldenes Gelb erhalten müsste. Mu hatte die Gabe, leidenschaftlich zu lieben, aber auch zu hassen; sie besaß einen köstlichen Humor, mit dem sie sich auch über sich selbst lustig machen konnte, allerdings mehr über Äußerlichkeiten – ihr Inneres tastete sie nicht an. Durch das Dick und Dünn ihres Lebens behielt sie ihre Lebenslust und Warmherzigkeit. Im Gegensatz zu Omima war sie ein ungemein fordernder Mensch. Sie lebte aus ihrem Herzen heraus, nicht aus dem Verstand, und hatte wenig Kenntnis über sich selbst. Ich glaube, sie hielt sich zeitlebens für einen selbstlosen Menschen – eine Eigenschaft, die in unserer Familie höchste Priorität hatte, an der jeder von uns gemessen wurde und nach der man nach Kräften streben sollte. In Wahrheit besaß mein Muchen eine gesunde Portion Egoismus, der aber durch die Generosität ihrer Gefühle für andere Menschen die Kraft ihrer Persönlichkeit eher erhöhte.

Muchens Wesenszentrum war die Musik. Aber ganz anders als bei Omima, der alles mit Leichtigkeit zuflog, eben bis zu den Grenzen, die ihr das Talent gesteckt hatte, wurde Mu – nachdem sie aus ihrem Eheschlaf erwacht war – ständig von innen gestoßen, um an ihren eigenen Grenzen zu rütteln. Sie litt an der Musik, kämpfte ständig um technische Vervollkommnung ihres Spieles. Zwar war sie eine echte Musikanten-Natur, immer aber blieb für sie eine Diskrepanz zwischen dem, was sie innerlich hörte und empfand und ihrem technischen Können. Aus Konzerten mit Klaviersolisten kam sie oft voll Verzweiflung zurück. Aber ihr sanguinisches Temperament ließ sie nie verzagen. Sie nutzte ihre eigenen Schwierigkeiten mit der Technik für ihre Schüler, indem sie in der Suche nach geeigneten Übungen zu deren Überwindung äußerst erfinderisch wurde. Fleiß und Hartnäckigkeit sowie eine ungebrochene Energie begleiteten sie bis zuletzt. Mu behielt ihr ganzes Leben lang den reizenden Hauch von Naivität, der die jungen Mädchen in bürgerlichen Familien jener Zeit charakterisierte.

Die engste Kindheitsgefährtin von Mu war ihre Schwester Irm, die, obgleich jünger, dominierend war, jedenfalls in dieser frühen Periode.

Beide Mädchen empfanden ihre Kindheit als unglücklich und sahen mit neidvoller Sehnsucht in die Elternhäuser ihrer Schulfreundinnen. Erst als sie heranwuchsen, lernten sie bei Ferienaufenthalten mit Cousins und Cousinen eine normale, fröhliche Jugendwelt kennen.

Bald stellte sich heraus, dass ein Freund der Cousins, Fritz Markus, und Mimi wie durch Zufall immer zusammenfanden, er wurde ihr ständiger Ritter und Beschützer. Und nach und nach war allen klar, dass aus den beiden ein Paar würde. Aber was geschah? Sie erhielt einen Brief von Fritz Markus, in dem er ihr beichtete, dass er mit »einem käuflichen Mädchen Verkehr gehabt habe«. Für Mu war auf einen Schlag alles aus. Sie schickte ihm den Brief zurück und löste die Verbindung. Unter Hitler wanderte er nach England aus, wurde während des Krieges dort interniert und sollte nach Kanada deportiert werden. Das Schiff seines Transports wurde kurz vor der kanadischen Küste bombardiert und sank. Er selbst und ein Mitkamerad klammerten sich an schwimmende Schiffsplanken. So trieben sie fast 24 Stunden im Meer, bis Fritz Markus der Mut und die Kraft ausgingen und er die Planke losließ. Der Bericht stammt von seinem Kameraden, der durchhielt und gerettet wurde. Die Mimi, die von Fritz Markus umworben wurde und die mein Vater heiratete, war ein schönes, schlankes Mädchen von sanfter und fügsamer Wesensart.

Aus assimilierter jüdischer Familie und einem musisch-intellektuellen Kulturkreis kommend, fand sich Mu nun in der deutschen Kolonie Kamerun/Süd-Westafrika unter Männern, die, meist ohne Frauen, in einer Umgebung lebten, deren Menschen, Tiere und Natur sie mit aller Selbstverständlichkeit als ihr dienstbares Eigentum ansahen. Einige dieser Männer waren »gut« und leutselig zu den »Eingeborenen« – wie mein Vater oder Onkel Hans –, andere peitschten ihre »boys« (auch erwachsene »Eingeborene« blieben »boys«), wenn sie ärgerlich waren. Alle amüsierten sich, wenn sie bei den Häuptlingsfrauen ausgediente Damenkorsetts gegen goldene Armbänder eintauschten, und kolportierten belustigt, wie sie die unerfahrenen Menschen übers Ohr hauten.

Mu erzählte mit herzlicher Zuneigung von dem »boy«, der mit ihr durch den Urwald ritt und sie auf die Schlangen und andere Gefahren aufmerksam machte und der später die prächtigste Kinderfrau für mich abgab. Alles in allem kam meine Mutter nicht über den inneren Standpunkt etwa einer weißen Südstaaten-Farmersfrau Amerikas aus der Zeit von Onkel Toms Hütte hinaus. Sie war damals – und noch für weitere lange Jahre – vollständig »unpolitisch«.

Eine Schwierigkeit trat auf, als meine Mutter, vielleicht wegen der tropischen Hitze, nicht genug Milch hatte und es weit und breit keine Kühe gab und natürlich zu jener Zeit auch noch keine Trockenmilch. Daher brachte mich meine Mutter sechs Wochen nach meiner Geburt nach Europa. Fast wäre ich auf dieser Übersee-Reise über Bord gegangen. Die stürmische See und das Schlingern des Schiffes machten meine Mutter so seekrank, dass sie das gefährliche Rollen meines Wägelchens auf Deck nicht bemerkte und ich »in letzter Minute« von einem fremden Passagier vor dem Untergang im Atlantischen Ozean und dem frühzeitigen Ende meiner »Laufbahn« bewahrt wurde. Mein Vater folgte meiner Mutter ziemlich bald nach Deutschland und entging so dem Internierungsschicksal von Tante Irm und Onkel Hans während des Ersten Weltkriegs.

Das Bild meiner Mutter aus jener Zeit kann ich nur aus alten Fotos rekonstruieren. Sie war ein wenig dicker geworden, eine junge »gutbürgerliche« Hausfrau, die ihre Sache sicher recht gut machte, da sie ja auf diese Aufgabe vorbereitet worden war. Nach der Schulzeit war sie für ein Jahr auf eine Haushaltsschule »für höhere Töchter« geschickt worden und für ein weiteres Jahr auf die Isle of Wight in Pension zu einer verarmten adligen Familie. Mu konnte daher großartig kochen und gut backen.

Das ureigene Wesen von Mu muss viele Jahre lang in einer Art Dornröschen-Schlaf verzaubert gewesen sein. Der eigentliche Aufbruch erfolgte erst nach dem Weggang meines Vaters.

Als ich fünf Jahre alt war, zogen wir nach Hamburg um. Mein erster Eindruck von der großen Stadt war niederschmetternd. Ich sehe mich an der Hand meiner Tante durch nasse nächtliche Straßen mit hohen dunklen Häusern gehen und habe das Gefühl, dass die helle fröhliche Welt für mich zu Ende gegangen ist.

Zum Glück war dieser erste Eindruck eine Täuschung. Ich habe meine Kindheit in vollen Zügen genossen. Mein Vater hatte zusammen mit einem Kompagnon den eleganten Autosalon am Dammtor-Bahnhof eröffnet und betrieb gleichzeitig eine große Auto-Reparatur-Werkstatt – als Manager, denn von Mechanik verstand mein Vater nichts. Das Geschäft hatte die Vertretung der Marke Audi und ich kann mich erinnern, dass wir mit Chauffeur in den Harz fuhren und die Tropfsteinhöhlen besichtigten. Vor allem erinnere ich mich, dass der Wagen die Steigungen im Harz nicht bewältigen konnte und mein Vater vorschlug, den Berg rückwärts hinaufzufahren.

Kinderparadies

Zwar gibt es ein paar eindrucksvolle Urlaubsfotos, auf denen mein Vater in quergestreiftem Badeanzug, der den ganzen Körper bis zum Knie bedeckte, und meine Mutter in einer Art Badekleid mit Röckchen und bauschiger Badekappe am Nordseestrand gemeinsam dargestellt sind – aber jenseits von Hellwigs Säuglingsperiode trennten sich die Urlaube meiner Eltern. Mein Vater empfand das Gebirge bedrückend, er liebte die weite Marschlandschaft, Strand und Meer. Außerdem wollte er im Strandkorb faulenzen und keine Berge besteigen. Meine Mutter dagegen war richtig süchtig nach dem Gebirge, besonders den Alpen. Dieser Leidenschaft ist sie bis an ihr Lebensende treu geblieben.

Fünf oder sechs Sommer hintereinander verbrachten wir mit meiner Mutter die ganzen langen Sommerferien in Abwinkel am Tegernsee. Etwa um Ostern herum begann ich die Tage zu zählen bis zum Beginn der Ferien. Ich kann die täglich steigende Vorfreude und Aufregung gar nicht schildern. Bis der Tag schließlich kam. Der erste Teil der Reise ließ mich gleichgültig. Ungeduldig erwartete ich den Münchener Bahnhof, wo man in ein kleines Bähnchen umsteigen musste.

Oft hatten wir Aufenthalt in München und der Anblick der Isar, das schnelle eisblaue Wasser, gab mir einen ersten inneren Stoß des Glücks. In dem Lokalbähnchen bis Tegernsee hing ich am Fenster und beim Anblick der ersten Hügelketten konnte ich nachfühlen, wenn in den Märchen von einem gesagt wird, dass ihm das Herz vor Glück zersprang. Der Bahnhof Tegernsee liegt etwas oberhalb des Sees und der Weg zum See führte an einem schnellfließenden durchsichtigen Wässerchen entlang, das sich in einem künstlich angelegten Steinbett den Berg hinunterstürzte. Wie ich es liebte!

Und dann der See, sein klares, grünes Wasser, das Glucksen der Wellen, wenn man im Ruderboot übergesetzt wurde.

Wir wohnten immer bei denselben Bauern in Abwinkel. Das Haus war ein typisches Bauernhaus, geweißt mit geschnitztem hölzernem Balkon rings um das Haus, geschmückt mit den herrlichsten Blumen. Die Empfangszeremonien spielten sich immer in gleicher Weise ab. Ich war voller Erwartung und Hoffnung, dass sich nichts an den Umständen geändert haben möge. Da war die »Mueter«, eine freundliche, alte schwere Frau mit »offenen Beinen«, nach denen wir uns gleich erkundigten. Sie stand in der großen rußigen Küche am Herd, umgeben von Unmengen Fliegen. Dann begrüßte uns unsere Ferienfreundin Kathie, »Mueters« Enkelin. Ein Blick auf deren Kraushaar – ja, es saß wieder voll von Nissen und die jährliche Prozedur der Läuse-

Bekämpfung durch meine Mutter würde stattfinden können! Erst nach ihrer Entlausung gab Mu sie für uns zum Spielen frei. Auch Jackie musste begrüßt werden, ein mit roten Borsten bedeckter freundlicher Köter, der stets von einem Heiligenschein von Flöhen umgeben war. Und schließlich war da noch der Sappl-Bauer, der Peter, der einen Schnurrbart aus genau den gleichen roten Borsten besaß wie Jackie und im Übrigen ein grobschlächtiger unangenehmer Kerl war, aber von uns Kindern dennoch akzeptiert wurde.

Vor dem Haus waren der übliche lange hölzerne Trog, mit dem unablässig fließenden klaren Wasser und ein kleines eingezäuntes Stückchen Weideland mit Ziegen, über deren böse Absichten man sich im Klaren sein musste, ehe man zu ihnen über den Zaun kletterte. Und dann gab es natürlich den riesigen Heuboden, in dem es sich bei Regenwetter wunderbar spielen ließ. Was unternahmen wir für herrliche Dinge! Mit Mu bestiegen wir die Berge, gingen schwimmen – meine Mutter war eine sehr gute, ausdauernde Schwimmerin. Sie überquerte, von einem Ruderboot begleitet, den Tegernsee, was damals ziemliches Aufsehen erregte und mich mit großem Stolz erfüllte. Wir gingen mit ihr Blaubeeren und Walderdbeeren pflücken und mit dem Peter zum Heuen, auf dem Heimweg saßen wir hoch oben auf dem Heuwagen. Der Peter hielt den Wagen unter einem Kirschbaum an und die kleinen schwarzen, unbeschreiblich schmeckenden wilden Kirschen wuchsen einem wie im Schlaraffenland direkt in den Mund.

Sonntags war Tanz im Sappl-Keller, draußen auf einer hölzernen Plattform schuhplattelten die Bauernpaare in Tracht, die Männer in kurzen Lederhosen und die Mädchen in weiten Röcken, mit Blumen in ihren Miedern.

Die letzten beiden Sommerferien am Tegernsee hatten wir auch unsere Fahrräder mitgenommen. Einer dieser Sommer wurde durch eine Ferienbekanntschaft meiner Mutter mit einem Herrn K. getrübt. Mu und er sangen miteinander Lieder von Richard Strauß. Folterqualen litt ich beim Refrain: » ... und die Liebe war stark wie Tod!« Zu meiner Schande muss ich bekennen, dass ich per Rad hinter ihnen her spionierte. Mu erzählte mir später, dass dieser Mann, der mir mit seiner sonnenverbrannten Stirnglatze sehr unsympathisch war, in ihr den Anstoß gegeben habe, sich der Musik noch stärker zuzuwenden. Er war, glaube ich, Rechtsanwalt und soll ein feinsinniger Mensch gewesen sein, dem Mu Dankbarkeit bewahrte, weil er die Quellen ihres eigentlichen Wesens erkannte und für sie erschloss.

Meine Mutter genoss diese Tegernseer Ferien sicher ebenso wie ich, aber meinen abgrundtiefen Schmerz, meine Tränen auf dem hintersten Perron des Zuges, wenn sich auf dem Heimweg die letzten Hügel entfernten, fand sie »exaltiert«. Übrigens hing mir dieses Prädikat, ebenso wie mein »Egoismus«, bis in mein Erwachsenenalter an.

Obgleich sie jedoch das Ausmaß meiner Liebe zu unserem Tegernsee-Paradies nicht billigte, zögerte sie in jenem Jahr, in dem meine Eltern diesen Urlaub nicht mehr finanzieren konnten, mir diese Enttäuschung zu bereiten. Ich war im Abzählen der Tage bis zur geplanten Abreise schon ziemlich weit, als meine Mutter endlich den Mut fand, es mir zu sagen. Es muss am Tage gewesen sein, denn es war hell, ich aber legte mich ins Bett und starrte fassungslos auf die Rosentapete unseres Kinderzimmers. – Ich hatte mein Paradies verloren.

Konzerte und Lampenfieber

Ungefähr zwei oder drei Jahre vor der Scheidung meiner Eltern nahm meine Mutter wieder Klavierstunden und zwar bei Hans Hermanns, der eine private Musikschule für fortgeschrittene Pianisten unterhielt. Er war ein kleiner, dicker, energischer Herr, schon weißhaarig, mit blitzenden blauen Augen, sprühendem Witz und einem beißenden Sarkasmus, den seine Schüler fürchteten. Als Pianist war er recht gut, nicht allererste Klasse, aber ein hervorragender Lehrer.

Hans Herrmanns war nicht nur ein glänzender Lehrer, sondern er zeigte sich auch an den Schicksalen seiner Schüler interessiert. Er verstand, das jeweils Besondere aus ihnen herauszuholen, sie anzustacheln und maximal zu fördern. Er war zugleich ein warmherziger Mensch. Als ihm meine Mutter nach ihrer Scheidung mitteilte, dass sie nicht mehr imstande wäre, das hohe Honorar zu bezahlen, das er üblicherweise von seinen Schülern nahm, und dass sie daher aufhören müsse, bei ihm zu studieren, erließ er ihr nicht nur sofort das Honorar, sondern bot ihr auch an, bei ihm zu unterrichten. So griff er ohne Zögern in ihr Schicksal ein und gab diesem die entscheidende Wende. Von da an wurde für Mu die Musik zur Berufung und zum Beruf.

Hermanns regte auch an, dass Mu noch ein Examen für Musikpädagogik ablegen solle. An seinem Institut unterrichtete ein Universitätsprofessor Musikgeschichte und Harmonielehre, bei dem sie zu studieren begann. Mu hatte eine enorme Kenntnis der Musikliteratur, die wegen ihrer Neigung zu Kammermusik, Vokalmusik, ihrer Liebe für Konzerte und Opern und Omimas Musikleidenschaft ganz natürlich gewachsen war – wir hatten zu Hause eine riesige Notenbibliothek für alle möglichen Instrumenten-Kombinationen, auch Partituren von Symphonien, Opern, Oratorien. Ebenso wie Omima hatte Mu die erstaunliche Gabe, vom Blatt zu spielen, die Fähigkeit, eine Partitur mit einem Blick zu erfassen und das Wesentliche an Melodischem, Harmonie und Rhythmus zu erkennen. Rhythmische Verschiebungen zwischen linker und rechter Hand oder verschiedener Instrumente zueinander stellten überhaupt keine Schwierigkeit für sie dar. Solche doch eigentlich intellektuellen Kniffligkeiten meisterte sie mit Leichtigkeit – nie habe ich verstanden, wie ihr Gehirn eigentlich arbeitete. Ihre Hürde im Studium war jedoch die Harmonielehre, besonders deren aktive Ausübung, eine Art akademisches Komponieren auf klassische Art. Der Harmonielehrer kam extra zu uns ins Haus, um meine Mu auf das Examen vorzubereiten. Sie hat es dann auch bestanden und uns allen fiel ein Stein vom Herzen.

Größere Aufregung jedoch brachten die öffentlichen Konzerte mit sich. Ich muss gestehen, dass ich in meinem Leben sehr oft unter Lampenfieber gelitten habe, vor meinen Prüfungen, bei Vorlesungen, auf Kongressen, bei Vorträgen von Mitja – aber niemals habe ich solche Qualen erlitten wie bei den Konzerten von Mu. Es fing schon in den Monaten der Vorbereitung an. Irgendetwas in mir zwang mich, jede Nuance der Auffassung, der Phrasierung, Schattierungen von Forte und Piano, der Pedalgebung, zu überprüfen. Ich dirigierte und kritisierte und später einmal hat Mu in einem Interview gesagt, dass ich ihr schärfster Kritiker gewesen sei. Natürlich kannte ich mit der Zeit jede technische Schwierigkeit und überhaupt jeden Ton und wartete mit Angst auf die gefürchteten Stellen. Und da Mu niemals technisch völlig perfekt spielte, kam der Tag des Konzertes auf mich zu wie der Weltuntergang.

Allerdings gab es auch komische Aspekte. Da war zunächst das Kleid, das für diesen speziellen Anlass »komponiert« wurde und Mu in eine »Königin-Mutter« verwandelte, die allerdings das Schreiten in solchem Prachtgewand nicht gewöhnt war. Noch komischer waren die Übungen des Sich-Verneigens. Meine im normalen Leben sich völlig natürlich bewegende Mu probierte dann plötzlich eine ganze Skala urkomisch wirkender Verrenkungen aus, die von uns den frenetischen Beifall für eine umwerfende Zirkusclowndarbietung erhielten. Mu konnte unserem »Beifall« in lachender Verzweiflung zum Glück beistimmen.

Kam der Tag des Konzertes selbst, war mir alles Lachen vergangen. Ich glaube, ich hatte mehr Lampenfieber als Mu selbst, die sich auf ihren Auftritt freute. Ich saß mit vor Aufregung klitschnassen Händen im Saal und zitterte vor den kritischen Stellen. Mu machte ihre Sache aber meist besser als zu Hause. Ihr frisches und unmittelbares Musikantentum war im Augenblick des öffentlichen Auftritts nicht zu hemmen. Sie gab sich einfach der Musik hin und freute sich über den Beifall am Ende. Sogar die Verbeugung fiel ganz natürlich aus.

Ein eigenes Konzert hinterließ in ihr immer eine Hochstimmung, ein Glücksgefühl – nichts von der Verzweiflung, die sie nach Konzerten anderer, großer Pianisten empfinden konnte, wenn sie sich an ganz hohen Standards maß. Ich glaube, in Bezug auf ihre eigenen öffentlichen Vorspiele maß sie sich lediglich an sich selbst: War es so gut gewesen, wie sie's konnte, oder vielleicht noch ein bisschen besser, dann war sie glücklich.

Ich habe mich oft gefragt, wie sich in ihr ein Empfinden für den Abstand von der Vollkommenheit der Wiedergabe eines Werkes und ihr Streben nach Verringerung dieses Abstandes vereinen konnten mit etwas, das ich ihr innerlich manchmal als Selbstzufriedenheit vorwarf. Aber war dieses ihr Glücksgefühl wirklich Selbstzufriedenheit? Ich selbst empfand diesen Abstand zur Vollkommenheit in ihrem Spiel mit Schmerz und Mitleid. Warf ich ihr in meinem Inneren vor, nicht den gleichen Schmerz zu fühlen? War ihre Beziehung zur Musik nicht viel urwüchsiger und bedurfte einer perfektionistischen Wiedergabe, wie ich sie verlangte, gar nicht? Wie viele solcher Augenblicke des Glücks hat ein Künstler im Leben? Habe ich mich genügend mit ihr gefreut? Mir scheint, ich bin erst heute über ihre Ursprünglichkeit und Freude so gerührt. Ist es das, was mir das Erzählen über meine Mutter so schwer macht?

Ich war sehr oft ungerecht zu ihr und fühle, dass ich ihr gegenüber häufig versagt habe.

Was trägt nicht alles zu den Missverständnissen zwischen Tochter und Mutter bei: eine altersbedingte Unfähigkeit, das Wesen und die Äußerungen des älteren Menschen zu erfassen; die Ich-Betonung der eigenen Person, wodurch die Sicht auf den anderen zeitweilig völlig verdeckt wird; unmäßige, noch dazu im Lauf der Entwicklung des Jüngeren sich wandelnde Forderungen und Wunschvorstellungen, wie der andere sein sollte; Eifersucht und selbst starke Liebe zueinander – jedes davon kann zu schrecklichem Missverstehen, zur Entfremdung führen. In Deinem unwirklichen Schattendasein, Joshua, wirst Du die Seelenstürme nicht kennenlernen, die die Menschen miteinander durchleben müssen. Werden sie geringer, je mehr sich das Leben dem Ende zuneigt? Ich kann es Dir noch nicht sagen, vielleicht weil ich mich noch nicht so alt fühle.

Ersehnte Flügel

Im Großen und Ganzen war Mu uns Kindern gegenüber sehr tolerant, aber einmal wies sie zwei kleine Freundinnen aus dem Haus. Sie überraschte uns nämlich, wie wir zu viert unsere unteren Körperregionen musterten. Das war für meine viktorianisch erzogene Mutter zu viel und Inge Glass und Dolly Haas mussten das Haus verlassen.

Mir war es leid um die beiden Freundinnen. Dolly Haas war damals schon ein entzückendes, graziöses Kind mit glänzend roten Haaren, die ihr in einem Pony in die Stirn fielen. Später wurde sie eine charmante, weltberühmte Filmschauspielerin. Einmal gab sie ein Gastspiel in Madison, Wisconsin, in jener Stadt in den USA, in der Mu später lebte. Mu ging hinter die Bühne, gab sich Dolly zu erkennen und beide fielen einander gerührt in die Arme.

Mit Inge Glass verbinden mich tiefere Bande: eine der schwersten Enttäuschungen meiner Kindheit, der Wochen eines unbeschreiblichen Glücksrausches vorhergingen. Ich weiß nicht mehr genau, wie alles begann. Ich glaube, mit einem Traum, den Inge Glass Hilde und mir so erzählte, als ob er Wirklichkeit sei. Sie sagte, sie bekäme demnächst Flügel und könne auch uns welche verschaffen. Zunächst schürte Inge Glass unsere Fantasie, indem sie uns jede Art von Flügeln freistellte. Noch heute sehe ich das Gewirr von Spitzen und Gefieder in den zartesten Farben, durchwirkt mit goldenen und silbernen Fäden, große Schwingen und zartere Flügel und stelle sie mir vor gegen einen hellblauen Himmel, im durchschimmernden Licht. Das Merkwürdige war, dass ich kein richtiges Verlangen danach hatte, selbst in den Himmel zu fliegen. Im Gegenteil – eine gewisse Bangigkeit überfiel mich, wenn wir den vorgesehenen Startort besichtigten. Dies war ein rundlicher Erker in der Wohnung der Familie Glass. Er war durch eine Stufe in dem ziemlich dunklen Zimmer erhöht und draußen ringsum von den Brandmauern der umgebenden Häuser umschlossen. Die hohen Fenster, die aus vielen kleinen Scheiben bestanden, reichten bis auf ein niedriges Fenstersims herunter und schienen für unser Vorhaben vorzüglich geeignet. Aber von Tag zu Tag verzögerte sich die Lieferung der Flügel. Inge Glass wurde indes der Sache bald müde, umso mehr als sie ja wusste, dass sie nur erdacht war. Aber die Kraft unserer Fantasie erschreckte sie – ich dachte an nichts anderes mehr und hätte sicher den lieben Gott in der funkelnden Vielfalt meiner erschaffenen Engelsflügel übertrumpfen können. Inge Glass wusste schließlich nicht mehr aus noch ein und vertraute sich den Müttern an. Meine Mu brachte es nicht übers Herz, Hilde und mir die Wahrheit zu sagen. Erst die robustere Tante Irm übernahm es, uns aufzuklären. Für mich war es wie der Abschied vom Himmel und ich bin sicher, dass Hilde es ebenso schmerzlich empfunden hat.

Inge Glass war zwei oder drei Jahre älter als wir, ein hochbegabtes Mädchen und die einzige meiner Kinderfreundinnen, die sich für Politik interessierte. Sie schloss sich der Sozialdemokratie an und wollte Journalistin werden. Sie war voller Witz und besaß das Talent eines Conférenciers. Wenn sie uns wohlgesonnen war, spielte sie uns den »Freischütz« auf dem Klavier vor und sang die verschiedenen Rollen auf sächsisch. Dieses lebenssprühende Mädchen heiratete einen ziemlich langweiligen braven Mann, um den Nazis zu entkommen und in die USA emigrieren zu können.

Damals war es »in unseren Kreisen« üblich, die Kinder nach dem Grundsatz »mens sana in corpore sano« zu erziehen. Deshalb hatten Hilde und ich auch Gymnastikunterricht und einmal kamen die Mütter sogar auf die Idee, Geräteturnen zu forcieren. Meine Mutter maß diesem körperlichen Training große Bedeutung zu.

Nach der Scheidung zogen wir sonntags mit Rucksäcken voll Proviant in die Umgebung von Hamburg. Da wurde kräftig gewandert, später auch geradelt und die Verbindung von Natur, körperlicher Anstrengung und rechtschaffener Müdigkeit, wenn man abends sonnverbrannt mit den obligaten welkenden Blumensträußen nach Hause kam, erinnern mich an eine fröhliche, unbeschwerte jugendliche Mu.

Damals ergoss sich an den Sonntagen die halbe Stadt per Bahn in die Natur. Die Menschen waren fröhlich und hilfreich zueinander wie eine große Familie. Die Kinder wurden in die Gepäcknetze verfrachtet, in denen es sich wie in Hängematten schlafen ließ. Mu kannte immer nach kurzer Zeit die Lebensgeschichten der Mitfahrenden. Die Unbefangenheit, mit der sie wildfremde Menschen ansprach, war mir lange Jahre äußerst peinlich, obgleich ich stets erstaunt war, welche Vielfalt von Schicksalen zutage trat. Erst durch Mitjas ähnliche Fähigkeit, mit fremden Menschen ins Gespräch zu kommen, habe ich mein peinliches Gefühl Mu gegenüber revidiert.

Mu hatte eine Reihe von Freundinnen. Am liebsten war mir ihre Malerin-Freundin Paula Gans, die mit ihrem ebenfalls unverheirateten Bruder zusammenwohnte. Die beiden lebten nebeneinanderher und hatten wohl außer ihrer geschwisterlichen Zuneigung nicht viel Gemeinsames. Gänslein war nach meiner Erinnerung eine eher mittelmäßige Malerin, aber ein sehnsüchtiger, liebebedürftiger Mensch, umgeben mit einem Schutzwall von gut beobachtender Spottlust. Wenn sie uns besuchte, schlief sie unweigerlich nach einer gewissen Zeit ein, was ihren Besuch besonders friedlich gestaltete. Mu lud sie zu allen Familienfesten ein, die somit in meiner Erinnerung stets mit der Anwesenheit des schlafenden Gänsleins verknüpft waren.

In der Nazizeit stürzte sich ihr Bruder aus dem Fenster, als die SS ins Haus drang, um ihn zu holen. Und auch Gänslein hat sich das Leben genommen, um dem KZ zu entgehen.

Von allen Festen, die unsere Familie gemeinsam feierte, war Weihnachten unbestritten das schönste. Schon Wochen vor dem Ersten Advent begannen die heimlichen Vorbereitungen mit der Fabrikation unzähliger kleiner Geschenke, die gebastelt, genäht, geklebt, gestickt, gehäkelt, bemalt, geflochten und wie sonst immer handgefertigt wurden, wobei vom Flur herannahende Schritte mit durchdringenden Warnrufen abgewehrt wurden. Betrat dennoch ein Erwachsener ungebeten und unerwartet das Zimmer, so warf man sich mit verzweifeltem Aufschrei auf das entstehende Kunstwerk, um es mit dem eigenen Körper vor den frevelhaften Augen des Eindringlings zu schützen. Selbst die unglaubhafte Versicherung des empfindungslosen Erwachsenen, er habe nichts gesehen und würde im Übrigen geschlossenen Auges das von ihm Gewünschte aus dem Zimmer holen, konnte den tiefen Schrecken und die Empörung nicht beschwichtigen, die noch lange in uns nachzitterte.

Ich erinnere mich, dass ich die allerletzten Stiche, Schläge etc. an meinem Arsenal selbstgefertigter Geschenke erst am Nachmittag des Heiligabends tat, so dass ich bis zuletzt mit hochrotem, heißem Kopf fieberhaft arbeitete – aber zum Schluss doch fertig wurde. Die Tatsache, dass ich tatsächlich fertig geworden war – im Gegensatz zu Hilde –, erhöhte meinen Stolz auf meine Produkte beträchtlich! Und doch war ich stets von ungläubiger Freude erfüllt über die offen zur Schau getragene Bewunderung und Dankbarkeit, besonders meiner Omima, die allerdings ungewollt und ihr unbewusst einen Tropfen Wermut in meinen Freudenbecher fallen ließ: noch gerührter als über meine Gaben war sie regelmäßig über die von Hilde, die ihr verlegen und mit Tränen in den Augen – stets unfertig – überreicht wurden.

Die vorweihnachtlichen Wochen waren eine Zeit ständiger innerer Schwingungen – dunkle, trübe Nachmittage, die Geheimnisse der Erwachsenen und Kinder, der Duft vom Backen der Plätzchen aus Pfefferkuchenteig.

Für einige Wochen war das Leben mit etwas Erwartungsvollem, Vertrautem und jährlich Wiederkehrendem erfüllt, aber eben doch nicht ganz erfüllt – ein Letztes blieb übrig fürs nächste Jahr. Ich glaube, dass die Wiederholung, die Wiederkehr gleicher Erlebnisse eine große Bedeutung haben, besonders für Kinder und junge Menschen. So ging es mir mit meinem Kinderparadies, der jährlichen Urlaubsreise an den Tegernsee, und so war es auch mit Weihnachten. Ich glaube, meine Mutter hatte die große Gabe, Erlebnisse durch Wiederholung für uns zu intensivieren.

Schon eine Woche vor Heiligabend stand der Weihnachtsbaum auf unserem Küchenbalkon. Jedes Jahr löste er in mir ein Gefühl von Trauer und Enttäuschung aus. War er nicht viel kleiner als sonst und von weniger schöner Gestalt? Wie oft bin ich heimlich gegangen, um ihn voll Kummer zu betrachten! Am Tag vor Heiligabend wurde der gusseiserne Tannenbaumfuß vom Boden geholt und angeschraubt.

Danach verschwand der Baum im Esszimmer, das bis zur Bescherung nicht mehr betreten werden durfte.

Sobald es am Nachmittag des 24. Dezember zu dunkeln begann, stellte sich dieses sonderbare Gefühl ein – eine Mischung aus Furcht und freudiger Erwartung. Wir standen ängstlich im Flur. Die elektrischen Lichter erloschen, dafür erschien jetzt ein matter Glanz hinter der Glasscheibe der Esszimmertür. Und dann endlich ertönte die kleine Glocke, die uns zum Betreten des Weihnachtszimmers einlud. Keiner von uns wagte, als Erster einzutreten. Da stand der Tannenbaum, schöner als je zuvor. Das sanfte Licht der vielen Kerzen webte das Gespinst von Engelshaar und Lametta zu goldenen und silbernen Spitzenmustern. Auch das Engelchen hing im Geäst – ein blasses Wachspüppchen mit hellblauen Gazeflügeln, und wenn man den ersten überwältigenden Augenblick überwunden hatte, sah man auch die Kugeln und die vielen prachtvollen Schokoladenkringel am Baum.

Zuerst musste allerdings der arme Hellwig sein Weihnachtsgedicht aufsagen, bei dem er vor Aufregung stets steckenblieb, um dann an der gerührten Brust von Mu ein wenig zu weinen. Nun rezitierte ich die Weihnachtsgeschichte und wir sangen zusammen Weihnachtslieder, von Omima auf dem Klavier begleitet.

Erst nach diesem Ritual wurde man an seinen »Gabentisch« geführt. Und danach verteilten die Kinder ihre Geschenke an die Erwachsenen. Von den Dingen, die ich geschenkt bekam, interessierten mich über all die Jahre meiner Kindheit, soweit ich mich erinnern kann, nur die Bücher.

Wir Kinder durften am Heiligabend bis Mitternacht aufbleiben – eine hochgeschätzte Gunst, die jedoch gegen Ende begann, äußerst beschwerlich zu werden, so dass man die Schläfrigkeit bekämpfen musste, indem man heimlich die Augen mit Spucke befeuchtete. Den Rest des Abends spielten wir Kinder »Einsamkeit«. Zu ihm gehörte eine Höhle, die wir aus einem umgekippten Tisch konstruierten, über dessen Tischbeine Wolldecken gebreitet waren. So wurde im Inneren eine wohlige Abgeschiedenheit von der Umwelt erzeugt. Hier durfte sich jeder dem ersten glücklichen Genuss seiner neuen Besitztümer hingeben.

Verkleiden und Theaterspielen war bei uns Kindern sehr beliebt. Oft stammten die »literarischen Vorlagen« von mir und wurden ohne Zuschauer aufgeführt. An eine Vorstellung kann ich mich erinnern. Wir hatten nämlich Zuschauer geladen, die auf mehreren Stuhlreihen jenseits der Schiebetür zwischen unserem Musikzimmer und dem sogenannten Herrenzimmer Platz genommen hatten. Die Bühne stellte das Musikzimmer dar. Wir führten »Dornröschen« auf. Die Regieschwierigkeit bestand in dem Missverhältnis zwischen der Zahl der Rollen und der Schauspieler, so dass jeder mehrere Rollen übernehmen musste.

Edgar war natürlich der schöne Prinz und Hilde musste als Küchenjunge die literarisch vorgeschriebene Ohrfeige einstecken. Ich erinnere mich, dass das Einfrieren aller Mienen und Körperstellungen mit dem Moment der Verzauberung sehr eindrucksvoll war.

Armut und Scheidung

Ganz im Gegensatz zu meiner Omima spielte Geld im Leben meiner Mutter eine große Rolle, zumindest von der Zeit an, als sie »plötzlich mittellos dastand«. Schon der Verlust ihres ganzen Vermögens, teils durch Inflation, wohl auch durch die Verschwendungssucht meines Vaters, war für sie ein großer Schock. Trotzdem blieb ihr ein gewisses Gefühl des Geborgenseins, solange mein Vater noch bei uns war. An dem Tag, an dem er sie verließ und sie »mit einer Mark in der Tasche dastand und zwei Kindern, für die sie sorgen musste«, ein Refrain, der in ihren Erzählungen wieder und wieder wörtlich auftauchte, war das fügsame, weiche Wesen in einen zielstrebigen Menschen verwandelt, entschlossen, der Armut die Stirn zu bieten.

Zu jener Zeit gab es unter den Menschen große Arbeitslosigkeit und schreckliches Elend. Ganze Stadtteile Hamburgs, die jetzt so schön saniert sind, versanken damals in Ungepflegtheit und Schmutz.

Das Betteln nahm erschreckende Ausmaße an. Was für traurige zerlumpte Gestalten klingelten täglich an unserer Tür! Meine Mutter ließ nie jemanden umsonst klingeln. Während wir zunächst Geld durch die Tür reichten, fragten wir in den späteren Jahren, ob man etwas zu essen haben wolle. Manche Bettler ließen wir in die Wohnung, damit sie ihren Teller Suppe im Sitzen essen konnten, andere mussten ihn stehend vor der Etagentür auslöffeln oder die Brote in ihre Tasche stecken. Meiner Mutter Mitleid mit ihnen, das sich auf uns Kinder übertrug, war echt. Politische Konsequenzen zog sie jedoch nicht. Meine Gefühle waren gemischt aus einer gewissen Eitelkeit der Mildtätigkeit, Bewunderung und Stolz auf meine Mutter und einem unbestimmten Gefühl der Scham.

Bilder solcher Armut mögen meiner Mutter vorgeschwebt sein an jenem Tag, an dem ich ahnungslos aus der Schule zurückkam und in erschreckend feierlicher Weise von Tante Irm ins Herrenzimmer geholt wurde. Hier saß meine verweinte Mu in einem der Ledersessel, nahm mich Fünfzehnjährige auf den Schoß und sagte mir, dass Vati uns verlassen habe. Es traf mich nicht unerwartet – oft hatte ich spätabends oder in der Nacht Auseinandersetzungen meiner Eltern geahnt und gefürchtet, dass sie sich scheiden lassen würden. Und es traf mich sonderbarerweise auch nicht sofort. Mein erster Gedanke galt meiner tränenverquollenen Mu und daher konnte ich sie einfach fest umarmen. Tante Irm saß dabei und betrachtete mich wie bei einer Art Prüfung. Sie meinte später anerkennend, ich hätte sie bestanden. Tatsächlich glaube ich auch, dass dies einer der Momente war, in denen ich Mu gegenüber nicht versagt habe.

Nun stand die Frage, womit Mu Geld verdienen solle, um uns durchzubringen. Mu äußerte – zunächst zaghaft – den Wunsch, mit der Musik Geld zu verdienen. Am nächsten Tag fuhr sie zu den Verwandten nach Düsseldorf und Aachen. Als sie zurückkam, hatte sie die Zusage einer monatlichen Summe, die gezahlt würde, bis sie auf eigenen Füßen stehen könne.

Mein Vater trug zu unserem Haushalt nichts bei. Laut Scheidungsbeschluss hätte er Alimente zahlen müssen, aber nach wenigen Zahlungen hörten sie gänzlich auf. Ich glaube auch, dass er selbst kaum noch Geld besaß. Wahrscheinlich fühlte er keine Verantwortung mehr, sah er doch, dass wir auch ohne seine Hilfe zurande kamen. Mu ließ ihn dann einfach gewähren, sie verachtete ihn wohl. Ich bin mir sicher, dass meine Mutter wegen des unfassbaren Vertrauensbruchs und des plötzlichen Blicks in einen Existenzabgrund keine Liebe mehr zu meinem Vater empfand.

Meine eigene Reaktion setzte erst allmählich ein. Ich war zornig auf meinen Vater, entbehrte ihn aber nicht, später empfand ich schmerzliches Mitleid mit ihm. Meine Sehnsucht nach einem richtigen Vater wurde erst durch Mitjas Vater, den »Papa« Rapoport, befriedigt. Die Scheidung meiner Eltern löste eher ein Gefühl der Erleichterung in mir aus, die ständige Angst vor ihr war schlimmer als die vollendete Tatsache. Nur nach außen hin empfand ich unsere veränderten Familienverhältnisse als einen Makel. Hinzu kam, dass meine Mutter um Erlass des teuren Schulgeldes für mich an der Schule ansuchte und ich mich dadurch noch stärker als Außenseiter fühlte.

Von dem Tag an, als mein Vater uns verließ, geschahen in meiner Mutter nicht nur plötzliche Veränderungen, die ein ungeahntes Ausmaß an Energie und Lebenstüchtigkeit freilegten, in Mu vollzog sich auch langsam, aber immer deutlicher werdend ein Wandel in ihrem ganzen Wesen. War sie vor dieser Zeit eine mehr oder weniger »gutbürgerliche« Hausfrau, so kam jetzt ihre eigentliche bohèmehafte Künstler-Natur zutage. Das zeigte sich sogar in der Art, wie sie sich anzog. Dem etwas flamboyanten Geschmack von Dorinchen, ihrer Schneiderin, setzte sie nun keinen Widerstand mehr entgegen. Sie trug ihre Haare anders und gewann Geschmack an Ohrringen und »unechtem« Schmuck. Wie schwer wird mein Herz, wenn ich daran denke, dass ich mich damals ihres »extravaganten« Aussehens geschämt habe und mir wünschte, dass sie sich so zurückhaltend kleiden möge wie die Mütter meiner Schulfreundinnen. Wie konnte ich diesen Aufbruch ihrer Persönlichkeit mit solchem Mangel an Generosität verkennen? Mehr noch, ich habe sie auch verletzt, denn ich besinne mich, dass auf eine unbedachte kritische und spöttische Bemerkung meinerseits meine Mutter ungewöhnlich böse wurde, mir meinen Egoismus vorwarf und mich fragte, wie sie wohl sonst unser Leben aufrecht halten könnte. Das war sicher richtig, aber ich sehnte mich nach etwas in ihr, das mir verlorenzugehen schien. Ich konnte damals noch nicht erkennen, dass beides, kraftvolle Lebenstüchtigkeit und Hingabe an die Musik, ihr Wesen ausmachten. Noch weniger sah ich, dass man einen geliebten Menschen in seiner Ganzheit liebt. Bei Kindern ihren Eltern gegenüber ist dies viel schwerer als in den Beziehungen zweier Partner. Das habe ich auch bei unseren Kindern erlebt und ich weiß nun auch, wie schmerzhaft ihre Kritik sein kann oder auch nur ihr Bedauern, dass wir ihren Idealvorstellungen nicht entsprechen.

Zweimal in meiner Kindheit habe ich eine Art Gold- oder Geldrausch durchgemacht. Ich habe mich dieser beiden Perioden sehr geschämt und sie bisher niemals jemandem anvertraut. Die erste war ein Spiel, in dem wir die herabfallenden Lindenblätter zu Geld erklärten und ich mit Leidenschaft so viel »Geld« scheffelte, wie ich nur kriegen konnte. Die zweite Episode existierte lediglich in meiner Fantasie und knüpfte an ein Buch von Karl May an. Ich ritt durch eins der zerklüfteten Gebirge Amerikas und gelangte in einen Bergkessel, in dem die Felsen über und über von rötlichem Gold glänzten. Ich beschloss, dass dies alles mein Eigen sein sollte und keiner je davon erfahren dürfte. Abend für Abend vor dem Schlafengehen überfiel mich dieser Goldrausch.

Irgendwie sind mir später Beziehungen zu Geld abhandengekommen. Erst jetzt wieder – als die Bundesrepublik mit einem Federstrich die Spareinlagen von Jahrzehnten, die nicht durch Aktienbesitz, sondern aus ehrlicher Arbeit in der DDR entstanden sind, auf die Hälfte reduziert, regt sich in mir Empörung – des Geldes wegen.

Manchmal frage ich mich, Joshua, was man mit Regungen in sich macht, die man selbst nicht billigt. Ein Verhalten nach außen kann man mit Vernunft und Willenskraft modifizieren, aber eine innere Regung? Wie weit kann Selbsterziehung funktionieren? Wahrscheinlich spielen bezüglich der Selbsterziehung nicht nur ethische

Vorstellungen, sondern auch Fragen der Ästhetik, des Geschmacks eine große Rolle. Welche Umstände erfordern das Hervortreten des einen oder anderen im jeweiligen Fall? Wie oft verurteilen wir Verletzungen des Geschmacks als vermeintliche Vergehen gegen ethische Vorstellungen!

Was verlangte ich damals von Mu? Die gleiche schwebende Lebensfremdheit, die Omimas Wesen ausmachte? Eine »feine, vornehme Zurückhaltung«? Die naive fröhliche Unbekümmertheit früherer behüteter Tage? Verträumte Melancholie? Sanfte Trauer? Generöse Verzeihung für meinen Vater?

Wenn das so war, dann habe ich Mu damals sehr Unrecht getan und auch mich selbst einer Freude beraubt, die ich angesichts des Mutes und der Kraft, mit der Mu ihr neues Dasein anpackte, hätte genießen können. Nach außen hin bemühte ich mich, ihr »eine Stütze« zu sein, innerlich aber entfernte ich mich in jenen Jahren. Dabei musst Du wissen, Joshua, dass immer – selbst in allen Perioden einer gewissen Entfremdung – meine Beziehungen zu meiner Mutter von ungewöhnlicher, schmerzhafter Stärke waren. Es verbanden mich tatsächlich Bande mit ihr, die stets unter gewisser Spannung standen und jederzeit heftig an meinem Herzen reißen konnten.

Unser Leben stand verständlicherweise nach der Scheidung meiner Eltern unter dem Zeichen äußerster Sparsamkeit, über die Alwine mit strengem Zepter wachte. Bei meinem sicherlich von Omima ererbten Mangel an Luxusbedürfnissen machten mir diese Umstände keine Schwierigkeiten. Mu rühmte immer, dass, wenn die Rede davon war, ob ich wohl einen neuen Wintermantel oder irgendein anderes Kleidungsstück haben müsse, ich stets der Meinung war, die alten Sachen würden es noch eine lange Weile tun und ich wolle nichts Neues haben. Sie hätte mich dafür nicht loben müssen: Ich verspürte gar keine Lust auf neue Sachen.

Mu leistete sich selbst auch keine Luxusausgaben – nur auf einem bestand sie: auf ihrem Sommerurlaub in den Alpen. Tante Irm versuchte, hier und da mit kleinen Seitenbemerkungen, Mu eine Art schlechtes Gewissen aufzudrängen, dass sie das Geld der Verwandten für Reisen ausgäbe. Ich habe Mu immer verteidigt in ihrer Bergleidenschaft, der sie übrigens immer unter den bescheidensten Umständen frönte.

Nur sechs Jahre – von 1927 bis 1933 – waren meiner Mutter vergönnt, in Deutschland einen Schülerkreis aufzubauen. Hans Hermanns erkannte ihr pädagogisches Talent schnell und vermittelte ihr Schüler. Und bald hatte es sich auch herumgesprochen, dass sie eine hervorragende Klavierlehrerin war. Sie war streng und forderte viel von den Schülern. Sie putzte die Eltern herunter, die ihre Kinder zu ihr schickten, um lediglich »für den Hausgebrauch« Klavier spielen zu lernen. Kompromisse in ihren Anforderungen gab es nicht und oft sagte sie, sie sehne sich nach dem Augenblick, wenn sie es sich finanziell leisten könne, einen unbegabten oder gar zu faulen Schüler einfach rauszuwerfen. Dieser glückliche Moment kam erst viel später in Madison.

Oft musste sie sich mit kleinlichen Eltern wegen des ihr zustehenden Honorars auseinandersetzen. Mu nahm dann bereits Tage vor dem geplanten Termin leidenschaftliche Anläufe zu solchen Auseinandersetzungen und hielt vor uns feurige Plädoyers, die wir als »Kladdereden« bezeichneten und die dazu dienten, ihre Empörung ein wenig zu dämpfen, ehe sie die eigentliche Kampfarena betrat.

Die Nazis kommen

Neue schwere Zeiten kamen heran, die uns alle, die wir in einem historischen Niemandsland gelebt hatten, mit einem Schlag und auf das Heftigste politisierten: Am 30. Januar 1933 wurde Hitler von Hindenburg zum Reichskanzler ernannt. Unsere kleine Familie, beschäftigt mit sich selbst, völlig ungeschult in der Analyse gesellschaftlicher Strömungen, ohne Kenntnis der politischen Zuspitzungen, informiert seit Jahren lediglich durch das flüchtige Durchblättern des »Hamburger Fremdenblattes«, das wir abonniert hatten – stand nun plötzlich vor der Aufgabe, sich ein eigenes Bild davon zu machen, was Hitler und der Nationalsozialismus für Deutschland bringen würden. Es ist erschütternd, wie unterschiedlich selbst Juden die Situation beurteilten. Tante Irm, durch einen scheußlichen Nazi-Freund beeinflusst, war für kurze Zeit sogar von den Nazi-Parolen geblendet. Die meisten meinten, die Nazis würden sich nicht lange halten können. Die Erkenntnis der Kommunisten, »Hitler, das ist der Krieg«, war uns ganz unverständlich. Für meine Mutter war es der Antisemitismus, der ihr einen tiefen Schrecken einjagte und sie mit wachsender Angst erfüllte.

Wie stark ihre Angst bereits zwei Monate nach der Machtübernahme durch die Nazis war, zeigte sich in ihrer Haltung zur Wahl im März 1933. Sie selbst ging schon nicht mehr wählen. Für mich war es die erste und einzige Wahl im damaligen Deutschland. Man hatte mir aus Versehen keine Wahlkarte zugeschickt. Mu flehte mich an, nichts zu unternehmen, da das Gerücht ging, dass durch irgendeinen Betrug herauskommen würde, was ein jeder gewählt hätte. Aber ich wollte gegen die Nazis stimmen. So ging ich zum Wahllokal und trug mein Anliegen dort vor. Sofort wurde ich in einem der riesigen offenen Bereitschaftswagen der SA in die Stadt gefahren, bekam die Wahlkarte und war sogar frech genug, zu verlangen, dass sie mich zurück in mein zuständiges Wahllokal fahren sollten. Wieder mit SA-Eskorte an der Alster entlang nach Eppendorf. Die SA-Leute flößten mir keinerlei Furcht ein. Sie verabschiedeten sich grölend, ich solle auch ja die Richtigen wählen, worauf ich fröhlich-herausfordernd rief: »Natürlich wähle ich richtig« – und stimmte gegen die Nazis. Meine Mutter schwebte wochenlang in Angst, dass mir etwas passieren würde.

Unserer engeren Familie gelang es, Deutschland zu verlassen, ehe die eigentliche »Endlösung der Judenfrage« begann, aber die innere und äußere Verstoßung aus Deutschland hatte begonnen. Fast alle nahmen an diesem Prozess der Verstoßung teil, auch solche, die gar keine Antisemiten waren – aus Angst für sich selbst, für ihre Familie, ihr Fortkommen, ihre Existenz. Angst kroch in alle bürgerlichen Menschen um uns herum, obgleich aus unserer unmittelbaren Umgebung zunächst niemand abgeholt oder von den Nazis gefoltert wurde. Angst zu erzeugen war eine raffinierte Vorbereitung Hitlers für seine Ziele.

Ich erinnere mich an einen politischen Feiertag jener Jahre. Die Straßen waren über und über beflaggt, aus allen Wohnungen hingen Fahnen, auch unser Loogestieg war voll von Nazi- und schwarz-weiß-roten Fahnen. Selbst meine Mutter hatte ein kleines Stückchen unserer alten schwarz-weiß-roten Fahne vom Balkon heruntergelassen, da sich die Menschen zuflüsterten, dass die nationalsozialistischen Blockwarte herumgingen und die Familien auf ihre Fahnen hin kontrollierten. Als ich nach Hause kam und die Fahne bei uns sah, geriet ich völlig außer mir, stürzte auf den Balkon und riss die Fahne herunter. Meine Mutter weinte verzweifelt.

Das berufliche Dasein von Mu veränderte sich: Sogenannte »arische« Schüler blieben allmählich weg; dagegen kamen jüdische hinzu. Hans Hermanns, keineswegs ein Antisemit, eröffnete Mu, dass er sie an seinem Konservatorium nicht mehr als Pädagogin beschäftigen könne, auch seinem langjährigen Mitarbeiter, dem jüdischen Professor für Musikgeschichte und Harmonielehrer, kündigte er. Hermanns schämte sich, bat Mu um Verständnis, versprach, ihr weiter Schüler zu vermitteln (was er auch tat) – aber er hatte Angst. Eine einzige Kollegin an diesem Konservatorium hielt treu und unbeirrt zu Mu, Fräulein Trummer, ein stiller, frommer, altjüngferlicher Mensch, mit der Muchen eigentlich gar nicht so viel gemein hatte. Mu hat ihr die Treue und Zivilcourage nach dem Krieg mit regelmäßigen monatlichen Care-Paketen aus den USA vergolten, auch Hermanns schickte sie Pakete.

Der Angst, die damals in den Menschen gezüchtet wurde, begegnete Mu schließlich mit einer stolzen Herausforderung: Sie trat zum Judentum über. Sie, die nie etwas von jüdischer Religion und jüdischen Bräuchen kennengelernt hatte, solidarisierte sich mit dem geächteten, gequälten Volk. Kein anderer in der Familie hat den gleichen Schritt getan. Ich verstand und billigte ihn, war zu jener Zeit aber christlich fromm und fühlte weniger die Schicksalsgemeinschaft mit den Juden als meine Verlassenheit als Deutsche. Unterdessen haben meine Gefühle viele Wandlungen erfahren und sie schwanken bis heute. Mu gelang es weitaus besser, einen festen Stand zu finden. Sie war es auch, die auf Emigration drängte, während mein Schmerz, mich von Deutschland losreißen zu müssen, mir so unerträglich erschien, dass ich am liebsten geblieben wäre. Hilde und Mu – gerade die beiden, die Omima immer für die Sanftesten und Schutzbedürftigsten gehalten hatte – waren die treibenden Kräfte für die Rettung der Familie.

Eine kurze Zeit lang schien mir eine Tätigkeit bei Albert Schweitzer in Lambarene ein Ausweg: kein neues Vaterland suchen, nur Arzt sein, nur für die Bedürftigsten da sein. Nachdem Schweitzer aber meine Bewerbung abgelehnt hatte, ließ ich mich von Muchens Tatkraft schieben, wohin immer sie beschlossen hatte.

Die schlimmste Entscheidung für Mu muss Hellwig gewesen sein. Als männlicher »Mischling ersten Grades« durfte er Deutschland nicht mehr verlassen. Er musste zum Arbeitsdienst. Wir erwogen, ob Hellwig illegal über die Grenze fliehen solle. Er war damals siebzehn Jahre alt, ein weicher Junge, unter lauter Frauen aufgewachsen. Wir trauten ihm die Härte, Geschicklichkeit und Entschlossenheit, die zu einer solchen Flucht nötig gewesen wäre, nicht zu. Und keiner von uns sah die schrecklichen Möglichkeiten voraus, die seinem weiteren Verbleiben in Deutschland drohten. Muchens Abschied von Hellwig habe ich schon nicht mehr miterlebt.

Im September 1938 brachte mich Mu bei Aachen in die Nähe der belgischen Grenze. Wir standen auf dem Bahnsteig. Die SA-Männer holten mich kurz vor Eintreffen des Zuges zur Leibesvisitation und richteten es so ein, dass ich den Zug verpassen musste und die Abschiedsqual sich verlängerte.

Ein Jahr später, als ich schon nicht mehr in New York war, kam Mu dann auch in die USA. Unterdessen waren Tante Irm mit Ursel und Omima nach England emigriert. Nur Hellwig blieb zurück. Mu sah ihn erst 1945 wieder.

Wieder musste Mu sich ein neues Leben schaffen. Heini und Milly hatten ihr das Affidavit für die USA gegeben und bei ihnen wohnte sie auch. Aber wie mag sie sich gefühlt haben in ihrer schrecklichen

Abhängigkeit? Die Ehe der beiden war schon nicht mehr glücklich, bereits ein Jahr zuvor hatte ich gespürt, dass von ihnen keine warme Ausstrahlung mehr ausging.

Schlief Mu auch wochenlang, so wie ich, auf dem schmalen Klappbett im Flur? Das Jewish Council mietete für Mu ein Studio mit Flügel, so dass sie viel für sich arbeiten konnte, verschaffte ihr aber keine Schüler und damit auch keine Aussicht, auf eigene Füße zu kommen.

Nach einigen Wochen erkannte Mu, dass New York für sie ein hoffnungsloses Pflaster war, und bat um eine Umsiedlung in eine kleinere, aber kulturbewusste Stadt. Der Jewish Council vermittelte sie nach Madison, Wisconsin, einer Universitätsstadt, von der man erhoffen konnte, dass dort Interesse an einer guten Klavierpädagogin bestünde.

Mu wurde von einer jüdischen Familie aufgenommen – aber Woche für Woche, Monat für Monat vergingen und Mu bekam keinen einzigen Schüler. Sie war verzweifelt und zornig. Drauf und dran, alles hinzuschmeißen und zurück nach New York zu fahren, rief sie mich an. Ich bat sie inständig, der jüdischen Gemeinde noch einmal klarzumachen, auf welche Weise sie helfen könnte, und doch noch ein wenig Geduld aufzubringen. Mu probierte an mir wieder eine ihrer Kladdereden aus, nahm allen Mut zusammen und vor allem ihren Zorn, drohte mit dem Skandal ihres Weggehens wegen Mangels an Unterstützung – und siehe da: Offenbar schämte man sich und fürchtete sich vor ihrer Entschlossenheit. Mu bekam ein, wenn auch sehr kleines, so doch eigenes Appartement zugewiesen und die ersten Schüler stellten sich ein. Von da an ging alles ständig bergauf.

Zunächst gab sie die Stunden im Haus der jeweiligen Schüler, was ohne eigenes Auto und bei dem spärlichen Netz öffentlicher Verkehrsmittel in den USA mit beträchtlichen Mühen und großem Zeitaufwand verbunden war. Aber der Optimismus und die Lebenslust von Mu waren jetzt wieder unbesiegbar. Sie beschrieb mit der ihr eigenen Selbstironie und ihrem Humor die Situationen, die im Winter entstanden. Wisconsin in seiner nördlichen Lage und mit seinem kontinentalen Klima leidet lange Monate des Jahres unter Schnee und Frost.

Mu erzählte mir mit großem Vergnügen, was wohl die Schüler gedacht haben mögen, wenn sie aus dem Fenster sahen und ihre Klavierlehrerin wegen der Eisesglätte die Auffahrt zum Haus auf allen vieren heraufkriechen sahen.

Es sprach sich bald herum, dass Mu eine hervorragende Klavierpädagogin war, und ihr Schülerkreis wuchs schnell. Viele ihrer Schüler hingen an ihr bis zu ihrem Tode. Sie brachte mit ihrer enormen Kenntnis der Klavierliteratur die Fülle und den Reichtum der europäischen Musikkultur von Scarlatti über Bach, Haydn, Mozart, Beethoven, Schubert, Schumann, Mendelssohn, Chopin bis Bartók und Rachmaninow. Sie war kompromisslos, was gute Musik betraf, und duldete keine Kompromisse an minderwertigem Geschmack. Mu wurde vom music department der Universität hoch geachtet und von vielen als die beste Klavierpädagogin Madisons geschätzt.

Bald hatte sie auch eine genügend große und auch schon technisch und musikalisch herangebildete Schülerschar, um öffentliche Konzerte zu geben. Diese Auftritte wurden zu jährlichen Ereignissen und spornten die Schüler zu Fleiß und Ehrgeiz an.

Mu war, dies bezieht sich bereits auf die Jahre nach dem Krieg, finanziell unabhängig geworden. Hellwig und Hildegard zogen ebenfalls nach Madison. Mu hatte wieder eine Familie, einen Freundeskreis, viele Schüler, Erfolg und seit Jahren einen Freund. Dr. Alfred Hopf, früher Jurist, jetzt Taxifahrer, stammte aus Frankfurt/Main. Diese Liebe war zu jener Zeit entstanden, als Mu noch sehr einsam, aber bereits in ihrer ersten kleinen eigenen Wohnung lebte. Wie groß ihr Gefühl der Verlassenheit damals gewesen sein musste, erriet ich aus ihrem Verhältnis zu »Mariechen«. Ich besuchte Mu im Winter 1944 und da stellte sie mir »Mariechen« vor: Eine schwarzglänzende Kakerlake. In ihrer Einsamkeit hatte Mu das Erscheinen dieser Mitbewohnerin freudig begrüßt und sich gut mit ihr unterhalten. Erst als »Mariechen« mit immer zahlreicherem Nachwuchs aufwartete, flaute Muchens Zärtlichkeit zu ihr ab.

Höpfchen, der Freund von Mu, stammte aus einer steinreichen jüdischen Familie, besuchte ein humanistisches Gymnasium, das ihm eine große Kenntnis der griechischen Kultur, insbesondere der Literatur, vermittelte, von der er lange Abschnitte auswendig rezitieren konnte, sowohl auf Griechisch als auch in deutscher Übersetzung. Auch Goethe und Schiller trug er frei vor. Ich glaube, er pflegte diese Begabung als Gegengewicht zu seinem Taxi-Beruf. Höpfchen studierte noch in Deutschland Jura, geriet mehr und mehr in Konflikte mit dem Reichtum seiner Familie, aber sein Protest führte ihn zu nichts Gutem: Er wurde Morphinist. Dann lernte er seine spätere Frau kennen, ein liebliches, armes, nichtjüdisches Mädchen, das ihn von Herzen liebte. Ihr zuliebe befreite er sich selbst vom Morphinismus, heiratete sie und nahm sie mit nach den USA.

Mit der Juristerei war es nun aus und er wurde Taxifahrer. Seine Frau war zart und schwer asthmakrank. Höpfchen traf auf meine einsame Mu, die erst Ende 40 und sehr liebebedürftig war. Die Liebe zwischen den beiden hat bis zum Ende von Mu angehalten.

Mu ist fast 89 Jahre alt geworden. Am 5. September 1980 starb sie. Aber richtig alt ist sie nie geworden, weder äußerlich noch innerlich. Sie pflegte sich, auf ihre ohnehin reizenden Pfirsichwangen kam ein wenig Rouge – völlig unnötigerweise –, Lippen und Augenbrauen zog sie nach. Eine Perücke mit kräftigen, eben angegrauten Haaren bedeckte die eigenen feinen Haare, die viel weniger grau waren als die der Perücke. Ihre Schultern waren so glatt und jung wie eh und je. Und im Wesen war ihr nichts an Kraft und Urwüchsigkeit verlorengegangen. Sie war voller Lebenslust und hoffte, hundert Jahre alt zu werden. Eine Weisheit des Alters hat sie nicht erreicht. Dafür blieb ihr ein jugendlicher Charme, der Hans Rosenthal noch in ihrem letzten Lebensjahr zu einem bewundernden Handkuss hinriss.

Glaube mir, Joshua, es ist ein völlig falsches Sprichwort, dass »die Zeit alle Wunden heilt«. Ein Abschiedsschmerz kann nie heilen. Man versteckt ihn vor sich selbst, sieht ihn nicht an – wie sollte man sonst auch leben? Aber er ist da – unverändert, und jederzeit kann man ihn hervorholen, so heftig und unerträglich wie im Augenblick, als er einem das erste Mal zum Bewusstsein kam.

Nachdem wir die USA verlassen mussten – Mu verlor praktisch eines ihrer Kinder zur gleichen Zeit, wie sie das andere wiedergewann –, besuchte sie uns jeden Sommer für einen Monat. Die drei Monate Urlaub vom Unterrichten teilte sie auf Omima, die Berge und manchmal große Reisen nach Peru, Japan, Griechenland, Spanien, Frankreich, die Sowjetunion und uns auf. Sie konnte alles, Natur und Menschen, Altes und Neues, Kinder und Enkel in vollen Zügen genießen. Sie liebte es, überall Fotos zu machen, und wir fieberten der Demonstration dieser Bilder jedes Mal entgegen. Die ganze Familie freute sich auf diesen Kapitalspaß, wenn Mu Bildchen auf Bildchen mit Stolz herumreichte und zu erklären versuchte, was sie darstellen sollten. Da war ein hellblauer Himmel, ohne ein Stückchen Erde – wo konnte das gewesen sein? Hier jemand schemenhaft von hinten – natürlich, das war eine Bekannte, aber welche? Besser erkennbar auf dem nächsten Bildchen, auf dem leider der Kopf fehlte. Aber jetzt: eine Pagode, zwar etwas schief ... wo hatte sie die geknipst? In Griechenland? Oder war es Peru? Ja – hier die Reisegruppe, in Scherenschnitt-Manier, gegen die Sonne aufgenommen ... Bereits nach dem zweiten Bildchen begann der Applaus. Wir lachten Tränen und jedes weitere Foto wurde mit einem ständig sich steigernden Begeisterungssturm aufgenommen. Muchens Mischung von staunender Überraschung über die unerklärlichen Pannen, ein wenig Verlegenheit und dann ihr Vergnügen über unseren Beifall waren umwerfend.

Sie machte sich auch lustig über ihre Perücke und andere »Surrogate« und brüstete sich im letzten Jahr ihres Lebens, was an ihr alles künstlich sei: die Haare, die Zähne, das Hörgerät, ein Bein ... Was sie allerdings am wenigsten brauchte, war eine Brille. Sie konnte bis zuletzt die Noten und ihr Strickzeug ausgezeichnet sehen.

Noch heute trage ich mit Liebe Pullover und Jacken, die sie für mich gestrickt hat und die alle irgendwelche kleinen Merkwürdigkeiten haben: bei den Knopfleisten stimmen Knopflöcher und Knöpfe nicht ganz überein, der Ausschnitt musste ein klein wenig enger gemacht werden, an der einen Schulter beult sich die Naht auf eine sonderbare Weise. Mu fragte immer in großer Besorgnis, ob es sehr schlimm sei. Und Mitja war manchmal wirklich bestürzt über die ungewöhnlichen Formen der Wollwesten, die Mu eifrig für ihn gestrickt hatte. Ich bewahre noch heute für lange Bergtouren gedachte Wollsocken von ihr auf, die nach einer neuartigen Fußkonstruktion entworfen sein mussten: der Fersenanteil fiel ebenso lang aus wie der Vorderfuß. Schon beim ersten Anblick fühlt man die Qualen großer Blasen an den Füßen.

Zugleich hatte ihr liebevoller Eifer und kindlicher Stolz auf ihre »Produkte« etwas so Rührendes, dass ich mich noch immer nach den Weihnachtspaketen sehne, in denen, etwas knuddelig in buntes Papier gewickelt, mein Teil mit der Anschrift »Meinem lieben Ingelein« zum Vorschein kommt.

Mu wurde eine loyale USA-Bürgerin, wie auch ich eine war, mit allen typischen Zügen der ersten Emigranten-Generation. Sie sprach deutsch nur im intimen Freundeskreis, nahm die Bräuche der USA an und kleidete sich wie eine Amerikanerin, was ihrem Geschmack übrigens entgegenkam. Einen Sommer erschien sie bei uns mit einem frivolen Hütchen auf dem Kopf, von dem mehrere Bündel schwarzer und roter Kirschen herabnickten.

Sie erwarb nach und nach ein deutliches Nationalbewusstsein für die USA und warf sich zu ihrer Verteidigung auf, auch wo es in meinen Augen nicht angebracht war. War sie fromm? Sie hat immer nach etwas gesucht, an das sie glauben könnte, nicht mit dem Verstand. Ich denke mir, dass sie schließlich zu einem eigenen persönlichen Verhältnis zu einem Gott gekommen ist, den man einfach um etwas bitten kann und der einen in der Not nicht verlassen wird. Komplizierte philosophische Fragen stellte sie nicht. Politisch blieb sie fortschrittlich-liberal und meinte, in der Democratic Party der USA ihren Standort zu haben. Stellte sich eine Frage allerdings so, dass es Unterdrücker und Unterdrückte gab, so nahm sie stets Partei für die letzteren. Darin waren ihre Instinkte unfehlbar. Immerhin blieb ihr Interesse am Weltgeschehen, das durch den Hitlerfaschismus geweckt worden war, bis an ihr Ende wach.

Als sie 1979 in Kandersteg (Schweiz) zu ihrem alljährlichen Sommer-aufenthalt auf dem Bahnsteig aus dem Zug stieg und mir nicht, wie sonst immer, glücklich entgegenlief, befiel mich ein erstes bedrücktes Gefühl. Aber als sie sagte: »ich bin sehr krank« und dabei blühend aussah, dachte ich, es sei eine ihrer Minibeschwerden. Aber es han-delte sich um ernste Durchblutungsstörungen im Fuß, Vorboten einer Gangrän. Sie bestand darauf, den ganzen Urlaub durchzuhalten und genoss trotz der Schmerzen ihre Berge – ein letztes Mal. Wieder in Madison konsultierte Mu sofort einen orthopädischen Chirurgen. Am Ende der Untersuchungen sagte der Chirurg, dass der Unterschenkel amputiert werden müsse. Wenn nicht, werde sie sterben. Mu bat um fünf Minuten Bedenkzeit, allein, vor der Tür. Dann kam sie wieder herein und sagte: »take it off«.

Ihre Lebensgeister kehrten zurück. Mit 88 Jahren lernte sie, mit einer Beinprothese frei zu gehen!

Als ich im Mai 1980 nach Madison kam, war Mu schon eine Zeit lang zu Hause und unterrichtete bereits wieder. Die Schüler waren ihr nicht untreu geworden. Mu sagte, eigentlich seien die vergangenen Monate sehr glücklich gewesen. Wären sie nicht gewesen, dann hätte sie gar nicht gewusst, wie viele Menschen an ihr hingen.

Mu verbrachte jenen Sommer noch bei uns, bestand darauf, ohne Hilfe, selbständig zurückzufliegen, begann das neue Unterrichtsjahr mit voller Schülerzahl. Sie starb wenig später an einem Herzinfarkt – alles in allem war sie keine fünf Tage krank.

Lesen und Lernen

Mein eigenes Leben, Joshua, ist eingebettet in Glück und Liebe, in Trauer und Abschied, verwoben und verknüpft mit den Menschen, die ich geliebt habe, die ich bis heute liebe. Hat es Flüchtiges gegeben? Oder ist nicht jede Begegnung wie ein Kristall, Facette schmiegt sich an Facette? So trägt man jeden Menschen, mit dem man ein Stück des Lebens gegangen ist, für immer in sich, sein Wesen, sein Schick-

sal und die Erinnerung an die unerklärlichen Gefühle von Mehr-Lieben oder Mehr-Geliebt-Werden. Wenn ich zurückblicke, so gibt es Phasen größter Intensität und solche, die matter scheinen, Phasen, in denen sich Alles und Jedes mit ungemeiner Klarheit eingeprägt hat, und andere, in denen die Außenwelt wie durch eine Hülle abgewiesen wurde. Wie soll ich Dir das Auf und Ab, das Hinaus und Hinein der Seele schildern, das sich im Kind, im jungen heranwachsenden Menschen abspielt.

Mit dem Schulwechsel und meinem Eintritt in das Heilwig-Lyzeum begannen für mich einsame Jahre, aber Jahre, die durch die Entdeckung von Büchern eine neue Quelle des Glücks brachten. Ich möchte ein Wort zum Lesenlernen sagen. Jedes Kind mag dies unterschiedlich empfinden. Ich erinnere mich, dass man mich im ersten Schuljahr nur mit Mühe durch die Straßen ziehen konnte, weil ich jede Aufschrift und Reklame zu entziffern versuchte. Vielleicht ist das Erlebnis des Lesenlernens heutzutage nicht mehr so intensiv wie früher, als es noch kein Radio und Fernsehen gab. Damals erschloss das Lesen eine ganze neue Welt, die Schicksale von Menschen und Tieren, Fantasie und Wirklichkeit, Trauer und Heiterkeit. Wie viele Tränen wurden vergossen, vor Mitleid, vor Rührung und beim ersehnten Happy End auch vor Freude.

Die Erschließung dieser Welt der Bücher ist etwas Privates, Intimes, ein eigenes Wunderreich. Sowie man es betritt, ist man weit entfernt von den anderen. Kein Ruf aus der Außenwelt findet mehr Gehör. – Aber auch das eigene Verlangen nach Spielgefährten und Freundinnen geht stark zurück. Ich war jahrelang eine solche passionierte Leseratte, dass ich mich wundere, überhaupt noch am Leben zu sein, denn ich las nicht nur beim Essen – beginnend mit dem Frühstück, so dass das morgendliche Zuspätkommen auch darin seine Wurzeln hatte –, auf dem Klo, abends im Bett, nein, auch auf der Straße, beim Überqueren der Fahrbahn ... Wo immer ich lag, saß, stand oder ging, las ich. Immer wieder tauchten neue Lieblingsbücher auf. Je dicker sie waren, desto lieber waren sie mir. Und jedes geliebte Buch habe ich viele, viele Male gelesen – übrigens bis heute.

Ich weiß nicht, inwieweit meine Lesepassion dazu beigetragen hat, dass in den ersten Jahren nach meiner Umschulung an das Heilwig-Lyzeum eine gewisse Vereinsamung eintrat.

Ich glaube nicht, dass ich zu jener Zeit besonders fromm war – ich war getauft und so war es auch üblich, dass man konfirmiert wurde. Der Winter unserer Konfirmandenstunden war aber durch etwas ganz anderes bemerkenswert. Es muss wohl der Winter 1928/29 gewesen sein und der kälteste, den ich je in Hamburg erlebt hatte. Die Flüsse waren zugefroren, sogar die Elbe konnte nur mit Mühe offengehalten werden. Riesige Eisschollen türmten sich zu ihren Ufern hin, und man sagte, dass Wölfe quer über die Elbe liefen. Die Alster war ganz und gar zugefroren. Über meterlange spiegelglatte Glitschen zog sich tagsüber ein unaufhörlich gleitendes Band von Kindern und unternehmungslustigen Erwachsenen. Und auch wir Konfirmandinnen nahmen unseren Weg von der Schule zum Pfarrhaus über diese Glitschen. Von meiner Konfirmation ist mir kein frommer Schauder geblieben, nur der köstliche Geschmack des sehr süßen, dunkelroten Weins und das fade Gefühl der Oblate im Mund.

Meine Gisela

Mit den Jahren in der Heilwig-Schule gewann ich dann doch zwei Freundinnen, Gretel Reye und Gisela Opper, die eigentliche, einzige und richtige Freundin meines Lebens.

Gretel war die älteste der fünf Töchter von Professor Reye, einem bekannten Internisten, Chefarzt der Inneren Abteilung des Barmbecker Krankenhauses. Sie war ein anmutiges, sanftes Mädchen mit schönen grauen Augen, eingerahmt von feinen schwarzen Brauen und langen dunklen Wimpern. Gretel besaß ein großes musikalisches Talent, spielte wunderbar Klavier und hatte bereits einige kleine Walzer à la Chopin komponiert. Ich ließ mir ihre Kompositionen immer wieder vorspielen und war sehr stolz auf sie. Da Gretel keine gute Schülerin und auch ohne besondere Ambitionen war, verließ sie die Schule mit dem Abschluss des Lyzeums, um Krankenschwester zu werden, verlobte sich aber sehr bald mit einem jungen Assistenzarzt aus ihres Vaters Krankenhaus. Ihr Glück über diese Verbindung war nur kurz, denn sie erkrankte an einer schweren Virusgrippe mit nachfolgendem Parkinsonismus. Ich hatte mich während ihrer Krankheit und danach sehr um sie gekümmert und sah vor meinen Augen aus dem graziösen tanz- und musikbegabten Mädchen das typische Bild des sogenannten »stillen« Parkinson-Syndroms entstehen, die immer stärker werdende Bewegungsarmut, das Salbengesicht mit eingefrorener Mimik. Bald konnte sie nicht mehr Klavier spielen und nur noch langsam gehen. Ihr Verlobter löste die Verbindung und heiratete die nächstjüngere Schwester von Gretel. Ich konnte Gretels Vater nicht verstehen, dass er ihr so ein doppeltes Herzeleid antat. Das fiel dann allerdings schon in die Nazizeit; Reye hatte seiner Tochter Gretel den Verkehr mit mir untersagt und mir sein Haus verboten. Gretel hat von sich aus den Kontakt zu mir nicht aufgegeben, aber sie wurde durch ihre Krankheit so unselbständig, dass ich sie nur noch einmal besucht habe, als sie in einem Heim im Alpenvorland untergebracht war. Ich erinnere mich an den gemeinsamen stillen Spaziergang durch die dämmernden Wiesen im Angesicht immer dunkler werdender Hügel. Mir war unbeschreiblich schwer ums Herz. Danach hab ich sie nicht wieder gesehen. Sie hat sich das Leben genommen.

Die Freundschaft mit Gisela Opper – »Dilala«, wie ich sie in Briefen anrede – wuchs langsam. In der Schule fiel sie mir als besonders störrisch auf. Ich sehe sie genau vor mir, in der zweiten Reihe sitzend. Emma Kreusler, unsere Deutsch- und Geschichtslehrerin, ruft sie auf. Gisela steht da in ihrer Matrosenbluse und schweigt und schweigt – und ist zu keiner Antwort zu bewegen. Dabei ist sie ein intelligentes Mädchen. Ich verstehe sie nicht. Mag sie Emma Kreusler nicht? Wehrt sie sich gegen deren nur leicht verdeckte herrschsüchtige Pompösität? Dabei ist Emma eine hervorragende Lehrerin. Emmas königliche Gestalt, mittels Korsett und straffem Mieder zu kerzengerader Stattlichkeit geschnürt, meist in lila Gewändern, Spitzentaschentuch im Ärmel, das Haar in hochgekämmten weißen Rollen um die hohe Stirn, die durchdringend blauen Augen, denen nichts entging – hat Gisela gerade das, was uns anderen Respekt einflößte, als suspekt empfunden? Ich begann, Gisela zu beobachten.

Sie gehörte – wie auch ich – nicht in eine enge Freundinnen-Gruppierung. Sie hatte eigene Ansichten, konnte sehr schnippisch sein, hatte eine hohe Koloraturstimme und einen unabhängigen, angenehm aufsässigen Charakter, dem ihre lustige Stupsnase das richtige Wahrzeichen aufdrückte. Von Jahr zu Jahr rückten wir näher aneinander. Schließlich dachten und fühlten wir derart im Gleichtakt, dass wir nach einer langen Weile des Schweigens die gleichen Gedanken aussprachen.

Giselas Vater war Arzt, Vertrauensarzt einer Versicherungskasse, der mit überheblicher Genugtuung zu erzählen pflegte, wie er seine »simulierenden Klienten« überlistete. Er war ein gutaussehender, eitler Herr, der sich nicht vorstellen konnte, wie abstoßend seine Erzählungen auf uns wirkten. Giselas Mutter dagegen war eine liebe, warmherzige Frau, die ich noch nach dem Krieg mehrmals besucht habe.

Das Haus der Familie Opper in der Rothenbaumchaussee hatte einen langen schmalen Vorgarten, der in meiner Erinnerung kahl und unpoetisch war, und auch das Haus schien irgendwie freudlos, mit vielen Winkeln und Stiegen, so dass die beiden Ereignisse, an die ich freudig zurückdenke, nicht so recht in die strenge Atmosphäre des Hausherrn hineinpassen. Das eine Ereignis begab sich am Esstisch. Gisela wollte triumphierend demonstrieren, wie gut sich ein Ei an der Stirn aufschlagen ließe. Noch ehe der Vater sein strenges Verbot ausgesprochen hatte, saß Gisela eiüberströmt da. Der anschließende Lachanfall von Gisela und mir diente dem Vater nicht gerade zur Beschwichtigung. Ein anderes Mal waren Eltern und Brüder verreist und uns beiden war von Giselas älterer Schwester aufgetragen worden, für uns drei ein Rosinenbrot zu kaufen, was wir auch bereitwillig taten. Kaum aber waren wir zu Hause, pickte Gisela die erste Rosine aus dem Brot, dann ich die nächste – und wir ruhten nicht, ehe wir unter dem teuflischsten Gelächter sämtliche Rosinen verputzt hatten und, am Ende doch ein wenig betreten, vor einem unansehnlichen Haufen von Krümeln standen.

Von meinem sechzehnten Lebensjahr bis zu meiner Ausreise aus Deutschland im September 1938 waren wir unzertrennlich. Wir hatten die gleichen Interessen, Vorlieben und Zuneigungen.

Mit Gisela teilte ich die Liebe zur Musik – wir nannten ihre beiden kleinen Papageien Piati und Gorsky nach dem großen Cellisten, den wir verehrten; wir wurden leidenschaftliche Museumsgänger und sammelten gemeinsam Postkarten-Reproduktionen. Nach dem Abitur verbrachten wir zehn Tage auf der Museumsinsel in Berlin und genossen jeden Tag sechs bis acht Stunden lang Bilder und Skulpturen.

Wir machten die schönsten Radtouren miteinander, schliefen in Jugendherbergen und nährten uns je nach Jahreszeit von Fallobst und Buttermilch, die man damals bei Bauern umsonst bekam. Unsere schönsten Reisen gingen in die Alpen.

Meist trafen wir uns erst in München, da Gisela nicht per Anhalter fahren durfte und auch das Fahrgeld von ihren Eltern aufgebracht werden konnte, während ich solche Ausgaben meiner Mutter nicht zumuten konnte. Manchmal vermittelte mir mein Vater eine Fahrt bis München durch irgendeinen Lastwagenfahrer, den er kannte, oft musste ich mir selbst eine solche Fahrt besorgen. Die Fahrer waren gutherzige Menschen, mit denen ich mich ausgezeichnet verstand und die oft, wenn sie mich nur bis zu einer bestimmten Stadt bringen konnten, selbst dafür sorgten, dass ich eine neue Gelegenheit zum Weiterfahren fand. Einer fragte mich einmal, ob ich keine Angst hätte als Mädchen. Ich zeigte ihm mein geliebtes Taschenmesser, das ich immer in meiner Windjacke trug, und meinte, das sei mein Schutz. Er lachte mich natürlich aus, denn wenn ich wirklich in eine solche Situation geraten wäre, hätte ich wohl nicht einmal Zeit gehabt, das Messer aufzuklappen. Manchmal fuhr ich hinten unter der Persenning, einmal auf dröhnenden, aneinanderstoßenden Heizkörpern, aber meistens neben dem Fahrer.

Von München aus ging die Fahrt gemeinsam mit Gisela weiter. Wir machten herrliche Bergtouren. Gisela war eine großartige Bergsteigerin, kräftig, ausdauernd, geschickt im Klettern und völlig schwindelfrei, was ich leider von mir nicht sagen kann. Wir haben

Hüttenwanderungen und Gletschertouren gemacht, in den Ötztaler Alpen, in den Dolomiten, und lebten von dreimal täglich Polenta, weil das am billigsten war. Einmal trafen wir Lise Meitner, die ebenfalls eine passionierte Bergsteigerin war, und verbrachten den Tag mit ihr, die sehr ehrgeizig war, und nicht hinter uns viel Jüngeren zurückstehen wollte. Am Abend des Tages lud sie uns zu dem ersten Tokayer unseres Lebens ein.

Gisela und ich studierten gemeinsam Medizin in Hamburg. Gisela war eine fleißige, gewissenhafte Studentin, ich eine Bummelantin, die Gisela des Öfteren ernstlich ermahnen musste. Wir bereiteten uns gemeinsam aufs Physikum vor, fragten uns gegenseitig ab und bestanden beide mit »sehr gut«.

Dann kamen die Nazis an die Macht – und mit einem Schlag wurde alles anders. Ich bekam eine gelbe Studentenkarte, durfte die Mensa nicht mehr betreten.

Von dieser Zeit an ging auch Gisela nicht mehr in die Mensa. Nicht, dass sie laut protestiert hätte – wir sprachen nicht darüber. Sie entfernte sich keinen Zentimeter von mir. Ohne dass wir uns verständigten, blieb zwischen uns alles beim Alten. Ich weiß bis heute nicht genau, wo Giselas politischer Standort war. Sie hatte einen Freund, der eines Tages in SA-Uniform erschien, ihre Schwester trat ziemlich früh in die Nazi-Partei ein. Gisela hat weder den Freund noch die Schwester verurteilt. Sie blieb einfach ein unabhängiger Mensch mit unantastbarer Loyalität. Als wir ins Staatsexamen gingen, hatte sie eine Vierergruppe organisiert, in der ich als Einzige mit gelbem Streifen über meinem Prüfungsbogen als Halbjüdin gekennzeichnet war. Außer Gisela waren es noch ein großer hübscher Junge, der bei Oppers zur Untermiete wohnte und komischerweise Oppermann hieß, und ein sehr gescheiter Student, der später ein hoher Marineoffizier wurde. Unser Verhältnis zueinander war völlig unbefangen, obgleich den beiden bewusst gewesen sein muss, dass ich bei einer Reihe von Prüfern eine echte Belastung für sie darstellte. Wenn die beiden Jungen irgendwann Bedenken oder Befürchtungen gehabt hatten, dann hat Gisela sie von mir ferngehalten. Wir haben sogar oft Spaß miteinander gehabt, meistens auf Kosten des gutherzigen, vor Prüfungen aber völlig unbrauchbaren jungen Oppermann.

Unserer Gruppe wurde übrigens von einem der Professoren, Professor Degkwitz, als Seelenpflaster für mich, aber vor allem wohl als Anerkennung für den Mut der drei anderen, ohne Ausnahme eine Eins in Pädiatrie gegeben. Gisela und ich hatten, wahrscheinlich durch unser gegenseitiges Abfragen vor den Prüfungsfächern, fast immer identische Noten, nur war ihr Wissen weitaus fundierter als meines. Ich erinnere mich an eine Glanzdiagnose, die sie an ihrem Examensfall in Chirurgie stellte: eine Verhärtung der Bauchdecke senkrecht unterhalb des Nabels in der Mittellinie verlaufend, ein verknöchertes, altes Hämatom! Selbst der Professor der Chirurgie, ein gefürchteter Rohling und Frauenhasser, war beeindruckt.

Im Anschluss an unser bestandenes Staatsexamen fuhren Gisela und ich zur Belohnung auf unsere letzte schöne Fahrt miteinander: mit Skiern in die Dolomiten. Weder Gisela noch ich hatten vorher jemals auf Brettern gestanden, und kaum waren acht schöne Tage vergangen, brach sich Gisela den Arm, als sie bei einer Abfahrt eine kleine Brücke verpasste und in den vereisten Bach fiel. Von da an konnte sie nur noch rodeln, hatte aber einen netten Partner gefunden, der sich über seine Chancen freute.

Als wir zurückkamen, begann Gisela ihre Praktikantenzeit in einem der großen allgemeinen Krankenhäuser Hamburgs, ich erhielt eine Stelle im Israelitischen Krankenhaus bei Professor Griesbach, der später nach Neuseeland auswanderte und mich seinen »Benjamin« nannte.

Giselas ersten Mann habe ich nie kennengelernt. Er fiel in der Sowjetunion. Lange Jahre blieb sie allein, sorgte als allgemeinpraktizierende Ärztin für ihre verwitwete Mutter und einen gelähmten Bruder. Sie liebte ihre Patienten, ihre Sprechstundenhilfe und verbreitete um sich eine Atmosphäre von Lebensmut, herzlicher Fröhlichkeit und hilfreicher Strenge. Nach einer langjährigen Freundschaft mit einem Psychologen heiratete sie schließlich einen lieben, sanften Hamburger Kaufmann, den sie aus seiner Zurückgezogenheit herausgelockt und zu vielen schönen Reisen verführt hat. Nach einer Periode des Versuches, in Davos heimisch zu werden, wohnen die beiden nun in einem Seniorenheim. Eigene Kinder waren ihr durch die widrigen Zeiten und Lebensumstände leider versagt.

Ich will Ärztin werden

Für mich hatte von klein auf festgestanden, dass ich Ärztin werden wollte. Ich operierte meinen Bären, der zu meinem Erstaunen statt eines Blinddarms Sägespäne in seinem Bauch enthielt. Meine Puppen, soweit ich überhaupt mit ihnen spielte, waren stets arm und krank, in Lumpen gekleidet, auf der Flucht vor dem Krieg. Als ich klein war, fand mein Berufswunsch die allgemeine Zustimmung der Familie. Ich wurde als die Enkelin meines Großvaters Feibes sozusagen als Fortsetzerin der Arzttradition in der Familie angesehen.

Erst als der Studienbeginn näher rückte und das Problem des finanziellen Unterhalts von Mu und Hellwig auf die Tagesordnung kam, rückte die schreckliche Frage nach meiner mangelnden Selbstlosigkeit in den Vordergrund aller Gespräche. Noch heute könnte ich laut schreiend davonlaufen und mir die Ohren zuhalten, wenn ich an die endlosen Gespräche denke, in denen an mein Ehrgefühl appelliert wurde, auf meinen Studienwunsch zu verzichten und sobald wie möglich eine Stütze für meine Mutter zu werden.

Ich blieb verstockt, wütend, heulte, schämte mich, heulte noch mehr – und war nicht zu bewegen, meine Zukunftspläne aufzugeben. Ich erhöhte die Anzahl meiner Nachhilfestunden, ganze Nachmittage gingen drauf. Zu einigen Schülern musste ich mit der Straßenbahn fahren. Nie in meinem späteren Leben habe ich wieder solche bleierne Müdigkeit erfahren wie auf diesen Straßenbahnfahrten. Und was für eine Auswahl unintelligenter, gleichgültiger und langweiliger Kinder waren meine Schüler! Nur zwei habe ich von Herzen geliebt: ein kleines, quicklebendiges Mädchen, das neben mir auf dem Sofa auf und ab wippte, ein charmanter kleiner Nichtsnutz, der mich, wenn ich über ihre Abgründe im Rechnen in Verzweiflung geriet, mit den komischsten Schelmereien bestrickte. Sie wohnte in einer großen eleganten Parterrewohnung. Ihr Vater war Jude und Jurist, ihre Mutter um vieles jünger als ihr Mann, eine wunderschöne blonde Frau. Sie war Dänin und sprach deutsch in der reizenden weichen Aussprache, wie sie für Dänen so charakteristisch ist. Inger Joseph – so hieß meine Schülerin – wurde später Tänzerin, Ballett-Primaballerina an der königlichen Oper von Kopenhagen.

Der zweite Schüler, der mir ans Herz wuchs, hieß Oswald und wohnte in einer schönen Villa in einer Seitenstraße des Harvestehuder Wegs. Er war ein intelligenter, verträumter Junge, dem ich Latein-Nachhilfestunden gab. Was habe ich für Lampenfieber gehabt, wenn er Klassenarbeiten schrieb. Noch heute träume ich manchmal davon. Für ihn war ich ehrgeizig. Was mag aus ihm geworden sein?

Natürlich kam bei der ganzen Schinderei zum Sparen nicht viel heraus. Ich »lag meiner Mutter auf der Tasche«, indem ich weiter zu Hause wohnte und dort aß. Ich hatte auf ein Leistungsstipendium gehofft, das man nach den ersten Prüfungen beantragen konnte – aber als die Nazis kamen, hatte ich als Halbjüdin keine Chancen mehr auf ein Stipendium.

Ich glaube, dass meine Mutter die ganze Zeit über eigentlich Verständnis für meinen Berufswunsch aufbrachte, denn sie selbst hatte sich ja in ähnlicher Weise durchsetzen müssen. Nachdem ich mit dem Studium begonnen hatte, wurde mir auch nie wieder ein Vorwurf gemacht.

Im Frühjahr 1932 begannen Gisela und ich in Hamburg mit dem Medizinstudium. Die Hörsäle waren übervoll von eifrigen Studenten – schlagende Verbindungen spielten an der Hamburger Universität keine Rolle. Ich begeisterte mich in der Vorklinik für die Vorlesung in Pflanzenphysiologie, die Professor Winckler hielt, und für das Physikpraktikum, aus dem Mädchen in der Regel systematisch herausgeprüft wurden. Überhaupt war die Einstellung des Lehrkörpers Medizinstudentinnen gegenüber noch sehr restriktiv. Auch in den Krankenhäusern mussten die Praktikantinnen mit den Schwestern essen, die männlichen Praktikanten jedoch aßen im Ärzte-Kasino.

Während meine Interessen mehr den dynamisch-naturwissen-schaftlichen Fächern, Physik, Chemie und Physiologie, zuneigten, spielte damals in der deutschen Medizin die Anatomie die führende Rolle. Wir hatten drei Anatomie-Professoren, von denen zwei wirkliche Persönlichkeiten waren: die Professoren Brodersen und Poll. Brodersen war ein musischer Mensch, der hervorragend zeichnen und modellieren konnte. Seine Vorlesung über die Anatomie des Gehirns war stets die Sensation des Jahres, weil er in großer Geschwindigkeit und mit beiden Händen gleichzeitig die Umrisse des Gehirns, seine Zentren und Bahnen an die Wandtafel zeichnete. Er hatte auch einen Kurs eingeführt, in dem man mittels farbiger Knetmasse Muskeln, Nerven und Gefäße an ein gegebenes Skelettsystem anfügen musste. Die »Abgabe« eines solchen »Kunstwerkes« erfolgte vorn am Pult bei Brodersen selbst. Man zitterte vor Angst, dass einem auf dem Weg nach vorn die ganze Konstruktion gekneteter Muskeln etc. abfallen könnte. Ich erinnere mich, dass Brodersen, als ich einmal mit einem gekneteten Bein bei ihm ankam, mein Machwerk fröhlich-spöttisch begutachtete und sagte, er sei froh, dass ich nicht der liebe Gott bei der Schöpfung des Menschen gewesen sei. Ich konnte ihm nur zustimmen. Nichtsdestoweniger war diese synthetische Art, Anatomie zu vermitteln, eine ausgezeichnete Methode, topografische Vorstellungen vom menschlichen Körper zu entwickeln.

Natürlich hatten wir auch intensive Kurse auf dem »Präparierboden«, wir mussten Leichen sezieren. Ich glaube, es gibt wohl keinen, der ohne Beklommenheit jenen großen Saal mit den vielen steinernen Tischen betrat, auf denen die mit weißen Tüchern bedeckten, stillen Körper lagen. Jede Leiche wurde von einer einzelnen, von der Decke herunterhängenden Glühbirne beleuchtet.

Der Schrecken des Präparierbodens war Professor Poll. Er liebte es, von Tisch zu Tisch zu gehen und zu prüfen. Wenn er von weitem auftauchte, leerte sich der Saal im Nu und wehe den Unglücklichen, die nicht rechtzeitig das Weite ergreifen konnten. Einmal erwischte er auch uns. Zunächst lief alles ganz gut, bis er nach dem Jochbein fragte. Da wir schwiegen, wollte er uns aushelfen: »Na, nun denken Sie doch einmal nach, worunter kriechen denn die Eheleute?« Wir erröteten und schwiegen weiter, wollten aber fast schon antworten: »Unter die Bettdecke, Herr Professor«, als er uns zuvorkam und uns mit Entschiedenheit belehrte: »Unters Joch natürlich, unters Joch der Ehe.«

Den armen Poll habe ich an der Wegscheide seiner zwei Lebensperioden erlebt. Er war Halbjude und hieß ursprünglich Pollack. Als wir seine Vorlesung das erste Mal belegten, war er ein kraftvoller, lebensfroher und gefürchteter Lehrer. Als die Nazis an die Macht kamen, fand sich Poll nicht mehr zurecht. Er fühlte sich durch und durch deutsch und assimiliert, hatte im Ersten Weltkrieg für patriotische Tapferkeit das Eiserne Kreuz erhalten und konnte die Demütigungen, die die Studenten ihm bereiteten, nicht fassen. Dieselben Studenten, die ihn noch wenige Monate zuvor mit größtem Respekt behandelt, ja vor ihm gezittert hatten, zwangen ihn jetzt, seine Vorlesung aufzugeben. Sie sprangen auf, wenn er hereinkam, hoben die Hände und brüllten den Hitlergruß, und wenn sie sich wieder setzten, dann scharrten sie und machten solchen Lärm, dass er den Saal verlassen musste. Mein kleiner Protest durch Sitzenbleiben und Verweigern des Hitlergrußes sowie Trampeln statt Scharren blieb natürlich ohne Wirkung.

Poll war mit Herz und Seele Hochschullehrer gewesen und nach diesen Vorfällen ein gebrochener Mann. Er ist mit seiner Frau nach Schweden ausgewandert, hat aber nirgends mehr Fuß gefasst und sich schließlich gemeinsam mit ihr das Leben genommen.

Ein ähnliches Schicksal erlitt unser Physiologie-Professor. Kestner, Sohn des großen Cohnheim, war sogar nur »Vierteljude«. Auch die Familie Kestner wanderte aus und wurde über die Kontinente verstreut, die Alten nach England, eins der Mädchen nach Rhodesien, die beiden anderen, wer weiß wohin. Auch Professor Kestner, dessen Vorlesungen einst so beliebt gewesen waren, war zu alt, um in einem fremden Land mit fremder Sprache ein neues Leben beginnen zu können.

Bald war der gesamte Lehrkörper naziverseucht, einige Professoren mehr, andere weniger. Professor Brodersen blieb anständig, Professor Bürger-Prinz, der Psychiater, war besonders anrüchig. Eine Sonderstellung nahm Degkwitz ein, der Pädiater. Er hatte sich sehr früh der nationalsozialistischen Bewegung angeschlossen, hatte eine »niedrige Parteinummer«, verlor aber seine Illusionen sehr bald nach der Machtübernahme und würzte danach seine Vorlesung häufig mit kritischen und spöttischen Bemerkungen. Er war ein Einzelgänger und Widerspruchsgeist. Zu einem ernsthaften Widerstand hat er es nicht gebracht. Nach der Befreiung versuchte er, den Lehrkörper von den schlimmsten Nazi-Elementen zu reinigen. Das ist ihm nicht nur misslungen – ihm wurde das Leben so sauer gemacht, dass er es vorzog, in die USA zu gehen und dort für einen pharmazeutischen Konzern zu arbeiten.

Immerhin war Degkwitz für mich ein Anziehungspunkt. Ich bewarb mich bei ihm um ein Promotionsthema. In jener Zeit waren die Infektionskrankheiten, insbesondere Diphtherie, Scharlach und Keuchhusten, die Schrecken der Kinderheilkunde. Im Eppendorfer Krankenhaus, dem Universitätskrankenhaus, gab es allein für Diphtherie zwei Baracken, die stets überfüllt waren. Dieser Krankheit galt zu jener Zeit Degkwitz' Hauptforschungsinteresse. Mit dem ersten Thema, das Degkwitz mir gab, scheiterte ich bereits an der Bestimmungs-Methode des Kreatinins, das damals noch mittels eines Pulfrich-Photometers gemessen wurde. Die Einstellung von zwei Hälften eines Kreises auf ein helles Gelb von gleicher Farbe wollte und wollte mir nicht gelingen. So gab ich dieses Thema zurück und schlug ein eigenes vor, das auch akzeptiert wurde. Ich hatte die Idee, zu prüfen, ob die Darmlähmungen, die bei Diphtherie auftreten können, über die nervalen Reize erfolgen oder ob das Toxin direkt an der Muskulatur des Darms einwirkt. Dies wollte ich am überlebenden Meerschweinchendarm mittels einer Analyse der Passage von Ringerlösung untersuchen, indem ich die sympathischen und parasympathischen Nerven mit entsprechenden Pharmaka simulierte und die glatte Muskulatur mit einem löslichen Magnesiumsalz reizte. Die Versuchsanordnung hatte ich in der Physiologie gesehen. Dies war mein Debüt in der Forschung und ich kann heute ohne Überheblichkeit sagen, dass ich erstaunlich selbständig und recht ideenreich an diese selbstgestellte Aufgabe herangegangen bin. Ich hatte keinerlei Anleitung, kein Assistent ließ sich in dem großen Saal sehen, in dem ich – mit Hellwig als »Protokollanten« – an Sonntagen und nach der Arbeitszeit der Institutsangestellten die Versuche durchführte. Niemand leitete mich zum Literaturlesen an und keiner hat mir gezeigt, wie man eine Doktorarbeit abfassen muss. Aber: Degkwitz hat sie anerkannt, nur zur mündlichen Verteidigung wurde ich trotz seiner Fürsprache nicht zugelassen. Der ganze Vorgang ging bis nach Berlin, wo endgültig entschieden wurde, dass ich als »Mischling ersten Grades« und »beim jüdischen Teil der Eltern lebend« nicht doktorieren dürfe.

Der klinische Teil des Medizinstudiums war weniger interessant als der vorklinische. Der einzige Kliniker, der eine wirklich aufregende Vorlesung hielt, war der bereits sehr alte Professor Schottmüller. Zwar musste man zusehen, dass man einen Platz in den ersten zwei Reihen ergatterte, damit man seine leise asthmatische Stimme verstehen konnte, aber dann war die Vorstellung eines Falles, die Entwicklung der Differentialdiagnosen, jedes Mal ein Kriminalroman allerhöchster Qualität.

Einige Vorlesungen dagegen waren von derart tötender Langeweile, dass ich mich nicht überwinden konnte, sie zu besuchen, wie zum Beispiel Gerichtsmedizin, so dass ich am Tag des Staatsexamens den Gerichtsdiener für den Professor hielt. Eine der Vorlesungen besuchte ich aus feministischem Protest nicht: der Dermatologieprofessor hatte es darauf abgesehen, weibliche Studenten durch Schweinereien zu schockieren. Fürs Examen lernte ich aus Büchern und vertraute auf den Geist meines Großvaters Feibes.

Lampenfieber hab ich vor jedem Examen gehabt, aber es war immer gemischt mit einer Art freudiger Spannung und in der Prüfung selbst war ich häufig verblüfft über neue interessante Erkenntnisse und Verknüpfungen, die durch die Prüfungsfragen auftauchten. Vor einem einzigen Prüfungsfach allerdings hatte ich das Vorgefühl absoluter Niederlage, das war die Ophthalmologie. Ich hatte den Kurs gewissenhaft besucht, vor allem in der Hoffnung, dass ich irgendwann einmal den Augenhintergrund erkennen möge. Aber so viel ich mich mit dem damaligen Spiegel-Verfahren mühte – ich sah nichts. Ich war übrigens nicht die Einzige, der es so erging. Mit allen Fasern meines Herzens betete ich also, dass ich im Staatsexamen einen Fall mit Erkrankung des äußeren Auges bekommen möge. Aber Gott wollte es anders. Mein Prüfungsfall erforderte eine Spiegelung – und zum ersten Mal im Leben und in absolut wundervoller Klarheit sah ich den Augenhintergrund!

Die Anatomie-Lehre hatte in allen ihren Facetten, makroskopisch, histologisch, embryologisch und topografisch hohe Qualität. Sie ermöglichte mir noch viele Jahre später in den USA ohne weitere Vorbereitung eine hohe Punktzahl im National Medical Board of Examinations. Vor allem lieferte sie exzellente topografische Vorstellungen für Chirurgie, Neurologie und andere Bereiche. Dagegen waren Physiologie und Biochemie ausgesprochen mittelmäßig, was ihre Funktion als Grundlage für das Verständnis pathologischer Prozesse des menschlichen Organismus anbelangt. Wenn aber das Wissen und Verständnis biochemischer und physiologischer Vorgänge ungenügend vermittelt wird, dann ist die ärztliche Einschätzung eines Falles, die über eine öde Katalogisierung eines Textbuchbildes hinausgehen soll, unmöglich; dann bleibt auch die Beurteilung der Therapie an der Oberfläche und schließlich unterbleibt jede neue Fragestellung, jeder medizinische Fortschritt.

Wie gut war das Wissen, das uns vermittelt wurde, in der Praxis anwendbar? Wir erwarben eine Menge Faktenwissen, mit dem ich mir übrigens später in Brooklyn bei der Einlieferung von Ambulanz-Patienten in große städtische Krankenhäuser einen Ruf als besonders gute Diagnostikerin erwerben konnte. Was die medikamentöse Therapie anging, so waren wir in der Praxis nach dem Staatsexamen allerdings faktisch hilflos.

Die Erziehung zu einer humanistischen Einstellung dem Patienten gegenüber fehlte völlig. Und ich glaube, dass dies nicht allein auf den Nationalsozialismus zurückzuführen war. Die Nichtachtung des Patienten als Demonstrationsobjekt, die rücksichtslose Selbstverständlichkeit, wie man über den Patienten hinweg über dessen Schicksal sprach, und die unwidersprochene Hinnahme der Unterbringung der Kassenpatienten in riesigen Sälen – das muss alles schon vor den Nazis so gewesen sein.

Es gab keinen Versuch vonseiten des Lehrkörpers, die Studenten anzuregen, über eine vorbeugende Medizin oder über ein optimales Gesundheitssystem nachzudenken.

Die Ideologie der Vernichtung »unwerten Lebens« kroch irgendwie unter der Oberfläche heran.

Auch schon vor den Nazis erzog die deutsche Medizin eine Ärzteschaft gehobener Kaste mit hierarchischen Strukturen und dem Bestreben nach privatem Wohlstand.

Das war mir zutiefst zuwider. Ich habe mein ganzes bewusstes Leben lang eine Beziehung zwischen Arzt und Patient kategorisch abgelehnt, in der Geld eine Rolle spielt. Echtes Arztsein passt nicht in einen merkantilen Rahmen. Ich hätte nie eine eigene Praxis haben wollen, weder auf privater noch auf Kassen-Versicherungsbasis. Das stand schon damals für mich unverrückbar fest. Wie ich dem entgehen könnte – dazu fehlten mir zu jener Zeit natürlich feste Vorstellungen. Meine Zukunft war ja sowieso ungewiss und ich war noch nicht geschult, über Systemlösungen nachzudenken.

Damals schien mir Lambarene die einzige Möglichkeit, echtes Arzttum zu verwirklichen. Damit stand auch meine christliche Weltanschauung im Einklang. Trotzdem traf mich Schweitzers Ablehnung meiner Bewerbung merkwürdigerweise nicht so hart. Ich glaube, ich stand damals unter einer Art Schmerzanästhesie, hervorgerufen durch den allergrößten Schmerz, Deutschland verlassen zu müssen. Erst viel später habe ich erkannt, dass das Schweitzersche Lambarene-Experiment zwar aus edler Gesinnung geboren, aber doch als Modell unvollkommen ist. Die Rolle des Arztes ist nicht die eines Priesters oder Wohltäters, sondern die eines Naturwissenschaftlers mit sozialem, humanistischem Bewusstsein und Aktivitätsdrang.

Ich weiß nicht, ob dies alles genügend durchdacht ist, was ich hier und heute aufschreibe. Eines weiß ich jedoch sehr genau: Der Kapitalismus – soweit ich ihn bisher kennengelernt habe – ist nicht der

Boden, auf dem echtes Arzttum in aller notwendigen Breite entsteht. Eine sozialistische Gesellschaftsordnung hingegen bietet dafür jedenfalls die Rahmenbedingungen.

Mit dem Untergang der DDR haben wir diese Bedingungen wieder verloren. Natürlich muss man in dem Zusammenhang auch fragen, warum wir sie nicht besser genutzt haben.

Ich habe schon angedeutet, dass ich angesichts des leidenschaftlichen Kampfes, mit dem ich das Studium durchgesetzt hatte, trotzdem keine sehr fleißige Studentin war und nie eine systematisch arbeitende Intellektuelle gewesen bin. Erst wenn es ein Problem gibt, erwacht mein intellektueller Eifer; der ständige Wissensdurst aber, der zu regelmäßigem Studium führt, fehlt mir. Daher ist mein Allgemeinwissen auch so vage und diskontinuierlich. Ich habe das immer als einen großen Mangel in meiner Funktion als Hochschullehrerin empfunden, aber nicht über meinen eigenen Schatten springen können.

Eine solche Konstellation war natürlich auch ein echtes Hemmnis beim zuverlässigen Aneignen des Lehrstoffs. Zum Glück konnte ich aber bei Bedarf schnell und präzise lernen und mit dem neu erworbenen Wissen recht gut kombinieren.

Jürgen, Hans und Wumo

Außer meiner alten Lesewut, die mich unverändert beherrschte, gab es Ablenkungen ganz anderer Art, die mein Inneres aufwühlten: die aufkeimenden Beziehungen zum anderen Geschlecht.

Meine Freundschaft zu Jürgen Elkan war tief und dauerhaft. Zu seinem Leidwesen sah ich ihn aber immer nur mit den Augen einer älteren Schwester. Er kam aus einer wohlhabenden assimilierten jüdischen Familie, hatte eine schöne, vornehme Mutter, zwei Schwestern und einen kleinen Bruder. Sie wohnten in einem eleganten großen Appartement. Jürgen ging in das einzige humanistische Gymnasium Hamburgs, das seine Schüler fast ausschließlich aus den »besten« Familien rekrutierte. Er war ein hochintelligenter und vielseitig interessierter Junge von großer Zurückhaltung und verfügte über ein mehr beobachtendes als aktives Temperament. Ich glaube, es war der Unterschied unserer Temperamente, der ihn zu mir hinzog und mich von ihm fernhielt. Aber genau weiß ich nicht, warum er mich gernhatte und über so viele Jahre immer wieder bat, ihn zu heiraten.

Jürgen emigrierte noch vor mir nach Belgien, wo er in einer kaufmännischen Firma unterkam. Als ich auswanderte, nahm er mich in Brüssel in Empfang und brachte mich nach Antwerpen aufs Schiff. Wir dachten, in Belgien sei er sicher vor den Nazis, aber er wurde nach der Okkupation Belgiens und Frankreichs geschnappt und durch mehrere Lager geschleppt. Eines Tages haben wir uns in New York wiedergesehen. Seine Frau Gretel habe ich für ihn ausgesucht, ein rothaariges lebenssprühendes Mädchen. Jetzt sind so viele Jahre vergangen, Jürgen ist schwerkrank, und ich weiß nicht, ob ich ihn noch einmal sehen werde. Das Herz tut mir weh, wenn ich daran denke, dass ich ihm, wenn auch schuldlos, Kummer bereitet habe. Er war und ist ein Teil meines Lebens, und vielleicht ist es noch schlimmer, Teile zu verlieren als das ganze Leben.

Wie viele Menschen sind schon längst nicht mehr da und erscheinen doch so lebendig und gegenwärtig, dass man sie anfassen und mit ihnen reden möchte. Auch Hans Eisner, ein anderer Jugendfreund, ist für mich verschollen. Lebt er nicht mehr? Ist er von den Nazis umgebracht worden? Ich habe mich sehr bemüht, etwas über sein Schicksal zu erfahren und obwohl seine Mutter, sein jüngerer Bruder und seine kleine Schwester gerettet wurden und in Israel leben – ich weiß nichts. Über Hans schwebte immer eine tragische Wolke, die ihn schließlich auch verschlungen hat.

Ich lernte ihn 1932 kennen, in dem einen und einzigen Sommer meines Lebens, in dem ich kein Mauerblümchen war.

Ich erinnere mich genau an den Park, den duftenden Sommerabend, wir waren zu sechst oder acht – Jungen und Mädchen, ich war noch nicht ganz zwanzig Jahre alt –, wir kamen aus einer Kulturveranstaltung und diskutierten heftig. Merkwürdig: Dieser Duft blühender Bäume, stille dunkle Abende, einsame Parkbänke, das Schaukeln im Paddelboot und die endlosen Spaziergänge sind das, was in mir von einem leidenschaftlichen, fordernden Menschen geblieben ist.

Obgleich er ein wirklich intelligenter Mensch war, brachte er es nicht fertig, sich nach nichtbestandenem Physikum auf eine Wiederholungsprüfung vorzubereiten. Die neue Leidenschaft, seine Verliebtheit in mich, waren Gift für ihn, umso mehr, als ich ihn nicht wirklich liebte und seine Maßlosigkeit und innere Disziplinlosigkeit fürchtete. Von Semester zu Semester trieb er sich herum, bereits in klinischen Vorlesungen, ehe er noch das Physikum abgeschlossen hatte. Dann wurde er zum Militärdienst eingezogen, er war tschechischer Staatsbürger, und musste ihn in den slowakischen Bergen ableisten. In seinem Urlaub trafen wir uns in Prag. Auch für diese Tage und Nächte ist nur die Erinnerung an die Ufer der Moldau und die blühenden Kastanien geblieben.

Meine Freundschaft mit Hans dauerte drei oder vier Jahre. Einen halben Tag lang fühlten wir uns sogar »verlobt« und Hans war überglücklich. Aber mich befiel ein so abgrundtiefer Schmerz, mich von Mu, allen anderen und von meiner Bücherecke trennen zu müssen, dass Mu Hans kommen ließ und die Verbindung kurzerhand wieder löste.

Die Klagemauer unserer Wohnung, Ort unzähliger Tränen, war unser Klo. Auf das Fensterbrett dieses Örtchens fielen sie zu Tausenden: Tränen der Trauer, der Verzweiflung, aber auch des ohnmächtigen Zorns. Hier schloss ich mich mit einem scharfen Küchenmesser ein, bereit, mir das Leben zu nehmen, damit man endlich wisse, was man an mir gehabt habe, wie unrecht man mir getan und wie man meine edelsten Gefühle verkannt habe. Ich muss gestehen, dass ich das Messer stets unbenutzt und heimlich in die Küchenschublade zurücklegte. – Ich habe mich mit dem Prozess des Erwachsenwerdens sehr schwergetan.

Mitten in die Beziehung zu Hans zuckte dann ein Blitz: Wumo, die erste von den zwei richtigen Lieben meines Lebens! Dieser Blitz traf mich, als Hans nur noch wenige Wochen vor dem Ende seiner Armeezeit stand. Ich konnte es ihm nicht schreiben, aber am ersten Abend nach seiner Rückkehr musste ich es ihm beibringen. Nie werde ich den langen Spaziergang an der Alster vergessen, bis ich den Mut dazu aufbrachte. Es war schrecklich und mein Schuldgefühl hat mich nie losgelassen. Hans ist dann vor Hitler und mir nach Prag geflohen. Dort soll er weiterstudiert und auch wieder ein Mädchen gefunden haben. Was danach geschah, weiß ich nicht. Ich hoffe, es gibt noch Menschen, in denen von Hans mehr als ein Schuldgefühl, mehr als die Erinnerung an einen leidenschaftlichen, aber haltlosen Menschen, mehr als eine Wolke von Sommerduft und Verliebtheit geblieben ist. Mir ist von ihm noch der flüchtige Anblick seines wehenden Lodenmantels geblieben, wenn er – wie stets viel zu spät – zu einer Verabredung an einer Straßenecke auftauchte.

Wumo, »Weihnachts- und Mathematik-Onkel«, meine erste echte wirkliche Liebe: Dr. Josef Frank, Physiker am Radiologischen Institut des Universitätskrankenhauses Eppendorf. Genau wie später bei Mitja begann diese Liebe wie mit einem Paukenschlag. Ich sehe die Umstände genau vor mir: Ich hatte mich – wie schon an manchem Nachmittag mit dem verfluchten Pulfrich-Photometer abgequält. Es stand in einem winzigen abgedunkelten Raum. Herein trat Professor Bamberger, der meine Doktorarbeit mitbetreuen sollte, begleitet von Wumo, der als Schürzenjäger bekannt war. So sah er mich mit einem besonderen Blick an, spöttisch funkelnd – und von diesem Augenblick an war ich hoffnungslos verloren.

Wumo war zwölf Jahre älter als ich und verheiratet, er hatte zwei Söhne und eine Tochter. Als armer Bauernjunge war er aus einem Dorf in der Nähe von Freiburg hierhergekommen. Sein heller Verstand und eine auffallende Begabung für Mathematik wurden früh erkannt und man schickte ihn mit Stipendien auf höhere Schulen und die Universität. Als er als »Studierter« zurückkam und sich die hübsche Tochter des reichsten Bauern für ihn interessierte, empfand er dies als eine große Ehre und heiratete sie. Sie liebte ihn mit einer tyrannischen, fordernden Liebe, hörte aber nie auf, in ihm den armen Bauernjungen zu sehen, zu dem sie sich herabgeneigt hatte. In späteren Jahren wurde ihre Herrschsucht immer stärker und je mehr er ihr auszuweichen versuchte, desto bitterer und härter wurde sie. Sie hatte kein Verständnis für die Wissenschaft. Ob es die familiäre Enge oder die bäuerliche Vergangenheit, ob es sein Charakter war, der einem freien Ausschreiten seiner Persönlichkeit Schranken setzte – damals ahnte ich nur ganz entfernt, dass solche Schranken existierten. Sein Geist war freier als seine Aktivität. Er war die ganze Nazizeit hindurch ein absoluter Antifaschist, schloss sich aber keiner antifaschistischen Gruppierung an. Auch er bemühte sich nach dem Krieg, zusammen mit Degkwitz, den nazistisch durchseuchten Hamburger Lehrkörper von den übelsten Elementen zu säubern. Das brachte ihm die Entlassung ein, da die Nazis auch nach der Befreiung an der Universität zusammenhielten und ihnen starke Machtpositionen verblieben. Auch er arbeitete für den Rest seines Lebens als Vertreter von Konzernen. Nach den vielen Jahren am Radiologischen Institut des Eppendorfer Krankenhauses hatte er sich wohl auch zu sehr vom Fortschritt der Physik entfernt und sein niemals sehr hoch entwickeltes Selbstbewusstsein reichte nicht aus, sich wieder stärker in der Wissenschaft zu orientieren. Seine Frau drängte ihn überdies dazu, Geld zu verdienen. Er ließ sich immer drängen und konnte sich nie von dieser Frau lösen, selbst in den letzten Jahren seines Lebens, in denen er eigentlich mit Liselotte Buchsteiner, seiner früheren technischen Assistentin, zusammenlebte, kehrte er wieder und wieder, wenn auch nur für kurze Perioden, zu der Frau zurück, die eine unbegreifliche Macht über ihn hatte, ihn dabei verachtete, quälte und demütigte.

Warum ließ er sich nie von ihr scheiden? Mir sagte er, er könne sie nicht verlassen, weil er sich für das tragische Schicksal seines jüngsten Sohnes verantwortlich fühlte. Der erlitt als kleiner Junge nach einem Sturz von der Schaukel eine Hirnblutung mit nachfolgender schwerer Epilepsie und milder geistiger Retardierung. Wumo hatte die Schaukel angestoßen und fühlte sich deshalb zeitlebens schuldig. Der Junge wuchs ihm besonders ans Herz.

Ich habe viele Jahre Zeit gehabt, über Wumo und mein Verhältnis zu ihm nachzudenken. Damals, in meinen letzten Studienjahren, bereits unter der schwarzen Wolke der Nazis, liebte ich ihn mit der stürmischen Ausschließlichkeit der ersten wirklichen Liebe. Er war der Ältere, Klügere, gütig und fürsorglich. Alles gefiel mir an ihm, seine spöttische Zärtlichkeit, seine Überlegenheit – wenn er mich nur anblickte, überfiel mich ein süß-weher Schauer. Auch er liebte mich, dessen bin ich mir ganz sicher – und doch hielt uns beide etwas vor einer völligen Vereinigung zurück. Bei Wumo war es vielleicht ein Verantwortungsbewusstsein, weil ich weitaus jünger als meine biologischen 26 Jahre war. Bei mir, so sage ich mir heute immer, war es wohl Mitja, der, ohne dass wir uns noch begegnet waren, in aller Heimlichkeit schon seine Arme nach mir ausstreckte.

Zeitweilig überkamen mich Schuldgefühle Wumos Frau gegenüber, aber sie waren nicht beständig und wurden bald wieder von meiner Liebe zu ihm überflutet. Ich wusste in meinem Inneren, dass meine Liebe ebenso hoffnungslos war wie die ihre. Und ich stellte auch keine Forderungen an Wumo. Nur sagte ich ihm zum Abschied, dass ich sieben Jahre auf ihn warten würde. Daraus sind dann nur sechs geworden, bis ich Mitja begegnete und ihm auf immer verfiel!

Abschied von Deutschland

Die Abschiede von drei Menschen sind mir, als ich damals, im September 1938, Nazideutschland verließ, wie Feuermale eingegraben: von Omima, die ganz klein und verlassen zu Hause auf der Straße stand; von Wumo, der in Hamburg an die Bahn kam; von Mu auf dem Aachener Grenzbahnhof. Alle anderen Abschiede flossen zusammen zu einer Wolke von Schmerz, aus der sich kein einzelner hervorhob. Diese Wolke umgab und betäubte mich, so dass ich von den ersten Tagen der Überfahrt über den Ozean nicht einen einzigen Augenblick in Erinnerung habe. Ich besinne mich noch auf den Abschied von Jürgen, das langsame Absetzen des Schiffes vom Kai, die Spätnachmittagssonne auf den Ufern der Schelde und danach elf Tage und Nächte auf nichts, keine Menschen, nicht das Schiff, keine Gedanken, keine Gefühle. Am elften Tag unserer Überfahrt gerieten wir in einen

Hurrikan und ich begann, aus meiner Betäubung aufzuwachen. Ich stahl mich auf die Kommandobrücke zum Entsetzen des Kapitäns, der aber nun nicht mehr wagte, mich wegzuschicken, weil es an Deck zu gefährlich geworden war.

Unser Dampfer war nicht klein, die Wellen aber waren so gewaltig, dass in der einen Minute unmittelbar vor dem Schiffsbug eine senkrechte, das Schiff weit überragende, schwarze Wand erschien, die im gleichen Moment verschwunden war. In der nächsten Minute stürzte das Schiff in eine bodenlose Tiefe. Dann wieder die Wand und wieder der Sturz ins Bodenlose. Ich war weder seekrank, noch hatte ich die geringste Angst. Ich erinnere mich nur eines ungeheuren Staunens über die Gewalt der Natur und eines Gefühls fast einer Befriedigung darüber, dass sie uns alle verschlingen könnte, wenn sie nur wollte.

Alle Funkverbindungen zwischen Schiff und Festland waren abgeschnitten. Wir kamen schließlich mit zwei Tagen Verspätung in New York an. Ich weiß nicht mehr, wie und wann ich von der Kommandobrücke des Kapitäns herunterkam. Allmählich beruhigte sich der Sturm. Offenbar hatte sich etwas in mir verändert, gelöst, geöffnet. Jedenfalls werde ich den Augenblick nie vergessen, in dem die Wolkenkratzersilhouette dieser Stadt im rosigen Morgennebel aus dem Meer auftauchte, für mich ein Anblick von unbeschreiblicher Schönheit.

Erst jetzt wird mir bewusst, welch ein ungeheurer, mir heute noch unverständlicher Wandel in jenen Tagen in mir vorgegangen sein muss. Der Schmerz war tief in mich hineingesunken und tauchte von nun an nur noch in Träumen auf.

Man verwendet den Ausdruck »wie neugeboren« häufig gedankenlos und doch war mit mir genau so etwas vorgegangen. Ein neues Leben, eine neue Welt lagen vor mir und mich packte die Lust, sie kennenzulernen, eine freudige und starke Lust. Ich frage mich, was für ein Mensch ich wohl zu dieser Zeit gewesen sein mag. War ich oberflächlich, treulos, prinzipienlos? Oder brach sich plötzlich eine Lebenslust in mir Bahn, die so lange brachgelegen hatte? Muss ich mich schämen? Ich kann nur ehrlich schildern, wie ich damals empfunden habe. Hinter mir lag ja nicht nur mein persönlicher Trennungs-

schmerz, sondern auch die Bedrohung der Welt durch den Hitlerfaschismus. Hatte ich dies noch immer nicht begriffen? So muss es
wohl gewesen sein. Noch immer war ich kein politischer Mensch.
Ja – ich muss mich schämen. Mit all meinen großen Gefühlen von Gerechtigkeit und Nächstenliebe war ich ein bürgerlich-egozentrischer
Mensch und meine frisch aufgesprungene lebensfrohe Bereitschaft,
alles Neue in mich aufzunehmen, zu lernen, teilzuhaben am Leben der
USA, war sicher der Grund, weshalb ich von meiner neuen Heimat so
schnell »akzeptiert« wurde.

*Hier endet »das erste Leben« Deiner Großmutter Imo. Und hier, mein
Joshua, wollen wir ein wenig verweilen und noch einmal, in Sehnsucht und Liebe, Dankbarkeit und Wehmut der Menschen gedenken,
die in dieses Leben verwoben waren, ihm Gestalt und Festigkeit
gaben, ihm Süße und Schmerz verliehen – Menschen, die nicht mehr
sind und doch tief in uns ruhen – wie ein ewiges versunkenes Vineta,
in das wir an klaren stillen Abenden einen Blick werfen dürfen.*

Mein zweites Leben – USA 1938 bis 1950

Das erste Internship

Mein zweites Leben begann mit jenem märchenhaften zartrosa Morgennebel, aus dem die Skyline von New York vor unseren Augen auftauchte. Vom Dach des Norwegian Lutheran Deakonesses Hospital habe ich später viele Male die großen Ozeandampfer in den Hafen einlaufen sehen. Wie viele Passagiere werden auf den Decks mit Bangen und Hoffnung einem fremden, neuen Leben entgegengesehen haben? Wie viele Schiffsladungen verfolgter, rebellischer, verzweifelter und unternehmungslustiger Menschen sind schon in diesen Hafen eingefahren! Wie viele von ihnen blieben gleich in Ellis Island hängen, weil sie krank, »unerwünscht« oder nicht mit den richtigen Papieren ausgestattet waren! Nein, zu diesen gehörte ich nicht. Im Vergleich zu ihnen war ich privilegiert. Ich würde ein Dach über dem Kopf haben und Verwandte, die sich für mich verantwortlich fühlten.

Heini, der Cousin von Mu, und seine Frau Milly Feibes waren am Kai, als wir schließlich anlegten. Die übliche Frage an den Neuankömmling: »How do you like America?« blieb mir erspart, aber ich war erstaunt über das verwahrloste Aussehen der Hafenanlagen und die endlosen kahlen Straßen der Bronx mit ihren Mietshäusern aus gelblichen Ziegeln und den Brandleitern an ihren Fassaden.

Es dauerte kaum zehn Tage und ich hatte meinen ersten »Job« – als »Aushilfe-Intern« an einem Women's Hospital. Eine der Assistentinnen war erkrankt und durch Heinis Vermittlung durfte ich einspringen. Im

Krankenhaus gab es ausschließlich Ärztinnen, auch die Interns waren sämtlich Mädchen. Obgleich ich mich an keines der Mädchen persönlich erinnere, fühle ich noch heute die Wärme und Solidarität, die sie mir entgegenbrachten. So konnte ich mich auch ohne Scham an sie wenden in dem einen schrecklichen Moment absoluter Niederlage. Es ging um eine schwarze Patientin aus dem Süden der USA mit dem breitesten Südstaaten-Dialekt, den man sich vorstellen kann. Ich scheiterte bereits bei der Aufnahme ihres Vornamens »Beulah«. Ich bat sie wieder und wieder, ihn mir zu buchstabieren – es war hoffnungslos. So rannte ich davon, in den Keller, in dem sich unsere Intern-Quarters befanden, und holte mir Hilfe. Keins der Mädchen hat mich ausgelacht und als die Ärztin nach drei Wochen wiederkam, die ich während ihrer Krankheit vertreten hatte, verabschiedeten sich alle mit Herzlichkeit und Bedauern von mir.

Um in den USA Arzt zu werden, besuchte man damals nach der High School für vier Jahre das College und danach nochmals vier Jahre eine Medical School, schon die beiden letzten College-Jahre und ihr Abschluss entsprachen mehr als unserem Abitur. Die Medical School bedeutete Universitätsniveau, spezialisiert allerdings auf medizinische Fächer. Mit dem Abschluss der Medical School erhielt man automatisch den MD, den »medical doctor«. Danach musste man ein einjähriges Internship absolvieren, um zu einem staatlichen Examen zugelassen zu werden (medical board). Hatte man das bestanden, so konnte man sich als frei praktizierender Arzt niederlassen. Die Niederlassungserlaubnis galt bei Medical Board of State Examiners jeweils für einen bestimmten Staat, bei National Board Examinations für die gesamte USA.

Das Internship musste garantieren, dass man auf einer inneren, einer chirurgischen, gynäkologisch-geburtshilflichen und einer pädiatrischen Abteilung eine praktische Ausbildung erhielt. Die Krankenhäuser, an denen man ein Internship machen konnte, wurden in regelmäßigen Abständen überprüft und je nach ihrer Qualität eingestuft. Kennziffern für eine solche Einstufung waren zum Beispiel die Ergebnisse der chirurgischen Fächer, Sterblichkeitsraten, Zahl der pathologisch-anatomischen Sektionen, Qualifikation des Staffs, diagnostische Laboreinrichtungen, Teilnahme an der Lehre. An einem »grade-A-Krankenhaus« erhielt der Intern keinerlei Gehalt, nur room und board, Unterkunft und Essen. Auch wurde seine Wäsche unentgeltlich gewaschen. Ich glaube, das gleiche galt auch für grade B, während Krankenhäuser, die als grade C oder tiefer eingestuft waren, ein kleines Taschengeld zahlten.

Für ein späteres Fortkommen war es fast unerlässlich, sich um eine Stelle an einem grade-A-Hospital zu bewerben. Für Mädchen und »Farbige« sowie für Absolventen unbedeutenderer Medical Schools, noch dazu mit mittelmäßigen Abschlussnoten, war es fast unmöglich, an ein grade-A-Krankenhaus zu kommen.

Ich war natürlich überglücklich, als ich fast unmittelbar nach meinem Aushilfe-Job das Angebot erhielt, mich an einem solchen, nämlich im Norwegian Lutheran Deaconesses Hospital in Brooklyn, vorzustellen. Die Internships begannen immer am 1. September eines Jahres, es musste unerwartet ein Bewerber ausgefallen sein, wenn Ende September noch eine freie Stelle angeboten wurde. Ich zog also mit meinem Staatsexamenszeugnis aus Hamburg, einer Empfehlung von Prof. Griesbach aus dem Israelitischen Krankenhaus Hamburg und sicher auch einer telefonischen Empfehlung des Women's Hospital N. Y. nach Brooklyn, um mich vorzustellen. Ich wurde von einem hageren, trockenen, aber nicht unfreundlichen lutheranischen Pastor interviewt und bekam die Stelle auf Anhieb. Was ihn bewog, mich sofort zu nehmen, weiß ich nicht. Ich hatte nie wieder Kontakt mit ihm.

Meine Existenz veränderte sich von einem zum anderen Tag. Ich wurde unabhängig, zog mit Sack und Pack, meinem riesigen braunen Vulkanfiberkoffer, zusammengehalten von hölzernen Rippen, der mich von nun an bis nach Cincinnati begleiten sollte, in mein neues Domizil nach Brooklyn. Die Nazis hatten mir gestattet, mit 38 Mark zu emigrieren. Von diesen 38 Mark gingen 32 drauf für Gebühren, um ein Sprachexamen als Vorstufe für die State Medical Board ablegen zu dürfen. Von den restlichen sechs Mark »lebte« ich neun Monate in Brooklyn. Und nur weil ich letztlich nicht zu dem eigentlichen State

Board Examen zugelassen wurde und Geld zurückerstattet bekam, hatte ich das Fahrgeld, um zum Ort meines zweiten Internships, nämlich nach Akron, Ohio, gelangen zu können.

Aber das war mir vollständig gleichgültig – ich hatte eine Stelle an einem Krankenhaus, noch dazu an einem grade-A-Krankenhaus! Ich konnte etwas lernen und ich war gierig zu lernen. Die ersten drei Monate waren wegen der Sprachschwierigkeiten, die ich trotz ausgezeichneter Schulbildung und privater Konversationsstunden noch in Hamburg hatte, sehr anstrengend. Nach einigen Stunden größter Bemühungen, zu verstehen, musste ich einfach innerlich für eine kleine Weile abschalten. Die vollständig andere Aussprache besonders südstaatlicher Dialekte waren zunächst eine Qual. Ich erinnere mich, dass ich schon vor Weihnachten auf die Chirurgie kam und als alleinige Diensthabende nachts präoperative Anweisungen per Telefon entgegennehmen musste, noch dazu in anderen als metrischen Maßeinheiten! Der Angstschweiß, dass ich etwas verkehrt verstehen könnte, lief mir tatsächlich von der Stirn. Und dann plötzlich, wie ein Wunder, verstand ich alles mit Leichtigkeit und hatte keinerlei nennenswerte Schwierigkeiten mehr, mich auf Englisch auszudrücken.

Das Krankenhaus war nicht sehr groß und konfessionell, wie der Name schon andeutet. Allerdings war weder von irgendwelcher religiöser oder norwegischer Besonderheit etwas zu bemerken. Es enthielt alle vorgeschriebenen Fachspezialisierungen, dazu eine Abteilung »Dienst per Ambulanz«, gekoppelt mit kleiner Chirurgie. Das Krankenhaus hatte seinen eigenen festen Staff mit Interns und den um eine Stufe höheren, sich bereits spezialisierenden Residents. Auch sie lebten und wohnten im Krankenhaus und leisteten ihre Arbeit unentgeltlich. Außer den krankenhauseigenen Ärzten konnten auch Privatärzte ihre Patienten in diesem Haus hospitalisieren und behandeln, die Interns und Residents hatten ihren Anordnungen Folge zu leisten. Dies konnte einen zuweilen in schreckliche Situationen führen. An zwei solcher Fälle erinnere ich mich noch heute mit Entsetzen. Beide ereigneten sich auf der Chirurgischen Abteilung. Bei dem einen handelte es sich um einen etwa zehnjährigen Jungen, der von einem

Chirurgen mit der Verdachtsdiagnose einer akuten Blinddarment-
zündung eingeliefert wurde. In meinen Augen bestand kein Zweifel
an der Diagnose und ich verstand nicht, warum der Junge nicht sofort operiert wurde. Ich hatte Dienst und bekam die Antwort, man
solle den Jungen zunächst noch beobachten. Der Chirurg verließ das
Krankenhaus und hinterließ eine Telefonnummer, auf der er erreichbar sei. Die Situation spitzte sich zu – ich rief den Chirurgen an, einmal, zweimal – ich konnte durch die Bauchdecken hindurch den sich
bildenden Abszess an typischer Stelle tasten –, ich war verzweifelt.
Ich drängte den Chirurgen, sofort zu kommen. Als er schließlich kam
und operierte, war der Abszess bereits perforiert und eine Bauchfellentzündung hatte eingesetzt. Der Junge hatte Glück, er kam durch,
aber wie habe ich um sein Leben gebangt und den Chirurgen ver-
flucht, leider nur innerlich, denn ich stand unter absoluter Schweige-
pflicht. Der zweite Fall war ebenso schrecklich, aber während es bei
dem ersten um Vernachlässigung ärztlicher Pflicht ging, handelte es
sich beim zweiten Fall um Unfähigkeit: Einer etwa fünfzigjährigen
Patientin sollte wegen einer chronischen Nierenbeckenerweiterung
und -vereiterung die linke Niere entfernt werden. Ich hatte dem privaten Chirurgen bei der Operation zu assistieren. Der Chirurg kam
mit seinem dicken Bauch nur mit Mühe nahe genug an den OP-Tisch
heran. Auch die Patientin hatte sehr fette Bauchdecken. Der Chirurg
wühlte in der Wunde, schwitzte und ächzte – das OP-Feld war völlig
unübersichtlich. Plötzlich hielt er das herausoperierte Organ in der
Hand. Ich erstarrte! – Statt der Niere hatte er die Milz entfernt. Nicht
genug damit – er hatte gleichzeitig eine große Arterie verletzt, so dass
jetzt das Blut wie ein pulsierender Springbrunnen aus der Wunde
emporschoss. Der Chirurg war nicht imstande, das Gefäß in dem sich
immer wieder mit Blut füllenden Bauchraum zu lokalisieren, er verlor
völlig den Kopf und wenn nicht ein anderer und kompetenter Chirurg in der Nähe gewesen wäre, der sich schnell sterile Handschuhe
anzog und das Gefäß abband, wäre die Patientin auf dem OP-Tisch
gestorben. Ihr Zustand war so bedrohlich, dass nicht daran zu denken
war, ihr nun auch noch die kranke Niere zu entfernen, sondern man

schloss eilig die Wunde. Und dann folgte das eigentlich Schlimmste. Der Chirurg verschwieg ihr, was geschehen war und ließ die arme Frau in dem Glauben, sie sei ihre kranke Niere los. Als die Wunde verheilt war, hörte ich, wie die Patientin ihrem Arzt gegenüber klagte, dass sie immer noch die gleichen Beschwerden habe wie vor der Operation. Und er schwieg dazu!

Es ist in so einem System verständlich, dass das Niveau der Ärzte sehr unterschiedlich war. Noch heute bin ich erstaunt über die gute Einschätzung, die das Krankenhaus als Ausbildungsstätte genoss.

Mein Leben spielte sich damals ausschließlich in diesem Krankenhaus ab. Ich hatte ja auch nicht einmal so viel Fahrgeld, um von Brooklyn nach Manhattan oder in die Bronx zu Heini und Milly zu fahren. In meiner kargen Freizeit ging ich zu Fuß auf den sehr schönen Friedhof, setzte mich auf einen Grabstein und las, wodurch ich mir den Spott besonders der männlichen Mit-Interns zuzog. Im Krankenhaus hatte ich ein eigenes Zimmerchen genau über der Wäscherei. Deren Maschinen liefen Tag und Nacht, so dass ich den Eindruck gewann, noch immer und permanent auf einem Ozeandampfer zu fahren. Das Zimmerchen enthielt eine eiserne Bettstelle, ein Tischchen, einen Stuhl, einen Schrank und meinen großen Koffer. Wir Interns hatten auch einen gemeinsamen Aufenthaltsraum, aber ich erinnere mich nicht, ihn je besucht zu haben. Dagegen gab es auf dem flachen Dach des Hospitals Liegestühle. Von dort hatte man jenen großartigen Blick auf Meer und Hafen und konnte die ein- und auslaufenden Ozeanriesen beobachten.

Erst jetzt wundere ich mich über den Mangel an tieferen menschlichen Kontakten während meiner Brooklyn-Zeit. Mit Befremden bemerke ich, welch ein Unterschied bestanden haben muss zwischen der Solidarität, die ich vonseiten der Mädchen-Interns am Women's Hospital erlebt hatte, und der Gruppe von Interns und Residents am Norwegian Hospital. Lag es an mir oder an den anderen, dass es zu keiner persönlichen Beziehung kam? Keiner fragte mich je nach meinem Schicksal, nach dem, was in Deutschland vor sich ging, keiner lud mich auch nur zu einem Spaziergang ein. Dabei genoss ich Achtung, auch beim »Staff«. Ich war zum Beispiel eine der wenigen, die unter Assistenz des Chirurgen eine Appendektomie selbst durchführen durfte und gewann bald den Ruf einer guten Diagnostikerin.

Ich hatte eine sachlich-distanzierte Beziehung zu allen um mich herum. Nur drei Menschen sind mir in Erinnerung geblieben: ein junger österreichischer Emigrant aus Wien, der sanft und etwas schüchtern war und sich vor allen verschloss; ein rothaariges, energisches Mädchen aus Kansas City und mein »Bus-driver« Clifford, der Chauffeur des Schnellhilfewagens. Durch das rothaarige Mädchen erfuhr ich von den Praktiken der Interns, sich an ihren Patienten zu bereichern. Sie nahmen Trinkgelder, was offiziell streng verboten war, und sogar – gemeinsam mit den Polizisten – Geld aus den Taschen der bewusstlosen Patienten, die sie auf der Straße auflasen, oder von Betrunkenen. Mein rothaariges Mädchen verurteilte diese Praktiken. Ich nehme an, dass der Tatbestand, über keinerlei Einkommen zu verfügen, bei vielen Interns die Moral lockerte. Gesprochen wurde über diese Dinge nicht. Auch nicht über die Brutalität der Polizei, die ich zum ersten Mal in meinem Leben mit eigenen Augen sah.

Während das Rotieren über die traditionellen Fächer in mir nur die Begierde nach schnellem und gründlichem Lernen und die Befriedigung auslöste, die ein praktischer Arzt in seiner Tätigkeit empfinden muss, öffnete mir der Dienst auf der Ambulanz, also »1rst und 2nd bus«, einen ersten Blick in die reale Welt sozialen Elends. Bis zu diesem Zeitpunkt war ich ja eine »wohlbehütete Tochter aus bürgerlichem Hause« gewesen. Die flüchtigen Kontakte mit der Armut waren schnell umhüllt von schwärmerischen Gefühlen der Nächstenliebe und zerflossen sehr bald in schmerzlichem Mitleid. Jetzt kam eine harte unerbittliche Realität auf mich zu.

Die Einrichtung dieser schnellen medizinischen Hilfe, wie wir sie vielleicht nennen würden, war eine ausgezeichnete Sache. Jeder Bürger konnte den Ambulanzdienst bei Unfällen, akuten Krankheiten oder chronischen Fällen mit plötzlicher Verschlechterung, bei Mord und Totschlag, bei aufgefundenen bewusstlosen oder toten Personen anrufen. Dieser Ruf ging gleichzeitig an die Polizei und das Krankenhaus, wobei die Polizisten verpflichtet waren, vor dem Arzt oder zumindest gleichzeitig mit ihm einzutreffen. Das war wichtig, denn sie hatten den Arzt im Notfall zu beschützen und unterstanden ihm im Übrigen während dieses Dienstes.

Die Art der Diagnose ergab sich meist bereits aus der Herkunft des Anrufes. Kam er von der 1rst Avenue, also unmittelbar vom Kai, dann handelte es sich meist um einen Toten, den man aus dem Wasser gezogen hatte, »d. o. a. – dead on arrival« schrieben wir auf das Formular, einen Selbstmörder oder das Opfer eines Verbrechens. In der 2nd Avenue ging es um Schlägereien und Betrunkene. Je höher die Ordnungszahlen der Avenue waren, desto wahrscheinlicher wurden »normale« Krankheiten und Geburten. Als ich zu meinem ersten bewusstlosen Betrunkenen gerufen wurde, war ich entsetzt über das Verhalten der Polizisten, die den Bewusstlosen an den Haaren aus der Gosse zogen und ihn schlimmer als ein Tier behandelten. Als ich mir ihre Brutalität verbat, waren sie völlig verständnislos, und als ich ihnen vorhielt, dass es noch andere Ursachen des Komas gäbe als Alkohol, sahen sie mich voller Spott und Verachtung an.

Natürlich gab es auch gutmütige Menschen unter den Polizisten, aber die Mehrzahl war den Ärmsten und Verkommensten und auch den Hilflosesten gegenüber von elementarer Rohheit. Zwar hatten sie wahrlich keine leichte Aufgabe und gerieten häufig in gefährliche Situationen, aber die ungehemmte Wut, die dann aus ihnen hervorbrach, war erschreckend.

Auch für Ärzte war dieser Aspekt unseres Internships nicht ungefährlich. Ich erinnere mich an einen Fall, bei dem ich sozusagen nur durch die glückliche Struktur der Wohnung ohne Schaden davonkam. Als ich eintraf, war die Polizei noch nicht angekommen. Im ersten Zimmer lagen zwei Männer in einer Blutlache auf dem Boden und eine rasende Frau stürzte sich mit einem riesigen Küchenmesser in der Hand auf mich. Zum Glück waren die Räume so angeordnet, dass ich von Zimmer zu Zimmer und durch die Halle im Kreis herumlaufen konnte. Es muss ein prächtiger Anblick gewesen sein, wie ich meine Runden zog: die Frau mit dem blutigen Messer immer knapp hinter mir her – bis zu meiner Erleichterung die Polizei erschien. Die Männer waren übrigens nicht ernstlich verwundet, bluteten nur stark und waren ebenso betrunken wie die Frau.

Ein Drogenproblem gab es in jenen Jahren noch nicht, aber der Alkoholismus mit allen seinen Konsequenzen machte uns sehr zu schaffen, insbesondere unter der vorwiegend irischen und norwegischen Bevölkerung. In der Regel kam man als Mädchen besser mit den Betrunkenen zurecht als die männlichen Ärzte. Allerdings wurde einem meiner Patienten von der Polizei eine Geldstrafe auferlegt, wegen »Beleidigung eines Offiziers«: Er hatte sich intensiv bemüht, mir einen Kuss zu geben.

Die schrecklichste Erfahrung während meiner Ambulanztätigkeit hatte gar nichts mit Alkohol zu tun. Ich wurde nachts zu einer irisch-katholischen Familie gerufen. Noch heute könnte ich die Szene bis ins letzte Detail malen. Ich wurde in ein großes, dunkles Zimmer geführt, durch einen dunklen Vorhang seitlich von einem zweiten Raum getrennt. In dem hinteren Teil des Raumes war nur das Bett beleuchtet, in dem der Kranke bewusstlos lallend lag. Er hatte offensichtlich einen Schlaganfall und lag im Sterben. Er war der erste Sterbende in meinem Leben, zu dem ich als alleinverantwortliche Ärztin gerufen wurde. Ich begann mit verzweifelter Energie, um sein Leben zu ringen, gab ihm Spritzen – umsonst. Er starb unter meinen Händen und ich war furchtbar niedergeschlagen. Als ich mich aufrichtete, sah ich, dass der ganze Raum – wohl schon die ganze Zeit über – voller Menschen war, die den Großvater beklagten, auch der Priester war da und hatte dem Sterbenden, noch ehe ich kam, die letzte Ölung verabfolgt. Der Geistliche sah, wie bedrückt ich war, und legte mir tröstend die Hand auf den Kopf, die Verwandten kamen und dankten mir überschwänglich – es war furchtbar. Aber noch schlimmer wurde es auf dem Heimweg, als Cliff mich trösten wollte und sagte, ich solle doch nicht so bekümmert sein, ich hätte mir solche Mühe gegeben, viel größere Mühe, als er je in solchen Fällen gesehen habe. Und da ging mir auf, dass alles, was ich gemacht hatte, grundfalsch gewesen war und ich die Hirnblutung wahrscheinlich weiter verstärkt hatte. Sicherlich wäre der alte Mann auch ohne mich gestorben, aber verwunden habe ich das nicht und die Dankbarkeit der Angehörigen brennt mir noch heute auf der Seele.

Obgleich dieses Ambulanz-System vom Prinzip her sehr segensreich hätte sein können, war die Qualität der ärztlichen Betreuung keineswegs gesichert, weil sie von derart unerfahrenen jungen Interns, wie wir es waren, wahrgenommen wurde. Wir selbst lernten natürlich enorm viel, schulten unsere Entscheidungsfähigkeit, unsere Einschätzung der Schwere eines Falles, des Stadiums einer Geburt, zum Beispiel, ob noch genügend Zeit war, die Kreißende ins Krankenhaus zu bringen. Der Intern, dem auf dem Transport eine Entbindung oder ein Todesfall passierte, musste »eine Lage ausgeben«. Zum Glück ist mir das nie passiert, ich hätte es gar nicht finanzieren können. Aber wer zu lange bei dem Patienten verweilte, zum Beispiel bei Missdeutung des Fortschrittes einer Geburt, war ebenfalls dem Spott ausgesetzt.

Natürlich war das System auch dem gelegentlichen Missbrauch ausgeliefert. Einmal wurde ich um zwei Uhr morgens von einer jungen Mutter gerufen: »Würden Sie bitte mein Baby untersuchen – meistens schreit es um diese Zeit, heute hat es geschlafen.« Wir waren in einem Zustand ständiger Übermüdung – man kann sich vorstellen, was für Gedanken einem bei solcher Gelegenheit kommen.

Der Dienst war mörderisch. Ich glaube, ich war im Norwegian der einzige Intern meines Jahrgangs, der sich nicht krankmeldete. Einmal hatte ich einen leichten Schnupfen und ein wenig erhöhte Temperatur. Ich maß sie nach jedem »Call« und schwor mir, noch ein Zehntel Anstieg und ich würde mich ins Bett legen und schlafen – schlafen. Aber leider sank die Temperatur.

Am schlimmsten war der Dienst am »2nd bus«. Er bedeutete, dass man tagsüber erst dann fahren musste, wenn der erste »bus« schon unterwegs war. Das war aber immer der Fall. Nachts dagegen wurde der »2nd bus« zum ersten und daher hatte der Zweitdienst Tag und Nacht zu tun, und das 56 Stunden hintereinander. Danach lediglich von drei Uhr nachmittags bis zum nächsten Morgen sieben Uhr frei – und so ganze sechs Wochen.

Ich wurde so abergläubisch, dass ich mich zwischen den Calls mit Schuhen ins Bett legte, weil mir schien, sowie ich sie auszöge, würde mich das Telefon wieder herausklingeln. Auf den Fahrten selbst schlief ich häufig auf der mitgeführten Trage, eingehüllt in meine komische dunkelblaue Uniformjacke, die vom Krankenhaus gestellt wurde und die mir viel zu groß war, mit der Uniformmütze auf dem Kopf als Kopfkissen.

Die Versorgung des Unfallraumes gehörte ebenfalls zum Ambulanzdienst. Da der Gebrauch steriler Handschuhe zu teuer war, mussten wir lernen, Wunden ohne Berührung mit den Händen steril zu versorgen. Das Nähen und Knoten der Fäden nur mit Instrumenten trainierte ich heimlich an meinen Betttüchern.

An einen lustigen Fall kann ich mich erinnern. Einem Jungen war beim Angeln der Angelhaken in den großen Zeh gefahren. Er bettelte, ich möge doch den Haken unversehrt herausziehen, er hätte nur den einen. Ich gab mir große Mühe und entließ ihn mit Verband, aber intaktem Angelzeug. Genau drei Stunden später kam er wieder, diesmal mit dem Haken im anderen großen Zeh! Da aber knipste ich ihm den Widerhaken ab. – Ich glaube, er war froh, nicht noch einmal meine chirurgische Prozedur über sich ergehen lassen zu müssen.

Zwei Diagnosen waren mir absolut neu: Ragweed Allergie und eine bläschenförmige Hautentzündung durch poison ivy oder poison oak. Weder diese Art Pollen noch das giftige Unkraut gibt es in Europa.

Studienbewerbungen an 48 Medical Schools

Die Zeit verstrich. Ich hatte unterdessen das Sprachexamen gemacht, aber der Bescheid, ob ich zum N. Y. State board zugelassen würde, kam und kam nicht. Schließlich bekam ich eine endgültige Absage. Da das Studium in Deutschland mit dem medizinischen Staatsexamen und nicht automatisch auch – wie in den USA – mit dem medical doctor endete und da mir die Nazis die Promotion trotz akzeptierter Doktorarbeit verweigert hatten, wurde mir klar, dass ich ohne einen MD zukünftig große Schwierigkeiten haben würde. Zunächst musste ich für das folgende Jahr einen neuen Job suchen. Ich bewarb mich um ein neuerliches Internship, diesmal am Peoples Hospital in Akron, Ohio, ebenfalls ein »grade-A-Krankenhaus«, dessen Superintendent eine Miss Craig war. Dagegen waren sämtliche Ärzte, die visiting physicians, Interns und Residents, männlich. Als ich mich zu ihnen zum Essen ins Ärztekasino begeben wollte, meinten sie, ich solle lieber mit den Schwestern essen, ihre Männergespräche würden mich zu sehr schockieren. Erst als ich sie auslachte und behauptete »shock-proof« zu sein und zu ihnen zu gehören, akzeptierten sie meine Gegenwart. Es entwickelte sich dann ein kameradschaftlich-herzliches Verhältnis und ich hatte nie Gelegenheit, meine Schockresistenz unter Beweis zu stellen. Aber ich staune noch heute, dass man gerade mich als Mädchen unter sicherlich vielen Bewerbern ausgewählt hatte.

Am 1. September 1939, ich war einen Tag zuvor in Akron eingetroffen, tönten beunruhigende Gerüchte aus dem Radio. Ich ging erst spät ins Bett. Am folgenden Morgen wurde es bekanntgegeben: Hitlerdeutschland hatte Polen überfallen! Ich erinnere mich sehr genau an diesen klaren Septembertag. Die Sonne schien auf die goldengrüne Rasenfläche unter meinem Fenster. So schrecklich diese Nachricht auch war – jetzt war ich überzeugt: Das ist der Anfang vom Ende des Nationalsozialismus. Einen Kampf an zwei Fronten wird er nicht durchstehen.

Am Krankenhaus war das Interesse an den politischen Ereignissen in Europa sehr gering. Man lebte das Leben eines USA-Bürgers im mittleren Westen, fleißig, freundlich und oberflächlich. Die Interns und Residents bildeten eine herzliche Gemeinschaft, halfen einander im Dienst, drangen aber nicht auf wesentlichere, tiefere Beziehungen zueinander. Außer dem Beruflichen war unser Hauptbindungsglied das abendliche Tischtennisspiel. Als einziger weiblicher Intern war ich zwar im Schwesterntrakt untergebracht, nutzte aber zusammen mit den anderen die »Gesellschaftsräume« der Intern-Quarters.

Abend für Abend wurde die Championship zwischen uns ausgetragen. Da ich ziemlich gut war, wurde ich bald ein beliebter Partner. Mir machte das Spielen großen Spaß, vielleicht auch, weil ich in Brooklyn viele Monate lang gar keine richtige Freizeit gehabt hatte. In diesem Jahr verdiente ich sogar ein wenig Geld: 30 Dollar pro Monat. Etwas davon sparte ich, den Rest gab ich für die Erfüllung eines meiner größten Kindheitswünsche aus: fürs Reiten! Ich entdeckte, dass es die Möglichkeit gab – ohne große Ausgaben für Reitkostüme, besondere Hosen oder Stiefel –, stundenweise ein Pferd zu mieten und sogar Reitstunden zu nehmen. Die Pferde waren nicht von besonderer Qualität, aber sie wussten sehr genau, wann sie umkehren und zurück in den Stall laufen wollten.

Mein schönstes Reiterlebnis hatte ich erst Jahre später mit meinen beiden Aschaffenburg-Cousinen von Baltimore aus, als wir einen Reitausflug entlang des Strandes der Atlantik-Küste machten. Ich ritt ein kleines geschecktes Pferdchen, das den nassen Sand, die Seebrise, das Meer und die Weite genauso genoss wie ich und mit fröhlicher Begeisterung meinen Wünschen nach einem gestreckten Galopp zustimmte.

Das schönste Pferd jedoch, das ich in meinem Leben gesehen habe, war ein weißer arabischer Vollbluthengst. Nie werde ich seine großen schwarzen, glänzenden Augen, die roten Nüstern und das zugleich zarte und kräftige Muskelspiel seiner Glieder vergessen, die feinen Adern unter seinem schimmernden Fell. Es umgab ihn ein Hauch von Trauer und 1001 Nacht und ich dachte an seine steinernen Gefährten des Parthenon-Frieses. Er aber stand allein in einer kleinen hölzernen Stallbox und blickte in eine weite Ferne, die er nicht mit uns teilte.

Noch ein anderes Pferde-Erlebnis hatte ich später in Mittelasien – es war ein Blick in ein wildes und ungebundenes Pferde-Dasein und zugleich ein unvergessliches Gemälde. Auf kahlen Hügeln tummelte sich eine ganze Herde kleiner schwarzer Pferde – ein wunderbar farbiger Gegensatz zwischen dem tiefblauen Himmel, dem fahlen Gelb der Hügel und dem Schwarz der Pferde.

Mir scheint, dass gerade diese Tiere, stolz und kraftvoll, größer als der Mensch und zur Freiheit und Ungebundenheit geboren, eine besondere und bewegende Beziehung zu uns Menschen haben.

Zwischen Pferd und Mensch besteht eine andere Bindung als zwischen Mensch und Hund oder Katze, man mag diese noch so sehr lieben. Ich glaube, es ist ein anderes Gefühl der Achtung, das den Unterschied ausmacht.

In Akron fand ich auch einen Reitkameraden, einen Emigranten aus Berlin, der sich dort als Internist niedergelassen hatte. Durch unser ähnliches Schicksal verband uns viel Gemeinsames. Und so war ich an meinen freien Sonntagen nicht mehr so einsam wie in Brooklyn. Wir fuhren mit seinem Auto durch das »rolling country« von Ohio. Nach der Steinwüste Brooklyns waren diese Stunden für mich eine wahre Glückseligkeit.

Es mag so klingen, als ob Akron für mich nur sorgloses Vergnügen gewesen sei. Und tatsächlich sind die neun Monate Internship dort als ein leichtes, fröhliches Interim in meine Erinnerungen eingegangen. Mu war unterdessen in den USA eingetroffen und unsere kleine Familie, bis auf Hellwig, den Nazis entkommen. Für meine eigene Zukunft hatte ich Pläne, aber keine Sorgen. Kaum je trat meine »Grillen-Natur«, wie Mitja sie nennt, so sehr zutage wie in jenem Jahr. Ich hatte keine Sprachschwierigkeiten mehr, klinisch war ich nun schon erfahren, ich bemerkte mit Freude, dass ich leistungsfähig war und meine Umgebung verhielt sich freundlich und anerkennend.

Gleich nachdem ich mich eingelebt hatte, begann ich an meinen Zukunftsplänen zu arbeiten. Es war mir klar geworden, dass ich in den USA ohne den Titel eines medical doctors keinerlei berufliche Aussichten haben würde, erneut studieren und, um einen Abschluss zu erreichen, wahrscheinlich die letzten zwei Jahre einer Medical School wiederholen musste. Ich bewarb mich um Aufnahme – an nicht weniger als 48 Medical Schools. Nur zwei würdigten mich überhaupt einer Antwort. Alle möglichen Numeri clausi standen mir im Wege: Ich war Emigrantin, schon 27 Jahre alt (wenn sie gewusst hätten, wie kindsköpfig und unreif dabei), ich kam von keinem bekannten College, nicht aus reichem Hause. Aber immerhin, die Columbia University New York und das Woman's Medical College of Pennsylvania in Philadelphia forderten mich zu einem Interview auf.

Als Erstes wählte ich die Columbia University. Für immer sehe ich das riesige Manager-Zimmer des Deans der Medical School vor mir, den übergroßen Schreibtisch und die riesigen Sessel. Er bat mich, Platz zu nehmen und prompt versank ich im dunkelbraunen Leder. Dann stellte er mir eine einzige Frage: »Wie viel Geld haben Sie?« Und als ich ihm antwortete: »Gar keins«, erhob er sich aus seinem Sessel hinter dem Schreibtisch und sagte höflich und bestimmt: »Dann brauchen wir kein weiteres Wort miteinander zu wechseln.« Er hatte kein Interesse an mir, wollte keine Zeugnisse, Empfehlungen etc. sehen. Er war fertig mit mir. Die Unterredung hatte weniger als fünf Minuten gedauert!

Merkwürdigerweise erinnere ich mich nicht, niedergeschlagen gewesen zu sein, ich war nur maßlos erstaunt.

Von New York fuhr ich gleich weiter nach Philadelphia, um mich am Woman's Medical College vorzustellen. Hier empfing mich Dr. Martha Tracy, langjähriger Dean dieser Universität, eine feine alte Dame. Einer der ersten weiblichen Ärzte der USA, sie hatte ihr Medizinstudium noch in der Schweiz erkämpft. Auch ihre erste Frage galt meinen Finanzen, und ich beantwortete sie genauso ehrlich wie dem Dean der Columbia University. Und auch für sie war dies kein nebensächliches Problem, wie sich herausstellte. Aber in ihren Augen stand eine objektive Überprüfung meiner Vorkenntnisse im Vordergrund. Sie verlangte, dass ich Teil eins des dreiteiligen National Board of Medical Examinations ablegen sollte und, falls ich das Examen bestehen würde, einen Nachweis von tausend Dollar erbringen müsse für die jährlichen Studiengebühren sowie eine Bestätigung, dass ich meinen Lebensunterhalt selbst bestreiten könnte. Wenn dies alles erfüllt wäre, würde sie meine Aufnahme in die Junior Class, also ins dritte Studienjahr, erwägen. Sie war sachlich, streng, aber doch wohlwollend mir gegenüber und erklärte ihre Vorbedingungen mit den traurigen Erfahrungen, die sie vor mir mit einigen Emigranten gemacht hätte, die entweder aus fachlichen oder finanziellen Gründen wieder hätten ausscheiden müssen.

Ich war voller Zuversicht, dass es mir gelingen musste, in Philadelphia anzukommen, meldete mich für das Examen an und wandte mich an das Jewish Council in Akron mit der Bitte, mir ein Stipendium zu verschaffen.

Die Prüfungen für den ersten Teil National Board waren schriftlich und betrafen im Wesentlichen vorklinische Fächer: Anatomie, Physiologie, Biochemie, Bakteriologie/Hygiene, aber auch Pathologie und Pharmakologie. Ich hatte entsetzlichen Bammel vor dieser Prüfung, denn erstens wusste ich nicht, ob unser deutsches Lehrwissen dem amerikanischen entsprach, ob ich alle Fachausdrücke der vorklinischen Fächer auf Englisch kannte, und zweitens hatte ich überhaupt keine Zeit, mich auf das Examen vorzubereiten. Unglückseligerweise musste ich gerade in jenen Wochen vor dem Examen nachts einen kranken Kollegen auf der geburtshilflichen Station vertreten. Tagsüber arbeitete ich auf der Inneren Station. Also ich bereitete mich vor, so gut ich konnte, hatte aber das Gefühl, in einen Abgrund zu springen, als ich nach Detroit fuhr, wo die Examina abgehalten wurden. Ich fühlte mich entsetzlich – in einer unbekannten Stadt, unter wildfremden Menschen und wieder mit dem Gefühl des Nichtdazugehörens, des Außenseiters. Die Prüfungen zogen sich über mehrere Tage hin. Ich hatte keine Ahnung, wie ich wohl abgeschnitten haben könnte. Eins wusste ich schon genau: in Physiologie hatte ich mit mehr Fantasie als Kenntnissen etwas dahergeschrieben, was nicht stimmen konnte.

Dann vergingen Wochen, ohne dass ich etwas über den Ausgang der Prüfungen hörte. Meine Mit-Interns waren voller Mitgefühl und fieberten mit mir der schicksalsschweren Post entgegen, die den Bescheid bringen sollte. Und dann kam der Tag. Alle belagerten mich, ich sollte den Brief sofort öffnen. Aber ich lief weg in mein Zimmer, um ihn allein – ohne Zeugen meiner eventuellen Niederlage – zu öffnen. Meine Hände haben gezittert, als ich ihn aus dem Umschlag zog. Ich hatte bestanden! In Anatomie sogar mit hoher Punktzahl, in Physiologie dagegen – wie ich erwartet hatte – knapp am Durchgefallen vorbei. Ich schickte die Resultate an Dr. Tracy, und sie sagte mir später, dass ich die Erste gewesen sei, die die Bedingung klaglos angenommen hätte, die Prüfungen zu machen, schüttelte ein wenig den Kopf über die geringe Punktzahl in Physiologie und ermahnte mich, meine Pathologiekenntnisse zu verbessern. – Auf dem finanziellen Teil ihrer Vorbedingungen bestand sie weiterhin.

Die Zeit drängte – noch kein Stipendium vom Jewish Council! Am 1. Juli 1940 lief mein Internship ab. Alle Kollegen ringsum begannen sich Sorgen zu machen. Die visiting physicians wollten schon Geld für mich sammeln, Miss Craig bot mir eine residency in der Chirurgie für den nächsten Jahresturnus an. Man riet mir ernstlich zu, die Medical School noch ein Jahr zu vertagen. Aber ich hatte das Gefühl, jetzt oder nie! Ich setzte alles auf diese eine Karte und verließ das Peoples Hospital.

Meine »gesicherte Zukunft« endete in zwei Monaten, mit dem 31. August. Für den Sommer nämlich hatte ich mir eine Stelle als Ärztin in einem YWCA-Ferienlager beschafft: Camp Yawaca am Erie-See. Es war ein riesiges Kinderferienlager, alles Mädchen unterschiedlicher Altersstufen. Ich residierte in einem eigenen Arzt-Bungalow mit einem kleinen Behandlungsraum und mehreren Isolierbetten. Dort hatte ich auch ein eigenes Zimmerchen. Zu meiner Unterstützung stand mir eine Krankenschwester zur Verfügung. Ich war also eigentlich Tag und Nacht im Dienst und musste, wenn ich das Haus verließ, stets angeben, wo ich erreichbar sei. Es war ein hervorragend organisiertes Lager mit vielen Sport- und Bastelmöglichkeiten für die Kinder. Im Vordergrund stand natürlich das Schwimmen. Ich reihte mich ein in die Bewerbergruppe für Rettungsschwimmen. Am Ende des Kurses musste eine Prüfung abgelegt werden, in der man einen zappelnden »Ertrinkenden« durch die Brandung ans Ufer brachte. Als Schlusspunkt sollte man einen größeren Stein vom Grund des Sees aufklauben und ihn schwimmend ans Ufer transportieren. Diese letzte Bestimmung wurde mein Waterloo. Ich mühte und mühte mich auf dem tiefen Grund ab, einen entsprechenden Stein loszubekommen, tauchte wieder und wieder. Als ich auch nach dem zehnten Mal mit leeren Händen an die Oberfläche kam, teilte man mir bedauernd mit, dass ich durchgefallen sei! Das war die erste nichtbestandene Prüfung meines Lebens, eine richtige Schande! Die Kinder kamen und trösteten mich, die Erzieherinnen lächelten und meinten, man könne es doch noch einmal versuchen ...

So geschah es auch. Mit dem nächsten Kinderdurchgang wiederholte ich den Kurs, stahl mich am Vorabend der Prüfung heimlich an den See und deponierte einen geeigneten Stein am Grund des Sees und – bestand mit fliegenden Fahnen!

Ja, es war eine fröhliche Ferienzeit, ich fühlte mich fast wie ein Kind unter Kindern. Medizinisch gab es keine größeren Probleme. Aber – der Juli verging! Keine Nachricht bezüglich eines Stipendiums oder sonstiger finanzieller Hilfe. Auch der August ging in die zweite Woche. Endlich – am 20. – kam der Brief: ein Stipendium von tausend Dollar für das erste, also dritte Studienjahr und ein Tag später die Nachricht, dass für meinen Lebensunterhalt in der Familie eines episkopalischen Pfarrers eine Stelle gefunden war! Ich lief im Camp umher und umarmte und küsste jeden, der mir in den Weg kam. Heute kommt mir das Ganze vor wie ein Ritt über den Bodensee – noch zehn Tage und ich hätte vor dem absoluten Nichts gestanden.

Es stellte sich heraus, dass das Stipendium von einem konservativen Zeitungskonzern gewährt wurde, und zwar zum ersten Mal. Wir Stipendiaten dienten als Reklame-Objekte und waren daher nach möglichst ausgefallenen Gesichtspunkten zusammengestellt: nach Minoritäten – Hautfarbe, besonders bedrückende Familienumstände und ich als Mädchen und Emigrantin aus Hitlerdeutschland. Man gab uns ein großes Festessen, mit viel Presse; unsere Lebensschicksale und Bilder erschienen in der Zeitung. Ich muss dem Zeitungskonzern zugutehalten, dass dies die einzige »Gegenleistung« war, die er je forderte. Er zahlte später anstandslos ein zweites Mal tausend Dollar für das nächste Studienjahr, ohne sich von mir irgendwelche Belege oder Zeugnisse vorlegen zu lassen. Ich glaube, ich lief unter der Rubrik »Werbe- und Reklamekosten«. Meine überströmende Glückseligkeit und Dankbarkeit machte sich für die Zeitung wohl bezahlt.

Woman's Medical College of Pennsylvania

Mit dem Stipendium und der Stelle in der Familie des Pfarrers, die übrigens von dem Medical College in Philadelphia ausfindig gemacht worden war, öffnete sich für mich eine ganz neue Zukunft. Die erste Periode meiner USA-Zeit war beendet, die ersten zwei Jahre nach Herausnahme der sogenannten first papers für die USA-Staatsbürgerschaft, die ich gleich nach meiner Ankunft beantragt hatte, waren vergangen. Jetzt sollte ich die berühmte Frage stellen: »How did I like America?« Was erwartete ich? In meinem schmerzbetäubten Zustand vor meiner Auswanderung hatte ich mir über meine Zukunft gar keine Gedanken gemacht. In meinen damaligen kindischen Vorstellungen schwebte mir Amerika großenteils mit Büschen bedeckt vor, durchzogen von Canyons und schmalen verschwiegenen Flüssen mit hohen waldbestandenen Ufern. Offensichtlich war meine Vorstellungswelt nie durch objektiven Geografie-Unterricht oder auch nur durch gesunden Menschenverstand beeinflusst worden. Nun wurde mir jeder neue Blick zur staunenden Entdeckung Amerikas. Ich muss gestehen, dass ein so großes Land mit all der Vielfalt von Landschaften, von Natur und Menschen, von Nationalitäten und Kulturen, eine ungemeine Anziehungskraft besitzt.

Was ist das Geheimnis, dass die deutschen Emigranten, die in die USA gingen, sich in der Regel so viel schneller einlebten als in irgendeinem anderen Land, so viel festere Bindungen an ihre neue Heimat eingingen und sehr bald zu loyalen Staatsbürgern wurden?

Meine Familienmitglieder, die nach England auswanderten, blieben Emigranten. Sogar nach vielen Jahren glücklicher Ehe mit Hilde sprach der sanfte, gütige Norman von ihnen als »you people from the continent«. Die russischen Flüchtlinge der Oktoberrevolution führten in Paris zeitlebens ein Emigranten-Dasein. In den USA war man dagegen von Anfang an kein Emigrant, sondern ein Immigrant, und sehr bald gehörte man zu den Einwanderern der ersten Generation, die ständig einen nicht unwesentlichen Teil der USA-Bevölkerung ausmachten. Diese Art der Integration ist natürlich nur ein Rahmen, in den der Einzelne mehr oder weniger hineinpasst. Daneben gibt es auch einen »Mayflower«-Snobismus, den Kastengeist alteingesessener und reicher Familien, die sich brüsten, zu den ersten Einwanderern zu gehören, wobei weniger die »historischen Verdienste« der Familie als vielmehr Besitz und Position zum augenblicklichen Zeitpunkt gelten.

Obgleich ich nun – am Ende der ersten zwei Jahre – ein warmes Gefühl der Dankbarkeit für die USA empfand, mich zu ihr hingezogen und bereits als kleines Teilchen von ihr fühlte und obgleich man mir allgemein mit Herzlichkeit begegnete, mich fachlich schätzte, hatte sich keinerlei engere persönliche Beziehung zu irgendeinem Amerikaner ergeben. Nicht ein einziges Mal war ich außerhalb des Krankenhauses eingeladen oder in einer Familie zu Gast gewesen. Ich kannte das eigentliche amerikanische Leben nur in einem schmalen Ausschnitt. Erst von meiner Philadelphia-Periode an begann ich, intimere Eindrücke zu sammeln.

Philadelphia war zu jener Zeit eine mittelgroße Stadt. Südlich von New York gelegen und östlich der Apalachian Mountains, einer Gebirgskette, die den Staat Pennsylvania durchschneidet und sich vom Norden her bis in den Süden des östlichen Teils der USA erstreckt, ist die Landschaft um Philadelphia herum sanft, grün und wellig. Die Stadt selbst hatte, jedenfalls damals, keinen besonderen Charme, Teile der Innenstadt waren zu schrecklichen Slums verkommen, während in den Vororten die Landhäuser und Gärten in Luxus und Schönheit der Rasenflächen und Gehölze wetteiferten. In einem dieser Vororte, in Chestnuthill, lagen die episkopalische Kirche und das Pfarrhaus der Familie Trowbridge, bei der ich während des ersten Jahres am Woman's Medical College lebte.

Obgleich mein Dasein in Philadelphia natürlich durch die Medical School geprägt war, will ich doch zunächst mein Leben bei den Trowbridges schildern. Alles war dort ganz anders, als ich es mir bei einer Pfarrersfamilie vorgestellt hatte. Beide Trowbridges stammten aus »Oberen-Zehntausend-Kreisen«, Mrs. Trowbridge aus einer reichen New Yorker Familie. Sie war eine noch junge hübsche und elegante

Frau mit spärlichen intellektuellen Interessen, gesellschaftlich gewandt und ehrgeizig. Mr. Trowbridge sah ebenfalls sehr gut aus, was aber, glaube ich, sein Hauptprädikat darstellte. Seine Predigten, die er übrigens sorgfältig und unter beträchtlichem Zeitaufwand vorbereitete, waren von unbeschreiblicher Langeweile und enthielten nie auch nur einen einzigen interessanten Gedanken. Leider war es meine sonntägliche Aufgabe, mit den beiden Kindern in die Kirche zu gehen und darauf zu achten, dass sie sich als Pfarrerskinder entsprechend benahmen. Catherine, ein wohlerzogenes liebes Mädchen von zehn Jahren, brachte dies auch schon recht gut fertig. Gus dagegen, ein quecksilbriges fünfjähriges Bürschchen, hüpfte auf der Kirchenbank auf und ab, schwatzte und kicherte, so dass die Augen der Gemeinde sich auf seine kleine Gestalt hefteten, halb missbilligend, halb hoffnungsvoll die bevorstehende Katastrophe erwartend. Als Gus in einer der Predigten seines Vaters einen Packen lustiger Affenbildchen aus der Tasche zog, konnte ich ein solches Desaster gerade noch vermeiden. Das braunhaarige Köpfchen mit den großen dunklen Augen war voller Eifer auf die putzigen Äffchen gerichtet, die von Bildchen zu Bildchen immer komischere Zirkusleistungen darboten. Ich muss gestehen, dass ich mit ebensolchem Interesse wie Gus und voller Sympathie meine Aufmerksamkeit den Äffchen zuwandte und fast den Augenblick verpasste, in dem das Crescendo der Begeisterung bei Gus eine allgemein schockierende Lautstärke erreichte. Ich konnte ihn samt Affenbildchen im letzten Moment vor der öffentlichen Schande aus der Kirche zerren!

Die sonntäglichen Kirchgänge, die für die wohlhabende »neighbourhood« wohl kaum eine andere Bedeutung als die einer gesellschaftlichen Begegnung hatten, deren Öde und Inhaltsleere mich geradezu schockierten, bewirkten, dass sich meine Bindungen zu einer kirchlichen Form der Religion sehr bald zu lösen begannen. Dagegen dauerte es sehr lange, bis ich die Beziehungen zwischen den Trowbridges und mir durchschaute. Ich war so etwas wie ein gehobenes, aber unbezahltes Kindermädchen, ohne Freizeit, ohne freie Tage. Morgens half ich, die Kinder für die Schule fertigzumachen, auch Gus ging

bereits in eine Vorschulklasse, und nach der letzten Vorlesung be-
eilte ich mich, mit dem Vorortzug nach Hause zu kommen, gerade
noch rechtzeitig, um nach Catherines Schularbeiten zu sehen und
den Kindern beim Abendbrot Gesellschaft zu leisten – sie hatten eine
warmherzige Köchin, die alles vorbereitete –, sie zu baden, ins Bett zu
bringen und ihnen noch vorzulesen. Die Kinder waren reizend, bild-
hübsch, völlig verschieden, Catherine blond, blauäugig und stämmig,
Gus dunkel, schmal, flink und voller Schelmereien. An den Wochenenden betreute ich sie ganz und gar, und abends hatte ich mit Bügeln
etc. noch bis etwa zehn Uhr zu tun, so dass ich im ersten Jahr meiner
Wiederaufnahme des Medizinstudiums wenig Zeit hatte zu eigenem
Lernen.

Wenn ich an die Zeit bei den Trowbridges zurückdenke, so fühle ich
die widerstrebenden Empfindungen von damals: Dankbarkeit, dass sie
mich aufgenommen hatten, Zuneigung zu den Kindern, unterirdische
Ressentiments eines Dienstmädchens seiner »Herrschaft« gegenüber
und wieder das bekannte, fatale Gefühl des Nichtdazugehörens. An
manchen Abenden und sonntags mittags aß ich mit dem Ehepaar
Trowbridge zusammen im Esszimmer beim Licht von Kerzen in silbernen Leuchtern und erlernte die amerikanischen Tischmanieren.

Was für eine erfreuliche Relativierung all dessen, auf das mein
Vater in unserer Erziehung so großen Wert gelegt hatte, erfuhr ich
nun! In Deutschland hätte man niemals das Messer aus der Hand
legen und mit der Gabel allein weiteressen dürfen – in Amerika
dagegen war es gerade umgekehrt! Und in Gedanken tat ich Wumo
Abbitte, dem ich mit mitleidiger Liebe, aber auch überheblichem inne-
rem Schauder zugesehen hatte, wenn er die Kartoffeln mit dem Messer schnitt. Nun war ich diejenige, die ihre Tischmanieren revidieren
musste – ein ausgezeichneter innerer Unterricht in Toleranz.

Ich kann nicht sagen, dass ich mich bei Tisch sehr wohl fühlte,
wenn die Kinder nicht dabei waren. Mr. und Mrs. Trowbridge waren
stets sehr höflich, wussten aber ebenso wenig mit mir anzufangen wie
ich mit ihnen, obgleich ich gern gewusst hätte, wofür sie sich eigentlich interessierten.

Europa war ihnen fern und fremd, sie stellten nur selten Fragen bezüglich meiner Vergangenheit und überhaupt keine, die mein Studium an der Medical School betrafen. Ich weiß nicht, ob ich sie sehr enttäuscht habe, als ich es im folgenden Jahr vorzog, bei einer alten Dame zu wohnen, ob sie mein Weggehen bedauerten, ob sie überhaupt eine innere Beziehung zu mir hatten. Nachträglich empfinde ich bei ihnen eine gewisse Scheu mir gegenüber, die vielleicht aus der sozialen Situation zu erklären war. Offensichtlich gehörte ich durch Erziehung und Bildung für sie zu einer »gehobeneren« Schicht – andererseits war ich mittellos und in abhängiger Stellung. Vielleicht war ich in ihren Augen auch merkwürdig gekleidet – ich besaß zum Beispiel keinen Hut und musste mir für die Gottesdienste einen borgen. Seit ich Deutschland verlassen hatte, trug ich immer noch dieselben Sachen, die möglicherweise von Anbeginn für sie sonderbar und mit der Zeit vielleicht auch aus der Mode geraten waren – ich hatte damals kein Gefühl dafür. Mrs. Trowbridge war ausgesprochen elegant, auch die Kinder waren immer reizend angezogen. Vielleicht spielten diese äußeren Dinge eine Rolle.

Meine eigenen Vorbehalte waren mir zu jener Zeit völlig unbewusst. Bewusst waren mir Dankbarkeit und Zuneigung zu den Kindern und der Köchin und Freude an der herrlichen Umgebung, allerdings auch zunehmend das Gefühl, nicht zur eigenen Arbeit zu kommen. Ich erinnere mich, dass ich mich innerlich sogar wehrte, wenn Frances, meine neue Freundin an der Medical School, versuchte, mir klarzumachen, dass die Trowbridges mich ausnutzten und ich über unsere Beziehungen präziser nachdenken solle. Es war wohl auch im Wesentlichen ihre Idee, mein Domizil zu wechseln.

Zum Beginn des zweiten Jahrs meines Studiums, des vierten und letzten der Medical School, zog ich also um, in das alte, dunkle und stille Haus einer alten Dame, die an Diabetes litt und nachts nicht allein bleiben wollte. Sie war ein feiner, zurückhaltender Mensch. In gegenseitiger Scheu sind wir uns nicht sehr nahegekommen. Sie verlangte von mir nichts weiter, als dass ich abends und nachts zu

Hause war und bei eventueller Entgleisung ihres Diabetes Hilfe leistete. Dafür wohnte ich umsonst und bekam morgens Frühstück. Die übrigen Mahlzeiten bestritt ich von den Resten der Ersparnisse aus der Internzeit in Akron. Ich kann mich nicht an finanzielle Probleme erinnern, obgleich ich wohl eigentlich nicht gerade viel Geld gehabt haben kann.

Die Medical School, damals noch Woman's Medical College of Pennsylvania genannt, war eine von vier medizinischen Ausbildungsstätten in Philadelphia: University of Pennsylvania, Jefferson Medical College, eine homöopathische Medical School, die den Namen Hahnemanns trug, und unsere, damals nach der University of Pennsylvania die Zweitbeste. Sie war keine Universität, wie wir sie in Europa kennen, hatte sie doch, wie die meisten Medical Schools in den USA, nur eine einzige Fakultät, die medizinische, und konzentrierte sich allein auf die Ausbildung zum Arzt.

Sie war gegründet worden aus Protest gegen den Numerus clausus, der sich auch noch zu meiner Zeit in den USA gegen weibliche Bewerberinnen zum Medizinstudium richtete. Ihr haftete auch immer noch der alte Kampf- und Pioniergeist an, in dem sie ihren Ursprung hatte, der Kampf um die Rechte der Frauen. Hier immatrikulierten nicht nur US-Amerikanerinnen, sondern eine ganze Reihe von Frauen aus anderen Ländern, die zu Hause keine Chance zum Studieren besaßen, sowie Missionarinnen aus Afrika und Asien, die ihre christliche Sendung mit ärztlicher Hilfe verbinden wollten. Alle Lehrer und Schüler waren damals weiblich. Erst viel später kamen auch männliche Professoren an die Schule, und sie wurde co-educational.

Unter den Professoren und Lektoren gab es zwar keine herausragenden Genies, aber jede dieser Frauen war eine kraftvolle Persönlichkeit. Martha Tracy, die Direktorin, habe ich bereits erwähnt. Ich sehe ihr Jugendbildnis noch vor mir: ein schönes junges Mädchen mit dickem, langem Zopf. So sah die Studentin aus, die sich in der Schweiz gegen viele Widerstände ihr Medizinstudium erkämpft hatte. Besonders eindrucksvoll waren die Vertreterinnen der chirurgischen Fächer, Dr. Sturgis und die eine halbe Generation jüngere Dr. Morani.

Sie allein besaß einen etwas männlichen Charme, alle anderen wirkten ausgesprochen fraulich-mütterlich.

Alle waren tüchtige Spezialistinnen, der Lehre ergeben und an der Formung junger Ärztinnen zutiefst interessiert. Ob irgendwelche Forschung betrieben wurde, wussten wir nicht. Anregungen in dieser Richtung erhielten wir nicht. Die einzelnen Jahrgänge waren sehr klein: im ersten Jahr etwa 30 Studentinnen. In den folgenden zwei Jahren gaben jeweils bis zu zehn Mädchen aus fachlichen oder ökonomischen Gründen ihr Studium auf. Die Anforderungen an Wissen, Interesse und Können waren hoch, und da in den Hauptfächern je vier Studentinnen von Lektoren betreut wurden, schien es unmöglich, etwaige Wissens-Untiefen zu verbergen.

Insgesamt herrschte eher ein Schulbetrieb als eine Universitäts-Atmosphäre. Ständig gab es mündliche und schriftliche Überprüfungen, so dass wir auch den zweiten Teil des National Board of Medical Examinations als Routine-Leistung innerhalb eines Schuljahres ablegten.

Außer den persönlichen Begegnungen und Freundschaften jener Zeit, die meine tiefsten Erlebnisse waren, sind es drei Dinge, die für mich von besonderer Bedeutung waren. Das erste war eine Vorlesung oder vielmehr eine Serie von Veranstaltungen, die der differentialdiagnostischen Schulung der Studentinnen dienen sollte.

So erhielt jeder etwa eine Woche vor der Veranstaltung die Kopie einer Krankengeschichte mit anamnestischen Daten, klinischen und Laborbefunden. Diese musste man zu Hause durcharbeiten, kritisch analysieren, möglicherweise weitere Untersuchungen anfordern, um schließlich in der Lage zu sein, ein differentialdiagnostisches »Plädoyer« zu halten mit dem Konzept der dazugehörigen Therapie.

Ich habe diese Art Schulung später an der Berliner Charité im Rahmen der sogenannten interdisziplinären klinischen Vorlesungen übernommen und glaube, dass auch meine Studenten diese Lehrmethode anziehend fanden.

Der zweite Höhepunkt des Studiums am Woman's Medical war für mich der Unterricht in Public Health. Während alle anderen Fächer im Wesentlichen Wiederholung dessen bedeuteten, was ich bereits in Deutschland oder auch in meiner praktischen Tätigkeit während der beiden rotierenden Internships gelernt hatte, bot dieses Fach für mich etwas völlig Neues. Ich weiß nicht, wie originell die Idee für USA-Medical Schools war, mit uns in Betriebe zu gehen. Das jedenfalls tat die Professorin – natürlich ohne die theoretische Wissensvermittlung im traditionellen Sinne zu vernachlässigen. Sie ging mit uns, überließ es aber jeder Einzelnen, die Arbeiter zu befragen und deren Arbeitsbedingungen zu beobachten. Sie forderte uns auf, Notizen zu machen und Mängel und Risiken für die Belegschaft mit kritischen Augen zu analysieren sowie toxische, bakterielle oder mechanische Gefahren aufzuspüren. Aus diesen eigenen Notizen und aus der Literatur, die sie uns empfahl, mussten wir dann Arbeiten anfertigen mit praktischen Vorschlägen für die Verbesserung der Umstände im jeweiligen Betrieb. Ich fand, dass dies nicht nur die Beobachtungsfähigkeit und Befragungstechnik ungemein schulte, sondern auch unseren medizinischen Blick auf die weiten Ziele unseres Arztberufes lenkte.

Die Professorin muss ein sehr fortschrittlicher Mensch gewesen sein. Trotz meiner Begeisterung für diese Form des Unterrichts hatte ich aber nie ein persönliches Gespräch mit ihr.

Über das dritte große Erlebnis, das für mein ganzes späteres Schicksal entscheidend sein sollte, möchte ich erst etwas später sprechen.

Lustigerweise entdeckte man, einige Wochen nachdem ich mit meinem Studium am Woman's Medical begonnen hatte, dass ich mich noch gar keiner »medizinischen Eignungsprüfung« unterzogen hatte. Diese geht normalerweise der Aufnahme zum Studium voraus. Beide Internships, die daraus hervorgegangenen Empfehlungsbeurteilungen – nichts galt. Ich musste in die Prüfung ziehen. Sie war schriftlich und bestand aus zwei Teilen: Im ersten Teil bekam man einen mehrseitigen Bogen mit unzähligen Alternativfragen, die sich auf die USA-College-Vorbildung bezogen. Ich sah auf einen Blick, dass ich kläglich versagen würde, wenn ich bei jeder Frage verweilen und über sie nachdenken würde. Meine Allgemeinbildung in amerikanischer Geschichte und Literatur hätte keinesfalls ausgereicht. So beschloss ich, dass mich nur eine Quantität beantworteter Fragen retten könnte. Einiges wusste ich wirklich, bei anderem setzte ich sozusagen mit geschlossenen Augen willkürlich ein »ja« oder »nein« ein und baute auf ein statistisches Prinzip. Offenbar funktionierte es. Der zweite Teil der Prüfung war für mich zum Lachen. Man bekam die Abbildung einer Hand mit Muskeln, Gefäßen und Nerven – alles mit Namen versehen. Eine Viertelstunde durfte man sich diese einprägen, dann wurde die Abbildung durch eine andere ersetzt, ohne Namensbezeichnungen. Und in die musste man die Bezeichnungen nach dem Gedächtnis einsetzen. Da ich sie sowieso wusste, war dieser Teil der Prüfung für mich ein Kinderspiel. Die ganze »Eignungsprüfung« für das Medizinstudium bestand also in der Einschätzung der allgemeinen Vorbildung und der Merkfähigkeit! Ich wurde nach Bekanntgabe des Resultats an die Medical School zu Dr. Tracy gerufen und ob des guten Ergebnisses belobigt.

Es fiel mir natürlich nicht schwer, eine gute Studentin zu sein. Aber etwas lernte ich mit großer Beschämung: Bei einer der ersten Kontrollübungen wusste ich eine Antwort nicht und schielte nach alter deutscher Schulmanier auf das Blatt meiner Nachbarin. Nach der Stunde wurde ich von den Mitstudentinnen beiseite genommen und darüber aufgeklärt, dass »Abschreiben« und Mogeln ehrlos sei und bei ihnen nicht vorkomme. Ich wäre am liebsten in Grund und Boden versunken und habe es nie wieder getan.

Die Vorbereitungen auf die Examina musste ich nun ohne meine liebe alte »Dilala« bestreiten. Einmal bat mich eine Kommilitonin, mit ihr vor der Endprüfung im Fach Hals-Nasen-Ohren gemeinsam zu lernen. Sie sagte, wir würden wohl die Nacht über aufbleiben müssen und daher würde sie Amphetamin, ein Weckmittel, nehmen und bot mir ebenfalls eins an. Es hatte den schrecklichen Effekt, dass ich die ganze Nacht lang mein ganzes Leben vor ihr ausbreitete, keine von uns beiden auch nur eine einzige Seite im Buch anrührte und wir praktisch unvorbereitet und ohne eine Sekunde Schlaf am nächsten Morgen in die Prüfung gingen.

Frances Preston-Brown

Meine Mitstudentinnen waren fleißige, zielstrebige Mädchen und bis auf eine, Elizabeth Mertens, nicht besonders interessant. Elizabeth sah aus wie der Page eines spanischen Granden, schwarzhaarig und schwarzäugig, mit scharfem Verstand und Gespür für Probleme. Sie heiratete später einen bekannten Wissenschaftler.

Die Klasse über uns war hingegen weitaus bunter. Aus ihr gingen auch einige Hochschullehrer hervor. Von zweien dieser Klasse will ich erzählen, von der einen – Frances Preston-Brown – weil ich mit bewundernder und mitleidiger Liebe an ihr gehangen habe, von der anderen, weil sie ein sonderbarer unglückseliger Mensch war und seltsamerweise später im Leben von Mu wieder auftauchen sollte: Hertha Tarrasch, ursprünglich Opernsängerin aus Berlin, eine glutvolle, aber etwas zu dicke Carmen, laut, herrschsüchtig, von unbändigem Temperament, leidenschaftlicher Willenskraft und bestrebt, alles ringsum in ihren Strudel zu ziehen. Irgendwo in der Welt hatte sie einen geschiedenen Ehemann zurückgelassen, Kinder besaß sie nicht. Sie gab sich große Mühe, mich unter ihren Pantoffel zu bringen. Diese Bemühungen erreichten ihren Höhepunkt, als sie mir das Autofahren beizubringen versuchte. Diese Stunden absolvierten wir in Frances' ur-alt-klapprigem Zweisitzer »Chevy«. Machte ich einen Fehler, so brüllte Hertha: »Das tust du nur, um mich zu ärgern!«, und oft fehlte nicht viel, dass sie mir eine Ohrfeige versetzte. Ein Wunder, dass ich mit einer so ungeduldigen Lehrerin das Fahren überhaupt erlernte.

Hertha Tarrasch war alles andere als ein naturwissenschaftlich interessierter Mensch. Ihre Neigungen und Pläne konzentrierten sich auf die Psychiatrie. Dabei war sie eigentlich nicht imstande zuzuhören. In unserer Schule der gehobenen und einigermaßen gleichartigen Durchschnittlichkeit fiel sie absolut aus dem Rahmen. Im tiefsten Inneren und durch ihre Lebensumstände begünstigt, war sie verzweiflungsvoll einsam. Aus dieser Leere heraus entstand wohl die Gier, Menschen, später auch ganze Organisationen und Positionen in sich hineinzu-schlingen. Immer wieder – aber nur auf Zeit – gelang es ihr, Fonds aufzutreiben und Gönner für ihre Ideen zu gewinnen. Eine Weile schuf und leitete sie Heime für schwererziehbare Kinder, später gründete sie Institutionen für »gefallene Mädchen«. Diese Tätigkeit verschlug sie nach Wisconsin, wo sie sich auf Mu stürzte – nach dem Fehlschlag mit mir. Ich war mit meinem ganzen Wesen Frances zugetan, die übrigens ihrerseits Hertha mit Güte und Toleranz behandelte, und ich war zu unreif, um meine ambivalenten Gefühle, die aus Mitleid, Ablehnung der Flamboyanz und Flucht vor der Tyrannei bestanden, in eine selbstständige, unabhängige Position zu leiten.

Mu dagegen, wohl auch Spuren innerer Verwandtschaft zu Hertha empfindend, konnte großartig mit ihr umgehen und hat ihr auch eine echte Freundschaft entgegengebracht. Hertha führte ein stürmisches Leben, ein großes Haus, aß üppig, produzierte sich im öffentlichen Leben, war eine elende Ärztin, missdeutete ihre bereits schweren Symptome eines Diabetes mellitus und wurde eines Tages tot aufgefunden, nachdem sie ihre Krankheit mit grandioser Nachlässigkeit ganz unzulänglich behandelt und das beginnende Koma überhaupt nicht beachtet hatte.

An unserer Schule, an der alle Beziehungen nur zwischen Mädchen und Frauen stattfanden, mischten sich häufig erotische Nuancen in die Freundschaften, und auch mein Verhältnis zu Frances trug starke Züge einer schwärmerischen Liebe, sehnsüchtigen Ungestüms und unglücklicher Unerfülltheit. Frances war einige Jahre älter als ich. Sie war ein durch eine sonderbare Kindheit und Jugend in Einsamkeit und Unglück gereifter Mensch und ich kam mir häufig wie ein Hündchen vor, das den Mond anbellt.

Frances hatte ein angeborenes medizinisches Syndrom, das im Wesentlichen mit einer Luxation der Augenlinsen und einem Herzfehler einhergeht und in den meisten Fällen von frühem Tod bedroht ist. Sie wuchs mit einem jüngeren und hochbegabten Bruder mutterlos bei einem gelehrten Vater und umgeben von Büchern auf. Ihr Vater muss ein eigenbrötlerischer und eigensinniger Mann gewesen sein. Er bestand darauf, Frances selbst zu unterrichten und war stolz, dass sie bereits mit vier Jahren schwierige altertümliche Texte aus alten Folianten lesen konnte. Es entging ihm, dass Frances praktisch blind war und den Lesestoff seitenlang auswendig zitierte. Erst mit sieben oder acht Jahren wurde ihr Augenleiden offenbar. Ihr wurden beide Augenlinsen entfernt, und sie trug von da an eine Brille mit starken Gläsern, wie sie Patienten nach Staroperationen damals zu tragen pflegten. Durch ihres Vaters Starrsinn erhielt Frances zwar eine glänzende humanistische Bildung, aber im Mathematisch-Naturwissenschaftlichen blieben ihr bedeutende Lücken, die ihr trotz hoher Intelligenz im College und selbst beim Medizinstudium große Schwierigkeiten bereiteten. Zudem fehlte ihr wohl auch der Sinn für naturwissenschaftliche Probleme. Sie durchlief die Medical School allein mit dem Ziel, Psychiaterin zu werden. Vielleicht resultierte dieser Wunsch aus der Liebe zu ihrem Bruder und seinem tragischen Schicksal. Beide Geschwister waren in einem hochgespannten Umfeld ethischer und intellektueller Ansprüche aufgewachsen. Frances' Bruder meinte, seinen eigenen Anforderungen und inneren Standards nicht genügen zu können. Für Frances war der Selbstmord ihres Bruders ein unüberwindbarer Schmerz. Sie hat mir gegenüber auch nur einziges Mal davon gesprochen. Außer ihrem Bruder hatte sie keine Spielgefährten. Sie war ein einsames Kind und blieb sicher auch im College durch ihre Andersartigkeit isoliert. Das ließ ihr viel Zeit zum Nachdenken, zum Beobachten, zum Zuhören. Sie war der gebildetste amerikanische Bürger, den ich in den zwölf Jahren meines USA-Lebens gekannt habe. Ihre vielseitigen Interessen erstreckten sich auf Literatur, bildende Kunst und Musik. Der Kern ihres Wesens aber war ihr leidenschaftliches Eintreten für soziale Gerechtigkeit, für alle Minoritäten, für die Schwarzen, die Arbeiter – sie war eine echte »Linke«, die erste Amerikanerin in meiner bisherigen Bekanntschaft, die sich gegen den Hitlerfaschismus empörte. Sie nahm meine politische Erziehung in ihre Hände, ließ mich Lincoln Steffen lesen und öffnete mir die Augen über die unglaublichen, noch heute bestehenden Beispiele von Segregation von Weißen und Schwarzen. Die berühmte Pratt-Bibliothek in Philadelphia hatte damals noch einen separaten Eingang für Schwarze!

Als ich Frances kennenlernte, war ihr Wesen schon voll entfaltet. Sie war auch nicht mehr einsam. Ihre innere Unabhängigkeit und Selbständigkeit, die seltene Mischung von sanfter Güte und unbedingter Kompromisslosigkeit im Urteil gewannen ihr Achtung und Freundschaft, jedenfalls bei Menschen, die nicht auf Äußerlichkeiten achteten. Sie war keineswegs schön – und doch war es ein schöner, stolzer Kopf, umrahmt von kurzen goldenen Locken, und durch die dicken Brillengläser blickten die ungewöhnlich vergrößerten tiefblauen Augen. Nahm sie die Brille ab, dann sah sie plötzlich schutzbedürftig und mitleiderregend aus. Ich sehe sie noch deutlich vor mir, ihren wiegenden Gang und die Art, wie sie ihre Brille, die ständig von der Nase rutschte, zurechtrückte.

Frances war eine ausgezeichnete Menschenkennerin, und ich hatte immer das bedrückende Gefühl, dass sie in alle Schmutz- und Unordnungsecken meiner Seele gucken konnte, und gab mir große Mühe, diese zu beseitigen. Ich liebte und bewunderte Frances und habe sie doch durch meine verfluchte Schreibfaulheit im Stich gelassen. Nach Abschluss der Medical School ging sie nach New York. Von dort besuchte sie mich noch einmal, als ich am Baltimore General Hospital arbeitete, und ich fuhr auch einmal nach New York, wo wir uns im Atelier von Frances' Malerfreunden trafen. Dann ging sie nach Kalifornien, arbeitete als Psychiaterin an einer Anstalt für Geisteskranke und starb nach knapp zwei Jahren an Herzinsuffizienz. Ihr Tod war ein großer Schmerz für mich und ein drückender Vorwurf, den ich nie loswerden kann. Auch als ich schon wusste, dass sie krank war, schrieb ich ihr nicht. Ich weiß nicht, wer sich um sie kümmerte. Nach ihrem Tode bekam ich die Nachricht, dass Frances mir in ihrem Testament die Beethovenschen Streichquartette vermacht hatte, die wir so oft gemeinsam gehört hatten. Ich habe mich auf diese Mitteilung hin nie gemeldet – meine Schuldgefühle waren zu drückend. Was nur konnte mich zu einer solchen Seelennachlässigkeit gebracht haben, dass ich ihre Briefe unbeantwortet ließ, kein Zeichen gab, dass ich an sie dachte, sie in Gedanken in ihr neues Leben begleitete, sie in ihrer letzten Krankheit nicht allein ließ? Ich behandelte sie wie lange

Jahre hindurch meine Mu, die ich auch durch meine »Schreibfaulheit« gequält habe – mit dem Unterschied, dass ich bei Mu zu guter Letzt ein wenig von dieser Schuld abgetragen habe. Bei Frances bleibt für immer meine Scham, das Gefühl des Verrats und Versagens und ein drückender Schmerz im Gedenken an ihre letzten einsamen Wochen.

Meine Freundschaft und Liebe für Frances mit ihren Schuldgefühlen verdränge ich bis heute, und doch war Frances einer der bedeutendsten Menschen in meinem Leben. Sie steuerte zielbewusst mein Leben nach links, politisierte mein Denken, versuchte, mich zu einem selbständigen Menschen zu erziehen, brachte mich dazu, Einzelerfahrungen in größeren Zusammenhängen zu sehen. Ohne sie wäre vielleicht auch die dritte wesentliche Erfahrung am Woman's Medical College, die ich bisher aufgespart habe, nur eine erschütternde Einzelepisode geblieben. Durch Frances' Einfluss wurde sie richtunggebend für mein ganzes weiteres Leben.

Im Rahmen des Faches Geburtshilfe machten wir unter der Leitung einer Lektorin auch Hausgeburten. Diesmal wurden wir in die Slums von Philadelphia gerufen. Die Kreißende, eine schwarze, nicht mehr ganz junge Frau, lag im ersten Stock in einem Zimmer, dessen Fenster nicht verglast, sondern mit Pappe vernagelt war. Eine nackte Glühbirne hing von der Decke herab und beleuchtete nur trübe das kahle Zimmer, an dessen Wand eine eiserne Bettstelle stand, die lediglich von einer alten schäbigen Matratze bedeckt war; keine Leintücher, kein Bettchen für das erwartete Kindchen. Wasser musste aus dem Hof geholt werden, auf dem auch das sehr schmutzige Klo stand. Irgendwo gab es einen Herd, auf dem das Wasser abgekocht werden konnte. Wir mussten als Unterlage für die Frau alte Zeitungen benutzen und darauf die wenigen sterilen Tücher ausbreiten, die wir in unserem Köfferchen mitgebracht hatten. In diesem Zimmer, in dieser Umgebung, unter solchen Umständen kam ein Kindchen zur Welt – ein schwarzes Kind, im Zentrum einer reichen Stadt, nur wenige Vororts-Bahnstationen entfernt von den eleganten Landsitzen, die ich durch die Trowbridges kannte, und in einem Land, das schon lange keinen Krieg auf eigenem Boden geführt hatte.

Es war üblich, dass das geburtshilfliche Team bei der Namenswahl des neuen Kindes Vorschläge einbringen konnte. Die Frau fragte uns, was wir von dem Namen »Plazenta« hielten, zu dem ihr einige männliche Studenten aus einer der anderen Universitäten geraten hatten! »Plazenta – Mutterkuchen«, mit dieser zynischen Verhöhnung hätte ein Menschenleben beginnen sollen!

Von diesem Tage an solidarisierte ich mich mit den Schwarzen, ihr Schicksal war auch meines. Das Unrecht, das man ihnen antat, traf mich gleichermaßen. Und an diesem Tag tat ich den ersten inneren Schritt hin zur Kommunistischen Partei.

Die Unwissenheit der Schwarzen, auch was ihren eigenen Körper betraf, war erschreckend. So wurde ich zum Beispiel von einer jungen Frau in Wehen gefragt, wann ich sie nun aufschneiden würde. Als ich ihr antwortete, dass man noch gar nicht voraussagen könne, ob überhaupt etwas geschnitten werden müsse, war sie maßlos erstaunt. Es stellte sich heraus, dass sie keine Ahnung hatte, auf welchem Wege ihr Kind zur Welt kommen würde!

Ich versuchte übrigens tatsächlich einen ersten praktisch-politischen Schritt und ging zu einer öffentlichen Versammlung, auf der Earl Browder sprechen sollte, der damalige Sekretär der Kommunistischen Partei der USA. Ich hatte hochgespannte Erwartungen und war tief enttäuscht, denn ich konnte mir nicht vorstellen, dass diese kleinbürgerlich-verwaschenen Ansichten dem Standpunkt eines echten Kommunisten entsprachen. Später erfuhr ich, dass Browder kurz darauf wegen revisionistischer Anschauungen aus der Partei ausgeschlossen wurde.

Ich hätte gern den Kern der Partei gefunden, aber für jemanden, der wie ich politisch so völlig unerfahren war, stellte sich dies als hoffnungslos heraus. Frances war zwar links, aber Einzelgängerin und hatte niemals einer politischen Organisation angehört. Bis dahin hatte ich nur einen einzigen Kommunisten kennengelernt, einen deutsch-jüdischen Studenten, der mit Gisela und mir im Winter nach der Machtergreifung Hitlers in einer Jugendherberge in der Lüneburger Heide zusammentraf. Er erzählte uns, dass er versuchen würde, in die

155

Sowjetunion zu emigrieren. Er war ein hübscher, blonder Junge mit einem weichen, mädchenhaften Gesicht. Was mich aber am meisten beeindruckte: Er hatte eine große Thermosflasche voll heißen Kakaos, den er vor unseren Augen allein austrank, ohne unsere verlangenden Blicke zu beachten. Dieser allererste Kontakt mit dem Kommunismus war also auch nicht gerade dazu angetan gewesen, mich für diese Partei zu werben.

Jedwede Form der Reifung geht bei mir sehr langsam vor sich. Erst in Cincinnati, unter Mitjas Einfluss, fand ich schließlich den Weg zur Kommunistischen Partei der USA. Aber bis dahin sollten noch drei ganze Jahre vergehen.

Das letzte Jahr am Woman's Medical College war zu Ende. Als Abschluss mussten wir eine Belegarbeit schreiben. Ich wählte die »sympathische Ophthalmie« als Thema, ein Augenleiden, bei dem das gesunde Auge in der Folge einer Entzündung des kranken Auges ebenfalls in Mitleidenschaft gerät. Ich hatte mir gedacht, dass ein relativ begrenztes Thema leichter erschöpfend abgehandelt werden könnte, und außerdem reizte mich die ungeklärte Problematik, wie diese Mitleidenschaft des gesunden Auges entstünde. Ich lernte zwar, Literaturangaben zusammenzustellen, das Ganze war letztlich aber doch kaum mehr als eine Zeitverschwendung.

1942 graduierten wir mit dem ersehnten MD, dem medical doctor. Ich wurde Klassenbeste, was aber in Anbetracht meiner Vorkenntnisse nicht verwunderlich war. Die feierliche Verleihung der Urkunden absolvierten wir in schwarzem Talar und Doktorhut mit der über das linke Auge hängenden Quaste. – Die Utensilien dieser Verkleidungskomödie konnte man sich ausleihen.

Gleich nach Abschluss der Medical School war auch der Termin für den dritten Teil des National Board Examens, der mündlich abgehalten wurde – im Gegensatz zu den ersten beiden schriftlichen Prüfungen. Der dritte Teil erfolgte an Patienten, im Labor, in der Sektionshalle. Er konnte sehr unangenehm sein, und ich hatte daher beträchtliches Lampenfieber. Und richtig – gleich beim ersten Patienten, in der Inneren Medizin, kam es zur Katastrophe! Der Patient, ein älterer, abgemagerter Mann mit deutlicher Gelbsucht, weigerte sich, nochmals untersucht zu werden. Er habe es in den letzten Tagen schon mit so vielen Studenten zu tun gehabt, nun sei endgültig Schluss! Er sei ein Mensch und mehr könne man ihm nicht zumuten. Was sollte ich nur machen? Er hatte ja vollständig recht. Die Herabwürdigung zu einem Prüfungsobjekt war menschenunwürdig. Ich setzte mich betroffen an sein Bett. Er blickte entschlossen und abweisend auf die gegenüberliegende Wand. So schwiegen wir eine Weile. Und dann fasste ich mir ein Herz und bat ihn, ob er nicht doch noch dieses einzige Mal zustimmen könnte, weil ich sonst wohl durch die Prüfung fallen würde. Und das Wunder geschah – er gestattete mir, ihn zu untersuchen. Warum habe ich ihm am nächsten Tag keine Blumen gebracht, ihn nicht noch einmal besucht? Wenigstens habe ich seinen Wunsch, nicht wieder von Studenten untersucht zu werden, weitergegeben. Aber seinen Beweis von Herzensgüte und Verständnis habe ich entgegengenommen mit nichts als einem »Dankeschön«.

Weißt Du, Joshua, so ein Heftchen, in das man seine Erinnerungen schreibt, wird einem zum schrecklichsten Richter. Man meint, man sei kein schlechter Mensch – und auf wie viel Versagen stößt man bei sich selbst! Und wie viel mehr wird es in Wirklichkeit sein, verbunden mit den vielen sogenannten »Kleinigkeiten« des Lebens, die nie wieder aus der Erinnerung auftauchen und die man deshalb auch nicht nochmals mit wacheren Augen und schärferer Selbstkritik betrachten kann.

Es haftete diesen Unzulänglichkeiten sicherlich noch viel Jugendliches an, eine Egozentrizität und Rücksichtslosigkeit, die bei stürmisch drängenden Menschen sichtbar wird.

Was sollst Du, armer kleiner Joshua, mit den nutzlosen Selbstvorwürfen Deiner neunundsiebzigjährigen Großmutter anfangen? Du brauchst ja keine Lehren zu ziehen, nicht einmal hinschauen musst Du, kleiner schwereloser Geselle. Bist Du ein Mensch? Wann wird man einer? Weißt Du, dass wir Perinatologen uns ständig mächtig in den Haaren liegen über den Begriff »menschliches

Leben« – aber diese ethisch-juristischen Fragen brauchen Dich nicht zu berühren. – Weißt Du, dass Dein Schwesterlein, dem Du so ritterlich den Vortritt gelassen hast, nun bald zur Welt kommt? In dem Maße, wie der Tag oder die Nacht heranrückt, regt sich Deine Großmutter immer mehr auf. – Ich sehe schon, Du mahnst mich, mir an Deiner heiteren Gelassenheit ein Beispiel zu nehmen. Aber Gelassenheit und Geduld sind gerade zwei Eigenschaften, die Deiner Großmutter Imo nicht von einer guten Fee in ihre afrikanische Wiege gelegt wurden.

Baltimore General Hospital

In den Philadelphia- und den darauffolgenden Baltimore-Jahren war mein ganzes Wesen leidenschaftlich auf die »Entdeckung Amerikas« ausgerichtet, ich verschlang alles Neue; vor allem war aber die Medizin mit ihren immer neuen diagnostischen Problemen ein ständiges Neuland für mich. Ich begann tiefer in Krankheitsbilder einzudringen, Fragen aufzuwerfen.

1942 – Ende der Medical School in Ehren und mit guten Zeugnissen. Diesmal war es ein Leichtes gewesen, an einem großen Krankenhaus ein neuerliches rotierendes Internship zu bekommen: am Baltimore General Hospital in Baltimore, Maryland, ein riesiges Krankenhaus, dessen Visiting Staff im Wesentlichen aus guten Leuten aus der Schule von Johns Hopkins zusammengesetzt war, aber auch einen ausgezeichneten eigenen Senior Staff besaß. Ich rotierte dort nochmals durch die großen Fächer Innere Medizin, Chirurgie, Geburtshilfe und Pädiatrie und arbeitete diesmal auch sechs Wochen auf der Psychiatrie, die für mich ein Alptraum war. Die unruhigen Patienten wurden noch immer auf faktisch mittelalterliche Weise behandelt. Sie kamen in eine ausgepolsterte fensterlose Gummizelle und wurden von brutalen, kräftigen Kerlen betreut, die »mit den Patienten fertig werden« konnten. Die armen Menschen wurden in diesen Verliesen nackt, »damit sie sich nichts antun konnten«, ihrer Verzweiflung überlassen.

Die geschlossene Abteilung ist mir auch aus einem anderen Grunde in schrecklicher Erinnerung geblieben. In den Anamnesen der Patienten, die ich getreulich niederschrieb, tauchte immer wieder die Klage auf, dass sie von Käfern heimgesucht würden. Da dies ein durchaus bekanntes psychiatrisches Symptom ist, fügte es sich in meinen Vorstellungen in die Krankenbilder ein, ich wunderte mich nur, dass dieses Symptom so häufig vorkam – bis ich eines Abends das Licht in meinem Büro anknipste und sich die von glänzend-schwarzen Kakerlaken wimmelnde Platte meines Schreibtisches vor meinen Augen blitzschnell leerte! – Ob man in den alten Gebäuden dieser Plage je Herr wurde, weiß ich nicht. Ich jedenfalls ging daran, die Anamnesen meiner Patienten sorgfältig zu überprüfen.

Übrigens litten wir Interns noch unter einer anderen Insektenplage. Gleich bei meiner Ankunft wurde mir gesagt, dass ich mir sofort ein Moskito-Netz kaufen müsse. Die Intern- und Resident-Räume befanden sich in einem eigenen Gebäude, das direkt neben einem alten Wasserreservoir gelegen war, einer idealen Brutstätte für Mücken. Ich dachte, dass der Kauf auch noch bis zum nächsten Tag Zeit hätte. Diesen Leichtsinn hatte ich bitter zu bereuen. Als ich am Morgen aufwachte, war ich durch unzählige Mückenstiche bis zur Unkenntlichkeit entstellt. Von dem Tag an schlief ich unter zuverlässig abdichtenden Moskitonetzen und geriet in wahre Verzweiflung, wenn innerhalb des Schutzzeltes doch noch das hohe Summen eines der kleinen Todfeinde ertönte!

In Baltimore engte sich schließlich mein Berufswunsch ein: Während ich früher zwischen vier Fächern schwankte, zwischen Innerer Medizin, Pädiatrie, aber auch Neurologie und Ophthalmologie, kristallisierten sich nun die beiden ersteren als Favoriten heraus. In Brooklyn und Akron hatte ich sogar an Chirurgie Freude gehabt – und die Momente der Glückseligkeit in der Geburtshilfe, wenn ein gesundes Kindchen zur Welt kommt, vergaß ich ebenfalls nie. Aber das Fach Geburtshilfe war mir zu eng, und ich fühlte auch, dass ich nicht das chirurgische Temperament für schnelle Entscheidungen, sondern mehr das Verlangen nach gründlicher Analyse hatte.

Eins meiner letzten geburtshilflichen Erlebnisse ereignete sich in der Silvesternacht 1942/43. Ich saß im Kreißsaal mit einer soeben entbundenen Frau, die atonische Nachblutungen hatte – eine Hand in der Vagina der Frau, die andere auf ihrem Bauch, um ihren Uterus zur Kontraktion anzureizen – ein schrecklicher und beunruhigender Augenblick, denn das Blut strömte wie aus einer Quelle. Und in diesem Augenblick kam eine angeheiterte Gruppe meiner Mit-Interns in den sterilen OP, hielt einen Mistel-Zweig über meinen Kopf und verlangte den dafür üblichen Kuss! Ich versprach ihnen alles unter dem Himmel, wenn sie nur sofort verschwänden. Dieses Versprechen wurde mir immer wieder vorgehalten – ich habe es nie eingelöst.

Im Baltimore General habe ich übrigens einen der ganz wenigen Patienten erlebt, von denen ich glaube, dass ich sie wirklich gerettet habe. Es handelte sich um einen etwa zwanzigjährigen kräftigen Burschen, der eine Pneumokokkenpneumonie mit eitriger Rippenfellentzündung hatte.

Damals gab es außer den ersten Sulfonamiden noch keine Antibiotika – kein Penizillin. Vor unseren Augen verfiel der Junge, bis mein erfahrener und ausgezeichneter Resident ihn verloren gab. Da bat ich, ob ich ihn gegen Pneumokokken desensibilieren könnte. Damals typisierten wir jeden Bakterienstamm. Mein Resident gab mir freie Bahn, warnte mich vor dem Risiko, setzte aber hinzu: »Er hat sowieso keine Chance mehr.« Und so holte ich mir das Serum, und es begann eine der schlimmsten Nächte meines Lebens. Ich fing mit winzigen Dosen an – der Junge ging in einen Schock – Adrenalin-Spritze, Glucocorticoide gab es noch nicht – er erholte sich. Jede Stunde erhöhte ich vorsichtig die Dosis des Serums – und jede Stunde starb er mir fast unter den Händen! Gegen Morgen war ich so verzweifelt, dass ich fast aufgegeben hätte. Aber er hielt durch – und wurde gesund! Jedes Mal, wenn ich diesem Jungen während seiner Rekonvaleszenz auf einem der Krankenhausgänge begegnete, fühlte ich tiefe Sympathie mit dem lieben Gott – auch ich hatte einen Menschen geschaffen! Es ist erstaunlich, überraschend und betrüblich zugleich, wie wenige solcher ureigenen ärztlichen Höhepunkte es in meiner Erinnerung in den vielen Jahren meiner ärztlichen Tätigkeit gegeben hat.

Den ersten kleinen Triumph erkämpfte ich mir durch Hartnäckigkeit, eine Diagnose zu beweisen, von der ich fest überzeugt war. Dies war noch in Hamburg bei Professor Griesbach geschehen. Es handelte sich um einen Patienten, bei dem Vorgeschichte und klinische Befunde auf eine Malaria hindeuteten. Ich war auch keineswegs die Einzige, die an diese Diagnose glaubte. Aber man fand keine Parasiten. Unzählige Blutausstriche kamen mit Negativbefund zurück, und man wagte nicht, den Patienten auf Malaria hin zu behandeln. Ich setzte mich mit den Ausstrichen ans Mikroskop. Mehrere Stunden schob ich die verdammten Dinger hin und her und rauf und runter – wild entschlossen, die Malaria zu beweisen. Ich muss hinzusetzen, dass ich ein elender Arbeiter am Mikroskop bin, die beiden Bilder nicht fusionieren kann, so dass ich – dazu von Natur mit wenig Geduld ausgestattet – fast aus der Haut gefahren wäre. Aber Besessenheit und Ehrgeiz hielten mich ab, davonzulaufen. Und plötzlich – waren sie da, die Plasmodien! Ich geriet in einen wahren Begeisterungssturm, raste davon, um Griesbach zu holen, der gerade mit einem Schwanz von Assistenten Visite machte. Ich war so außer mir, dass er seine Visite abbrach und mit allen ins Labor ging. Und nun das Schreckliche: Irgendwie hatte sich das Präparat verschoben – die Plasmodien waren weg! Aber jetzt hatte ich sie gesehen und kannte den Ausstrich gut genug. Nach einigen Augenblicken missbilligender Ungläubigkeit der Zuschauer und einem leisen Lächeln von Professor Griesbach hatte ich die Dinger wieder im Blickfeld.

Viele Menschen werfen dem Arzt vor, er dünke sich, der pompöse Herrscher über Leben und Tod zu sein. Was wissen sie schon von der verzweifelten Hilflosigkeit, in die er wieder und wieder gerät, die er überwinden muss – um des Patienten und auch um seiner selbst willen. Ein Arzt, der keinen Kämpferwillen in sich hat, sollte den Beruf wechseln. Meine Einstellung zum Arztberuf hat im Lauf der Jahre Akzentverschiebungen erfahren, aber aus leidenschaftlicher Hingabe hat sie immer bestanden.

Ich war damals auch fest entschlossen, nicht zu heiraten. Dieses ärztliche Zölibat verstärkte sich unter den Bedingungen von Internships, wo sich das Leben mit Patienten und medizinischen Problemen so fest verknüpfte, dass man auch in seiner sogenannten »Freizeit« auf die Station ging und auf diese Weise ein weitaus intimeres, vielfältigeres und interessanteres Bild über Krankheiten und ihre Verläufe erhielt als die Ausbildungsassistenten in Deutschland bei ihrem Acht-Stunden-Dienst.

Im Baltimore General Hospital entschied sich nun auch endgültig die Richtung, die ich in Zukunft in der Medizin einschlagen würde. Als ich dort über das Fach Pädiatrie rotierte, hatte ich als »visiting staff member« Sidney Gellis, damals noch associate professor an der Pädiatrischen Fakultät von Johns Hopkins. Später bekam er den Lehrstuhl an der Harvard Medical School. Er war ein ungemein belesener Mensch und guter Lehrer, was die Wissensvermittlung betrifft. Eines Tages fragte er mich, ob ich nicht Lust hätte, in die Pädiatrie zu gehen – er würde mir ein Internship am Johns Hopkins vermitteln. Wie soll ich meine Gefühle beschreiben? Johns Hopkins, Harriet Lane Hospital, unter Edwards A. Park, das war damals die Spitze der US-Pädiatrie! Für dieses Internship bewarben sich jedes Jahr die besten Absolventen der berühmtesten Universitäten Amerikas. Und da sollte ich eine Chance haben? Ich war ganz und gar ungläubig, sagte aber natürlich sofort zu. – Schon am folgenden Tag bekam ich einen Telefonanruf, dass ich mich bei Dr. Park vorstellen sollte.

Edwards A. Park und das Johns Hopkins Hospital

Mit meinem Eintritt in Harriet Lane begann ein neuer Abschnitt meines Lebens mit und in der Medizin. Jetzt tat sich mir etwas Neues auf, dem sich mein ganzes Wesen hingezogen fühlte. Auch schon früher waren Fragen in mir aufgetaucht, aber ich hatte nie einen Widerhall gefunden. So hatte ich mich mehr auf die Breite, auf die Vielzahl von Erfahrungen und Beobachtungen konzentriert. Jetzt öffnete sich mir eine wissenschaftliche Atmosphäre. Zweimal in meinem Leben ist mir ein solches tiefes intellektuelles Glücksgefühl zuteilgeworden: in Harriet Lane und später durch Mitja in Cincinnati.

Dr. Park, Lehrstuhlinhaber und Direktor der Universitätskinderklinik von Johns Hopkins, war damals 66 Jahre alt. Als junger Mann hatte er sich in Europa und besonders in Deutschland umgetan, das zu jener Zeit seine medizinische Blüte erlebte. Seine experimentellen Ernährungsstudien führten ihn zur Entdeckung der Ursache der Rachitis. Als bedeutendster Schüler von Howland wurde er schließlich dessen Nachfolger auf dem Lehrstuhl für Pädiatrie der Johns-Hopkins-Universität in Baltimore. Park gilt mit Recht als der Nestor der modernen amerikanischen Pädiatrie, und für uns alle, die wir das Glück hatten, seine Schüler zu sein, war er ein unvergesslicher Lehrer und ein großes Vorbild.

Wie soll ich ihn beschreiben, damit man begreift, wie groß sein wissenschaftlicher und moralischer Einfluss war? Er stammte aus einer New-Yorker Pastorenfamilie. Er war von tiefem Humanismus und völliger Vorurteilsfreiheit geprägt, was Rasse, Glauben oder Geschlecht eines Menschen betraf. Er war ungemein gebildet, besonders auf dem Gebiet der Literatur, der Geschichte und der Archäologie, und zugleich sehr naturliebend: ein leidenschaftlicher Angler und Beobachter von Vögeln. Wissenschaftlich behielt er sein ganzes Leben sein Interesse an Knochenmorphologie und -stoffwechsel. Mit all diesem wäre er allein schon ein vielseitiger und interessanter Mensch gewesen. Aber was war das eigentliche Geheimnis seiner Erzieherpersönlichkeit? Unter seiner eher behutsamen Zurückhaltung spürte man eine starke, formende Kraft, die er selten sichtbar werden ließ. Ich kenne nur zwei Beispiele, wo er offen versuchte, in die Entwicklung von Menschen einzugreifen – Harriet Guild und Victor Najjar. In beiden Fällen »scheiterte« er, begriff aber im tiefsten, woran er scheiterte, und setzte diese Erkenntnisse in Schutz und Förderung des Wesens und der Begabungen der beiden um. Dr. Park spürte aufmerksam und sorgfältig immer neue Talente auf und trachtete danach, sie zu entwickeln, er formte unsere Charaktere und beeinflusste unseren

Arbeitsstil und unsere ethische Haltung. Alles dies tat er, praktisch ohne dass man es bemerkte. Im Wesentlichen war es sein Vorbild, das uns erzog – seine hohen inneren Standards absoluter Lauterkeit im Leben und in der Wissenschaft.

Jeden Fehler in der medizinischen Betreuung nahm er in voller eigener Überzeugung auf sich, wodurch er uns beschämte und unser eigenes Gewissen schärfte.

Wir Interns von Harriet Lane gingen durch eine harte Schule. Bei der Aufnahme eines Patienten mussten wir nicht nur die Anamnese und Befunde erheben, wir hatten auch die gesamten Laboruntersuchungen selbst zu machen bzw. einzuleiten – Blutbild, Harnuntersuchung, aber auch alle bakteriologischen Tests. Wir machten nicht allein die notwendigen Abstriche, sondern zogen damit ins Labor, setzten die Kulturen an und vergewisserten uns an Sofortausstrichen durch verschiedene Färbungsgänge über mutmaßliche Erreger. Beim Anfertigen von Blutkulturen auf Agarplatten hatte ich immer besonderes Lampenfieber, da ich beim Mischen und Gießen stets mein mieses Markenzeichen in Form von Schlieren hinterließ, so dass die technische Assistentin den Sünder am folgenden Tag sofort erkannte. Diese intime Nähe zu den Labors schuf eine neue Facette der Medizin und förderte den Dialog zwischen Assistenten und denen, die für die naturwissenschaftlichen Grundlagen sorgten.

Dr. Park ließ es niemals mit der Oberfläche eines Falles bewenden, er fragte, drang in die Tiefe und schätzte unsere eigene Initiative, besonderen Beobachtungen und Problemen nachzugehen. Ja, vom wissenschaftlichen Standpunkt aus betrachtet, glaube ich, dass dies das Wichtigste war, das er uns lehrte – nämlich ohne Scheu Fragen zu stellen. Noch heute sehe ich ihn vor mir, wenn er in unseren wöchentlichen klinischen Konferenzen aufstand – er lud stets interessante Vertreter unterschiedlichster Fachgebiete dazu ein –, lang und hager, den Kopf etwas zur Seite geneigt, die Hand an eine Wange gelegt – er litt häufig unter Trigeminus-Neuralgie –, und wie er in seiner etwas zögernden Art eine Frage stellte. Manchmal erschreckte mich die scheinbare Simplizität der Frage, denn ich verehrte ihn und fürchtete, dass sie seiner nicht würdig sei. Und dann stellte sich heraus, dass die Frage eine ungeahnte Tiefe hatte und zu heißen und vielschichtigen Diskussionen führte.

Helen Taussig und Harriet Guild

Dr. Park hatte eine Reihe interessanter Persönlichkeiten um sich geschart: die Kardiologin Helen Taussig, Initiatorin der ersten Anastomose-Operationen bei bestimmten angeborenen Herzfehlern, den Kinderendokrinologen Lawson Wilkins, den Psychiater Leo Kanner, Erstbeschreiber des Autismus, einer Frühform der Schizophrenie bei Kindern, Victor Najjar – bekannt durch das Criggler-Najjar-Syndrom, Margaret Smith, Harriet Guild und Sidney Gellis. Zwei betrachtete ich als meine besonderen Lehrer: Helen Taussig und Harriet Guild, eine von ihnen wurde später weltberühmt, die andere ist stets im Verborgenen geblieben.

Meine eigenen Studenten und Schüler haben mich später oft nach meinen Lehrern gefragt, und jedes Mal wurde mir erneut bewusst, was für ein wunderbares Geschenk des Schicksals es ist, auf große Lehrer zu treffen. Aber selten ist es so, dass einer in seiner Ganzheit sozusagen alle Rezeptoren der Seele im Schüler besetzen kann. Viel häufiger setzt man sich sein Lehrervorbild aus einzelnen Eigenschaften, Gaben oder Anforderungen mehrerer Menschen zusammen. Manchmal ist ein einziges Wort prägender als Jahre der Ausbildung.

Harriet Guild war vielleicht die seltsamste aller meiner Lehrmeister. Sie war umgeben von einer Aura undurchdringlicher Stille. Zart von Gestalt, die glatten aschblonden Haare zu einem Knoten im Nacken gebunden, blickte sie aus riesigen blauen, zugleich scheuen und schwermütigen Augen auf die Kinderbettchen. Schweigend konnte sie eine Viertelstunde lang an so einem Bettchen stehen. Aber was für Beobachtungen hatte sie in dieser Zeit gemacht! Konnte man ihre Schüchternheit überwinden, so teilte sie einem ihre Beobachtungen und Schlussfolgerungen mit. Sie besaß eine ungewöhnliche Intelligenz, die von vielen – ihrer Zurückhaltung wegen – gar nicht in ihrem vollen Ausmaß erkannt wurde. Dr. Park jedoch schätzte sie sehr und trennte sich nie von ihr, obgleich er sie zu keiner Publikation bewegen konnte. Sie war einer der beiden Menschen, bei denen sein Förderungseifer versagte. Sie betreute seine Privatpatienten und war in aller Stille für den, der dafür aufnahmefähig war, eine unvergessliche Lehrmeisterin. Ihre Beobachtungsgabe und Diagnosefähigkeit will ich nur an einem einzigen Beispiel illustrieren: Die Kinderklinik von Johns Hopkins war damals noch in alten Gebäuden untergebracht, und einige der Spezialpolikliniken wurden im Keller abgehalten. Ich ging mit Dr. Guild durch einen der mäßig beleuchteten Gänge. Vor uns lief ein kleiner Junge, mir war er nicht aufgefallen. Dr. Guild sagte ruhig: »Den müssen wir sofort aufnehmen, er hat Tetanus.« Und richtig – der Junge war Diabetiker und hatte sich durch unsauberes Insulin-Spritzen eine Wundstarrkrampf-Infektion zugezogen. Dr. Guild hatte die Infektion an dem kaum wahrnehmbar von der Norm abweichenden Gang des Jungen erkannt.

Eine ganz andere Art Lehrerin und Mensch war Helen Taussig, deren Assistentin ich in den Jahren 1943/44 im Anschluss an mein Internship war. Sie war – wie auch Harriet Guild und Katie Dodd – unverheiratet. Groß und kräftig, rotwangig und mit vollen roten Lippen, machte sie den Eindruck einer gesunden, lebensfrohen Bäuerin. Dr. Taussig hatte ein für ihr Spezialfach besonders tragisches Gebrechen: sie war fast taub. Trotz eines Hörgerätes, das an eine große Verstärkerapparatur angeschlossen war, fiel für sie eines von den damals noch sehr wenigen diagnostischen Hilfsmittel, nämlich die Auskultation, das Abhören der Herz-, Gefäß- und Atemgeräusche, praktisch fort. Zu jener Zeit gab es für die Diagnostik angeborener und erworbener Herzfehler keine weiteren Methoden als die Perkussion, das Abklopfen des Brustkorbes, die Auskultation, die Beurteilung des Pulses, die drei Standardableitungen des Elektrokardiogramms und das Röntgenbild beziehungsweise die Röntgendurchleuchtung. Ihr mangelndes Gehör hatte Dr. Taussig ersetzt durch eine erstaunlich verfeinerte Palpationsfähigkeit – sie konnte mit den Fingerspitzen die Qualität und Intensität von Geräuschen oft besser beurteilen, als wir sie mit gesunden Ohren hörten. Bald hatte ich ihr diese Fähigkeit »abgeguckt« und bin damit in meinem ganzen späteren Berufsleben, besonders bei Säuglingen und Kleinkindern, gut gefahren.

Den damaligen Mangel an diagnostischen Hilfsmitteln kompensierte Taussig durch ihren scharfen analytischen Verstand und ein glänzendes Vorstellungsvermögen. Sie war geradezu besessen von der Leidenschaft, die »Kreuzworträtsel« – wie sie es nannte – der Herz- und Gefäßmissbildungen zu lösen. Sie schrieb zu jener Zeit an der ersten Auflage ihres berühmten Buches über »Congenital Malformations of the Heart«. Wir beiden Assistenten wurden dabei ständig zur Kritik und zu Vorschlägen herangezogen. Zwischen ihr und uns bestand ein völlig demokratisches Verhältnis. Dr. Park unterstützte und förderte sie, wo er nur konnte.

Zu jener Zeit, als ich am Johns Hopkins arbeitete, gab es noch keine Shunt-Operationen für cyanotische Herzmissbildungen. Die Idee, bei diesen Kindern operativ Anastomosen – Gefäßverbindungen – zu schaffen, um auf diese Weise sauerstoffbeladene Gefäße für die Versorgung des Organismus zu nutzen, stammt ganz allein von Taussig. Jahrelang lag sie damit dem jungen Blalock in den Ohren – auch schon zu meiner Zeit. Sie hatte das Gefühl und wohl auch die Menschenkenntnis, den richtigen Chirurgen dafür zu finden. Blalock kam ursprünglich von der Vanderbilt-Universität und hatte dort einen Chef gehabt, der ihn kaum an selbständige Operationen heranließ. Der junge strebsame Blalock hatte sich deshalb der experimentellen Chirurgie an Hunden zugewandt, seinen Arbeitsstil auf die Erarbeitung neuer Techniken durch vorhergehende Tierexperimente ausgerichtet und sich auf diese Weise eine große Fertigkeit in der Gefäßchirurgie erworben.

Dr. Taussigs Beharrlichkeit und Willensstärke gelang es schließlich, Blalock von der Bedeutung solcher Shunt-Operationen zu überzeugen. Sie war für alle Voruntersuchungen, für die Diagnose und Shunt-Indikation verantwortlich. Blalock verließ sich voll und ganz auf ihr

Urteil. Bei den Operationen musste sie neben ihm am Operationstisch stehen. Obwohl diese Methode noch keine Totalkorrektur des fehlgebildeten Systems darstellt, wie man sie heute und für die Zukunft anstrebt, haben Taussigs Verstand und der Mut dieses einzigartigen Gespanns seither Tausenden »blauer Babys« in der Welt das Leben gerettet.

Zwar galt Taussigs größtes Interesse den Herzmissbildungen, das kardiologische Patientengut bestand damals aber mindestens zu zwei Dritteln aus Kindern mit rheumatischen Herzfehlern. Wir hatten zwei Außenstellen mit etwa 80 Kindern zu betreuen, die stationär mit mehr oder weniger floridem rheumatischem Fieber und mit mehr oder weniger ausgeprägter Herzinsuffizienz wochen-, ja monatelang bettlägerig waren. Außer Bettruhe und Salizylsäurepräparaten hatten wir keine therapeutischen Mittel zur Hand, um das Schicksal, das viele zu Invaliden machte und ihr Leben verkürzte, von diesen Kindern abzuwenden.

Die Konzentration von Patienten gleicher Diagnose hat auf mich immer einen bedrückenden Eindruck gemacht. Ich denke zum Beispiel zurück an die Pavillons mit diphtheriekranken Kindern im Eppendorfer Krankenhaus und wie es nicht selten vorgekommen war, dass die Eltern am Besuchertag draußen vor dem Fenster standen, das anscheinend genesende Kind sich freudig im Bett aufrichtete und – tot zurücksank. Zum Glück ist die Diphtherie durch die Schutzimpfungen vermeidbar geworden und bei uns als Krankheitsbild in die Geschichte der Medizin eingegangen. Ebenso wenig sieht man noch jene schrecklichen Fälle von rheumatischem Fieber, wie ich sie damals bei Taussig erlebte. Es mag sein, dass der mildere »Genius epidemicus« der hämolysierenden Streptokokken eine Rolle spielt – im Wesentlichen muss man aber den Antibiotika das Verdienst zuschreiben, mit denen die Erreger von Scharlach und Anginen vernichtet werden, ehe sie solche Folgeerscheinungen wie das rheumatische Fieber auslösen können. So senkt sich bei mir neben der Genugtuung über den Fortschritt doch auch der Schmerz in meine Erinnerungen: Für wie viele Kinder kam der Fortschritt zu spät! Hoffentlich kommt einmal der Tag, an dem man auch bezüglich der Leukosen und anderer Tumoren diese Mischung von Gefühlen empfinden kann!

Wie unangenehm der Scharlach damals war, habe ich auch am eigenen Leibe erfahren. Noch in meinem ersten Johns-Hopkins-Jahr rotierte ich über die Infektionsabteilung, die sich damals isoliert in einem eigenen Gebäude inmitten eines reizenden kleinen Parks befand. Ich infizierte mich gleich an meinem ersten Scharlach-Patienten, den ich per Ambulanz auf unsere Abteilung holte. Knappe drei Tage später wurde ich krank und laborierte mehr als sechs Wochen damit herum. Penizillin gab es noch nicht und auf jede Art von Sulfonamiden reagierte ich allergisch. Da ich tatsächlich schwer krank war, probierte man eins nach dem anderen aus. Unterdessen bekam ich peritonsilläre Abszesse, die geschnitten werden mussten. Ein erneuter Versuch mit Sulfonamiden führte zur Anurie. 48 Stunden konnte ich statt Harn nur einige Tropfen Blut absetzen: Das Sulfonamid war in den Nieren auskristallisiert. Ich war mir im Klaren, dass ich sterben musste, wenn es nicht gelänge, die Kristalle aufzulösen. Merkwürdigerweise hatte ich bei diesem Gedanken eher ein Hochgefühl als Angst. Es gelang aber, die Kristalle mit Tropfinfusionen und Alkalinisierung zu entfernen. Meine Nieren waren danach völlig in Ordnung. Als ich nach sechs Wochen aufstehen und im Park spazieren gehen durfte, war ich nicht nur sehr wacklig auf den Beinen, sondern psychisch so empfindsam und labil, dass ich in Tränen der Rührung ausbrach, als ich einen winzigen Kolibri in einer Blüte schwirren sah. Ich glaube, dass eigene Erfahrungen mit Krankheiten eine große Bereicherung für den Arzt darstellen können.

Aber wieder einmal bin ich vom Gang der Ereignisse abgeschweift. Taussig hätte mich gern als Assistentin behalten. Aber mir war klar, dass ich die Kardiologie nicht als mein Spezialfach wählen wollte. Die erworbenen Herzfehler bedrückten mich und für die angeborenen fehlte mir die Vorstellungsgabe, wie die verwickelten embryologischen Entwicklungsirrtümer entstehen konnten, gerade die Eigenschaft, die Taussig in so hohem Maße besaß. Vielleicht wollte ich mich auch –

bei aller Bewunderung, die ich für sie empfand – von ihrem übermächtigen und einseitigen Einfluss befreien.

Taussig, die die längste Strecke ihres Lebens gegen die tragische Behinderung durch ihre Taubheit gekämpft hat, wurde übrigens später an dieser Otosklerose operiert und brauchte für den Rest ihres Lebens kein Hörgerät mehr!

Die Johns-Hopkins-Zeit war reich an Begegnungen mit Menschen, die mir unvergessen geblieben sind: Margaret Smith, chief resident unter Dr. Park, nur wenig älter als ich, aber bedeutend reifer und ein kluger, ausgewogener, harmonischer Mensch. Sie hat mir während meiner Scharlach-Episode durch ihre besonnene Therapie und aufmerksame Überwachung sicher das Leben gerettet.

Während ich Margaret Smith nach Verlassen der USA aus den Augen verlor, ist meine Freundschaft mit Victor Najjar bis heute erhalten geblieben, umso mehr als auch Mitja freundschaftliche Beziehungen zu Victor hatte. Victor ist Libanese und leidet sehr unter den tragischen Kämpfen in seiner Heimat, bei denen die einst blühende Stadt Beirut mehr und mehr in Trümmern versinkt. Diesen Kummer verschließt er unter einer heiteren, spöttisch-herzlichen Kameradschaftlichkeit. Sein Interesse an biochemisch-experimentellen Problemen war schon am Johns Hopkins Hospital deutlich. Als Mit-Intern in der Poliklinik brachte er so manchen zur Verzweiflung. Die poliklinische Arbeit ging nur bis mittags, danach war man einer Station zugeteilt und man musste sich bei dem Patientenandrang sputen, um rechtzeitig fertig zu werden. Victor zog es jedoch unwiderstehlich ins Labor, und sowie er einen Patienten abgefertigt hatte, verschwand er in den Keller. Unzählige Male hat Dr. Park ihn dort aufgespürt und am Schlafittchen wieder in die Poliklinik gezogen, weil er wohl meinte, Victors Gewissen für zuverlässige Arbeit am zugewiesenen Platz stärken zu müssen. Dann erschien Victor wie ein begossener Pudel. Aber seine Zerknirschung hielt nicht lange an. Seine Leidenschaft fürs Labor war stärker. Ich habe immer zu ihm gehalten, sogar indem ich mich zu kleinen Mogeleien gegenüber unserem verehrten, wahrheitsliebenden und -fordernden Dr. Park verstieg. Wenn Park in der Poliklinik nach Victor fragte, murmelte ich etwas von »gerade noch hier gewesen« und gab mir Mühe, dass er mir dabei nicht in die Augen sehen konnte.

Es war aber schließlich Dr. Park selbst, der den Drang nach experimenteller Medizin in Victor erkannte und förderte. Victor wurde ein ausgezeichneter Wissenschaftler, Professor an der Tufts- und Harvard-Universität in Boston. Ich bin sicher, dass seine klinischen Kontakte dennoch wichtig für seine späteren Entdeckungen über Defekte im Bilirubin-Stoffwechsel und in der Immunologie blieben.

Er hing – wie wir alle – an unserem großen Lehrer und Erzieher. Als Dr. Park 91 Jahre alt wurde – seine Frau war einige Jahre vor ihm gestorben – und er selbst schwer herzkrank war und schon mehrere Male mit Elektroschock hatte behandelt werden müssen, bat er seinen Sohn, seine Medikation absetzen zu dürfen und ihm, bis er einschliefe, aus seinem Lieblingsbuch, Dantes »Göttliche Komödie«, vorzulesen. So ist Dr. Park gestorben.

Lawson Wilkens war zwar berühmt, aber in meinen Augen ein schwerfälliger und langweiliger Mensch. Dr. Leo Kanner, ein jüdischer Emigrant, ich glaube aus Wien, interessierte mich nur, als sich das erstmalig von ihm beschriebene Krankheitsbild unmittelbar und tragisch vor meinen Augen zeigte: Meine Kollegin bei Dr. Taussig hatte einen bildhübschen kleinen Sohn, der autistisch war. Ich sehe ihn vor mir in seinem Gitterbettchen stehen, höchst geschickt mit seinen Händchen agieren, ein wahres technisches Genie für sein Alter – aber ohne jeden Bezug zu einem Menschen, keinerlei Zärtlichkeit für seine Mutter, die nur ihn hatte und erfolglos um seine Liebe warb.

Ein geselliges Leben unterhielten wir Interns und Residents nicht miteinander. Manchmal waren wir – der eine oder andere – zu einem der berühmten und begehrten Picknicks der Familie Park eingeladen.

An einen interessanten Abend kann ich mich jedoch erinnern, an dem wir Jim Tanner und Frank Faulkner zu Gast hatten, zwei junge Mediziner aus England, und heiße Diskussionen über generelle Fragen der Medizin und der ärztlichen Ausbildung führten – Probleme, über die wir sonst wenig miteinander sprachen. Unsere beiden Gäste schienen sich durch einen weiteren Horizont auszuzeichnen als wir »Harriet-Lane-Assistenten«. Dies hat mich so betroffen gemacht, dass ich vielleicht deshalb den Abend bis heute in Erinnerung habe. Außerdem gefielen mir die beiden. Daher habe ich auch ihre wissenschaftlichen Arbeiten in der Entwicklungsphysiologie, Somatometrie, Wachstumsstatistik später immer mit besonderem Interesse verfolgt.

In die Johns-Hopkins-Periode fiel auch mein zweites aufrüttelndes medizinisch-soziales Erlebnis. Das erste, die Entbindung der schwarzen Frau in Philadelphia unter entwürdigenden Umständen, brannte noch nachhaltig in mir. Bei diesem zweiten Erlebnis ging es um einen bei seiner ersten Krankenhausaufnahme etwa zehnjährigen Jungen aus den Armutsgebieten von Kentucky. Er wies das Vollbild eines Kwashiorkor auf, wie man es aus Hungerländern der Dritten Welt kennt – ein verhungerndes Kind inmitten des reichsten Staates der Welt!

Es gelang uns, den Jungen aufzupäppeln und nach vielen Wochen gesund nach Hause zu entlassen. Nach einigen Monaten war er wieder da – in ähnlichem Zustand wie beim ersten Mal. Unser Herz war schwer, und wir rangen hart um sein Leben. Hier zeigte sich die Begrenzung der Medizin im Kapitalismus, und auch Dr. Parks Grenzen wurden sichtbar. Niemals hätten wir den Jungen nochmals nach Hause entlassen dürfen, ohne sicherzugehen, dass er genug zu essen bekommen würde, ohne zu prüfen, wie sein soziales Umfeld war. Er kam ein drittes Mal zur Aufnahme – bereits moribund – und starb unter unseren Händen! Ein Einzelfall? Gewiss – ein Kind, das ich kannte – aber eins von den Tausenden, die in der Welt, in unserer gemeinsamen Welt, verhungern. Wer darf sich dem Anblick ihrer abgemagerten Glieder, ihrer aufgetriebenen Bäuche, ihrer bereits teilnahmslos gewordenen, weit offenen Augen, auf denen Fliegen sitzen, entziehen?

Meine Hoffnungen auf eine Wende im Schicksal der Menschheit begannen sich fest auf den Sozialismus zu richten. Religionen, ethische und karitative Bewegungen – auch die Bemühungen Albert Schweitzers hatten nicht die Kraft und Organisiertheit gezeigt, allen

Menschen auf dieser Erde gleiche Lebens- und Entwicklungsmöglich-
keiten zu sichern.

Ich suchte den Kontakt zu Professor Henry Sigerist, der – ursprünglich Schweizer, später Schüler von Karl Sudhoff (dem Gründer
des Instituts für Medizingeschichte an der Universität Leipzig) – 1931
als Nachfolger von William H. Welch an das noch ganz junge, erst 1929
gegründete, gleichnamige Institut der Universität Johns Hopkins berufen war. Sigerist war ein vielseitig gebildeter Mann, der außer den
modernen Sprachen auch Arabisch, Hebräisch, Sanskrit und Chine-
sisch studiert hatte, ebenso Latein und Griechisch.

Sigerists Vorlesungen konnte ich meiner Dienstzeiten wegen
nicht besuchen, ich wurde aber für eine längere Zeit regelmäßiger
Teilnehmer an den Diskussionsabenden in seinem Haus. Sigerist war
ein Kristallisationspunkt für Menschen, die wie ich nach Wegen in
eine sinnvolle Zukunft suchten. Er war Humanist und überzeugter
Antifaschist, wodurch er sich zu seinem eigenen Schmerz von seinem Lehrer Sudhoff entfremdete. Obgleich seine Ideen und Schrif-
ten über eine »socialized medicine« lebendige Aktion anstrebten, war
er in meinen Augen doch in erster Linie Historiker und Analytiker.
Die Lösungswege dieses unabhängigen Individualisten schienen mir
immer nur Teilaspekte zu erfassen. Ich versuchte, mir selbst darüber
klarzuwerden, warum ich mich wieder von ihm abwandte. Irgendwie
erschien er mir nicht radikal genug – vielleicht spielte auch mein mangelnder Sinn für Geschichte und mein immer heftiger spürbarer Drang
nach naturwissenschaftlichem Denken eine Rolle.

Familie Aschaffenburg

Mein Leben in Baltimore unterschied sich von allen vorangegangenen
Perioden in den USA dadurch, dass ich zu einem Teil meiner Familie
fand. Ich gewann eine Art von »zu Hause«, eine herzliche Atmosphäre
von Zugehörigkeit, die ich in den vergangenen vier Jahren entbehrt
hatte und nun an meinen freien Tagen in vollen Zügen genoss. Die

Familie Aschaffenburg wuchs mir ans Herz, und ich nahm innigen Anteil an ihrem Leben. Das Schicksal von Onkel Gustav Aschaffenburg, sein tragischer Abstieg in Verlassenheit und Vergessen, teilten viele andere jüdische Intellektuelle, Menschen, deren Berufe die Beherrschung der Sprache im neuen Heimatland erforderten und die schon zu alt waren, um sie genügend differenziert zu beherrschen.

Onkel Gustav war nicht nur einer der brillantesten Professoren an der Kölner Universität – mein späterer Chef Dieckhoff hat mir gegenüber noch Jahrzehnte nach seinem Medizinstudium die Vorlesungen von Gustav Aschaffenburg über kriminalistische Psychiatrie als die aufregendsten und interessantesten gerühmt –, sein Haus war auch der Kristallisationspunkt des damaligen Musiklebens im Rheinland. Edwin Fischer und der wunderbare junge Cellist Feuermann gingen dort ein und aus. Es muss ein merkwürdiger Haushalt gewesen sein: der kleine dürre, damals geistsprühende Onkel Gustav, ein aufgeklärter, weltaufgeschlossener Jude, sozusagen im Rampenlicht des Universitäts- und Kulturlebens, wohlhabend und sorglos, und Tante Maja, seine Frau, die ihn um mindestens eine halbe Kopflänge überragte, eine stattliche schöne Frau. Als ich die Aschaffenburgs in Baltimore fand, bildete Tante Maja den starken Kern der Familie. Sie hing mit großer Liebe an Gustav, und er war wohl auch der Einzige, den sie nie zu tyrannisieren trachtete. Von den vier Kindern kannte ich nah und intim nur die Zwillinge Eva und Helga. Tante Maja war vor ihrer Heirat Lehrerin gewesen und bestand darauf, die Zwillinge selbst zu unterrichten, so dass diese nie eine formelle Schulbildung erhielten. Ich weiß nicht, was Tante Maja dazu bewogen hat. Die beiden Mädchen wuchsen jedenfalls in seltsamster Nähe zueinander und gleichzeitiger Isolation von anderen Kindern auf. Sie sprachen ihre eigene Sprache, die nur sie beide verstanden, und waren in ihrer Kindheit wie siamesische Zwillinge, die statt durch eine gemeinsame Blutzirkulation durch geistige Strömungen miteinander verbunden schienen.

Erst viel später löste sich diese fast zwanghafte Verbindung und es bildeten sich zwei eigene Persönlichkeiten heraus, beide mit den schönen nachtschwarzen Augen ihrer Mutter, beide von zarter geschmeidiger Gestalt und beide voll Herzenswärme und Menschenliebe. Helga war die Tatkräftigere. Sie konnte zugreifen und sich auch ein eigenes Berufsleben zurechtzimmern. Sie wurde eine erfolgreiche Sozialpsychologin.

In Evas Wesen war tief unter der Oberfläche bereits damals eine resignierende Melancholie zu spüren. Beide Zwillinge hatten – ich glaube mit ihrer Schwester zusammen – nach ihrer Emigration aus Hitlerdeutschland eine Weile eine Pension in Italien betrieben, die sie aber wieder aufgeben mussten, da ihre Gäste fast ausschließlich verarmte Emigranten waren. Eva kam über England, wo sie eine unglückliche Liebesaffäre gehabt hatte, in die USA, um dort mit den Eltern und Helga zu leben. Wenn ich an sie denke, überfällt mich stets eine tiefe Traurigkeit, die in meiner Erinnerung durch Strawinskys Petruschka-Musik überdeckt wird, die wir, meist auf dem Teppich liegend, so oft miteinander auf Schallplatten angehört hatten.

Die Aschaffenburgs hatten ihre alte Gewohnheit des offenen Hauses und der herzlichen Gastfreundschaft auch unter den veränderten Bedingungen in den USA nicht verloren. Ich wurde wie ein weiteres Kind des Hauses betrachtet. Wir drei »Mädchen« waren auch bald wie Geschwister, schwelgten in Musik, sie hatten eine große Plattenkollektion, und führten unendliche Gespräche. Beide Mädchen waren zwar bürgerlich, aber stets im Aufruhr gewesen, besonders gegen die puritanischen Ansichten ihrer Mutter, und vor allem fühlten und standen sie »links«.

Onkel Gustavs geistiges Feuer war zu jener Zeit bereits erloschen. Seine kleinen Augen blickten müde hinter den Brillengläsern hervor. An ein Erlebnis erinnere ich mich besonders schmerzlich. Onkel Gustav, der eine kleine unbedeutende Position an der Universität innehatte (für ihn, der in Europa durch seine Vorlesungen und Bücher weithin bekannt war, eine Demütigung), war zu einem Vortrag eingeladen. Er fuhr voller wiederaufkeimender Hoffnung dorthin und kam zurück, still und schweigsam, ein kleines altes Männchen. Tante Maja war von starker mütterlicher Liebe für ihn durchdrungen. Wenig später starb

Onkel Gustav, und Tante Maja blieb mit den innerlich gegen sie rebellierenden Zwillingen allein zurück. Ihr Wesen wurde immer strenger und tyrannischer, aber sie ist wohl auch immer einsamer geworden.

Eva ist jung gestorben an einer Myasthenia gravis, einer fortschreitenden Muskelschwäche. Auch zu ihr habe ich nicht den brieflichen Kontakt aufrechterhalten, wie ich es meinen zärtlich-schmerzlichen Gefühlen für mein spätes Schwesterchen und meiner echten Dankbarkeit für die ganze Familie Aschaffenburg geschuldet hätte. Auch hier – wie immer wieder – zu späte Reue. Diese Reue zwingt mich, nachzuerleben, wie es gewesen sein musste, nach und nach, und doch schnell genug, um jeden Selbstbetrug zu vereiteln, die Gewalt über alle Muskeln zu verlieren, zuletzt auch über die Atemmuskulatur. Ich hörte von ihrer Krankheit und ihrem Tod erst, als alles vorüber war.

Helga lebte nach dem Tode von Tante Maja und Eva allein in New York. Dort hatte sie eine schöne, elegante Wohnung ganz in der Nähe der großen Kunstmuseen Metropolitan und Guggenheim. Jetzt ist sie körperlich hinfällig, aber geistig noch frisch und am Weltgeschehen weiterhin lebhaft interessiert.

Mit dem Blick auf zukünftiges Geschehen habe ich die damalige Gegenwart in Wehmut und Trauer getaucht. Zu jener Zeit aber waren wir voller Leben und fröhlich miteinander.

Meine Zeit in Baltimore ging ihrem Ende entgegen. Ich musste mich nach einem neuen Job umsehen. Auf keinen Fall wollte ich in der Kardiologie bleiben, sondern noch einmal an ein anderes Zentrum für gute Pädiatrie gehen. Das Childrens Hospital of the University of Cincinnati, Ohio, galt damals als Johns Hopkins und Boston ebenbürtig. Ich wollte mich also für Cincinnati bewerben und bat Dr. Park um ein Empfehlungsschreiben. Zu meiner Überraschung billigte er meinen Wunsch, mich weiter in klinischer Pädiatrie zu bilden, ganz und gar nicht. Er meinte, ich hätte Fähigkeiten für medizinische Forschung und sollte die Zeit nicht verschwenden, nochmals ein pädiatrisches Internship zu durchlaufen. Er führte mehrere Gespräche mit mir und entrang mir schließlich die Zusage, mich mit Dr. Allan Butler zu treffen, der damals in Boston nach Dr. Jim Gamble der führende wissenschaftliche Kopf in der pädiatrischen Forschung war. Dr. Park organisierte dieses Treffen mit seiner Autorität und arrangierte die Zusammenkunft, als Butler zu irgendeinem anderen Zweck in die Nähe von Baltimore, nach Washington, kam. Dort fand das Interview statt, das mein ganzes späteres Leben beinahe in eine andere Bahn gelenkt hätte.

Dr. Butler war nicht nur ein blitzgescheiter, sondern auch ein charmanter, feiner und fortschrittlicher Mensch. Dr. Park hatte sich also den besten Versucher ausgesucht. Dr. Butler sagte mir zwar anfangs, dass er keine freie Stelle habe, aber am Ende der Unterredung meinte er, dass er eine solche für mich schon schaffen könne. Ich verbarg ihm nicht, dass mein eigener Wunsch auf eine Vertiefung meiner klinischen pädiatrischen Kenntnisse gerichtet sei und ich diesem Interview eigentlich auf Dr. Parks Initiative und Drängen gefolgt sei. Ich konnte mich zu einer festen Zusage nicht entschließen. Kurz darauf kam dann ein Brief an Dr. Park, in dem Dr. Butler schrieb, dass er mir eine Stelle anböte.

Warum habe ich sie nicht angenommen? Es fällt mir sehr schwer, im Hinblick auf meine spätere, immer stärker fordernde Hinwendung zu Problemen in der Medizin, zum Nachgehen von Fragen, von Beobachtungen, einer wachsenden Neigung zur Forschung also, meine damalige innere Einstellung nachzufühlen. Ich glaube, dass es im tiefsten Inneren ein Mangel an Selbstbewusstsein war, der mich abhielt, Butlers Angebot anzunehmen. Forschung war für mich zu jener Zeit etwas Hehres, außerhalb der gewöhnlichen menschlichen Tätigkeiten Liegendes, zu der man als normaler Sterblicher keine Aspirationen hegen dürfe, ohne sich lächerlich zu machen. Ich empfand mich zwar schon als recht gescheite, brennend interessierte und leidenschaftlich motivierte Ärztin – als mehr jedoch nicht. Ich war daher von Dr. Parks Einschätzung meiner möglichen Fähigkeiten eher erstaunt als überzeugt. Er wiederum war sicher enttäuscht, als ich ihn nochmals drängte, mir eine Empfehlung für Cincinnati zu schreiben.

Das Folgende kann ich nur aus Mitjas Bericht nacherzählen, denn Empfehlungsschreiben bekommt ja der Bewerber selbst für gewöhnlich nicht zu Gesicht. Solche Schreiben waren zu jener Zeit streng objektiv und enthielten stets auch die Einschätzung der negativen Seiten eines Bewerbers. So schrieb also Dr. Park eine sehr positive Beurteilung meiner Person, aber mit diesem Nachsatz: »I have, however, to mention that she does not have a penny to her name, and what is more: she does not care! – Ich muss allerdings erwähnen, dass sie keinen blanken Heller besitzt, und was noch dazu kommt: Es kümmert sie nicht!« Ich weiß bis heute nicht, ob meine leichtfertige Einstellung zum Geld in Dr. Parks Augen wirklich als ein Mangel erschien. Erinnern kann ich mich an zwei Gespräche mit ihm, in denen er nach meinem finanziellen Hintergrund fragte und beide Male nach meiner heiteren Abwehr seiner probenden Fragen sorgenvoll den Kopf schüttelte.

Bei Mitja, der zu jener Zeit Mitglied der Aufnahmekommission für die Bewerber der Intern-Stellen an der Universitätsklinik Cincinnati war, hatten Dr. Parks Nachbemerkungen in seinem Brief den umgekehrten Effekt – gerade aufgrund dieses Postskriptums plädierte er für die Annahme meiner Bewerbung, die aus einem Angebot von mehr als zehn für eine Stelle erfolgte.

Ich erhielt also einen Brief aus Cincinnati, dass ich zum 1. September 1944 mein Internship dort antreten könne. Ich dankte Dr. Park für alles, was er für mich getan hatte, und hoffe, dass ich keine allzu große Enttäuschung für ihn gewesen bin. Meine Verehrung und die Bewunderung seiner außerordentlichen Persönlichkeit wird in mir bis an das Ende meiner Tage lebendig bleiben.

Lieber Joshua – ehe ich abermals meinen großen braunen Kabinenkoffer mit den Holzrippen packe, um meinem eigentlichen und endgültigen Schicksal entgegenzufahren, muss ich eine Pause machen, denn inzwischen sind hier einige Wochen im ersten Jahr nach der sogenannten »Wende« vergangen, Wochen mit Besuchern von auswärts, Wochen der Gespräche, der Zweifel, innerer Bedrängnisse und auch der Abwehr ungerechtfertigter und unmäßiger Forderungen von außen nach Bußfertigkeit, nach Selbstzerfleischung, aber auch

Wochen des eigenen Bedürfnisses nach innerer Klärung. Welche großen Ziele werden bleiben, und welche Wege und Aktivitäten scheinen erforderlich, sinnvoll und noch realistisch?

Die DDR liegt im Sterben. In wenigen Wochen wird es ein vereintes Deutschland, eine »Groß-BRD«, geben, und alles, was wir an Besonderem, an Gutem für die Menschen erträumt hatten, was in Anfängen aufgeblüht und wieder geknickt war und was doch den Menschen bis zuletzt ein anderes, ein gesichertes Lebensgefühl gab, wird wieder zurücksinken in aufpoliert Vergangenes. Nach der anfänglichen Euphorie des November 1989 hat sich in den Menschen immer deutlicher eine Mischung aus Katzenjammer, Existenzangst und Resignation entwickelt.

Der Ruf der Bürgerinitiative nach ungezügelter geistiger Freiheit und gleichem Recht für alle Weltanschauungen ethischer Prägung, nach ungehinderten Möglichkeiten, die ganze Welt zu entdecken, Neues, Fremdes zu sehen, zu lernen – der ganze schöne Rausch einiger Intellektueller, die im tiefsten Grunde eine verbesserte Version des Sozialismus wollten – sie sind erstickt, übertönt und vergewaltigt durch das Geld, die schön verpackten Waren, die neuen Altautos, das Konsumdenken!

Sahen und fühlten die Menschen im ersten Umarmungstaumel der »Brüder und Schwestern« noch nicht das Messer in den Taschen so vieler von »drüben«, die sich schon nach wenigen Wochen bedroht fühlten und abgestoßen von der Bettelei ihrer »armen Verwandten«?

Wie fühlen sich jene, die den Anstoß gaben für das unaufhaltsame Hinabrollen der DDR in einen noch unauslotbaren Abgrund? Was empfinden sie beim Anblick Berlins, noch »Hauptstadt der DDR«, das jetzt wie eine grell geschminkte Leiche aussieht mit den bunt überklebten Fenstern kleiner Läden, den »Westautos«, Reklameschildern, besprühten Hauswänden, kleinen Märkten, die überall emporschießen und Abfall und Papier durch die Straßen streuen?

Und wie fühlen wir uns, die wir Gutes wollten, mit ehrlichem Bemühen an seine Verwirklichung herangingen und es nicht behütet und rein genug gehalten haben? Wofür und wie weit müssen wir uns schuldig fühlen? Wir Kommunisten insgesamt und jeder Einzelne von uns? Das sind Fragen, Joshua, die mich ständig quälen. Wo habe ich gefehlt? Wo etwas unterlassen, was hätte ich tun oder sagen müssen, selbst wenn es erfolglos gewesen wäre?

Es gibt zwei Fragen, die unablässig in mir bohren: Habe ich selbst – bewusst oder unbewusst – Ungerechtigkeiten begangen, Menschen verletzt oder gedemütigt oder dies in auch nur in einem Fall zugelassen? Die zweite Frage ist noch schwerer zu beantworten: Kann man verhindern, wenn man sich irgendeiner Gemeinschaft, Partei, Kirche oder wie auch immer weltanschaulich ausgerichteter Gruppierung anschließt, dass diese nicht auch Fehler und sogar Unrecht begeht? Soll man sich ihr vorsorglich entziehen und nur danach trachten, unbefleckte Hände zu behalten? Für sich selbst? Für sich allein oder für nur ganz wenige einem Nahestehende? Wie können große Ideen Kraft und Realität gewinnen ohne den Zusammenschluss Vieler, die im Streben nach gleichen Zielen einträchtig handeln? Und können die Vielen fehlerlos bleiben, immer und in jeder Situation? Kann man andererseits Fehler und Ungerechtigkeiten relativieren durch reine hohe Ziele für die Menschheit? Sicher ist es falsch, zu behaupten, dass der Zweck die Mittel heiligt. Aber wie ist es, wenn man zwischen dem Recht eines einzelnen Menschen – seinem heiligen, unbestreitbaren Recht – und dem einer Vielzahl von Menschen oder gar der Menschheit zu wählen hat?

Gewiss – so krass wird die Wahl nicht oft sein, aber sie versteckt sich auf die heimlichste Art in unserem alltäglichen Tun, und schuldig wird man, auch wenn man nicht wachsam genug ist.

Mein Joshua, in welch ein Gestrüpp ist Deine Imo geraten, und wie soll sie je herausfinden? Lassen wir es jetzt beiseite und nehmen unser »Es war einmal ...«, unser schönes, glückliches Märchen vom damaligen Leben wieder auf.

180

Cincinnati – Children's Hospital and Research Foundation

31. August 1944 – mein Ankunftstag in Cincinnati, mein erster Tag im Cincinnati Children's Hospital and Research Foundation! Eigentlich sollte ich jetzt die Glocken läuten lassen und viele bunte Luftballons in die Lüfte schicken – auf Böllerschüsse verzichte ich! –, denn an diesem Tag sah ich Mitja zum ersten Mal! An diese Begegnung kann ich mich in allen Einzelheiten erinnern, obgleich sie nur kurz war. Mitja – ich werde ihn so nennen, obgleich er in den USA mit seinem anderen, eigentlichen Namen »Sam« (von Samuel) gerufen wurde –, Mitja also machte mit Katie Dodd Visite auf der Säuglingsstation. Es war ein großer Raum mit vielen Säuglingsbettchen, im Hintergrund eine lange Fensterflucht. So traten mir die beiden entgegen, links Mitja, rechts Katie. Ich muss ihnen wohl vorgestellt worden sein, denn ich kann mir nicht denken, dass ich meine Schüchternheit überwunden und dies von mir aus fertiggebracht hätte. Der eine einzige Augenblick funkelnder, flirtender Neugier in Mitjas Augen genügte, mich in unbeschreibliche Verwirrung zu versetzen.

»Ich gefalle ihm«, dachte ich. Und zum ersten Mal seit Wumo war dieses plötzliche Gefühl einer Erschütterung da. Ich kann es nicht beschreiben, es kann ja weder Liebe noch Verliebtheit gewesen sein, noch nicht einmal Wohlgefallen, denn mir war Mitjas Äußeres nicht besonders aufgefallen und gesprochen haben wir nicht miteinander. Nein – es war einfach wie ein Blitz, ein schicksalhafter Blitz. Meine Verwirrung war so groß und anhaltend, dass wir am folgenden Tag, als wir einander wieder begegneten und jemand uns fragte, ob wir einander schon vorgestellt seien, gleichzeitig, wie aus einem Munde antworteten: Mitja mit »ja« und ich mit »nein«, wodurch sich meine Verlegenheit noch qualvoll steigerte. Ich hoffte nur, dass Mitja sie nicht bemerkt hatte.

Mitjas Gefühle bei unserer ersten Begegnung schildern wir beide auf unterschiedliche Weise. Er sagt, er habe bei meinem Anblick an die Katjuscha aus Tolstois »Auferstehung« denken müssen mit ihren »schwarzen, ein wenig schielenden Augen«. Meiner Version nach, mit der ich ihn später oft aufgezogen habe, hat er einfach gedacht: »Gott, das Mädchen schielt aber!« Allerdings muss ich zugeben, dass ich seinen Protest und die Erläuterung seines damaligen Eindrucks immer wieder gern provoziert habe.

Cincinnati war damals eine mittelgroße Stadt mit einem ziemlich unattraktiven Down-Town-Kern und schönen, weit ausgedehnten suburbs. Der Ohio-Fluss trennt es von dem zu den Südstaaten gehörenden Kentucky, so dass die Gegend voller schöner und aufregender Geschichten über die sogenannte »underground railroad« ist, die Flüchtlingsstraße der Sklaven vom Süden, die in die Freiheit im Norden führte. In Ripley, einer kleinen Stadt nicht weit von Cincinnati, gibt es viele Häuser, in denen Flüchtlinge zwischen Scheinwänden versteckt werden konnten. Allenthalben gibt es Schilder, die von den aufopfernden und mutigen Taten der Fluchthelfer berichten. Aus ihren Verstecken wurden die Verfolgten in der Nacht heimlich in Sicherheit gebracht. Es gibt auch eine geheimnisvolle Platte, unter der eine Botschaft liegen soll, die aber erst im Jahr 2000 gehoben werden darf.

Cincinnati selbst hatte Ende des 19. und Anfang des 20. Jahrhunderts eine starke Zuwanderung deutscher Emigranten, was sich im Charakter ihres besonderen Musiklebens noch bis in unsere Zeit widerspiegelte. Zum Beispiel gab es deutsche Chöre. Cincinnati verfügte auch über ein gutes Kunstmuseum mit einer Kunsthochschule und Bestrebungen zur Förderung von Laienkunst und schöpferischer Begabung bei Kindern. Es besaß aber weder ein ständiges Theater noch eine Oper. Im Sommer führte eine Gruppe der Metropolitan Opera, New York, einige Opern in einem Freilicht-Stadion nahe des Zoologischen Gartens auf. Das Löwengebrüll, das von dort her die Musik begleitete, mochte zwar zu »Aida« passen, wirkte aber in den »Meistersingern« etwas befremdend.

Ansonsten war Cincinnati eine typische Stadt des Middle West, in der der ursprüngliche Pioniergeist, die Gastlichkeit und offene Freundlichkeit noch deutlich spürbar waren, aber doch schon eine gesellschaftliche Stratifizierung stattgefunden hatte, die neben dem Problem der nationalen Minoritäten und der schwarzen Bevölkerung auch bei den weißen »Alteingesessenen« anhand der Maßstäbe von Vermögen und Besitz erfolgt war.

Das gesellschaftliche Leben spielte sich in Form von »Parties«, meist garden parties, oder Picknicks ab. Hier und da lud man einander zum Essen ein, in der Regel in ein Restaurant besonderer Prägung – spezielle Küche, schöne Lage –, weniger häufig kam man zu Hause zusammen, etwa in kleinem Kreise. Bei allen diesen Geselligkeiten standen drinks und food – also gutes Essen und Trinken – im Vordergrund. Nach ein bis zwei eisgekühlten Cocktails entstand eine rosig-fröhliche Atmosphäre, in der es sich leicht über freundliche Nichtigkeiten plaudern ließ. Intellektuelle Gespräche oder Diskussionen tieferen Charakters kamen selten zustande, hier und da fand höchstens ein Austausch über fachliche Fragen statt.

Marika, Mitjas erste Frau, war in dieser Atmosphäre kreuzunglücklich. Als intellektueller Mensch, Historikerin, europäisch, anspruchsvoll, hungrig nach geistigen Kontakten, fand sie keinen Boden, auf dem sie hätte gedeihen und sich wohlfühlen können. Sie hielt es in Cincinnati nicht aus und lebte, als ich mein Internship dort antrat, bereits seit einiger Zeit in Chicago, wo es an der Universität eine interessante historische Fakultät gab.

Ich hingegen war glücklich. Ich war im Alltag unter Menschen, die mich fachlich, medizinisch-wissenschaftlich ungemein anzogen und befriedigten, von denen ich lernte und deren Niveau unzweifelhaft »Weltspitze« war, wie wir später in der DDR immer zu sagen pflegten. Daneben wuchs ich jetzt in politische Arbeit hinein, von der ich noch erzählen werde, und schließlich: Ich glaube, fürchte, dass ich gar keine eigentliche Intellektuelle bin. Daher empfand ich für die oberflächliche Geselligkeit der Menschen, die ich fachlich achtete, lediglich ein schüchternes Bemühen, mitzuhalten. Außerdem hatte ich bald den kenntnisreichen, stets interessanten Mitja, der für mich sowieso eine weitaus intellektuellere Atmosphäre zu schaffen verstand, als ich sie je zuvor in meinem Leben gekannt hatte.

In medizinischer Hinsicht stand das Children's Hospital der Universität von Cincinnati zu jener Zeit in voller Blüte. Das hatte zwei

Gründe: erstens die glückliche Kombination eines Krankenhauses mit Lehre und einem vielseitigen Forschungsinstitut, wodurch die Rahmenbedingungen für die wissenschaftliche Durchdringung medizinischer Phänomene und das Einbringen neuer theoretisch-experimenteller Erkenntnisse in die Medizin gegeben waren, und zweitens einen Direktor, Ashley Weech, der sich – selbst ein Wissenschaftler, aber zugleich selbstlos – ganz der Entwicklung dieses Zwillingskomplexes widmete. Er hatte völlig freie Hand, sich die geeigneten Wissenschaftler zu suchen, und einen mächtigen ökonomischen Rückhalt in der Firma Procter und Gamble, die die Sponsoren der Research Foundation waren. So kam es zu der ungewöhnlichen Konzentration von hervorragenden Wissenschaftlern, die wiederum aus dem Kreise der Interns und Residents zu einer Anzahl bedeutender und hochmotivierter Ärzte und Forscher führte.

In der Klinik war es Katie Dodd, ein ganz außerordentlicher Mensch, von uns Interns geliebt und gefürchtet, die den Stil und die Atmosphäre der Kinderklinik prägte.

Hervorragend war auch Fred Silverman, der Kinderröntgenologe, damals noch ganz jung, der uns durch seine hervorragende Beobachtungsgabe und sein Lehrtalent jeden Morgen in aller Frühe, noch vor dem eigentlichen Arbeitsbeginn, zu seinen Röntgenbesprechungen lockte. Er wurde später der Vater der Kinderröntgenologie, nicht nur in den USA. Auch unsere chinesische Röntgenologin an der Kinderklinik der Charité, Dr. Nitz, spricht mit großer Hochachtung von ihm und scheint immer stolz zu sein, wenn sie mir Grüße von Silverman ausrichten kann, den sie auf internationalen Kongressen sieht.

Die Research Foundation war zu meiner Zeit weltbekannt durch die Virologen Albert Sabin und Harry Feldmann, der eine als »Vater« der Poliomyelitis-Schluckimpfung und beide durch ihre Arbeiten über Toxoplasmose und den auch heute noch gültigen serologischen Nachweistest dieser Krankheit. Einen Namen weit über die Grenzen der USA hinaus hatte sich auch Joe Warkany mit seinen embryologischen Studien gemacht. Er hatte an Ratten bewiesen, dass bestimmte angeborene Missbildungen unabhängig von der Art der angewandten

Noxe, aber abhängig vom Alter des Föten auftreten, das heißt er deckte die sensiblen Phasen der fötalen Entwicklung gegenüber Schadenseinwirkung auf. Berühmt war weiterhin die biochemische Abteilung der Research Foundation mit Sam Rapoport, George Guest und Norton Nelson: Mitja arbeitete damals an Phosphat-Estern in den roten Blutkörperchen und entwickelte ein metabolisch fundiertes neues Blutkonservierungssystem, die ACD-solution (acid, citrate, dextrose), das einen revolutionierenden Schritt in der Konservierung roter Blutzellen darstellte. Es ermöglichte die Aufbewahrung von Blut statt bisher über nur sieben Tage bis zu 21 Tagen. Im Zweiten Weltkrieg rettete diese neue Konservierungsflüssigkeit vielen Tausenden das Leben. Mitja und George Guest wurden hierfür nach dem Krieg mit dem vom Präsidenten der USA, Harry S. Truman, unterschriebenen »Certificate of Merit« unter großem militärischem Aufgebot ausgezeichnet. Die ACD-Lösung ist noch heute in aller Welt die Grundlage der Blutkonservierungsmittel.

Aus dem Kreise meiner damaligen Mitassistenten, stimuliert und gefördert durch die besondere Atmosphäre unserer Institution, gingen Forscher- und Lehrerpersönlichkeiten hervor, deren Namen ich hier zunächst nur erwähnen will: Carlton Gajdusek, Entdecker der slow viruses, Nobelpreisträger; Bill Brodsky und Clark West, bekannt für ihre Arbeiten in der Nierenphysiologie; Dick Blumberg, später Ordinarius in Atlanta; Erika Bruck, später Professor der Pädiatrie in Buffalo. Sie arbeitete über Elektrolyt- und Kohlenhydrat-Stoffwechselveränderungen. Auch mich selbst zähle ich unter diejenigen, die ihren wesentlichen Impetus zur Forschung an dieser Institution erhielten.

Man mag aus dieser zunächst nur angedeuteten Liste interessanter Menschen ersehen, welches Fluidum uns alle umgab. Ich hatte gut gewählt. In Cincinnati bot sich uns ein sehr informelles, jugendfrisches Kollektiv, das Katies stürmisches Temperament, Bill Brodkys gutmütig-freche Schnauze, Mitjas Selbständigkeit und Unabhängigkeit und sogar Sabins schwierigen Charakter in lockerer und kameradschaftlicher Weise vereinte. Diese Ungebundenheit und Freiheit hatte es in Johns Hopkins nicht gegeben. Die Verehrung für Dr. Park hatte dort die Töne etwas gedämpft. Ashley Weech war zwar keineswegs von gleicher wissenschaftlicher Statur wie Dr. Park, seine Studien über Bilirubin brachten keine bahnbrechenden Ergebnisse, aber er hatte ein absolut sicheres Gespür für Begabungen, Instinkt für wissenschaftliches Niveau, einen feinen Takt, mit Menschen umzugehen und eine herzliche, freimütige Atmosphäre zu schaffen und er war ohne jede Egozentrizität. Ashley war ein kluger Mensch mit der seltenen Kombination von Selbstsicherheit und Selbstlosigkeit. Kein Wunder, dass unter seinen Händen das Children's Hospital/Research Foundation zu einer Blüte kam, die es nach seinem Ausscheiden nicht wieder erreicht hat.

Katie Dodd

Weech scheute nicht vor schwierigen und komplizierten Menschen zurück. Das bewies seine Berufung von Katie Dodd nach Cincinnati. Es erforderte Mut, Selbstvertrauen und die Fähigkeit, in den Schatten treten zu können, ohne die Selbstachtung und den Respekt anderer zu verlieren. Denn Katie stahl allemal jedem die Show. Sie wohnte später mit uns zusammen, wurde die Wahl-Großmutter unserer Kinder und unser treuester, unerschütterlicher Freund, auch noch, als wir 1950 vom sogenannten »Committee on Unamerican Activities« angeklagt wurden.

Katie stammte aus einer kinderreichen New-England-Familie. Als Kind spielte sie leidenschaftlich gern »Indianer« und gab sich selbst den für ihr ganzes Leben passendsten Namen: »Großer Nordwind«. Wie ein großer Nordwind war auch ihr ganzes Wesen. In ihrer Gegenwart wurde alles Halbe, Unentschlossene, mangelhaft Durchdachte wie vom Sturmwind hinweggefegt.

Sie war von unerschrockener Kompromisslosigkeit und Härte gegen sich selbst und andere. Sie war belesen, parteiisch, gerechtigkeitsliebend und entschlussfreudig. In ihrer Jugend warb sie für das Frauenwahlrecht. 1922 ging sie mit den Quäkern in die Sowjetunion, um bei der Bekämpfung der schrecklichen Hungersnot mitzuhelfen. Sie liebte die Natur und lange Wanderungen. Auf Ausflügen mit ihr ging es stets über Stock und Stein, ausgetretene Pfade verschmähte sie, und wehe dem, der im Winter bei Eis und Schnee nicht anstandslos Schuhe und Strümpfe auszog, um durch vereiste Bäche zu waten. Im Schweizer Fextal stiegen wir 1950 zu dritt, Katie, Mitja und ich, bis ans Ende des Tals, an den Rand des großen Gletschers. Auf dem Rückweg gerieten wir in ein Geflecht reißender Gletscherbäche, die ich – schwanger im sechsten Monat – unter Aufbietung aller Kräfte zu durchwaten hatte, ohne dass sich einer von uns damals das Geringste dabei dachte.

Ein anderes Mal – in Cincinnati – machten wir uns den Spaß, im Frühjahr den angeschwollenen Ohio-Fluss, der wie jedes Jahr mächtige Überschwemmungen angerichtet hatte, mit der kräftigen Strömung herunterzuschwimmen, über die Uferwiesen hinweg, zwischen Bäumen hindurch. Irgendwo unten stieg man aus dem Wasser, lief am Ufer barfuß flussaufwärts und wiederholte unter Triumphgeheul die Talfahrt. Katie und Mitja waren mir allerdings immer eine Fahrt voraus, weil sie anstandslos barfuß liefen, während meine Füße wohl mehr denen einer Prinzessin auf der Erbse ähneln.

Was für leichtsinnige Idioten wir doch waren! Gegen die Typhus-Bakterien, für die der Ohio-River berüchtigt war, hatten wir uns zwar immunisieren lassen – aber was für ein Glück hatten wir, dass uns der unebene Grund mit seinen Steinen und Baumstümpfen bei der wilden Talfahrt nicht die Bäuche aufgeschlitzt hat. Sehen konnte man in dem braunen brodelnden Gewässer jedenfalls kein Hindernis.

Zimperlichkeit konnte Katie nicht ausstehen. Auch nichts, was irgendwie nach weiblicher Eitelkeit aussah. Einmal, als Mitja und ich gerade erst verheiratet waren, aber schon mit Katie zusammenlebten, wollten wir an einem Picknick teilnehmen, das wir für Weiße und Schwarze gemeinsam arrangiert hatten. Wir hatten Katie dafür gewonnen. An diesem Morgen wachte ich mit einer meiner Nesselfieber-Attacken auf. Mein Gesicht war vollständig unkenntlich: die Unterlippe riesig angeschwollen, ein Auge stand wie ein Ballon vor und ließ sich nicht öffnen, und beide Ohren waren auf das Doppelte angewachsen und feuerrot. Natürlich fühlte sich das Ganze auch äußerst unangenehm an, aber ich muss zugeben, meine Scham, so schaudererregend auszusehen, stand bei weitem im Vordergrund, als ich mich vor dem Picknick drücken wollte. Mitja hätte sich erweichen lassen, aber nicht Katie. Ich musste, abstoßend, wie ich aussah und obwohl es mir auch nicht ganz gut ging, mit auf den Ausflug. Und im Stillen hab ich ihr sogar recht gegeben.

Sie war eine strenge und fordernde Lehrmeisterin. Ich habe meinen eigenen Assistenten oft erzählt, wie ich nach einer durchwachten Nacht, in der ich zwanzig intravenöse Tropfinfusionen während einer Virus-Epidemie von Neugeborenen am Laufen halten musste – und damals hatten wir noch keine Venülen, die Kanülen, an denen die schweren Gummischläuche angeschlossen waren, mussten gut befestigt werden, sie rutschten hier und da aber doch aus der Vene, die Flüssigkeit lief daneben, das Gewebe schwoll an, man musste eine neue Vene suchen, dasselbe noch mal – und einigen Kindern ging es zum Sterben schlecht –, man war allein im Nachtdienst, nur noch eine sowieso schon überforderte Schwester –, also wie ich nach dieser Nacht am nächsten Morgen von Katie bei der Visite ein heiliges Donnerwetter abbekam, weil nicht bei allen Kindern die Verlaufsprotokolle der Nacht geschrieben waren! Ich zerdrückte schnell ein paar Tränchen hinter einem Sauerstoffzelt (damals boten diese ein gutes Versteck!), denn ich hätte mich zu Tode geschämt, wenn Katie mich beim Heulen erwischt hätte. Und auch hier – obgleich ich innerlich gegen ihre Härte revoltierte – gab ich ihr prinzipiell recht. Ein zuverlässiges, präzises und intelligentes Protokoll stellt die Weichen für eine korrekte Therapie.

Katie war eine hervorragende Pädiaterin, Beobachterin und ein kluger wissenschaftlicher Kopf. Zur Vertiefung der Klinik holte sie sich Grundlagenforscher aus dem Labor. Schon an der Vanderbilt University hatte sie mit dem Mikrobiologen John Buddingh und der Pathologin Ann Minot sowie mit Isaac Ruchmann zusammengearbeitet und dort die Virus-Ätiologie einer bestimmten Form von Stomatitis

(Entzündung der Mundschleimhaut) entdeckt. In Cincinnati war es besonders Sam Rapoport, den sie für klinische Fragen heranholte. Diese besondere Fähigkeit, das Interesse von experimentellen Wissenschaftlern für klinische Probleme zu wecken, trug nicht nur Früchte bezüglich einzelner neuer wissenschaftlicher Entdeckungen, es war für uns alle begeisterndes und aufregendes Neuland.

Katies Leben war ganz und gar, wenn nötig Tag und Nacht, der Medizin gewidmet, den Patienten, den wissenschaftlichen Problemen und ihren Schülern, uns Interns und Residents. Lehre und Erziehung waren für sie nichts Zusätzliches, sondern entsprachen ihrer ursprünglichen Natur. Sie nahm nie ein Blatt vor den Mund, war meistens sehr unbequem, konnte schrecklich launisch und sogar verletzend sein. Aber unter der rauen Schale verbarg sich ein Herz von Gold. Und ebenso wie sich um Dr. Parks ausgeglichene patriarchalische Persönlichkeit stets ein Kreis von Schülern sammelte, so scharte sich um Katies Feuerball-Wesen die große Zahl ihrer einstigen Schüler und Assistenten. Sie blieben ihr stets in Liebe verbunden.

Katie hat wohl nie eine Liebesbeziehung gehabt, dazu war sie zu herb und wirkte physisch keineswegs anziehend. Vielleicht musste man sie eher als unschön beschreiben, obgleich ich mich sträube, so von ihr zu sprechen. Aber sie hatte in der Tat eine etwas grobe Nase, kleine, unscheinbare Augen hinter Brillengläsern und strähniges Haar. Sie war von kräftiger, knochiger Gestalt und einer entschlossenen Art zu gehen und sich zu bewegen. Sie besaß weder Schönheit noch Anmut noch Charme. Auch glaube ich nicht, dass man sie als einen »gütigen« Menschen bezeichnen könnte, obgleich sie Augenblicke unerwarteter Zartheit, ja Zärtlichkeit hatte, in denen man die Tiefe ihrer Zuneigung und ihre Liebebedürftigkeit erkennen konnte. Vielleicht sollte ich aber einfach sagen, dass wir alle sie liebten, damals, jetzt und immer.

Wie es kam, dass Katie mit uns zusammenlebte, unsere Jahre gemeinsamen Familienlebens, ihr Besuch bei uns in Österreich, der sie ihre Stellung in Cincinnati kostete – davon will ich später erzählen, als Teil meiner Liebesgeschichte mit Mitja, meinem Mann.

Katie ist an einem Lungenkarzinom mit Hirnmetastasen gestorben.

Lieber Joshua, ehe ich mit meiner Geschichte fortfahre, sollst Du die Geburtsanzeige Deiner kleinen Schwester Mimi übermittelt bekommen. Während Du weiter in Deinen dunklen Gewässern den Zuhörer für die Erzählungen Deiner Großmutter spielst, wurde sie geboren, ein wirkliches Baby. Der 6. August dieses Jahres, also 1990, ist der Tag, an dem Mimi »zur Welt kam« – (ein seltsamer Ausdruck, so bist Du wohl noch nicht in dieser Welt?). Vor einigen Tagen haben wir sie besucht. Sie hat ein seidenweiches Köpfchen, das sie bereits kräftig hochreckt, mit Äugelchen, die jeden fast schon richtig angucken. Es ist sehr schön, ihr kleines Körperchen im Arm zu halten. Ich habe auch an Dich gedacht, ob Dich »die Welt« nicht doch einmal locken könnte? Aber es ist noch Zeit, darüber nachzudenken – vorerst bleib noch, wo Du bist, in Deiner Vorwelt, unsichtbar für uns und mir doch schon so vertraut.

Einblendung: Oktober 1990

Viele Wochen sind vergangen, ereignisreiche Wochen in den USA, anlässlich eines Symposiums in Chapel Hill, North Carolina, das sich mit der Frühgeburtlichkeit und dem Frühgeborenen befasste, ein freudigwehmutsvolles Wiedersehen mit meiner zweiten Heimat, zugleich meiner zweiten verlorenen Heimat, in das auch der Tag der »Wiedervereinigung« der beiden Deutschlands fiel, die Mitternacht des Verlöschens der DDR, der 3. Oktober 1990. Die amerikanischen Kollegen meinten, mit uns feiern zu müssen. Sie standen vom Tisch auf und erhoben das Glas auf eine glückliche Zukunft. Mir war das Herz zu schwer, um auch nur einen einzigen Schluck hinunterzubekommen.

Auch jene Reise gehört in dieses Buch, und ich bin froh, dass sie nicht nur aus den ersten drei bis vier Tagen bestand, sondern mit den nächsten zehn meine Seele wieder ins rechte Lot versetzte. Die ersten Tage fielen in mich hinein mit der ganzen Wucht des Schmerzes, die ich damals beim Abschied empfand, gemischt mit demselben ersten Entzücken und beseligten Staunen über die Schönheiten dieser neuen

Heimat USA, als ich sie erstmals entdeckte. Die bewaldeten Hügel, die unberührte indianische Bilderbuch-Wildheit hinter dem Kraybillschen Holzhaus, der Bach, der zwischen riesigen Felsblöcken in kleinen Wasserfällen und stillen Buchten verläuft, Steilufer zu beiden Seiten. Der unbeschreiblich goldene Herbst mit dem tiefblauen, wolkenlosen Himmel und die Nächte der lärmenden Zikaden, die freundlichen Häuser im colonial style, umgeben von Rasen ohne Gitter, von alten hohen Bäumen beschattet – die unglaubliche Weite des Landes – und die amerikanischen Kollegen, fortschrittlich, herzlich, gastfreundlich und mit sehr viel besserem methodischen Können und Niveau als wir. Es befiel mich, besonders da nun jede Hoffnung verloren war, die DDR, ein sozialistisches Land, auf einen höheren wissenschaftlichen Stand zu bringen, ein schreckliches Gefühl, Zweifel, ob wir damals den richtigen Weg gewählt hatten. North Carolina jedenfalls ließ alle meine Liebe und Sehnsucht nach unserer USA-Vergangenheit wiederaufleben. Der Umgang der Menschen miteinander, achtungsvoller und zugleich kritischer, näher und zugleich unabhängiger – ich war mir bewusst, dass dies der gute alte Kern der USA war – und dass ich dieses Erlebnis des Besten, das die USA in sich birgt, nicht verallgemeinern kann. Aber diesen wahren Kern liebe ich. Natürlich hat auch er seine Facetten, die mir deutlich wieder vor Augen führten, dass ich wohl nie dazugehört habe: die Bindungen an eine Kirche, die provinzielle Gesellschaft, die Gleichartigkeit ihrer Individualität ... Trotz allem: Die ersten Tage in North Carolina brachten Wehmut und das Gefühl des verlorenen Paradieses mit sich, etwas Unwirkliches, wohl auch nie Gewesenes, das ich mit einer Mischung aus weher Sehnsucht und freudigem Wiedersehen empfand.

Washington und Bethesda, die Leute vom National Institute of Health, die drei Tage, die auf Chapel Hill folgten, mischten ernüchternde Töne in das Ensemble der Gefühle. Während die amerikanischen Kollegen von Chapel Hill fortschrittlich und geduldig, mit Hingabe und Gerechtigkeitssinn ihren Kampf gegen Ungleichheit, Rassismus und Armut führen, ihn auf ein hohes wissenschaftliches Niveau zu einem nationalen Beispiel erheben wollen, trafen wir bei den »Honoratioren«, den Leitern, Direktoren und Funktionären des National Institute of Child Health and Human Development auf Überheblichkeit, verknöcherte Stagnation und Formalismus, wie ich es bis dahin in den USA nicht erlebt hatte. Bei den jüngeren Wissenschaftlern gewann man den Eindruck, dass sie ihr hohes methodisches Niveau oft an schwache Ideen verschwendeten. Meine Frage, ob die Leitung eine Querbefruchtung der Projekte untereinander befürwortete, ob es eine allgemein zugängliche Methodenbank gäbe, wurde gar nicht verstanden. Sie behandelten uns »Ossis« mit einer gewissen höflichen Herablassung, wobei uns eine »große Ehre« erwiesen wurde, in dem nur für »erlauchte« Gäste bestimmten »Stone House« empfangen zu werden, dem »John E. Fogarty International Center for Advanced Study in the Health Sciences«, einem wunderschönen mansion im »colonial revival style«. Offen gestanden packte mich bei diesem Zusammentreffen eine zweifache Wut: erstens auf unsere DDR-Epidemiologie, ihre ganze Mittelmäßigkeit und ihre tragischen Versäumnisse in wissenschaftlicher Methodik und zweitens auf diese selbstgerechten USA-Spitzenmethodiker mit ihrer katastrophalen Säuglingssterblichkeit!

Am letzten Tag besuchten wir noch den historischen Landsitz George Washingtons, Mount Vernon, das mit seiner geglückten, harmonischen Architektur, seiner idyllischen Lage mit Blick vom Hügel herab auf den Potomak-River im goldenen Licht eines typischen Indian-Summer-Tages ein Genuss war. Die Schlafstätten der Sklaven, der Wohnraum ihres Aufsehers bildeten einen bemerkenswerten Kontrast zu den äußerst geschmackvoll eingerichteten Räumen des »Herrenhauses«.

Die Woche Chapel Hill, Bethesda und Washington sind ein Teil meiner Bindungen an die USA, mögen sie auch zeitlich mehr als vierzig Jahre später als die Ereignisse in Cincinnati liegen.

Da ist dieser 3. Oktober, 1990. Ich hatte mir einstmals geschworen, nie wieder in Deutschland zu leben – und hatte die DDR ausgenommen von diesem Schwur – als eine andere Art Deutschland, als Teil einer großen sozialistischen Völkergemeinschaft. Nun lebe ich wieder im alten Deutschland. Im Gegensatz zu den vielen Menschen, die hier meinen, einen flotteren Gang in den Fortschritt zu erleben, habe ich das Gefühl, aus dem dritten in den Rückwärtsgang geschaltet zu haben. Nach wie vor glaube ich, dass der Sozialismus die bisher höchste Stufe aller Gesellschaftsordnungen ist. Wie der Felsblock dem Sisyphus ist er uns den Berg hinabgerollt, und wie viel Mühen wird es kosten, ihn erneut hinaufzuschieben! Wie werden wir die Kraft dazu aufbringen, vor allem die Kraft welcher Ideen? Wie soll das Ziel aussehen und wie die Wege, die uns hinführen könnten?

Joshua, die Fufu hat einen Teil dieser Erinnerungen gelesen und fand sie deprimierend – so viele tragische Schicksale, meint sie. In welche furchtbaren Wogen der Welt- und Menschheitsgeschichte waren die Menschen aber auch geschleudert, und wie kurz sind überhaupt die Spannen eines Lebens, die man als unbeschwert und fröhlich bezeichnen kann, und wehen denn nicht auch über die Perioden tiefsten Glücks oft Schauer der Furcht? Vielleicht nehmen Erinnerungen, die ja natürlich gegen Ende des Lebens geschrieben werden, immer einen Schatten von Wehmut in sich auf, den Schatten des bereits durchlebten und des noch bevorstehenden Abschieds? Vielleicht hat meine Seele ein besonderes Empfangsorgan für das Leidvolle in der Welt, das mich auch in den Arztberuf getrieben hat. Aber für das Schreiben von Memoiren wäre dies ein sehr hinderlicher Wesenszug. Hilf mir also, Joshua, die Vergangenheit nicht auch noch durch eine Altersbrille zu sehen, sondern mit den erwartungsfrohen, ein wenig schielenden Augen Deiner, damals zwar schon zweiunddreißigjährigen, in Wirklichkeit aber viel jüngeren Imo.

Durchbruch der modernen Vorstellungen
über die Körperflüssigkeiten

Der erste große medizinisch-intellektuelle Schub in meinem Leben
war mit meinem Eintritt ins Harriet Lane erfolgt, in die Atmosphäre
des großen Fragens, die Dr. Park um sich geschaffen hatte. In Cincinnati erlebte ich eine zweite Periode des Rausches einer wissenschaftlichen, forschungsorientierten Medizin. Wir waren damals alle – wie
in einer Art Goldrauschfieber – elektrolyt-besessen. Mit den Arbeiten von Jim Gamble hatte sich eine neue Sicht auf die Körperflüssigkeiten ergeben. Die alten Ansichten von gelösten Salzen und ihren
Konzentrationen im Blut waren der Vorstellung über voneinander unabhängigen Ionen gewichen, die in ihrem Ensemble im elektrischen
Gleichgewicht stehen. Die biochemische Unterscheidung zwischen
extra- und intrazellulärer Flüssigkeit, die Einführung des Begriffes der
Osmolarität ins Bewusstsein des Klinikers führten meines Erachtens
zu einer ähnlichen Revolution, vor allem in der Pädiatrie, wie der Beginn der Antibiotika-Ära.

Jim Gambles geniales didaktisches Ei des Columbus, seine Stab-
diagramme zur Veranschaulichung der Ionen- und Osmolaritätsveränderungen in den Körperflüssigkeiten, verhalfen den neuen
Vorstellungen zu raschen Erfolgen in den USA. Als ich 1952 nach
Deutschland kam, sprach man an den Universitätskliniken noch
immer von »Kochsalzkonzentrationen im Blut«, ausgedrückt in mg%,
so dass ich mich mit Leidenschaft an die Durchsetzung moderner Vorstellungen machte.

Damals, in Cincinnati, war auch für uns dies alles Neuland, und
es galt, die Ionenverschiebungen in den Körperflüssigkeiten unter
den verschiedensten pathologischen Bedingungen zu untersuchen,
ihre Dynamik zu verfolgen und den verheerenden Folgen der Elek-
trolyt- und Osmolaritätsveränderungen vor allem mit einer sinnvollen
Flüssigkeitstherapie zu begegnen. Wir rechneten, bilanzierten Zufuhr,
Ausscheidung, Verluste, kontrollierten mit Hilfe des Labors und spe-
zieller, von Mitja selbstentworfener Flüssigkeitsprotokolle, ob wir mit

unserer Therapie richtig lagen, sahen, wie auch kleine Irrtümer sich über Tage summierten, und entwickelten einen gewaltigen Respekt für die Macht der parenteralen Flüssigkeitstherapie, so einfach sie erscheinen mag. Ich bin überzeugt, dass sie nicht nur in der Pädiatrie, in der Elektrolytverluste durch Diarrhoe und Erbrechen sowie Wasserverluste bei hohem Fieber häufig vorkommen, sondern auch für alle Fachgebiete in heißen Ländern einen entscheidenden Umschwung in der Mortalitätsrate bewirkt hat. Die Erfolge in der modernen Chirurgie, in der Nierendialyse wären undenkbar ohne sie. Ja, wir Pioniere dieser neuen Vorstellungen waren wie im Rausch, wobei wir mit den schon erwähnten technischen Widrigkeiten zu kämpfen hatten: die starren Kanülen und Konnektoren, Gummischläuche, die nicht nur aus mechanischen Gründen die Stabilität eines einmal gelegten intravenösen »Tropfes« gefährdeten – sie waren auch nach Durchfluss eiweißhaltiger Flüssigkeiten schwer von solchen Spuren zu reinigen. Die Elektrolyt-Eiweiß-Glucose- oder Aminosäurenzusammensetzung musste von uns selbst in einem mehr oder weniger offenen System gemischt werden. Die Lösungen mussten pyrogenfrei hergestellt sein. Es gab Probleme über Probleme. Von Einweg-Materialien war damals keine Rede.

Führend nicht nur in der schöpferisch-theoretischen Durchdringung der Probleme, sondern auch in ihrer praktischen Lösung war Mitja (Sam) Rapoport, der damals das klinisch-chemische Labor leitete und, durch Katie auf die Säuglingsstation gelockt, Feuer gefangen hatte an der Aufdeckung des Zusammenhanges zwischen klinischen Symptomen und biochemischen Veränderungen. So kam es auch zu den bedeutenden Entdeckungen der postazidotischen Hypocalzämie – im klinischen Bild tetanische Krämpfe –, des Hyperventilationssyndroms mit Hyperelektrolytämie und Hyperosmolarität – später auch zur Aufklärung der japanischen Kinderkrankheit Ekiri.

Damals gab es in den USA zwei wichtige Zentren der Elektrolytforschung. In Boston arbeitete man im Wesentlichen über die Kalium- und Phosphatveränderungen, mit den Namen von Darrow und Butler verknüpft, in Cincinnati vordringlich über Calcium und Gesamtelektrolytkonzentration/osmolarität, schloss aber die Veränderungen aller anderen Ionen mit ein. Das Rapoportsche Konzept war meines Erachtens umfassender und tiefgründiger – es führte Mitja übrigens auch zu Forschungen in der Nierenphysiologie. Er konnte an Hunden nachweisen, dass die Wasserausscheidung mit dem Harn proportional seinem osmotischen Gut erfolgt, unabhängig von der Art der Ionen.

Mitja, der nie klinisch – als Arzt – hatte arbeiten wollen, machte mit Katie gemeinsame Visiten auf der Säuglingsstation, aber auch bei besonderen Patienten, zu denen Katie ihn holte. Für mich war jede dieser Visiten ein Erlebnis. Mitjas völlig neuartige unkonventionelle Art des Herangehens, seine scharfe Beobachtungsfähigkeit, sein Kombinieren mit biochemischen Kenntnissen und vor allem seine Vorschläge für Diagnostik und Verfahrensweise begeisterten uns. Der Dialog zwischen Klinik und Labor, dessen eminente Bedeutung mir schon im Johns Hopkins klargeworden war, weitete sich jetzt aus zu einer höheren Stufe des Dialogs, nämlich Klinik – Labor – Pathobiochemie, auf der die Bezüge von Einzelbefunden zueinander, ihrer Synthese zu einer konzeptionellen Struktur erfolgte, und mit den gemeinsam erarbeiteten Vorstellungen neue Fragen und wiederum neue Lösungswege auftauchten. Ich schwamm in einem unbeschreiblichen intellektuellen Glücksgefühl.

Ich habe manchmal im Scherz gesagt, dass ich nicht weiß, ob ich Mitja der Biochemie wegen oder um seiner selbst willen ausgesucht habe. Seine Biochemie war jedenfalls ganz ohne Zweifel eine aufregende Attraktion für mich.

Ich lernte auf diese Weise auch, klinische Symptome aufmerksamer zu bewerten. So war ich tatsächlich die erste, die ein Hyperventilations-Syndrom beobachtete. Es war ein wohlgenährter, etwa zehn bis zwölf Monate alter Säugling, der unter der Diagnose Pneumonie eingeliefert worden war. Aber er atmete anders, nicht mühsam, sondern wie unter einem Zwang in tiefen, allerdings auch beschleunigten Zügen. Er hatte sehr hohes Fieber und eine merkwürdig teigige oder mehr gummiartige Hautkonsistenz. Ich lief zu Katie und Mitja, die irgendwo zusammenstanden, und sagte ihnen, dass ich einen Patienten hätte, der eine Pneumonie haben sollte, sich aber merkwürdig verhielte. So machte ich die beiden auf unser erstes Hyperventilations-Syndrom aufmerksam. Ich bin darauf heute noch stolz. Aber ohne die darauffolgenden Laboruntersuchungen hätte das Syndrom nicht aufgeklärt und die konkrete Therapie – nämlich Wasser – nicht angesetzt werden können. Viele Jahre später, in der Sowjetunion, bekam Mitja selbst – initiiert durch eine Virusinfektion – eine solche Hyperventilation und hat sich aufgrund seiner eigenen Kenntnisse über dieses Syndrom – entgegen allen ärztlichen Bemühungen der dortigen schrecklich rückständigen Medizin – durch Wassertrinken das Leben gerettet.

Wir Children's Hospital Interns und Residents arbeiteten hart und lernten viel, nicht zuletzt aus unseren Post-Mortem-Konferenzen, in denen nicht nur die Pathologie ein letztes Wort hatte, sondern auch die biochemischen Veränderungen, die sonst in solchen Konferenzen meist unter den Tisch fallen, erörtert und kritisch beurteilt wurden.

Liebe – Hochzeit – Honeymoon

Mitja war sicher mein bedeutendster und rigorosester Lehrer. Er bemühte sich, uns zum selbständigen Denken zu erziehen, »lies selbst nach – mach dir ein eigenes Bild«, bekam man zu hören, wenn er merkte, dass wir ihn als wandelndes Lexikon benutzen wollten. Er hasste Eklektizismus, jede neue Erkenntnis erforderte bei ihm die Überprüfung der vorangegangenen alten. War diese als überholt bewiesen, so gab es keine Kompromisse mehr mit ihr. Sie musste unerbittlich und demonstrativ über Bord geworfen werden. Halbdurchdachtes mit Überzeugung vorzubringen, wagte sich niemand. Aber an ernsthaft Nachgedachtem, selbst wenn es falsch war, fand er immer ein aufhorchendes Interesse. So entstand übrigens auch seine Beziehung zu Jörg Redeker, der sich hier in Berlin mit seiner Abiturarbeit über den Pasteur-Effekt bei Mitja bewarb. Jörg hatte gründlich, fantasievoll und außenseiterisch eine Theorie aufgestellt, die gut durchdacht, aber völlig falsch war. Mitja war interessiert und nahm ihn im Institut auf. Bis heute existieren zwischen beiden Vater-Sohn-Beziehungen, die durch keine der Schwierigkeiten, die sie miteinander hatten, abgeschwächt wurden.

Mitja war für mich eine unbedingte Respektsperson, er kam mir viel älter vor als ich selbst, dabei ist er sogar drei Monate jünger. Als er mich am zweiten Tag, nachdem ich ihm im Säuglingszimmer erstmals begegnet war, im Wohnzimmer unserer Internquarters antraf und mir auf den Zahn fühlte, wen ich höher schätzte: Dostojewski oder Tolstoi, und ich mich errötend zu Dostojewski bekannte, hatte ich das schreckliche Gefühl, durch die wesentlichste Prüfung meines Lebens gefallen zu sein.

Diese ersten Wochen unserer Beziehung waren auf meiner Seite durch Augenblicke peinlichster Verwirrung und großer Unsicherheit charakterisiert. Dass Mitja an unseren Sonntagsspaziergängen zu fünft teilnahm, löste in mir angestrengtes Herumraten aus, wem zuliebe bzw. aus welchen Gründen er wohl mitkäme. Da war die kleine, aber doch schon etwas ältliche, gescheite und liebe Erika Bruck, weiterhin ein chinesischer Gast der Research Foundation, der nie ein Wort sprach, vielleicht gar kein Englisch verstand, und eine traurige unattraktive Mitassistentin, die weder Charme noch Geist besaß. Ich entschied, dass der Grund für Mitjas Vorliebe für diese Spaziergänge entweder bei seiner Zuneigung zu Erika oder aber in seiner eigenen Einsamkeit läge. Nicht im Traum hätte ich geglaubt, dass er meinetwegen mitging. Aber eines Tages merkte ich es doch!

Mitja war noch an Marika gebunden, er fühlte sich für sie verantwortlich und liebte sie wohl auch noch. Er rief sie aus Chicago zurück, sagte ihr, wie es mit uns stand, wollte aber noch einmal versuchen, ihre Ehe zu retten. So blieb sie bei ihm in Cincinnati. Mitja und ich hatten beschlossen, uns zu trennen. Ich absolvierte gerade meine Periode in der Infektionsabteilung des General Hospitals. Des Nachts, wenn ich zu schwerkranken Patienten gerufen wurde, konnte ich von dort die erleuchteten Fenster sehen, hinter denen Mitja und Marika wohnten. Oft stand ich lange im Gang, und das Verlöschen der Lichter bereitete mir so unerträgliche Schmerzen, dass ich sie noch heute in die Erinnerung zurückrufen kann. Dabei war ich nicht verzweifelt. Tief in mir war eine unerklärliche, aber feste Gewissheit, dass ich für Mitja der richtige Mensch sei. Woher diese Gewissheit gekommen ist, weiß ich nicht – aus meinem Selbstbewusstsein sicher nicht.

Irgendwie wusste ich seltsamerweise, dass meine Liebe größer wäre als die irgendeines anderen Menschen, auch als Marikas, und dass Mitja diese Liebe brauchte. Sie ist auch das Einzige, womit ich Mitjas Zuneigung zu mir erklären konnte. Marika war intelligenter als ich, witzig und temperamentvoll, reizend anzusehen, ein feiner Mensch. Mit ihr teilte er seine Jugenderinnerungen, seinen besten Freund, den Dichter Jura Soyfer, seine politischen Anschauungen, sie war seinen Eltern lieb und vertraut. Er interessierte sich für ihre Arbeit als Historikerin. – Was war es, dass der letzte Versuch, die Ehe zu halten, doch misslang? War es, weil sie keine Kinder hatten und Marika auch keine wollte? Mitja sagt, sie sei ein pessimistischer Mensch gewesen und habe ihn mit ihrem Pessimismus mehr und mehr bedrückt. Ich weiß, dass sie mir einmal wehmütig sagte, Mitjas eigentliche Liebe gelte weder ihr noch mir, sondern seiner Katze Stritzi. Aber da wusste ich es schon besser. Im Mai 1946 ließen sie sich scheiden. Marika ging nach Chicago zurück und sehr bald darauf nach Wien. Sie blieb lange allein, heiratete dann aber nochmals.

In so wenigen Sätzen steht sie nun da, die Geschichte zweier für mich qualvoll-süßer Jahre, voller Trauer und Bitternis für Marika und schwerer Gewissensentscheidung für Mitja. Nein, er hat es sich nicht leicht gemacht, aber zum Glück, zu meinem Glück, ist eine Entscheidung für ihn etwas Endgültiges.

Am Nachmittag des 14. August 1946 – bis dahin hatten wir nie über Heirat gesprochen – sagte Mitja: »Komm, wir gehen aufs Standesamt und lassen uns trauen!« Der Standesbeamte, den Mitja bat, uns die Drei-Wochen-Frist des »Aushangs«, die man eigentlich einhalten musste, zu erlassen, war sehr unwillig, gab aber schließlich brummend nach. Für diesen Tag aber war alles zu spät, deshalb wurde der Termin auf den folgenden angesetzt. Trauzeugen wurden Katie und

»Papi Tschiassny«, ein uns befreundeter emeritierter HNO-Professor aus Wien.

Als wir zum Standesamt aufbrechen wollten, war Mitja noch mitten in einem Versuch, so dass wir schließlich in aller Eile losfuhren. Mir war weder feierlich zumute, noch war ich gerührt – und wie viel Tränen der Rührung hab ich bei den Trauungen unserer Kinder vergossen – nichts dergleichen hab ich damals für mich selbst empfunden. Ich war halb betäubt durch Mitjas plötzlichen Entschluss, mich heiraten zu wollen, halb amüsiert durch das ganze Drum und Dran. Das Office des Justice of Peace, der uns trauen sollte, befand sich downtown, hoch oben in einem der damals noch wenigen Hochhäuser Cincinnatis. Unten am Eingang befand sich die erste Hürde: ein Zeitungsstand! Wer Mitja kennt, weiß, dass er sich auf jeglichen Lesestoff sofort stürzt und so leicht nicht wieder aufhört. Ich glaube, erst auf Katies Ermahnung hin, dass wir bereits spät dran seien, war er vom Zeitungsstand loszureißen. Oben angelangt, bat Mitja den Justice of Peace, sich kurz zu fassen, was dieser – angesichts unserer Verspätung – wohl auch begrüßte. Dann kam die zweite Hürde. Auf die Frage: »Willst du im Namen Gottes diese ... zur Frau nehmen?« schwieg Mitja – auch auf die Wiederholung – keine Antwort! Erst als der Justice unwillig und kurz hervorstieß »Willst du sie zur Frau nehmen?« gab Mitja sein Ja-Wort. Mich fragte er daraufhin gleich die Kurzformel. Dritte Hürde: Der Justice – nun schon ziemlich ärgerlich – knurrte: »Ringe, bitte!« Als sich herausstellte, dass auch dieses Ritual unter den Tisch fiel, blieb ihm nur noch, sein Honorar einzufordern. Danach trat Mitja ans Fenster und sagte: »Herrliche Aussicht von hier oben.«

Die Hochzeit wurde mit einem Hummer-Schmaus begangen. Gesättigt und befriedigt brachten wir unsere Gäste nach Haus und Mitja und ich zogen ins Kino – es gab den Gogolschen »Revisor« mit Danny Kay – und danach brav ins Bett. Eine »Hochzeitsnacht« gab es an diesem Tage nicht.

Wenige Tage später starteten wir zu unserer dreitägigen Hochzeitsreise. Unser Ziel waren die Cumberland Falls in Kentucky, die mit ihrer grün-feuchten, hügeligen Rhododendron-Wildnis wunderbare

Erinnerungen für uns bargen. Der erste Tag brachte uns bis zu einem See – wir schliefen in einem Blockhaus. Am nächsten Morgen ereilte Mitja sein jährliches Heufieber! Aber diesmal gab es ein neues Mittel, das erste Antihistaminicum, Benadryl! Eine halbe Stunde später, schon wieder auf dem Weg, meinte Mitja, wir sollten irgendwo einkehren und einen Kaffee trinken, er sei schrecklich schläfrig. Aber der Kaffee half nicht. Ich übernahm das Chauffieren – Mitja schlief. Wir kamen in Cumberland Falls an – Mitja entschuldigte sich und meinte, er müsse noch vor dem Essen ein wenig schlafen. Kurz – er schlief vor dem Essen und nach dem Essen, er schlief im Auto, auf der ganzen Heimfahrt, zwar frei von Heufieber, aber schlafend, brachte ich ihn zurück nach Hause.

Zum Ersatz für diesen verschlafenen Honeymoon sind alle unsere späteren gemeinsamen Reisen Honeymoon-Fahrten geblieben, wie uns überhaupt ein wundervolles Geschick beschieden hat, alle Elemente der Liebe bis zum heutigen Tag zu bewahren.

Ich habe mich oft gefragt, worin das Geheimnis einer guten Ehe liegt. Vor allen vorangegangenen Möglichkeiten, mich zu verheiraten, bin ich immer zurückgeschreckt. Einerseits war es wohl die Erwartung einer bedingungslosen Liebe, die keine Kompromisse mit Subtotalitäten zulassen wollte, aber es war da noch ein anderes Gefühl: die Furcht vor einer Zukunft in grauer Alltäglichkeit. Diese würde sich einstellen, wenn etwas fehlte, ungeachtet dessen, ob gleiche kulturelle Interessen, Liebe zur Natur oder wesentliche Gemeinsamkeiten vorhanden waren. Wie soll ich ausdrücken, was mir so wesentlich erscheint? Ich wusste jedenfalls sofort, dass ich es bei Mitja gefunden hatte – ein erhöhtes Lebensgefühl, eine weite Sicht, gemeinsame große Ziele, neue Horizonte, Streben für die Menschheit. Solche Schwingungen, die über das Persönliche hinausgehen – wenn sie fehlen, weiß ich nicht, ob eine Ehe bis zum Lebensende gut gehen kann.

Mitja – Wissenschaft und politische Arbeit

Es wird mir sehr schwerfallen, Mitja zu schildern. Nicht nur, weil ich ihn liebe, sondern weil er auch der bedeutendste Geist in diesem Buch der Erinnerungen sein wird, ein unabhängiger, selbständiger Mensch, der sich, da es um den Kampf gegen den Faschismus und für eine gerechtere Welt ging, dennoch freiwillig jahrzehntelang einer Parteidisziplin unterwarf. Wie es kam, dass aus dieser Selbstlosigkeit und dem Hintanstellen weitaus glänzenderer Wissenschaftschancen, die er außerhalb der kommunistischen Partei gehabt hätte – nun, fast am Ende seines Lebens – die Frage steht, ob und wie er anders hätte handeln sollen –, darüber werde ich erst viel später sprechen.

Als ich Mitja kennenlernte war er 32 Jahre alt, in vieler Hinsicht noch ungegorener Wein oder wie »Papa«, sein Vater, sagte, ein »ungeschliffener Diamant«. Obgleich er für mich eine absolute »Respektsperson« war und ich ihm damals kaum je zu widersprechen wagte – was ihm übrigens ungemein missfiel und immer wieder Gegenstand seiner Versuche war, mich zur Kritik herauszufordern –, trotz dieser, in gewisser Weise bis heute bestehenden Schüler-Lehrer-Beziehung zwischen uns hatte ich auch schon damals Einsichten in sein Wesen, die tiefer reichten als meine unmittelbaren Erfahrungen mit ihm.

Von der Natur mit einem kräftigen, gesunden Körper ausgestattet, dem er große und langdauernde Anstrengungen mit Lust und Befriedigung zumuten konnte, mit einem ungewöhnlich scharfen und schnellen Verstand sowie einem phänomenalen Gedächtnis, kann man den Motor seines Wesens vielleicht mit dem unhöflichen Wort »Neugier« bezeichnen. Ich weiß, dass es eine unzulängliche Bezeichnung ist, aber sie steht für Mitjas Begierde, alles Neue mit jedem seiner Sinne, mit seinem ganzen Verstand zu verschlingen, zu erkennen, zu ergründen. Sein Wissensdrang erstreckt sich auf naturwissenschaftliche wie geisteswissenschaftliche Gebiete, sein musisches Empfinden umgreift die bildende Kunst und die Musik gleichermaßen. Und ohne ein sensibles Organ für Literatur wäre seine Freundschaft mit Jura Soyfer kaum denkbar gewesen.

Bis heute ist seine Lesekapazität einfach erstaunlich, wobei man sagen kann, dass das Lesen eines Buches, einer Zeitschrift, der Zeitung oder eines fachlichen Sonderdruckes jede andere Tätigkeit begleiten kann, und da er nicht nur mit verblüffender Geschwindigkeit, sondern auch mit fotografischer Präzision zu lesen und das Gelesene innerlich zu dokumentieren versteht, ist er nicht nur für seine Fachkollegen, sondern auch für Menschen ganz anderer Gebiete ein begehrter Diskussionspartner, umso mehr als nichts bei ihm »angelesen« bleibt, sondern stets kritisch verarbeitet, fantasievoll verknüpft, neu beleuchtet und zu interessanten Schlussfolgerungen, Fragestellungen oder Vermutungen weitergeführt wird. Wir haben einmal zum Spaß ein Wettlesen veranstaltet zwischen Mitja, unseren Söhnen Tommy und Meiki, beide waren bereits erwachsen, und mir, nachdem wir irgendwo Zeit-»Normen« für Lesegeschwindigkeiten gefunden hatten. Danach lagen Tommy und Meiki weitaus besser als die Norm, aber Mitja übertraf sie noch um ein Beträchtliches, während ich hinter allen dreien zurückblieb.

Sein Gedächtnis machte Mitja für Schüler und Kollegen zu einer Art willkommenem, leicht zugänglichem Lexikon: Man fragte ihn nach Literaturangaben und erhielt die verblüffenden Auskünfte bis ins Detail genau: Zeitschrift, Jahrgang, Seitennummer – ja, sogar, ob das Gewünschte links oben oder rechts unten stand.

Merkwürdigerweise hat er ein gutes Gedächtnis nie für eine wesentliche Eigenschaft eines Wissenschaftlers gehalten. Auch die Schnelligkeit seines Verstandes, die sogar Warburg verblüffte, hat er nie als etwas Besonderes empfunden. Beide – ein gutes Gedächtnis und Geschwindigkeit des Intellekts – sind in seinen Augen angenehme, aber entbehrliche Züge für einen Wissenschaftler.

Ich habe mehr als vier Jahrzehnte mit Wissenschaftlern gelebt – drei im eigenen Haus – und viele gekannt, die bei uns ein- und ausgegangen sind. Ich frage mich, Joshua, was das für Merkmale sind, die einen echten Wissenschaftler von den vielen Mitläufern in Labors und Instituten unterscheiden? Wenn ich sie an meinem

geistigen Auge vorüberziehen lasse, so waren es fleißige und »faule«,
fantasievolle, ehrgeizige und zurückgezogene, nach außen brillie-
rende und langweilig erscheinende, hinreißende Redner und elend
stockende Vortragende, Einzelgänger und Kooperationsfähige – was
ist der ihnen allen gemeinsame Wesenszug? Ich glaube, es ist ihre
Besessenheit, die zumindest in den schöpferischen Perioden alles
andere – Familie, Liebe, Schlaf, äußere Position, bei einigen sogar die
Verantwortung der Welt gegenüber – verdrängen und vergessen lässt.

Meinen naiven christlich-ethischen Vorstellungen folgend,
versuchte ich, unsere Kinder zur Bescheidenheit zu erziehen, ins-
besondere als mir klar wurde, dass unsere beiden Söhne außer-
gewöhnlich begabt waren. Sie haben mir später gestanden, dass ich
ihnen damit eine hinderliche Mitgift auf den Weg gegeben habe,
dass der Glaube an sich selbst, an die Bedeutung der eigenen For-
schung eine unbedingte Voraussetzung für den Wissenschaftler ist.
Wie sonst könnte er neue Gedanken, unerwartete Ergebnisse, wider-
sprechende Resultate, mittels derer althergebrachte Lehrmeinungen
in Frage gestellt werden, verteidigen? Wie wäre es ihm möglich,
standzuhalten bei Rückschlägen, Niederlagen, Kritik von außen und
innen?

Wie groß das ist, was ein Wissenschaftler leistet, hängt von der
Wahl des Problems, von dem richtigen historischen Moment in der
Entwicklung der Methoden, mit denen ein Problem lösbar wird, auch
von der äußeren Konstellation, den objektiven und subjektiven Be-
dingungen und nicht zuletzt vom Glück ab.

Aber die Vorbedingung ist seine Besessenheit. Wer der Wissen-
schaft nicht mit Haut und Haaren ergeben ist, kann meines Erachtens
keine großen Leistungen vollbringen.

Mitja ist ein solcher besessener Wissenschaftler, und ich habe immer
die Tragik seines Lebens empfunden, das in eine geschichtliche Periode fiel, in der ihm die Existenz der Menschheit, ihre Bedrohung
zunächst durch den Faschismus, dann durch den Antikommunismus
und die Atombombe, Prioritäten abforderte, die ihn größte Selbst-

aufopferung gekostet haben, indem er aus Verantwortungsgefühl seine eigene wissenschaftliche Entwicklung hintanstellte, und zwar nicht »auf Zeit«, sondern lebenslänglich.

Wie oft mag der Gedanke aus der Trauer und Wehmut des alternden Mitja auftauchen, ob die Prioritäten seines Lebens richtig gesetzt waren? Hat er Teile seines wissenschaftlichen Talentes an eine Illusion verschwendet, an die Illusion vom Aufbau einer gerechteren Gesellschaftsordnung? Kann und darf man so etwas aber überhaupt denken? War das Opfer der Spanienkämpfer umsonst? Ist Allende für eine Illusion gestorben? Bleiben hohe Ziele nur so lange gerechtfertigt, wie sie sich nicht mit der Realität befleckt haben, nur so lange sie unerreicht bleiben und die Menschen ihretwegen zugrunde gehen?

Mitjas Prioritäten – als ich ihn kennenlernte – waren klar, und er überprüfte auch, ob ich sie akzeptieren könnte: An erster Stelle stand »der Sozialismus«, an zweiter die Wissenschaft und erst an dritter ich und alles andere. Ich habe diese Reihenfolge gebilligt, obgleich mir oft weh ums Herz gewesen ist, was die erste und zweite Position betraf.

Mitja brachte in die politische Tätigkeit die gleiche Art der Begabung mit, wie in die Forschung: den sicheren Instinkt für das Herangehen an ein Problem, für die Lösungswege zur Beantwortung einer Fragestellung sowie die Geduld für langfristige Aufgaben.

Wie Mitja zur Partei kam, sollte er wahrhaftig selbst schildern. Aber alle meine Versuche, ihn zum Schreiben zu bewegen, sind bisher ergebnislos geblieben. So kann ich nur unvollkommene Skizzen liefern. Seine Eltern, also »Papa« und »Mama«, beide Juden, kamen aus dem damaligen Galizien, einem Grenzbereich zwischen Österreich und der Ukraine. Sie sprachen neben dem Jiddischen auch deutsch und russisch. Während Papa aus einem noch tiefgläubigen Elternhaus kam, ging es in Mamas Familie bereits sehr aufgeklärt zu, beide entstammten sie aber bürgerlichem Milieu.

Mitjas politische Entwicklung in Wien verlief zwangsläufig. Die massenhafte Verelendung und ökonomische Bedrohung nicht nur der Arbeiterschaft, sondern auch breiter Schichten des Bürgertums führten nach dem Ersten Weltkrieg in Österreich unaufhaltsam zu einer politischen Polarisierung. Zu ihrem neunzehnten Geburtstag bekam Betty, Mitjas Schwester, den »Anti-Dühring« von Engels geschenkt. Sie selbst hat ihn, glaube ich, nie gelesen, aber der vierzehnjährige Mitja verschlang das Buch. Aus den theoretischen Erkenntnissen, die er aus dieser Lektüre gewann, stellten sich die Weichen für sein ganzes weiteres Leben. Mit fünfzehn Jahren stand er, ein von der Mutter verzärtelter und von der älteren Schwester beschützter, für sein Alter kleiner und ungemein schüchterner Junge, mit Herzklopfen vor jener Tür, hinter der eine Sektion der sozialistischen Arbeiterjugend Wiens tagte. Es dauerte eine ganze Weile, ehe er den Mut aufbrachte, den Saal zu betreten. Diesem Bund sozialistischer Mittelschüler Wiens schloss er sich politisch an, wie übrigens eine ganze Reihe jüdischer Jungen und Mädchen aus bürgerlichen Familien, darunter auch sein bester Freund Jura Soyfer, einer der bedeutendsten Dichter der jüngeren Geschichte Österreichs, der mit 26 Jahren im Konzentrationslager Buchenwald zugrunde ging.

Im Alter von neunzehn Jahren trat Mitja der Sozialdemokratischen Partei Österreichs bei, kämpfte 1934 im Februaraufstand der Arbeiterorganisation auf der Seite des sozialistischen Schutzbundes gegen die rechtsradikale Heimwehr. Nach der Zerschlagung des Aufstandes erlahmte der Widerstand der jetzt bereits illegalen Sozialdemokratischen Partei gegenüber dem durch die Entwicklung in Deutschland sich ständig verstärkenden Austro-Faschismus. Mitja war sich klar darüber, dass es die wichtigste Aufgabe der damaligen geschichtlichen Periode war, die Menschheit vor dem Faschismus zu retten – unausdenkbar, in welcher verbrecherischen Barbarei nicht nur die Völker Europas im Falle eines Sieges der deutschen und österreichischen Nationalsozialisten versinken würden. Trotz jahrelanger Vorbehalte wechselte Mitja von den zögernden Sozialdemokraten über in die ebenfalls bereits illegale, aber entschlossenere Kommunistische Partei Österreichs.

Es folgten zwei Jahre antifaschistischer Tätigkeit, mehrmals unterbrochen von kurzzeitigen Verhaftungen. Während dieser Zeit war seine Existenz schon fast illegal. Auch im medizinisch-chemischen Institut von Professor von Fürth, seinem väterlichen Lehrer, der ihn schätzte und ihm mit Wohlwollen zugetan war, musste er seine Forschungsarbeiten abends, nach der allgemeinen Arbeitszeit, durchführen. In einem persönlichen Gespräch mit »Papa«, Mitjas Vater, sprach von Fürth von der für Mitja unsicheren Zukunft angesichts des drohenden Faschismus. Er muss sehr erleichtert gewesen sein, als George Guest, Professor am Children's-Hospital Research Foundation in Cincinnati, sich anlässlich einer Europa-Reise für den blutjungen Rapoport und seine Arbeiten interessierte und ihn einlud, auf ein Jahr als Stipendiat nach Cincinnati zu kommen. Mitja nahm dieses Angebot an und blieb in den USA – denn nach diesem einen Jahr war Hitler bereits in Österreich einmarschiert.

Mitja beantragte das sogenannte First Paper, die offizielle Absichtserklärung, Bürger der Vereinigten Staaten von Amerika werden zu wollen. Nach fünf Jahren und nach Ablegung einer Prüfung über USA-Geschichte und die Verfassung des Landes konnte man das Citizenship erwerben. Mitja und ich wurden beide volle naturalisierte amerikanische Staatsbürger, ebenso Tommy, Meiki und Fufu, unsere ersten drei Kinder, durch Geburt. Sie kamen alle in Cincinnati zur Welt. Wie Lisas Status ist, die erst 1950 in Wien geboren wurde – zu der Zeit allerdings, als wir noch amerikanische citizens waren –, weiß ich nicht.

Mein ursprünglich fast unerträglicher Schmerz, Deutschland verlassen zu müssen, wandelte sich mehr und mehr um in ein Gefühl des Ausgestoßenseins und in Zorn und Abscheu den Deutschen gegenüber, die, bis auf ganz wenige, nicht den Mut aufgebracht hatten, aufrechte Menschen zu bleiben. Ich hatte meine erste Heimat verloren und sie dann auch von mir gestoßen. Nur in Träumen zeigte sie sich, wieder und wieder, in schrecklichen Träumen, in denen ich die Ängste der Verlassenheit durchlebte, wie ich sie im Wachen nie empfunden habe. Kann auf dem Boden solcher Gefühle und Erfahrungen eine naive und unbedingte Zugehörigkeit zu einem neuen »Vaterland« heranwachsen?

Man sollte es fast für unmöglich halten – und doch war es so. Ich liebte die USA, das Land, die Menschen, die Vielfältigkeit der Landschaften und der Bevölkerung, die Ideen von Toleranz und Freiheit des ursprünglichen und eigentlichen Amerika. Ich war dieser neuen Heimat dankbar, dass sie mich vor der Hitlerverfolgung gerettet hat, und bin ein durch und durch loyaler USA-Bürger gewesen. Es ist absurd zu denken, dass die amerikanischen Kommunisten keine loyalen citizens seien. Mitja fühlte den USA gegenüber wie ich. Möglicherweise behielt er sein Leben lang eine warme Zuneigung zu seinem ersten bewussten Heimatland Österreich und wäre, nachdem wir die USA 1950 verlassen mussten, gern nach Wien gegangen. Ohne McCarthys »Committee on Unamerican Activities« hätten wir jedoch die USA niemals verlassen.

Mitja nahm schon bald nach seiner Ankunft in den USA neben der wissenschaftlichen auch seine politische Tätigkeit wieder auf. Er wirkte für die Gleichberechtigung der Schwarzen, gegen Antisemitismus, betrieb Aufklärung über die Gefahr des deutschen Nationalsozialismus, kämpfte für ein höheres Bewusstsein der Arbeiter, um deren soziale Lage zu verbessern.

Ich war kaum drei Monate in Cincinnati, als mich Mitja fragte, ob ich in der kleinen Gruppe der Kommunistischen Partei der USA (CPUSA), die in Cincinnati bestand, mitarbeiten wolle. Mitglied der Partei konnte ich allerdings erst werden, nachdem ich das USA-Citizenship erworben hatte.

Was für merkwürdige Vorstellungen sich so viele Menschen über die politischen Aktivitäten von Kommunisten machen – ich selbst damals auch. Zu meinem größten Erstaunen bestand meine erste kommunistische Aktivität in einem Volkstanz-Vergnügen, das die Partei für Schwarze und Weiße gemeinsam veranstaltete. Und in der Tat galt ein wesentlicher Teil unserer politischen Arbeit dem Abbau rassistischer Vorurteile, der kameradschaftlichen Annäherung von Weißen und Schwarzen. So organisierten wir gemeinsame Picknicks, square dances, Zusammenkünfte bei Kaffee und Kuchen. Ich war, offen gestanden, sogar etwas schockiert über die Simplizität und scheinbare Selbstverständlichkeit solcher Aufgaben. Unsere zweite regelmäßige Aktivität bestand in der Verteilung der Sonntagsausgabe des Daily Worker und der Werbung für Abonnenten der Zeitung. Sonntag für Sonntag verbrachten wir den Vormittag damit, von Haus zu Haus zu ziehen, politische Aufklärung zu betreiben und für das Lesen der Zeitung zu werben.

Die Unwissenheit unter der ärmeren weißen und schwarzen Bevölkerung war erschütternd. Noch am Anfang des Jahres 1945 wussten viele Menschen nicht, dass sich die USA im Kriege befanden; von denen, die es wussten, hatten die meisten keine Ahnung, auf wessen Seite die USA stand und worum es in diesem Krieg überhaupt ging. Nicht überall wurden wir freundlich aufgenommen, aber in der Regel dachte sich keiner etwas dabei, wenn man an die Tür klopfte und nach Aufforderung, aber auch bei Stillschweigen, einfach ins Zimmer trat. Oft lagen Mann und Frau noch im Bett, und die Unterhaltung spielte sich ganz unbefangen ab, ohne dass einer von ihnen aufstand.

Die amerikanischen Arbeiter waren zu jener Zeit – und sind es bis heute – gewerkschaftlich sehr mangelhaft organisiert, noch dazu bekämpften sich die Gewerkschaften untereinander. So war es nicht leicht, die Menschen zu überzeugen, dass sie ihre Lage verbessern könnten, wenn sie sich organisierten. Auch fanden die Schwarzen in den Gewerkschaften bei ihren weißen Kollegen oft die alten rassistischen Vorurteile wieder.

Diese Sonntagvormittage sind in meiner Erinnerung als etwas Kostbares aufbewahrt. Wie nützlich wir gewesen sind, unser kleines Häufchen von sechs bis acht Menschen, weiß ich heute nicht zu sagen, aber wir waren voller Enthusiasmus und leidenschaftlich motiviert. Unsere Tätigkeit war im Übrigen halb illegal – wenn wir Polizei auch nur von weitem sahen, mussten wir sofort verschwinden. Was machte diese winzigen Grüppchen von Kommunisten in den Augen der Polizei, der Konservativen, der Reaktion so gefährlich? Als 1949/50 die richtige Hexenjagd im Cincinnati-Enquirer gegen uns losging, schrieb man uns »subversive« Tätigkeit zu, sogar, »dass wir die Brunnen Cincinnatis hätten vergiften wollen« ...

Was taten wir wirklich? Wir unterstützten im Präsidenten-Wahlkampf 1948 den liberalen Kandidaten der Progressive Party, Henry Wallace, der aber selbst eine so törichte Kampagne führte, dass er am Ende durchfiel. Wir sammelten Unterschriften unter den Stockholmer

Appell für die Ächtung der Atombombe. Wir warben für Freundschaft mit der Sowjetunion, dem Bündnispartner der USA im Zweiten Weltkrieg. Und wir studierten in unserer Parteigruppe das »Kommunistische Manifest« von Marx. – Das waren unsere »unamerikanischen Aktivitäten«. Dafür hatten wir uns bei Anklage durch das Committee des Senators McCarthy zu »verantworten« und andere Kommunisten zu denunzieren, dafür konnten wir für Jahre ins Gefängnis geworfen werden!

Wie viele Künstler und Wissenschaftler sind Ende der vierziger, Anfang der fünfziger Jahre tatsächlich ins Gefängnis gekommen, haben Jahre ihres Lebens verloren, wie viele sind ins Ausland gegangen, geflohen, und wie viele haben sich gebeugt und sind vor sich und ihrem Gewissen schuldig geworden? Das schrecklichste Ereignis aus jener Zeit ist die Hinrichtung der beiden Rosenbergs, die unwiderrufliche Tötung zweier unschuldiger Menschen. Diese entsetzliche Nachricht traf uns schon in der DDR. Noch bis in die Nacht hinein hatten wir am Radio gesessen und gehofft ... Wir konnten uns das Schreckliche nicht vorstellen – die sogenannten »Beweise« waren absolut unglaubhaft. Und dann war es doch geschehen, ein weiterer Fall in der Reihe nie wieder gutzumachender Justizmorde in den USA. Bis heute sind die Rosenbergs nicht rehabilitiert worden – obgleich der McCarthy-Spuk verschwunden ist und sich viele Amerikaner dieser Periode schämen.

Aber warum fürchtete und hasste man uns so? Die reiche jüdische Gemeinde von Cincinnati, an die sich Mitja wandte mit der Bitte um ein Affidavit für Marikas Mutter und Schwester, die in Österreich von den Nazis bedroht waren, schlug diese Bitte ab, weil ihnen Mitja zu links und zu wenig fromm war und machte sich stattdessen lieber zum Mitmörder: Beide, Mutter und Schwester von Marika, wurden nach Polen deportiert und kamen in einem KZ um.

Keiner von uns Kommunisten dachte auch nur im Traum daran, »to overthrow the government – die Regierung zu stürzen«. Alles, was wir erstrebten, war, die Lage der Ärmsten zu verbessern, das Bewusstsein der Arbeiter zu stärken, damit sie ihre Rechte wahren können, den tragischen Rassenhass zu beseitigen, der in einem solchen Schmelztopf der Nationen wie den USA eine besonders destruktive Rolle spielen muss, den Frieden für die ganze Welt zu propagieren und den USA zur Verwirklichung ihrer eigenen Verfassung zu verhelfen. Wir waren treue Bürger der Vereinigten Staaten von Amerika. Und doch hat man uns unserer politischen Überzeugungen wegen verfolgt, über die USA hinaus, in Wien, bis in die DDR.

Die ersten Andeutungen von Wolken, die über Mitjas Existenz in den USA aufziehen könnten, kamen bereits während des Krieges von John Gibson, einem prominenten Mitglied des National Research Council, der auch Beziehungen zu hohen Stellen in der Armee hatte. Dieser verriet Mitja, dass ein »Dossier« über ihn existiere, und warnte ihn, seine politischen Positionen zu überdenken, da er sonst nach dem Kriege Schwierigkeiten zu erwarten hätte.

Als 1947 eine verspätete politische Überprüfung dieses »Dossiers« in Washington Veranlassung gab, Mitja als eine »very important person« per Express aus Japan in die USA zurückzubeordern, hatte sich das Gewitter über uns zusammengebraut.

Diese Rückbeorderung aus Japan empfand Mitja als »Paukenschlag« für den Anfang vom Ende. »This is it«, sagte er, als er am 2. September 1947 so unerwartet vorzeitig zurückkam. Merkwürdigerweise geschah daraufhin aber nichts anderes als eine Anfrage der Regierung, ob er wieder da sei. Mehr noch – erst nach dieser Affäre erhielt er das schon erwähnte »Certificate of Merit« des Präsidenten der USA unter großem militärischem Pomp offiziell überreicht. – Damals waren die Informationen offenbar noch nicht so exzellent computervernetzt wie heutzutage.

Die eigentliche Hexenjagd gegen Mitja und mich begann 1949 mit einem wöchentlichen Trommelfeuer gegen uns in der Sonntagsausgabe des Cincinati Enquirer, mit Artikeln, in denen wir zwar nie mit Namen genannt, aber immer so genau umschrieben wurden, dass jedermann wusste, wer gemeint war, ohne uns die Möglichkeit zu geben, juristisch dagegen vorzugehen. In diesen journalistischen Hetzereien wurden die unsinnigsten Beschuldigungen gegen uns erhoben – so dass sich sogar Gegenstimmen von Patienten meldeten. Die Familie Rourk, deren Baby wir fünf Monate lang Tag und Nacht durch intravenöse Tropfinfusionen am Leben erhalten hatten – damals eine bemerkenswerte Leistung –, ließ in die Zeitung setzen, sie könne sich nicht vorstellen, dass derart aufopferungsfähige Ärzte zu solch niedrigen Taten fähig wären, wie sie in der Zeitung stünden. Wie haben die Rourks nur so eine beredte und herzerwärmende Erwiderung in der Zeitung zustande gebracht – ganz einfache, ungeschulte Menschen?! Noch heute habe ich den täglichen Telefonanruf im Ohr: »Here is Omi Rourk – how is Herbie?« Der kleine Herbie wurde gesund, der große Herbie hingegen, sein Vater, starb einen primären Reflextod in der Narkose, als man eine Tonsillektomie bei ihm durchführen wollte. Die arme, liebe Omi Rourk!

Vom Beginn des Jahres 1950 an zeichnete sich ab, dass wir vor das »Komitee zur Untersuchung unamerikanischer Aktivitäten« zitiert werden würden und dass uns beiden Verurteilung und Gefängnis drohte. Mitja war, seiner politischen Vergangenheit in Österreich und seiner prominenten Position und Bedeutung wegen, weitaus gefährdeter als ich. Aber was sollte mit unseren drei kleinen Kindern geschehen? Tommy war gerade drei Jahre, Meiki kaum zwei Jahre und Fufu acht Monate alt, und wir erwarteten in wenigen Monaten ein viertes Kind. Was sollte aus dem Wissenschaftler Rapoport werden?

Ehe wir im Juli nach Zürich flogen, wo Mitja auf dem ersten Internationalen Pädiatriekongress nach dem Zweiten Weltkrieg einen Vortrag halten sollte, berieten wir mit den Genossen, was wir tun sollten, falls unsere Namen während unserer Abwesenheit vor dem McCarthy Committee genannt würden. Es wurde entschieden, dass wir möglichst in einer der Volksdemokratien oder sonst außerhalb der USA eine Arbeit suchen sollten.

Tatsächlich brach das Gewitter los, als wir in Zürich waren. Das Telegramm erreichte uns auf dem Kongress. So ging mir zum zweiten Mal eine Heimat verloren – für Mitja war es das dritte Mal.

Unser Pfingstrosenhäuschen

Aber ich habe lange Jahre vorgegriffen und will nun erst nachholen, was ich zunächst überschlagen habe – die Fortsetzung unserer Liebesgeschichte.

Mitja hatte sich nach einem geeigneten Domizil umgesehen. In Frage kam eine bequeme kleine, allerdings sehr hausbackene Etagenwohnung oder ein Märchenhaus inmitten eines Gärtchens, über und über mit Pfingstrosen von dutzenderlei Sorten und Farben bewachsen, das einen Teich aufwies, auf dem weiße und rosa Seerosen schwammen. Ich wagte gar nicht, mein Entzücken über das Häuschen mit Garten zu zeigen, denn die Miete ging weit über unsere finanziellen Möglichkeiten hinaus. Da kam Katie plötzlich mit dem Vorschlag, sich an dem Projekt zu beteiligen: den oberen Stock zu mieten, während wir im unteren wohnen würden. So wuchsen wir mit Katie zu einer Art Großfamilie zusammen und blieben es auch bis zu unserem Abschied von den USA.

Das Haus war eigentlich für zwei Parteien völlig ungeeignet: Katie hatte oben das einzige Badezimmer und wir unten die Küche. Aber irgendwie funktionierte es. Damals begann ich meine Kochkünste zu entfalten, die zunächst auf Eiern in dreierlei Form als Grundpfeilern sowie Tee und Baisers beruhten. Nun probierte ich, zu Mitjas erwartungsvollem Grauen – besonders wenn wir Gäste hatten –, fantasievolle Novitäten aus. Während wir unsere Küche mehr oder weniger gemeinsam nutzten, haben weder Mitja noch ich das Badezimmer auf Katies Etage je betreten. Mitja duschte kalt, im Keller auf rohem Zementboden stehend, und ich blieb über die Dauer unseres Aufenthaltes im Märchenhäuschen mehr oder weniger ungebadet und ungeduscht.

Der Pfingstrosengarten lag hinter dem Haus, von vorn war es auf einem Plattenweg zu erreichen, der von höchst ertragreichen Maulbeerbäumchen umsäumt war. Diese Maulbeerbäumchen gereichten dem »Papa« auf seinem Besuch bei uns zum täglichen Verhängnis. Er liebte es, von den blauen Beeren zu naschen, was nie ohne Spuren auf Hemd und Anzug und demzufolge auch verzweifelten Tadel der

»Mama« abging. Alle Versprechungen ewiger Enthaltsamkeit und Beteuerungen absoluter Unschuld wurden durch die blauen Indizien zunichte gemacht. Hinter dem Rücken der Mama versuchte ich, die Beweise unbezähmbarer Naschsucht zu entfernen, stets ohne Erfolg – Mama war in solchen Dingen nicht hinters Licht zu führen. So pendelte der arme Papa Tag für Tag zwischen höchstem Genuss und tiefster Zerknirschung hin und her.

Der kleine Teich, durch die Seerosen tückisch getarnt, war für mich eine Quelle steter Beunruhigung, da ich in ihm bereits die Leichen mehrerer ahnungsloser Nachkommen gestapelt sah, die sich von seiner trügerischen Oberfläche hatten täuschen lassen.

Durch die Teilung des Hauses in zwei Parteien erhielt unsere Wohnung eine seltsame Anatomie. Man betrat das Haus von einer schattigen überdachten Porch aus – auf der später tagsüber Tommys Bettchen stehen sollte. Ohne jeden Übergang befand man sich sofort im Wohnzimmer, das klein und dunkel, aber abends bei Licht recht gemütlich war. Von hier gelangte man ohne weitere Tür ins Esszimmer, das mit einer Prachttapete ausgestattet war, die uns bis zur halben Höhe mit großen roten Rosen auf schwarzem Grund und dann bis zur Decke mit den gleichen Rosen auf weißem Grund beglückte. Mit Pinsel, Rollen und hellgrüner Farbe gingen wir den Rosen tapfer zu Leibe und verzagten auch keineswegs, als Rosen und schwarzer Grund nach dem ersten Versuch siegreich das Feld – oder vielmehr die Wand – behaupteten. Als allerdings auch der dritte Versuch mit einem Triumph der Rosen geendet hatte, gaben wir uns geschlagen und hinterließen der ferneren Nachwelt die Wände, mit den Schatten existenzlüsterner Rosen geschmückt. Ihnen angepasst, kauften wir unzählige Meter eines roséfarbenen Vorhangstoffes, aus dem ich beabsichtigte, die Gardinen selbst zu nähen. Ich plante in diesem ersten Jahr der Ehe, neben der Komplettierung meiner Kochkünste, noch zwei weitere ehrgeizige Projekte: das Nähen dieser Vorhänge und das Schneidern eines blauen Umstandskleides. Das Kleid wurde noch gerade vor Tommys Geburt fertig. Das Schicksal der Gardinen halte ich zunächst noch im Dunkel der Geschichte.

Das »Rosenzimmer« war möbliert mit jenem riesigen runden Tisch mit Löwentatzen, den Mitja einmal samt vielen stilähnlichen Stühlen aus dem Nachlass eines alten Mannes für zehn Dollar erstanden hatte. An diesen Raum schloss sich eine vollverglaste Terrasse an, die, mit einem französischen Bett ausgestattet, zum »Elternschlafzimmer« deklariert wurde. Von diesem durch eine verglaste Tür abgetrennt und zwei Stufen tiefer lag ein winziger ebenfalls gänzlich verglaster Vorraum, der nach hinten in den Garten führte. Er wurde später Tommys Babyzimmer. Ja, und dann war da noch die Küche, die an der einen Seite ins Esszimmer führte, nach hinten in Tommys Verandazimmerchen und an einer dritten Seite über ein Podest in den Keller.

Zu Katies erstem Stock gelangte man nur durch unser Wohnzimmer, an das sich der Treppenaufgang anschloss. Alles in allem ein wahres kleines Traumschlösschen, das wir uns für den Beginn unseres gemeinsamen Lebens ausgesucht hatten. Unser Bett stand praktisch im Garten, umgeben von Blütenduft, Vogelgezwitscher und Grillengezirp im Sommer – entsetzlich kalt allerdings im Winter.

Die erste Zeit unserer Ehe war ein wenig getrübt durch Mitjas angeborenen Frühaufstehdrang. Wenn er sich wenigstens mit größter Heimlichkeit aus dem Bett gestohlen und im äußersten Pianissimo geflüstert hätte, dass es Zeit sei, aufzustehen, wäre es mir vielleicht gelungen, der veränderten Lebenssituation tapfer ins Gesicht zu sehen, aber Mitjas triumphierend-fröhlicher morgendlicher Weckruf: »Good morning, darling!« rief geradezu urzeitliche Mordgelüste in mir hervor. Und wenn ich nicht so bald schwanger geworden wäre, wer weiß, wie unsere Ehe geendet hätte! Aber unser Tommy hatte sich, gezeugt in der Umgebung all der Herrlichkeiten des Märchengärtchens, auf den Weg gemacht. Zunächst war er »J-J – Jumping Jack« für uns, und Mitja versagte sich jeglichen Glauben an seine kommende reale Existenz. Wegen mehrerer Fehlgeburten, die Marika gehabt hatte, und aus einer tiefen Furcht heraus, dass es auch diesmal schiefgehen könne, erlaubte er sich keine Vorfreude. Meine Glücksgefühle hingegen waren nicht einmal durch die schreckliche Morgenkotzerei zu mindern, die ich mit »J-J« im Bauch während der ersten drei Monate hatte.

Für meine unmittelbare Umgebung brachten meine Schwangerschaften zwei äußerst begrüßenswerte Vorteile: Mein ansonsten stürmisches Temperament besänftigte sich zu ungewohnt milder und heiterer Ausgeglichenheit, und mit dem eigenen Öfchen im Bauch ertrug ich mit Freuden das schlechtgeheizte Haus, welches allein für Katie und Mitja die richtige Temperatur hatte.

Gedanken über Wissenschaft und Wissenschaftler

Die Schwangerschaft mit Tommy fiel in das Jahr meines Forschungsscholarships. Zunächst – vielleicht um meine Versiertheit im Labor zu schulen – stellte mir Mitja die Aufgabe, eine verbesserte Bestimmungsmethode für Bilirubin auszuarbeiten. Später wandte ich mich einer mehr klinischen Problematik zu: Es geschah nicht selten, dass bei Blutentnahmen der Strom von der Vene des Spenders in die Flasche versiegte, ehe die geplante Endmenge erreicht war, so dass die zitrathaltige gerinnungshemmende Flüssigkeit, mit der die Flasche im Vorhinein beschickt worden war, in einen relativen Überschuss geriet. Die Frage war, ob dieses überschüssige Zitrat bei Bluttransfusionen an Säuglinge – insbesondere untergewichtige Frühgeborene –, deren Calcium-Ionen im Plasma binden und somit die Gefahr einer hypocalzämischen Tetanie, von Krämpfen also, herbeiführen könnte. Die Versuche machte ich zusammen mit Bill Brodsky und Rose Ames. Während ich mein Leben lang Experimente immer mit größter Pedanterie vorbereitet habe, geplant bis ins letzte Detail, erschien der stets gutgelaunte Bill am Morgen des Versuchs, bei dem biochemische und elektrokardiografische Untersuchungen präzise aufeinander abgestimmt sein mussten, meist ein bisschen zu spät. Er hatte sich darauf verlassen, dass ich schon alles gut vorbereitet hätte. Ohne J-J im Bauch wäre meine Zusammenarbeit mit Bill nicht so reibungslos verlaufen! So aber blieben wir gute Freunde.

Dieses Jahr im Labor war für mich von großer Bedeutung – es hat für mein ganzes weiteres Leben die Sehnsucht entfacht, klinischen

Phänomenen selbst, mit eigenen Händen, biochemisch auf die Spur zu kommen. Es legte die Grundlagen für mein zukünftiges Pendeln zwischen Klinik und Labor und für die Überzeugung, dass eine Universitätsklinik ohne theoretisch-experimentelle Abteilung letztlich zur wissenschaftlichen Sterilität verurteilt ist.

Das Jahr in Mitjas Labor war auch wegen der Nähe zu ihm bei der Arbeit beglückend. Ich konnte in seine Gedankengänge eindringen und lernte die inneren Qualen eines Wissenschaftlers kennen. Mitja arbeitete damals weiterhin an den Phosphat-Estern nicht nur in roten Blutzellen – auch in der Leber. Er entdeckte damals eine solche Substanz mit fünf C-Atomen in der Leber, ohne je etwas darüber zu veröffentlichen. Er beschrieb einen Nebenweg der Glykolyse, den sogenannten »Rapoport-Luebering Cycle«. Luebering, seine medizinisch-technische Assistentin, hatte er als Zweitautorin in die Veröffentlichung genommen, was damals noch ganz und gar unüblich war. Die klinischen Arbeiten über Hypocalzämien, Elektrolyt- und Osmolaritätsveränderungen im Blutplasma, Gerinnungsveränderungen nach Salicylat-Therapie, über die hauptsächliche Zusammensetzung des Mekoniums, des ersten Stuhls des Neugeborenen, aus Mucopolysacchariden, den Blutgruppen-Substanzen ähnlich, brachten sämtlich neue, überraschende Erkenntnisse. Daneben begann er die schon erwähnten nierenphysiologischen Studien, die er später als Gast in Wien zusammen mit einem jungen Studenten fortsetzte. Was immer er anpackte, es trug stets die Zeichen eigener Originalität und Selbständigkeit. Seine große Stärke ist die Fähigkeit, tiefgründige biologische Fragen zu stellen und eine dialektische Verfahrensweise im experimentellen Herangehen anzuwenden. Er war außerordentlich schnell und handgeschickt im Labor, sich immer bewusst, welche Schritte im Versuch höchste Präzision erforderten und bei welchen es auf solches Maß an Genauigkeit nicht ankam. Ich habe bis heute bedauert, dass es ihm seine späteren Lebensumstände nicht erlaubt haben, weiterhin jeden Tag selbst, mit eigenen Händen, im Labor zu arbeiten. Es ist zwar das Schicksal vieler hervorragender Wissenschaftler, dass sie ihre Ideen mehr und mehr durch die Hände jüngerer oder technischer Kräfte verwirklichen lassen müssen, weil sie selbst durch andere Verpflichtungen gebunden sind, die sich aus Lehre, Leitung, Wissenschaftspolitik, Beschaffung von Mitteln usw. ergeben. Es hat mich zwar immer erstaunt, wie schnell sich Mitja in den Protokollheften seiner Mitarbeiter zurechtfindet, Fehler und Ungereimtheiten erkennt, die Ergebnisse kritisch auswertet und die weiteren Experimente plant – aber ich weiß nicht, ob es nicht doch noch etwas anderes ist, wenn man selbst unmittelbar im Labor arbeitet. Natürlich hat die Wissenschaft andere Züge angenommen, ist von der »manufakturmäßigen« Verfahrensweise zu »fabrikartigen«, automatisierten Methoden übergegangen, und die Rolle des Einzelnen im Ablauf des Experiments mag geringer geworden sein. Die immer komplizierteren Fragen der Lebensprozesse, die heutzutage der Lösung harren, können vielleicht nur in tausenden kleinen Schritten, mittels differenziertester Methoden und organisierter Zusammenarbeit von Wissenschaftlern unterschiedlichster Disziplinen bearbeitet werden. Das bedeutet aber, dass der Einzelne das naive Glücksgefühl der früher noch möglichen Aufeinanderfolge: »Idee (Problem, Fragestellung) – Experiment – Lösung« vielleicht nie mehr erleben kann. Verliert die Wissenschaft an Spannung für den Wissenschaftler?

Bei dem damaligen Stand der Wissenschaft wäre es müßig gewesen, solche Gedanken zu äußern: man befand sich noch im Stadium des Pioniertums mit allen seinen Momenten der Erwartung, der fiebrigen Erregung, des Glücksgefühls und oft auch der Verzweiflung.

Mitja hat sich immer an hohen Standards gemessen und war nur selten zufrieden mit sich. Als ich ihn kennenlernte, trugen seine Zweifel an sich selbst sogar fast neurotische Züge. Er hatte Hemmungen zu publizieren – viele Erkenntnisse und Entdeckungen jener Jahre sind nie veröffentlicht worden – und er scheute sich vor der Verantwortung, andere anzuleiten, anzuführen. Jedes Jahr machte er depressive Phasen durch, die meist im September begannen und erst mit Beginn eines neuen Jahres abzuklingen pflegten. Dennoch hatte er Perioden des Glücks und der Genugtuung in der Wissenschaft, wie ich sie jetzt nicht mehr bei ihm sehe. Ich glaube nicht, dass die Ursachen dafür in seiner persönlichen Situation zu suchen sind oder in seinem Alter, der geringen Zahl seiner Mitarbeiter etc. ihre Erklärung finden, sondern dass sie vielmehr auf einer Entpersönlichung der Wissenschaft selbst, wie ich sie angedeutet habe, beruhen.

Ich darf aber die Jetztzeit nicht mit dem Damals vermischen. Alles in allem ist Mitja ein optimistischer, kraftvoller und mitreißender Mensch gewesen, der seine Ansichten trotz der Zweifel an sich selbst, trotz zeitweiliger Depressionen furchtlos vertrat und stets Anhänger fand. In Diskussionen konnte er oft scharf werden, was ihm im Leben viele Feinde eingetragen hat, wovon er immer sehr überrascht war, da er seine Bemerkungen niemals gegen die Person, sondern immer nur auf die Sache gerichtet empfand.

Zu drei Dingen möchte ich mich noch äußern, die im Leben eines Wissenschaftlers eine Rolle spielen: zum Misserfolg, zur Priorität und zum Problem »Fleiß oder Faulheit«. Mitja hat die beneidenswerte Eigenschaft, dass ihn ein missglücktes Experiment, ein Experiment, bei dem nicht das erwartete, vielleicht sogar ersehnte Resultat eingetreten, sondern etwas ganz anders herausgekommen ist, keineswegs ins Unglück stürzt, sondern dass er im Gegenteil den Misserfolg als fröhliche Herausforderung empfindet, besser nachzudenken, interessante Schlussfolgerungen zu ziehen.

Eine zweite Tugend, über die er verfügt, ist die, dass ihn die Frage der Priorität einer Entdeckung kaum berührt. Der Kampf um solche Prioritäten hat sich meines Erachtens in den letzten Jahrzehnten ungeheuer verbreitet, insbesondere auf den international kompetitiven Gebieten der Molekularbiologie. Unser Tommy, der im großen Getümmel auf einem solchen Gebiet arbeitet, ist zum Beispiel keineswegs frei von diesem Prioritätsehrgeiz, der, wenn man vom puren Streben nach Erkenntnisgewinn ausgeht, eine kleinliche, wenn auch verständliche Regung ist.

Und schließlich: Mitja hat sich immer selbst angeklagt, faul zu sein, obwohl er jeden Tag riesige Mengen wissenschaftlicher Literatur bewältigt, obwohl er immer mehrere experimentelle Eisen im Feuer hat, obwohl er schreibt, korrespondiert, diskutiert, obwohl er unzweifelhaft von Wissenschaft und Forschung besessen ist! Es stimmt schon: Mitjas »Faulheit« hielt ihn an, jedes Experiment vorher gut zu durchdenken, um ja kein überflüssiges machen zu müssen. Wenn in seinen Augen ein Ergebnis schlüssig war, dann war ihm eine weitere zusätzliche Absicherung durch Wiederholung des Versuches ein Dorn im Auge. Ist das Faulheit? Ist aber in einer tieferen Schicht vielleicht doch etwas Wahres an seiner Selbstbeschuldigung? Manchmal, an Punkten, wo man weiter in die Tiefe hätte bohren sollen, wich er aus in die Breite, in neue Fragen. Ist das Faulheit? Oder folgte er dem eigentlichen Drang seiner Begabung, Fragen zu stellen, Türen aufzustoßen und ein erstes Stück Weg zu gehen?

Das sind sehr komplizierte Fragen der Struktur eines schöpferischen Menschen. Sie gelten für den Wissenschaftler wie für den Künstler. Die Vielfalt der Art der Talente macht jeden zu einem Einzelfall. Es ist in meinen Augen einer der tragischen Fehler der sozialistischen DDR gewesen, den Individualismus schöpferischer Menschen nicht verstanden, ja ihn nicht selten gebrochen zu haben.

Aus allem, was ich bisher über Mitja geschrieben habe, könnte vielleicht entnommen werden, dass sein ganzes Sinnen und Trachten nur auf die ernsten Dinge gerichtet war – aber es gibt noch ganz andere Facetten seines Wesens.

Mitja ist ein Mensch, der mit großem Genuss gern gut isst und trinkt. Tatsächlich führte dies fast zum Abbruch unserer Beziehung. Während jener Zeit, als er in Cincinnati um mich warb, führte er mich zum Essen aus, wie es in den USA üblich war, mal in ein chinesisches, ein anderes Mal in ein arabisches oder italienisches Restaurant, immer wieder jedenfalls zu neuen kulinarischen Genüssen. Im puritanischen Hamburg aufgewachsen und von meiner Omima her genetisch mit spartanischem Geschmack belastet, bestellte ich stets bescheiden: »Spiegeleier mit Bratkartoffeln«. – Bis es Mitja eines Tages reichte und er drohte, unsere Beziehungen abzubrechen, falls ich nicht lernen könnte, an seinen kulinarischen Freuden teilzunehmen.

Mitjas Trinkfestigkeit war unter der Assistentenschaft bekannt, aber wieder und wieder versuchten sie, ihn unter den Tisch zu trinken.

Es gelang ihnen nie, selbst auf unseren jährlichen, übermütigen Klinikfesten in einem reizenden Restaurant am Steilufer des Ohio-River, der North Bend Inn, nicht! Mitjas Geheimnis seiner Widerstandsfähigkeit bestand darin, dass er sich durch das Verspeisen unzähliger Hühnerbeine vor den Auswirkungen der alkoholischen Toaste schützte. Ich habe ihn nie ernstlich betrunken gesehen.

Bei aller urwüchsigen Lust und Liebe an gutem Essen und Trinken ist Mitja im täglichen Leben anspruchslos. Oft bin ich heimlich gerührt, wenn er eine meiner in höchster Eile hergerichteten Mahlzeiten als »vorzüglich« rühmt und selbst die verkorkstesten mit keinem abfälligen Wort kritisiert.

Alle Kinder und Kindeskinder sind sich in einem einig: der Daddy/ Opi, Mitja, hat einen unbezähmbaren Spieltrieb. Nicht nur, dass er, als ich ihn kennenlernte, mit Leidenschaft Tennis und Squash spielte, bei allem, was auch nur ein winziges Element von Spiel in sich birgt, ist er sofort mit kindlichstem Eifer dabei. Unvergessen bleiben mir die Urlaubstage in der Nähe des Michigansees, als wir mit dem drei Monate alten Tommy mitten im Wald in einer Blockhütte hausten und Mitja hingerissen Stunde für Stunde ein altes Hufeisen nach einem Eisenpflock warf und jeden erfolgreichen Wurf mit einem triumphierenden Kommentar begleitete.

Spielten wir Tischtennis miteinander, so hatte ich stets die Genugtuung, das erste Spiel zu gewinnen. Aber dabei ließ Mitja es nie bewenden. Bis er Sieger wurde, blieb er unermüdlich dabei. Der Wille zu gewinnen, beherrscht ihn mit solch komischer, weil unerwarteter, Intensität, dass nicht nur ich, sondern auch die großen und sogar die kleinen Kinder der Familie ihren Spaß daran haben. Bei allen Kartenspielen, beim Halma, ja sogar bei »Mensch ärgere Dich nicht« sind ihm die verklärenden Strahlen des Gewinners oder die dunklen Wolken des Verlierers leicht vom Gesicht abzulesen. Ich darf dies beileibe nicht vor seinen Ohren erwähnen, er würde es sogleich und voller Unmut abstreiten.

Seit seiner Zeit im Bund sozialistischer Mittelschüler ist er ein ungemein abgehärteter Mensch geblieben. Er schwimmt in den kältesten

Gewässern, duscht morgens kalt und besitzt weder Wintermantel noch Hut. Ich muss zugeben, dass ihm eine diesbezügliche Bewunderung seiner Mitmenschen nicht gleichgültig ist. Der nachhaltige Ruhm seines Morgenschwimmens am verschneiten Ostseestrand hat ihn noch lange mit verschämter Freude erfüllt.

Etwa um den 1. Juni des Jahres 1947 herum erwarteten wir J-Js Geburt. Ja – das war das Jahr großer Ereignisse für uns! Ich will erzählen, wie es kam, dass Mitja die Geburt seines ersten Söhnchens gar nicht miterlebte. Ich erwähnte schon, dass Albert Sabin – der »Vater« des heute üblichen Impfstoffes gegen Kinderlähmung – Mitglied des Staffs unserer Children's Hospital Research Foundation war. Er war der Chef der Virologischen Abteilung und eine mächtige Persönlichkeit im Wissenschaftsleben der USA. Im Übrigen war er jahrelang ein gefürchteter und gehasster Chef, denn er drängte seine Mitarbeiter ständig und verlangte täglich Ergebnisse von ihnen. Das spielte sich unter den unterdrückten Flüchen von Generationen wechselnder Assistenten ab, bis er eines Tages auf Granit stieß. Der neue Mitarbeiter war ein baumlanger Ire, vormals Bergarbeiter, der sich Sabins Drängen und seine Nörgelei ein paarmal anhörte, ihm am dritten Tag seine riesigen Fäuste zeigte und ihm in aller Ruhe die nähere Bekanntschaft mit ihnen androhte, falls er nicht sofort einen anderen Arbeitston anschlüge. Es heißt, Sabin sei völlig perplex gewesen. Aber von Stund an änderte er seine Verhaltensweise zu seinen Mitarbeitern.

Mitja und mir gegenüber hat er sich immer freundschaftlich verhalten. Als ich ihn kennenlernte, war er noch Junggeselle, heiratete dann aber, schon an die 50 Jahre alt, eine weitaus jüngere, hübsche Frau und hatte mit ihr Zwillinge, denen er ein etwas überraschter und ungeschickter Vater zu sein schien.

Anfang des Jahres 1947 kam Sabin von einer Reise aus Japan zurück und erzählte Mitja, dass es dort eine Kinderkrankheit – »Ekiri« genannt – gäbe, die jährlich Tausende von Todesopfern bei Kleinkindern zwischen anderthalb und fünf Jahren fordere. Keiner kenne die Ursache – er selbst habe umsonst nach einem Virus gesucht. Er beschrieb die Symptome: Durchfälle, sehr hohes Fieber und Krämpfe. Ob Mitja dazu eine Idee hätte ... Mitja versprach, darüber nachzudenken. Und tatsächlich hatte er eine Idee. Sabin war Feuer und Flamme und regte sofort beim US Public Health Department an, eine Delegation nach Japan zu schicken, um diese Krankheit zu erforschen. So wurde die Dreierdelegation, bestehend aus Katie Dodd, Pädiaterin, John Buddingh, Bakteriologe an der Vanderbilt University, und Sam Rapoport, Biochemiker, für eine dreimonatige Expedition nach Tokio zusammengestellt. Voraussichtlicher Abflug: 3. Juni. Da hieß es, J-J zur Pünktlichkeit zu überreden – aber ihm gefiel's dort, wo er behütet und gehegt war.

Mitjas Eltern kommen

Gegen Ende Mai erreichte uns die Nachricht, dass Mitjas Eltern den plötzlichen Entschluss gefasst hatten, uns zur Geburt ihres ersten Enkelchens, das den Namen Rapoport tragen würde, zu besuchen. Wir verfielen in eine gelinde Panik. Für Mitja blieb gerade noch Zeit, seinen Flug nach New York zu arrangieren, um die Eltern dort in Empfang zu nehmen. Wo sollten wir sie jedoch unterbringen? Da gab es noch ein Zimmerchen im Dachgeschoss, das aber hergerichtet und möbliert werden musste. Die ominösen Übergardinen im »Rosenzimmer« waren über ihren Urzustand noch nicht hinausgewachsen. Plötzlich – mit den Augen prüfender Schwiegereltern besehen – erschien mir unser Paradies in erschreckend unfertigem Zustand. Mit trüben Vorahnungen verließ Mitja Cincinnati, um die Eltern abzuholen.

Schlagartig setzte bei mir ein überwältigender Tatendrang ein. Zusammen mit der guten Rose Ames, einer reizenden Mitassistentin am Children's Hospital, nähten und schufteten wir, treppauf, treppab. Ich turnte sorglos auf hohen Leitern herum: J-J fand offenbar großen Gefallen daran. Kurz und gut – zu Mitjas Erstaunen war alles fertig, als er mit den Eltern in Cincinnati eintraf. Ich holte sie am Flughafen ab und hatte furchtbares Lampenfieber. Der Papa gestand mir später, dass es den Eltern nicht anders ergangen war. Sie hatten ja Marika lange gekannt und liebgehabt. So konnten sie sich unter der Entfremdung und Scheidung Mitjas und Marikas nur vorstellen, dass eine raffinierte, vampartig-mondäne Frau ihren Sohn bezirzt hätte.

Was für ein Schock muss die äußere Gestalt dieses vermeintlichen Vamps für sie gewesen sein! Selbst in meinen besten Momenten war ich immer nur ein kleiner naturburschenhafter Pummel, jetzt aber, kurz vor J-Js weltlichem Erscheinen, konnte von Vamp schon gar keine Rede sein. Albert Sabin bemerkte einmal, mich nachdenklich betrachtend, mehr wissenschaftlich präzise als ritterlich: »You know, Inge, I have never seen anybody so changed during pregnancy – Ich habe noch nie jemand sich so in der Schwangerschaft verändern sehen.« Und ich war ja in der Tat noch viel rundlicher als sonst – meine Locken waren verschwunden und hatten sich in eine glatte Haarkappe verwandelt. Mitja, der mich stets durch eine rosige Brille gesehen hat, bezeichnete mich liebevoll als »Champignon«. Auf dem Weg vom Flughafen nach Hause überhörte ich jedenfalls, wie der Papa der Mama laut zuflüsterte: »Wir haben ihr das verkehrte Geschenk mitgebracht!« Es bestand in einem kostbaren Brillantring, eingefasst in Platin. Papa hatte recht – ich habe ihn nie getragen, aber immer Angst gehabt, ihn irgendwann einmal zu verlieren.

Die wenigen Tage bis zu Mitjas Abreise nach Japan, in denen ich ihn mit seinen Eltern beobachten konnte, gaben mir für mein ganzes Leben ein tiefes Gefühl des Vertrauens. Er hatte mich vor unserer Hochzeit gewarnt, nicht treu sein zu können, und ich hatte einfach gesagt, ich würde dieses Risiko auf mich nehmen – ich liebte ihn, und alles andere würde sich finden. Ich selbst hatte übrigens wegen der geschiedenen Ehe meiner Eltern auch keinen Glauben an die Beständigkeit ehelicher Beziehungen.

In Mitjas Verhältnis zu seinen Eltern spürte ich zwei Schichten: eine tiefe biblisch-jüdische Bindung, die sowohl etwas Abstraktes an sich hatte als auch eine für mich noch nie zuvor erlebte Realität historischer Traditionen und eine persönliche, von Liebe und Achtung geprägte Beziehung. Dem Papa brachte Mitja uneingeschränkte zärtliche Verehrung entgegen, für Mama empfand er Liebe, Bewunderung und Kritik. Ich glaube, Mitja sah jeden von ihnen sehr genau – nur die Beziehungen der beiden zueinander blieben ihm als Sohn in einem gewissen, für mich liebenswerten Nebel.

Ich hatte nun plötzlich neue »Eltern«. Die Zugabe meiner Mu als »Schwiegermutter« muss für Mitja einen anderen emotionellen Charakter gehabt haben. Für ihn war sie eine Einzelperson, die ich liebte und die er auf eine lächelnde Art gernhatte und achtete. Ich aber wurde gewissermaßen »heimgeführt« in eine Familie, deren Gefüge traditionell sanktioniert war. Zum ersten Mal in meinem Leben wurde mir klar, dass ich Teil des jüdischen Volkes geworden war, nicht nur Teil dieser Schicksalsgemeinschaft, sondern dass ich dahin gehörte, wo Mitja war und wo auch J-J sein würde. Ich kann nicht sagen, dass mir dieser Gedanke leicht gewesen ist. Damals war er flüchtig, seine endgültige Bewältigung wird in der Entscheidung über unser gemeinsames Grab auf dem Jüdischen Friedhof liegen.

Wie der Papa die Mama geheiratet hat und alles Drum und Dran

Die Geschichte, wie der Papa die Mama geheiratet hat, weiß ich vom Papa selbst. Zu jener Zeit war es in den jüdischen Familien noch üblich, Ehen durch einen Heiratsvermittler, einen Chadchen, zu planen. Papa war eine »recht gute Partie«, wenn er auch nicht aus einem gelehrten Hause stammte, was bei Juden mehr galt als Geld und Gut. Papas Vater, wie auch schon sein Großvater, war Getreidehändler im früheren Lemberg, jetzt Lwow, in der Westukraine. Er war ein frommer Mann, aber sehr jähzornig. Der Papa erinnerte sich, dass er einmal von seinem Vater nicht nur verprügelt, sondern im Zorn sogar zu Boden getreten worden war.

Eine Schwester des Großvaters heiratete einen Halpern und zog mit diesem nach Österreich. Aus diesem Zweig der Familie stammt Ralph Halpern, der später in England mit einer Großkette von Textilgeschäften unermesslich reich und geadelt wurde. Über diesen Sir

Ralph Halpern gab es vor einigen Jahren in Boulevard-Zeitschriften eine Serie von Sex- und Klatschgeschichten. Ich kannte ihn noch, als er Anfang der fünfziger Jahre ein bescheidenes Jüngelchen war, das unter dem Pantoffel seines rechtschaffenen, gutherzigen Vaters stand.

Papa hatte nur wenig Schulbildung genossen. Schon mit vierzehn Jahren musste er in der Getreidehandlung seines Vaters mitverdienen. Er war ein baumlanger und bärenstarker Mensch. Man erzählte sich die Geschichte, wie er eine Wette gewann, indem er ein Wasserglas voll Wodka trank und dann mit einem zentnerschweren Getreidesack auf dem Rücken mehrere Kilometer im Laufschritt zurücklegte und den Sack in einem Eisenbahnwaggon verstaute.

Papa hatte von seinem Vater den Jähzorn geerbt, aber er war gleichzeitig von Natur aus so sanft und gütig, dass er sich bei solchen Zornanwandlungen nur mit den Fäusten an den eigenen Kopf schlug. Seltsamerweise hat sich diese gleiche Geste auf unseren Tommy vererbt. Auch er pflegte als Kind, wenn er sehr wütend war, so schnell wie möglich wegzurennen, wobei er mit seinen Kinderfäusten seinen Kopf bearbeitete.

Als Papa 25 Jahre alt war und es Zeit für ihn wurde, eine Familie zu gründen, wurde ein Chadchen engagiert, um ihm eine passende Frau auszusuchen. Offenbar war der Heiratsvermittler aber nicht erstklassig – oder Papa doch schon selbständiger als allgemein üblich –, jedenfalls missglückte der erste Versuch, die rechte Braut zu finden. Papa gefiel sie nicht, und so mussten sie unverrichteter Dinge wieder abziehen.

Der zweite Versuch führte sie im Pferdeschlitten mitten im Winter durch die verschneite Westukraine nach Kamenez Podolsk zur Familie Weinbaum, die seit Generationen eine Weinhandlung betrieb. Die Geschäfte wurden meist von den Frauen geführt, während die Männer sich ihren gelehrten Studien widmeten. Schon Mamas Großvater war Herausgeber einer aufgeklärten Zeitschrift und auch ihr Vater war kein orthodoxer Jude mehr, sondern ein versponnener Intellektueller, der seine Tage mit Lesen verbrachte – und seine Nächte wohl mit Kinderzeugen, denn er hatte zwei aus der ersten und elf aus der zweiten Ehe.

226

Mama war die älteste der elf Geschwister aus der zweiten Ehe ihres Vaters. Der Papa schilderte mir, wie er sie zuerst sah, als sie ins Zimmer trat, mit ihren langen dicken Zöpfen und den veilchenblauen Augen, anmutig, aber eher abweisend als ermutigend. Papa verliebte sich auf der Stelle in die neunzehnjährige Manja. Diese hatte aber ganz andere Zukunftsträume gehabt. Sie hatte Ärztin werden wollen, musste die Schule jedoch nach zwei Klassen Gymnasium verlassen, um bei den vielen Geschwistern zu Hause mitzuhelfen. Außerdem schlug ihr Herz dem großen ungeschlachten Burschen keinesfalls entgegen, war sie doch in einen anderen verliebt. Aber die Entscheidung lag ausschließlich bei ihrem Vater. Für den wiederum weder Papas Einkommen noch seine offensichtliche Verliebtheit den Ausschlag gaben; lediglich die Tatsache, dass Papa zweieinhalb Bände des Talmud auswendig zitieren konnte, nahm ihn für den Freier ein. Keiner erkannte, was für einen außergewöhnlichen Menschen sie vor sich hatten – und die Mama hat dies vielleicht nie ganz erfasst.

Der Papa hatte nicht nur einen ungewöhnlichen Verstand, eine schnelle und gründliche Auffassungsgabe, er hatte dazu das gütigste, goldenste Herz, sanft und verständnisvoll, aber zugleich von unbestechlichem Gerechtigkeitssinn. In einer Gesellschaftsordnung, die seine Fähigkeiten geschult und richtig eingesetzt hätte, wäre sicher etwas »Besonderes« aus ihm geworden. Aber auch so ist er etwas Besonderes gewesen. Es gibt wenige Menschen, die zugleich hochintelligent und ganz ohne Arg sind. Für wie viele Menschen ist er ein Fels in der Brandung gewesen, hat sie unterstützt, ihnen geholfen – den Geschwistern der Mama, anderen Verwandten, Fremden. Er wurde mehrmals betrogen, verlor einige Male durch untüchtige und unehrliche Kompagnons sein ganzes Vermögen – ebenso wie Mitja glaube ich niemals, dass er sie nicht durchschaut hatte! Er war übrigens einer dieser Rechenkünstler, die mit größter Geschwindigkeit vielstellige Zahlen im Kopf multiplizieren, dividieren, das heißt mit ihnen jonglieren konnten. Teils durch die Zeitläufe bedingt, teils durch die Tatsache, dass er keinen Beruf erlernt hatte, sein Leben aber immer – seiner inneren Statur nach – in großen Würfen gestaltete, durchlebte die

Familie Rapoport Höhen und Tiefen wie wohl kaum eine andere. Wenn es der Familie schlecht ging, war es übrigens Mama, die den größeren Mut und die Härte aufbrachte, durchzustehen, während der Papa in seinem Gefühl der Verantwortung für die Familie in Verzweiflung geraten konnte. Sie ließ kurzerhand einen eleganten, aufwendigen Haushalt aufgehen, entließ das »Dienstpersonal«, organisierte den Umzug in eine kleinere, billige Wohnung, bis wieder bessere Zeiten kamen, die sie ebenfalls sofort nutzte, erneut eine größere Wohnung suchte, neue Möbel kaufte und den Lebensstil mit Privatlehrern für die Kinder, Opernabonnements und Kaffeehausbesuchen sofort wieder hochschraubte. Der Papa nannte sich einen »Luftmenschen«, da er keinen Beruf hatte und sich durch die verschiedensten Tätigkeiten bringen musste, oft nur durch Börsenspekulationen, ja sogar durch Poker- und Tarokspielen, worin er kaum zu schlagen war.

Zurück ins alte Russland. Dorthin, nach Woloczysk, einer Grenzstation zwischen Russland und Österreich, zogen Papa und Mama. 1907. Zur Geburt des ersten Kindes fuhr Mama allerdings in ihr Elternhaus nach Kamenez Podolsk zurück, Mitja aber wurde am 27. November 1912 in Woloczysk geboren.

Anscheinend wurde die Situation so unmittelbar an der Grenze zwischen Österreich und Russland aber zu gefährlich, denn die Familie zog weiter landeinwärts nach dem Süden und landete 1916 schließlich in Odessa, der Hafenstadt am Schwarzen Meer. Dort bezog sie eine schöne geräumige Parterrewohnung, nicht weit entfernt von dem rasenbegrünten Steilufer, von dem aus viele schmale Treppen hinunter an den Kai, zum Meer, führten.

Mitja hat vor Jahren ohne Zögern die Straße und das Haus wiedergefunden, und wir haben sogar in ihre alte Wohnung hineinschauen können, die jedoch im Laufe der Jahrzehnte viel von ihrer Eleganz verloren hatte. Aber der Hof war noch da und auch das Haus, in dem die kleine Lilly gewohnt hatte, die erste große Liebe des fünfjährigen Mitja. Sie hatte blonde Locken und war Spitzentänzerin. Beide liebten ihre Väter, und einmal wetteiferten die beiden miteinander, jeder aus dem Wohnzimmerfenster der Wohnung herausgelehnt, quer über den

Hof, die Qualitäten ihrer Väter herauszustreichen: »Mein Vater ist General!«, rief Lilly triumphierend. Mitja meinte mit Höherem zu kontern, indem er lauthals verkündete: »Und meiner ist Falschmünzer!« Woraufhin die Mama ihren Sohn schleunigst ins Zimmer zurückzerrte.

Die Wirklichkeit blieb allerdings weit hinter den Prahlereien der Sprösslinge zurück: Lillys Vater war lediglich Oberst, der seines Asthma-Leidens wegen in Pension hatte gehen müssen, und der Papa war gerade Mitbesitzer einer kleinen Privatbank mit einer Wechselstube geworden. Dies war die letzte einer bunten Folge von Tätigkeiten in Odessa. In den Kriegswirren wurde der Papa schnell reich – Mama kaufte Teppiche und Schmuck und schwelgte als Innenarchitektin ihrer Wohnung.

Trotz ihrer gehobenen finanziellen Lage muss Papa den Sturz des Zarenregimes begrüßt haben, denn Mitja erinnert sich, auf Papas Schultern im Demonstrationszug mitmarschiert zu sein. Papa hat sein Leben lang »links« empfunden und Mitjas politische Haltung nicht nur toleriert, sondern verstanden und mit absoluter Selbstverständlichkeit Freunde und Genossen von Mitja in Wien vor Verfolgung geschützt und versteckt.

Die Jahre 1918/1919 brachten unbeschreibliche Wirrnisse für Odessa. Zunächst unter deutscher Besatzung, später von der Wrangelarmee erobert, von allen Seiten belagert, wechselten sich mehrfach die Roten mit den Weißen ab. Die Kinder liefen hinter den deutschen Soldaten her und übten sich im »Guten Tag« sagen. Sie spielten mit den leeren Patronenhülsen und badeten im Meer, als ob die Welt noch heil wäre.

Der Papa wurde als »Reicher« von den Roten als Geisel genommen. Im Gefängnis gefiel es ihm zunächst ganz gut. Er spielte den ganzen Tag Dame. Misslich war nur, dass tagtäglich eine der Geiseln willkürlich herausgeholt und, um ein Exempel zu statuieren, erschossen wurde. Es gelang Papa, durch Bestechung mit einem Kumpel zu fliehen, sich aufs Land zu retten und sich monatelang als Schäfer zu verbergen. Dieses Leben gefiel dem Papa jedoch ganz und gar nicht.

Er langweilte sich derartig, dass er der Mama in Briefen ankündigte, zurückzukommen, da er es nicht länger aushielte. So entschloss sich die Mama, ihn im Sommer 1919 zu besuchen. Als Bäuerin verkleidet, wurde sie jedoch ihrer verräterisch feinen Hände wegen beinahe entdeckt.

Während die Mama den Papa bei seinen Schafen besuchte, waren Mitja und seine Schwester in Odessa zurückgeblieben und mit einer älteren Cousine in einer Schule untergebracht.

Flucht aus Odessa, eine neue Heimat in Wien

Gegen Ende des Jahres 1919 hatte die Hungersnot schreckliche Ausmaße angenommen, und so beschlossen Papa und Mama, Sowjetrussland zu verlassen. Ihr Ziel war Wien, denn Mama war einmal als junges Mädchen in Marienbad zur Kur gewesen und hatte damals einen Narren an Österreich gefressen. Im Januar 1920 gelang es der Familie, auf dem letzten auslaufenden Dampfer, der italienischen »Palazky«, eine Überfahrt nach Triest zu erstehen. Das Schiff diente dem Transport von Kriegsgefangenen, und nur gegen Bestechung wurden die beiden Familien Rapoport und Kleinmann an Bord genommen und im untersten Schiffsteil nahe den stampfenden Maschinen versteckt. Der Papa hatte sein ganzes Geld in Diamanten angelegt, die zum großen Teil für Bestechung und Verpflegung draufgingen.

Aus Bettys und Mitjas Kindererinnerungen geht hervor, was für eine abenteuerliche und aufregende Reise es gewesen sein muss. Bereits in der ersten Nacht sahen sie vom Schiff aus, wie die Munitionsdepots von Odessa in die Luft flogen, begleitet von dem unaufhörlichen Donner der Kanonade. In dieser Nacht ging auch ein brennender Tanker unter, und die Kinder beobachteten, wie die Matrosen aus dem eisigen Wasser des Schwarzen Meeres gerettet wurden.

Vor Konstantinopel musste die »Palazky« in Quarantäne gehen. Diese wurde aber offensichtlich nicht so ernst genommen, denn das Schiff wurde von unzähligen kleinen Booten umringt, von denen aus

Apfelsinen und Mandarinen feilgeboten wurden. Noch vor Ablauf der festgesetzten Frist durften die Passagiere an Land gehen und die fremdartige Stadt besichtigen. Einen weiteren Aufenthalt gab es in Brindisi, der Mitja besonders durch eine Gruppe von Gauklern auf dem Marktplatz unvergessen geblieben ist. Hier mietete der Papa für eine einzige Nacht einen Orangenhain voller köstlicher Früchte, dessen abendliche Schönheit der ganzen Reise einen Hauch von 1001 Nacht verlieh.

Nach drei Wochen erreichte die »Palazky« schließlich Triest und im Februar 1920 kamen die Rapoports nach Wien, in eine verarmte, hungernde Stadt, in der es drunter und drüber ging. Mitja war siebeneinhalb Jahre alt, Betty dreizehn. Die ersten Tage wurde die Familie von den Halperns aufgenommen. Mitja schlief auf dem Sofa, das zum Glück mit Wachstuch bezogen war, denn zu seiner Qual war er bereits auf dem Schiff zum Bettnässer geworden. So interessant, bunt und vielfältig das Abenteuer ihrer Flucht am Tage und im Bewusstsein des Jungen gewesen war, so tief muss das sensitive Kind in sich das Ende des gewohnten Daseins und die Ungewissheit der Familienumstände als Bedrohung empfunden haben.

Ich selbst kann mich noch mit Schrecken daran erinnern, dass es mir als Kind ein einziges Mal passiert ist, das Bett zu nässen. Welche Scham und Qualen muss der kleine Mitja ausgestanden haben, wenn bei den fremden Verwandten Morgen für Morgen die Leintücher gewechselt werden mussten! Auch Meiki, unser zweiter Sohn, war eine Zeit lang Bettnässer – auch er wohl unseres Zigeunerlebens wegen – und ich denke noch heute mit einem bedrückenden Gefühl des Mitleids an sein bekümmertes Gesichtchen, wenn er morgens aufstand, mit feuchten Pyjamahöschen und dem üblichen nassen Fleck im Betttuch.

Die ersten anderthalb Jahre in Wien wechselten die Rapoports ständig ihren Wohnort. Mitja kann sich an insgesamt zwölf Straßen erinnern, in denen er mit den Eltern in Wien bis zu seiner Auswanderung in die USA gewohnt hat. Dieses unstete Leben hing mit den wechselvollen finanziellen Umständen der Familie zusammen.

Jetzt mussten die beiden Kinder in einem fremden Land, dessen Sprache sie nicht kannten, die Schule besuchen. Mitja sprach Russisch und etwas Hebräisch, aber kein Wort Deutsch. Er hatte überhaupt noch keinen formellen Unterricht gehabt. In den Bürgerkriegswirren Odessas war es dem furchtsamen Jungen gelungen, sich durch verzweifeltes Geschrei vor der Schule zu retten. Aber was sollte jetzt mit den Kindern geschehen? Eine Weile erhielten sie Privatunterricht zu Hause.

Eine dürre ältliche Person, von den beiden heimlich »Kulka« (Dörrfisch) genannt, brachte ihnen deutsche Grammatik und Mitja das Lesen bei. Während Betty brav und fleißig lernte, nahm der kleine Bruder, auf dem Sofa auf- und ab hüpfend, das Nötige in sich auf.

Im Herbst 1921 musste er eine Aufnahmeprüfung an der Volksschule machen und wurde gleich in die vierte Klasse eingestuft. Der erste Schultag bedeutete einen schrecklichen Einschnitt in Mitjas Leben. Er klammerte sich verzweifelt an den Papa, weinte herzzerbrechend, so dass dieser sich nicht nur an diesem ersten Schultag, sondern mehrere Wochen lang mit seinem Söhnchen auf die Schulbank setzen musste. Schließlich gewöhnte Mitja sich an das Unvermeidliche. Er war der Jüngste in der Klasse und der Zweitkleinste, ein etwas dickliches, unsportliches Bübchen, weich und schüchtern. Bei jeder geringsten Gelegenheit brach er in Tränen aus und entging wohl aus all diesen Gründen der sonst üblichen Bestrafung durch die Lehrer, die die Kinder, insbesondere die Arbeiterkinder, mit dem Lineal auf die Hände schlugen.

In der Volksschule blieb Mitja nur ein Jahr. Obgleich es üblich war, erst nach der fünften Klasse ins Gymnasium überzuwechseln, wurde er bereits im Anschluss an die vierte Klasse umgeschult. Zu diesem Zweck wurde ein wenig an seinem Geburtsdatum herumgeschwindelt, damit er das gewünschte Alter für das Gymnasium aufwies.

Im Realgymnasium blieb er bis zur Matura. Man kann nicht sagen, dass diese Jahre ein Triumphzug für ihn gewesen wären. Im Zeichnen stand er auf einer glatten Fünf. Niemals lernte er, auch nur ein einziges Gedicht auswendig herzusagen. Während ihm darstellende Geometrie keine Schwierigkeiten machte, war er in Trigonometrie ein völliger Versager. In keinem Jahr gab es einen glatten Fortgang. Noch in der vorletzten Klasse des Gymnasiums hatte er in vier Fächern ungenügende Noten und musste sich nach den Sommerferien Nachprüfungen unterziehen. Was die Lehrer besonders ärgerte, war die Tatsache, dass er solche Nachprüfungen stets mit Glanz absolvierte, so dass sie seine mangelhaften Leistungen im Laufe des Jahres als Provokation empfanden. In den ersten drei Monaten nach den Sommerferien versank er Jahr für Jahr in einer unüberwindlichen Schul-Flaute, deren katastrophale Folgen in den letzten Monaten vor den großen Zeugnissen nicht mehr wettzumachen waren. Es gab nur zwei Fächer, in denen er ständig auf »sehr gut« stand: Religion und Chemie.

Mitjas Schulzeit kann in zwei Perioden eingeteilt werden: die erste, in der er noch der ängstliche kleine Fremdling war, und eine spätere Zeit, in der sich seine Selbständigkeit in ihm regte, die ihn zunächst zu stummen Protesten und Schulschwänzerei anstachelte, die in der weiteren Folge aber auch offene Formen der Rebellion annahm. Sein Schule schwänzen nahm zeitweilig solche Ausmaße an, dass ich mich wundere, wie er es technisch fertigbrachte, Elternhaus und Schule derart zu täuschen. So ging er einmal eine Wette ein, wer länger der Schule fernbleiben könne, und gewann sie gegen einen Mitschüler, der wegen Scharlach im Krankenhaus lag und später noch mindestens sechs Wochen lang zu Hause bleiben musste. Mitja gestand allerdings, dass es ihm mit der Zeit schrecklich langweilig wurde. Er trieb sich in Bibliotheken herum, las an den Ufern des Donaukanals und sehnte sich heimlich nach der Schule und dem normalen Leben mit den Schulkameraden.

Gegen Ende der Gymnasialzeit gab es Höhen und Tiefen. Offenbar hatte das Ausbildungssystem der Lehrer für höhere Klassen in Wien viele positive Züge, die sich zum Beispiel deutlich von unserem Schulwesen in der DDR unterschieden. Es war für Lehrer kein separates Pädagogikstudium erforderlich, das bei uns praktisch einen Riegel setzte gegen jede schöpferische Forschertätigkeit eines Lehrers auf seinem Gebiet. In den Wiener Gymnasien unterrichteten Dozenten, ja sogar Universitätsprofessoren und brachten, je nach Begabung und

Hingabe, einen echten wissenschaftlich-forscherischen Geist an die Schulen. So machte Mitja in der Matura als Erster der Absolventen eine experimentelle Abschlussarbeit in Chemie.

Eine Weile hatten die Schüler einen mitreißenden Lateinlehrer, sprachen im Unterricht nur lateinisch und führten Stücke von Plautus im Original auf. Andererseits polarisierte sich Mitjas Verhältnis zu seinem Deutschlehrer, der bereits damals eine deutlich großdeutsche, nationalistische Linie in seinem Unterricht verfolgte. In diesen Stunden entzog sich Mitja den Ausführungen über Hebbel, las unter dem Tisch heimlich seine selbstgewählte Literatur und fand bei Entdeckung ein stillschweigendes Einverständnis des Lehrers – immerhin eine beachtenswerte Toleranz!

Mitjas zwei Glanzfächer, denen er durch die ganze Schulzeit hindurch treu blieb, charakterisieren die geistigen Ströme, die ihn sein Leben lang speisten: naturwissenschaftliche Fragen nach der Biochemie der Lebewesen und die großen philosophischen Probleme der Menschheitsgeschichte.

Das spiegelt sich auch in seinen Veröffentlichungen wider, die neben seinen biochemischen Arbeiten auch eine Reihe philosophischer Publikationen umfassen. Den Weg zur Biochemie musste sich Mitja über ein Doppelstudium erkämpfen, weil es zu jener Zeit noch kein spezielles Studium der Biochemie gab. So machte er den Dr. med. in Wien, den Dr. phil. der Biochemie hingegen erst in den USA.

Wegen der ewigen Versetzungsschwierigkeiten und auch weil er ein stilles, ängstliches Kind war, hielten die Eltern wohl zunächst nicht viel von seiner Intelligenz, obgleich gewisse Züge eines selbständigen Verstandes bei Mitja früh spürbar waren. Er war eine unglaubliche Leseratte. In den Bücherläden der Wollzeile las er stundenlang im Stehen Jules Verne, Märchen aus aller Welt, Karl May ... Wie viel Verständnis und Wohlwollen müssen die Besitzer dieser Läden für das seltsame Bürschchen aufgebracht haben, das, regungslos in die Bücherwelt versunken, die Bände auslas, ohne je ein Buch zu kaufen. Mit dreizehn Jahren las er den ganzen Dostojewski, den er zur Bar Mizwe geschenkt bekam. Alles, was Betty las, verschlang auch er.

Die Eltern waren übrigens sehr stolz auf Betty, das reizende, hübsche, strebsame und zuverlässige Mädchen, und sie war ihnen eine ergebene selbstlose Tochter. Um fünf Jahre älter als Mitja, besaß Betty die ganze rührende, aber auch irritierende Palette einer älteren, selbst jedoch noch jungen Schwester: die Liebe und das Verantwortungsgefühl für den kleinen Bruder, aber auch den Ärger, den sie mit dem empfindsamen, verwöhnten und eigensinnigen Bübchen auszustehen hatte. Er machte sich auch lästig, versteckte sich und belauschte ihre geheimen Gespräche mit den Freundinnen. Dafür benutzten sie ihn als Puppe, verkleideten ihn als kleines Mädchen, flüsterten und kicherten in seiner Gegenwart, so dass er sich verstoßen vorkam.

Übrigens behielt er diese stumme Zuhörerrolle bei den Freundinnen bis spät in seine Gymnasialzeit, als Betty bereits Medizin studierte und mit den Kommilitoninnen die Namen und Formeln der Aminosäuren »stukte«, wie man in Wien für »pauken« sagt. Der Effekt war, dass Mitja die Biochemie – einfach so nebenher – in sich aufnahm und schneller und besser beherrschte als die fleißigen Mädchen, für die das Fach einen ziemlichen Gräuel bedeutete.

Zunächst aber wurden die Geschwister getrennt. Während Mitja sein Martyrium in der Volksschule antrat, wurde Betty, zum schnelleren und besseren Erlernen der deutschen Sprache, in ein Internat im XVIII. Bezirk eingeschult. Dort war Betty kreuzunglücklich, und Mitja muss mit ihr gelitten haben. Schließlich wurde das Mädchen auf ihr inständiges Flehen hin aus dem Internat zurückgeholt und in ein normales Realgymnasium in Wien gesteckt. Die Eltern, besonders Mama, waren sehr beflissen, den Kindern eine umfassende Bildung zu vermitteln.

Schon in Odessa hatte Mitja an einem winzigen Instrument Cellounterricht bekommen. Der wurde nun in Wien fortgesetzt. Er trat bei Schülerkonzerten in schwarzem Samtanzug mit weißem Krägelchen auf, und Mama nährte bereits heimliche Vorstellungen, ihren Sohn einmal als großen Solisten berühmt werden zu sehen. Auch seine Lehrer – Jeral von der Wiener Philharmonie und Popovici, dessen unsterblicher Ruhm einzig in der Erfindung begründet ist, bei Beginn eines Konzertes die Lichter abzuschwächen – setzten Hoffnungen in den zweifellos musikalischen Jungen. Auch Betty erhielt kostspieligen Unterricht bei einem Schüler des berühmten Pianisten Sauer. Während Betty alle ihr gebotenen Bildungschancen fleißig und gewissenhaft nutzte, war Mitja stinkfaul, so dass seine Musikerkarriere mit fünfzehn Jahren endete.

Während der finanziell sorglosen Perioden ließ Mama Betty Privatstunden in Französisch zukommen. Wiederum war Mitja bei diesen Gelegenheiten der kleine »Kiebitzer«, so dass er sich – ohne je einen formellen Unterricht genossen zu haben – auf Französisch ausgezeichnet verständigen kann, wenn auch Meiki – damals noch ein ebenso schüchternes Bürschchen wie der junge Mitja in Wien – seinem Vater einmal voller Staunen sagte, er habe noch nie jemanden mit solch fließender Selbstverständlichkeit und Kühnheit so schlecht französisch sprechen hören.

In Hebräisch hatte Mitja hingegen einen Privatlehrer. Dieser Hebräischlehrer, dessen abgehärmtes großflächiges Gesicht von einem schwarzen Bart umrahmt war, erzog den kleinen Mitja keineswegs zu einem Bibelhebräisch, sondern er las ausgerechnet Goethes »Hermann und Dorothea« in hebräischer Übersetzung mit ihm. Der Lehrer muss seinen kleinen Schüler gerngehabt haben und ein politisch linksgerichteter Mensch gewesen sein, denn er schenkte Mitja zum Abschied den »Sumpf« von Upton Sinclair, ein Buch, das neben dem »Anti-Dühring« von Friedrich Engels von entscheidender Bedeutung für Mitjas politische Entwicklung wurde.

Wie lebte es sich im Wien der heranwachsenden Kinder der Familie Rapoport? Es hatte auch damals die herrlichen Parks gegeben, den fliederduftenden Frühling, Tausende blühender Kastanien, den lieblichen Wienerwald, in den die Familie im Sommer zog, um, wie die Mama die Kinder ermahnte, »die gute Luft tief einzuatmen«. Es gab das Burgtheater, die große Oper, aber auch die Volksbühnen, es existierte eine große Anbetung der Sprache, die in Karl Kraus einen ihrer Hauptvertreter fand. Anders als in Berlin, wo alles krasser, exzentrischer, atemloser aufbrach, lag über der Wiener Kulturblüte ein

236

Hauch von Wehmut und Todesahnen, der mit Rilke und Hofmannsthal in die Tiefen uralter Trauer tauchte. Noch heute, im Wien der Touristen, spürt man beim Anblick des Gebäudes der Sezession, dieses Märchengespinstes aus Weiß und Gold, und von Belvedere, einem der schönsten Schlösser der Welt, dessen liebliche Proportionen sich im künstlich eingefassten Teich spiegeln, die süße Entrücktheit aus einer Welt der Wirklichkeit.

Was war in diesem Wien nicht alles an unterschiedlichsten Kulturen, an Eigenheiten und Empfindsamkeiten der Völker, an Träumen und Begabungen versammelt. Die Vielvölkerstruktur des Habsburgischen Kaiserreiches hatte den Boden für ein einzigartiges Aufblühen der Künste bereitet. Wenn auch der schöpferische Höhepunkt für einen ihrer Zweige, die Musik, in den zwanziger Jahren bereits überschritten war, so bestimmte sie doch noch immer das Leben der Menschen. Überfüllte Konzertsäle und Opernhäuser gaben Zeugnis davon. Auf den Wiener Bühnen prägte nicht nur der Burgtheaterstil sein Publikum: In den Menschen lebte mit den Werken Raimunds und Nestroys auch eine ganz andere, einzigartige Volks-Kunst. Es ist für einen Nichtösterreicher schwer, deren tiefen Sinn und ihre Wirkung wirklich zu begreifen. Mir ist dies jedenfalls erst indirekt – über ihren Einfluss auf Jura Soyfer – klargeworden.

Das von Sozialisten regierte Wien jener Tage übte auf junge Intellektuelle aus jüdischen Immigrantenkreisen eine starke Anziehungskraft aus. Daraus erklären sich auch die rasche Assimilation der russischen Juden und ihr tiefes Nationalbewusstsein für Österreich, das auch Mitja – und sogar Betty trotz ihrer zionistischen Bindungen an Israel – nie verlassen hat. Vor diesem Hintergrund ist es verständlich, dass Mitja, nachdem wir gezwungen waren, die Vereinigten Staaten zu verlassen, jahrelang gehofft hat, nach Wien zurückkehren zu können, in jene Stadt, die er noch immer als seine eigentliche Heimat betrachtet.

Die Bestrebungen, in den Jahren 1950 bis 1952 an der Wiener Universität unterzukommen, scheiterten damals an der Intervention der CIA und des FBI. Ein anderer Versuch, sich im Jahre 1954 von der

DDR aus in Wien zu bewerben, blieb ebenfalls erfolglos. Die Tiefe von Mitjas Heimatsehnsucht wurde mir erst bei dieser Gelegenheit bewusst. Er war gerade aus der Sowjetunion zurückgekehrt, in der er wegen einer hämolytisch-urämischen Krise fast gestorben wäre. Wir verbrachten zwei Wochen zu seiner Erholung in einem Privatquartier in Buckow, in einer alten Villa, deren wenige Eingangsstufen Mitja nur langsam bewältigen konnte. Es war vorauszusehen, dass er bei diesem Zustand in Wien keine Chancen haben würde, es war für ihn auch aus medizinischer Sicht absolut unvernünftig, überhaupt nach Wien zu fliegen. Aber er war nicht davon abzubringen. – Er hat mir nie gezeigt, wie sehr ihn die Ablehnung getroffen hat, ich konnte es nur ahnen.

Mitja liebt sein Wien und sein Österreich, seine wundervolle Natur und die natürliche Liebenswürdigkeit seiner Menschen. Da ich die Liebe zu den Alpen in der ungeminderten Leidenschaft meiner Kindheit mit ihm teile, ist diese Gemeinsamkeit eine glückliche Zugabe zu unserer Ehe.

Doch wie so oft eile ich voraus – noch war Mitja der kleine Bruder, der, weil er besonders mäklig im Essen war, von der Mama mit Leckerbissen verwöhnt wurde; dem vom Papa für seine ständige Fragerei »Schweigegeld« angeboten wurde; der seinen großen weichherzigen Papa dazu zwang, jede Medizin, die ihm, dem kleinen Mitja, verschrieben wurde, ebenfalls und vor seinen Augen einzunehmen. Mitja war erst bereit, einen Teelöffel Rizinusöl zu schlucken, wenn Papa vorher einen vollen Esslöffel hinuntergebracht hatte. Eine Wunderdroge jener Zeit – übrigens auch meiner Kindheit – war Tierkohle, die man in Pulverform verordnet bekam. Da sie Mitja verschrieben wurde, musste auch der Papa seiner Größe entsprechende Mengen zu sich nehmen. Eines Tages verschluckte sich Papa dabei und stieß mit jedem Hustenstoß riesige Wolken schwarzen Kohlestaubs aus – zum Entzücken der Kinder und zum Entsetzen der Mama, die das Badezimmer sich mehr und mehr in einen Kohlenmeiler verwandeln sah.

1923 fand eine denkwürdige Ferienreise an die Ostsee, nach Heringsdorf, statt. Das erste Ungemach ereilte die Mama und die beiden Kinder bereits an der Grenze zu Deutschland, wo sie als die vermeintliche Familie des ursprünglich aus Polen stammenden französischen kommunistischen Abgeordneten Rapoport stundenlang festgehalten wurden. Wegen einer für die Mama entsetzlichen Mückenplage fand der Aufenthalt in Heringsdorf nach wenigen Tagen ein jähes Ende, und man trat schleunigst den Rückweg an. In Berlin führte die wenig welterfahrene Mama die Kinder zum Mittagessen in ein berüchtigtes Nachtlokal, an dessen Chambres separées sich Mitja bis heute erinnert: Mama und die Kinder saßen auf roten Plüschmöbeln und tranken zum Dinner Mineralwasser, das in Sektkübeln gekühlt wurde.

Auf dem Rückweg zum Hotel trug ein Windstoß zu allem Überfluss Mamas riesigen Hut mit den wallenden Pfauenfedern davon – zum größten Vergnügen der Kinder, die jubelnd hinter dem dahintrudelnden Kopfschmuck herliefen. Schließlich fing ein eleganter Herr den Hut auf und überreichte ihn der verwirrten Mama mit einer galanten Verbeugung.

Trotzdem gab es ein Jahr später noch einen zweiten Kuraufenthalt in einem Seebad, diesmal in Sopot, in der Nähe von Danzig, das damals noch zu Deutschland gehörte: Es war der Höhepunkt der Inflation, und dem zwölfjährigen Mitja wurde der Auftrag zuteil, jede Stunde erneut Geld umzutauschen. Da kann von Schwimmen und Sandburgenbau kaum die Rede gewesen sein.

Der Papa nahm an diesen Urlaubsreisen nie teil, und auch Mama brachte es fertig, die Kinder allein zu lassen und zurück nach Wien zu fahren, wenn es ihr nicht mehr gefiel: Im Sommer 1925 hielt sie es wegen eines permanenten Nieselregens in Gmunden ganze fünf Tage aus, und so musste sich die große Schwester allein um ihren Bruder kümmern. Bei dieser Gelegenheit gewöhnte sie sich das Zigarettenrauchen an, das sie erst nach vielen Jahrzehnten wieder aufgab.

Von 1929 an machte sich Mitja selbständig und lernte sein Österreich »per Anhalter« kennen. Diese Sommerfahrten brachten ihn nach Jugoslawien, nach Italien. In Spanien traf er David Kleinmann wieder, den Sohn von Papas Kompagnon in Odessa.

Diesen Kleinmann habe ich später in Berlin kennengelernt, wo er uns besuchte. Er war ein bemerkenswerter Mensch. Als überzeugter

Sozialist hatte er in den zwanziger Jahren versucht, über die baltischen Länder illegal in die Sowjetunion zu gelangen, wurde aber an der Grenze abgefangen und zurückgeschickt. Später kämpfte er im Spanischen Bürgerkrieg. Nach der Niederlage verließ er Spanien und emigrierte mit seiner schönen spanischen Frau nach Mexiko. Er wurde sehr wohlhabend, blieb jedoch seiner sozialistischen Weltanschauung treu und führte ein unglückliches Leben an der Seite einer Frau, die ihn nicht verstand und wenig schätzte. Er war ein ungemein kluger, analytischer Kopf, und ich glaube, ein tiefer Frauenverächter. Jedenfalls habe ich mich in seiner Gegenwart immer schrecklich unsicher gefühlt und ich erinnere mich nicht, dass er je das Wort an mich gerichtet hätte.

Einmal wurde Mitja von einem eleganten Personenauto nach München mitgenommen. Zu seinem Erstaunen salutierten die Verkehrspolizisten und ließen den Wagen vorrangig passieren. Es stellte sich heraus, dass es der Kronprinz Rupprecht von Bayern war, der ihn aufgelesen hatte und der darauf bestand, Mitja für einen »Schwammerl-Sucher« zu halten.

Mitja machte seine Tippelfahrten oft allein, aber auch mit Hugo Ebner oder Jura Soyfer. Häufig fand nur einer der drei eine Fahrgelegenheit, man trennte sich und fand einander wieder, wie die Tramping-Zufälle es mit sich brachten.

Später, als Mitja schon Mitglied der sozialistischen Arbeiterjugend war, fuhren er und seine Freunde auch in die Berge. So existieren Fotos, auf denen die drei, angetan mit verwegenen Hüten und in kurzen Hosen, vor einer Almhütte hocken.

Die Erinnerung an gemeinsame Reise- und Urlaubserlebnisse verbinden Mitja noch heute mit einer erstaunlich großen Zahl hoher sozialdemokratischer Staatsbeamter in Österreich, zu denen auch Bruno Kreisky gehörte.

Hugo Ebners Treue und Fürsorge, seine Zuverlässigkeit haben wir unser Leben lang immer wieder zu spüren bekommen. Unterkünfte in Wien, Ferienaufenthalte in den Bergen, Finanzberatungen und eine ununterbrochene Freundschaft danken wir ihm.

Als Rechtsanwalt ist er mehr hartnäckig als »scharf«, als Mensch ungemein anspruchslos, als Freund ungewöhnlich. Mitja hängt an ihm mit einer brüderlichen Zärtlichkeit, wie man sie zu später im Leben erworbenen Freunden kaum findet. Der zweite Freund, Mitjas bester und engster, den ich jahrelang nicht erwähnen konnte, ohne dass Mitja nach schmerzlich aufgewühlten Erinnerungen verstummte und sich in sich selbst zurückzog, war der Dichter Jura Soyfer.

Wie mag diese Knaben- und spätere Jugendfreundschaft zwischen den beiden hochbegabten Jungen ausgesehen haben? Auch Jura stammte – wie Mitja – aus einer russisch-jüdischen Emigrantenfamilie, aber im Gegensatz zu den Rapoports waren die Soyfers sehr wohlhabend. Juras Vater war ein erfolgreicher Geschäftsmann und seiner schönen Frau absolut hörig. Mittels dieser Schönheit und einer sogenannten »zarten Gesundheit«, häufigen Migräne-Anfällen, die sie in abgedunkelten Zimmern durchlitt, hatte sie sich zum absoluten Familientyrann entwickelt. Sie las französische Romane, sprach auch mit Jura nur französisch und ließ Männern gegenüber neben sich keine Konkurrenz aufkommen – nicht einmal die ihrer eigenen Tochter. Jura war übrigens ebenso im Bann dieser schönen Mutter wie sein Vater.

Jura besaß ein Fahrrad und die beiden Jungen machten den Prater kreuz und quer unsicher – Jura auf dem Rad, Mitja nebenherlaufend.

Mitja hat Radfahren nie gelernt. Hat er Jura nie gebeten, ihn einmal fahren zu lassen? Hat Jura es ihm abgeschlagen? Ich sehe den Jüngling Jura, den hübschen, ja eleganten Burschen, gut gewachsen und schlank, den passionierten Tennisspieler, auf den Fotografien mit leichtem Befremden. Ich glaube, in meine Gefühle mischt sich so etwas wie Eifersucht – Eifersucht in Mitjas Namen.

Mitja scheint mir zu Beginn dieser, seiner tiefsten Jungendbeziehung noch ein »hässliches junges Entchen« neben dem strahlenden Schwan gewesen zu sein. Erst allmählich, glaube ich, wurde sich Jura der Empfindsamkeit, des musischen Verständnisses, der Kritikfähigkeit und der Verstandeskraft Mitjas bewusst. Ich bin auch sicher, dass Mitjas politische Leidenschaft einen entscheidenden Einfluss auf Jura ausübte.

Jura muss einen guten Schuss liebenswürdiger Rücksichtslosigkeit in sich gehabt haben, und Mitja sagt, er habe nie wieder jemanden gekannt, der so entwaffnend Asche auf sein Haupt streuen und reuevoll um Vergebung bitten konnte.

Schon gar nicht kann man in Juras und Mitjas Beziehungen zu Marika hineinschauen, die mehrmals zwischen den beiden die Seiten wechselte und letztlich Mitjas Frau wurde. Eins jedoch ist sicher: Juras früher, tragischer und sinnloser Tod war Mitjas schmerzlichster Verlust und jahrelang eine Wunde, an die auch er selbst nicht rührte. Erst vor ein paar Jahren, als sich Österreich endlich auf seinen bedeutenden jungen Dichter besann und bei Mitja um Erinnerungen nachsuchte, ist dieser Schmerz für ihn ins Historische getaucht und mit einer Hülle des Ertragbaren umgeben.

In der sozialistischen Jugendbewegung jener Tage war in Österreich eine fröhliche, natürliche Promiskuität offenbar gang und gäbe. Kameradschaften, ernstere und weniger ernste Liebschaften gehörten zum politischen Miteinander. Obwohl es genug hübsche Mädchen gab und Mitja Zeit seines Lebens Augen für deren Reize hatte, ist es ihm nur mit Marika richtig ernst gewesen: Rothaarig, schnell von Verstand, schlagfertig, eine blendende Skifahrerin, zierlich und reizend anzusehen, bildete sie einen Anziehungspunkt für viele der Jungen um sie herum.

Trotz der bedrohlichen Zeiten und des politischen Kampfes gegen den immer bedrohlicher werdenden Faschismus führten die jungen Sozialisten ein normales, vollblütiges Jugendleben.

Während es Mitja mehr und mehr an die Seite der sozialistischen Jugend zog, verlief Bettys Leben in anderer Bahn. Sie lernte den Jurastudenten Asra Rubinstein kennen, der der »Ivria« angehörte, einer jüdisch-zionistischen schlagenden Verbindung, die, von Theodor Herzl gegründet, in all ihren Formalismen analog zu den deutschen antisemitischen Studentenverbindungen funktionierte. Asra stammte aus einer sehr bürgerlichen jüdischen Familie. Seinen Vater interessierte nur die Mitgift seiner zukünftigen Schwiegertochter, was für Papa und Mama nicht nur eine schwere finanzielle Bürde war, sondern eine tiefe

Kränkung bedeutete. Nicht die echte Liebe der beiden zueinander, nicht Bettys Bildung und Anmut bewegten Asras Eltern, sondern sie bestanden auf einer beträchtlichen Mitgift. So kam es, dass die beiden mehrere Jahre »miteinander gingen«, ehe Papa die geforderten finanziellen Mittel aufbringen konnte.

So kam es auch, dass Papa und Mama niemals irgendwelche Beziehungen zu Asras Eltern knüpften. Sie sahen sich ein einziges Mal, zur traditionellen jüdischen Hochzeit der Kinder, und dann nie wieder.

Ich habe Asra 1950 während unseres Besuches bei Papa und Mama in Tel-Aviv kennengelernt. Er war ein schöner, stattlicher Mensch, ritterlich und liebenswürdig, aber auch tyrannisch. Er konnte sehr heftig werden und Betty, die er sehr liebte, sogar anschreien. Er war ein hemmungsloser Raucher und starb mit wenig mehr als 40 Jahren am Herzinfarkt. Betty hat nie vorher oder nachher einen anderen Mann angesehen und sich nach Asras Tod ganz den beiden Söhnen gewidmet. Später wurde sie eine wundervolle, geliebte und bewunderte Großmutter von sechs Enkeln.

Papas Verhältnis zu Asra blieb immer ein wenig gespannt, wahrscheinlich weil er ihm jedes laute Wort Betty gegenüber in der Tiefe seiner Seele verübelte und die zu Gewalttätigkeiten neigende Natur Asras mit Argwohn beobachtete. Mama ließ niemals durchblicken, wie sie zu ihrem Schwiegersohn stand. Sie war viel zu diplomatisch und wohl auch zu kühl.

Ich hatte zu Mama nie ein echtes, nahes Verhältnis. Es muss wohl an uns beiden gelegen haben. Ich hatte bereits eine Mutter, die ich heiß, leidenschaftlich und eifersüchtig liebte. In mir gab es keinen wirklichen Platz für eine zweite Mutter. Aber ich war bereit, Mitjas Mama und der Großmutter unserer Kinder ein warmes Gefühl entgegenzubringen und habe lange Zeit darunter gelitten, dass es nicht gelingen wollte, engere Beziehungen zwischen uns aufzubauen.

Im Grunde war Mama ein einsamer Mensch. Ihre eigentliche und einzige Vertraute war Betty, zu der sie ein fast schwesterliches Verhältnis hatte. Während Papa wenigstens zu Beginn in Mama verliebt war, sie wohl sogar geliebt hat, sah Mama stets ein wenig auf ihn herab. Aus irgendwelchem Grunde dünkte sie sich von besserer Herkunft. – Überhaupt spielte die »Herkunft« eines Menschen für sie eine entscheidende Rolle. Ich fand es immer traurig, dass Mama die einzigartige Persönlichkeit im Papa nicht wirklich sehen und schätzen konnte. Sie war nicht glücklich mit ihm, war aber viel zu verschlossen, es zu zeigen. Ihr oberster Grundsatz war, Haltung zu bewahren, Haltung in allen Lebenslagen. Dies und ihr angeborener Mut ließ sie die misslichen finanziellen Umstände, die immer wieder auftraten, besser meistern als Papa, dessen Emotionen eine breite Skala aufwiesen und der bei Schmerz und Kummer wie ein griechischer Tragöde reagierte.

Mama war stets modisch und geschmackvoll gekleidet, sie liebte ihre Nachmittagsspaziergänge ins Kaffeehaus. Sie konnte ausgezeichnet backen und kochen und war zu den Zeiten, in denen sie sich keine Haushaltshilfe leisten konnte, ein wahrer Putzteufel.

Mitjas Musikalität stammt von ihr. Sie liebte die Oper und Konzerte. Bis in ihr hohes Alter war es ein Vergnügen, ihren Bewegungen zuzusehen. Ich kann mich an einen Augenblick erinnern, der mich ihr in all den Jahren vielleicht am nächsten brachte. Im Radio spielte man einen der russischen Volkstänze, und Mitja forderte Mama auf, zu zeigen, wie man dazu tanzt. Und Mama tanzte – aber wie! Hingebungsvoll, graziös und etwas verschämt über unseren Beifall.

Mama war nicht jüdisch fromm, aber sie zelebrierte den Freitagabend und die hohen Feiertage. Sie entwickelte, nachdem ihr eigenes Leben nicht so verlaufen war, wie sie es sich gewünscht hatte, großen Ehrgeiz für Bildung und intellektuelle Positionen ihrer Kinder.

Streit gab es zwischen Mama und Papa nur über die Finanzen der Familie. Mama wollte sie in Brillanten »sichern«, so dass Papa, wenn er in den stürmischen ökonomischen Perioden Geld brauchte, kein flüssiges Kapital zur Verfügung hatte. Mama bestand aber auf ihrem »eigenen Schatz«.

Ich bin sicher, dass Mama die Kinder geliebt haben muss – aber Mitja erinnert sich an keine Zärtlichkeit. Und ich habe nie eine liebevolle Geste bei ihr gesehen, weder zu ihm, zu Papa oder den Enkeln.

Mama hat den Papa um fünf Jahre überlebt. Sie starb 1963 im Alter von 77 Jahren an einem Herzinfarkt, wenige Tage nach einer Bauchoperation.

Meine großen Lieben begannen alle mit einem Paukenschlag meines Herzens. Zu diesen Lieben gehört auch »der Papa«. Ich habe einmal scherzhaft zu Mitja gesagt, dass ich mir nicht sicher wäre, ob ich ihn mehr liebte oder den Papa.

In meiner Beziehung zu Mitja hat er eine große und hilfreiche Rolle gespielt. Nicht nur, dass ich der Überzeugung war, er habe mir Mitjas Wohl anvertraut. Ich war auch bemüht, ihn nie zu enttäuschen, und in vielen Augenblicken meines Ehelebens habe ich ihn innerlich zu Rate gezogen.

Er war ein hochgewachsener Mann mit riesigen Händen und einem großen, bereits kahlen Kopf. Als ich ihn kennenlernte, hatte er schon zwei schwere Herzinfarkte hinter sich, ging ein wenig gebeugt und auf Anraten seines Arztes langsam. Aus seinem guten Gesicht mit der plumpen kräftigen Nase blickten die braunen Augen mit leuchtender Klugheit und Güte. So langsam er sich bewegte, so rasch waren sein Verstand, so intensiv sein Interesse an Menschen und so tief sein Verständnis für ihre Probleme.

Er hatte wenig Schulbildung genossen, aber er besaß eine überragende Intelligenz, die nicht nur in dem Phänomen des Rechnens bestand. Ich testete auch einmal sein wissenschaftliches Verständnis nach einem Gespräch, das er mit Mitja über dessen Arbeiten geführt hatte. Ich ging hinter den beiden her und hörte ihnen zu. Mitja erklärte Papa eine ziemlich komplizierte wissenschaftliche Fragestellung, an der er zu jener Zeit arbeitete. Papa stellte Zwischenfragen und war schließlich befriedigt. Am nächsten Tag prüfte ich meinen Papa und machte es ihm nicht leicht. Aber er konnte das Problem mit absoluter Klarheit darlegen und auf meine bohrenden Fragen mit seinen eigenen Worten präzise antworten. Ich war von beiden – dem Schüler und dem Lehrer – hellauf begeistert.

Papa war ein schlichter Mensch mit elementar-sozialistischen Instinkten. Er liebte – im Gegensatz zu Mama – ein einfaches Leben.

Fromm, aber nicht orthodox, ging er jede Woche einmal in den Tempel, betete an Feiertagen laut und inbrünstig, zelebrierte das Pessachfest auch für andere, manchmal auf Einladung in einem Gasthof für hundert oder zweihundert Leute. Er war zwar unmusikalisch, begleitete aber die Mama gern in die Oper und in Konzerte. Sein Wesen war nicht auf Musisches gerichtet, sondern auf Weisheit und Erkenntnis. Seinen weltanschaulichen Standpunkt bezog er aus der Religion. Er liebte es, an Diskussionen im Tempel teilzunehmen. Wir hatten das Glück, in ihm den Geist Nathans des Weisen in Fleisch und Blut zu erleben. Viele Menschen haben das auch gespürt. Trotz seines Mangels an formeller Bildung fand er bei Menschen aller Schichten Respekt und Vertrauen. Er verfügte über eine innere Würde, so dass man ihm selbst in den USA trotz nicht geringer Sprachschwierigkeiten mit Achtung begegnete. Als »Cohen« – alle männlichen Rapoports sind Cohens und gehören durch Geburt einer Art Priesterschicht an – und aufgrund seines richterlichen Temperaments wurde Papa innerhalb der jüdischen Gemeinden, denen er im Laufe seines Lebens angehörte, häufig zum Schiedsrichter gewählt.

Bei all dieser Weisheit war Papa ein vollblütiger und leidenschaftlicher Mensch und besaß viele kindliche Wesenszüge. Gerade diese Mischung aus Zärtlichkeit und Güte, aus Kraft und Weichheit bis zur Schwäche, aus überlegener Klugheit und naivem Vertrauen machte ihn so besonders anziehend.

Seine Zornausbrüche habe ich nie miterlebt, aber so fürchterlich sie gewesen sein sollen – sie haben nie auch nur zu den geringsten Tätlichkeiten geführt.

Eine glückliche Ehe haben Papa und Mama sicher nicht geführt. Ich hatte immer das Gefühl, dass Papas Körperlichkeit, seine Vitalität und Urwüchsigkeit Mama irgendwo tief in ihrem Inneren abstieß und dass sie aufgrund dieses gewissen Schauderns sich den Weg verstellte, jene Seiten seines Wesens zu schätzen, die ihr hätten zugänglich sein können.

Papa wurde 77 Jahre alt. Er starb 1958 in Israel an seinem vierten oder fünften Herzinfarkt. Einen der Infarkte erlitt er bei uns in Berlin. Wir holten den Arzt, Professor Dutz, mitten in der Nacht. Damals war man in der Therapie noch sehr vorsichtig und inaktiv. Dutz empfahl, den Papa in der Nacht nicht zu transportieren, sondern ihn erst am nächsten Morgen in die Klinik zu bringen. So legten wir ihn in Mitjas Bett. Mitja bezog das meine, ich lag in der Mitte, lauschte die ganze Nacht auf Papas Atemzüge und fühlte wieder und wieder nach seinem Puls. Er schlief keinen Augenblick, aber er lag in absoluter Stille da. Von diesem Infarkt erholte er sich in wenigen Wochen und konnte die Heimreise per Flugzeug unbesorgt antreten.

In mir lebt der Papa weiter – wie meine Mu und meine kleine Omima. Ich weiß nicht, wie stark sich unsere vier Kinder an ihren außergewöhnlichen Opa erinnern, und bedaure, dass sie nicht länger mit ihm zusammen sein konnten. Ich wünsche mir von ganzem Herzen, dass noch viele Generationen unserer Familie Züge seines Wesens in sich tragen mögen.

Tommy kommt zur Welt – Mitja geht nach Japan

Damals, Ende Mai 1947, als die Eltern uns in Cincinnati besuchten, um die Geburt des ersten »Rapoport-Enkels« zu erleben, war ich ihnen gegenüber befangen und fühlte mich sogar ein wenig schuldig: Marikas wegen und dann, weil ich ihren Zeitplan für den USA-Aufenthalt durcheinanderbrachte.

Der erwartete Geburtstermin für Tommy war der 1. Juni. Für den 3. war bereits die Abreise der Dreierdelegation, bestehend aus Katie Dodd, Dr. Buddingh und Mitja, nach Japan geplant. Tommylein ließ jedoch auf sich warten, Mitja musste abreisen, ehe er sein erstes Söhnchen in den Arm nehmen konnte, und die Eltern blieben mit mir allein zurück. Ich ging morgens zur Arbeit aus dem Haus, und die Eltern blieben sich selbst überlassen. Jeden Tag fragten sie in der Hoffnung, dass sich endlich etwas täte, wie es mir ginge. Das ging so bis zum 15. Juni, als nachts meine Fruchtblase sprang. Ich stahl mich heimlich aus dem Haus, hinterließ ein Zettelchen, ich führe jetzt ins Krankenhaus, und bin auch selbst mit dem Auto dort hingefahren.

Ich erinnere mich an alle vier Entbindungen als schöne, freudige Ereignisse. Dabei war diese erste eine sogenannte »schwere Geburt«. Ich hatte eine primäre Wehenschwäche, die mir erlaubte, in den 48 Stunden bis zur Entbindung einen großen Teil von Tolstois »Krieg und Frieden« zu lesen. Unterdessen war auch meine Mu aus Madison eingetroffen. Für sie und die Eltern war das Warten natürlich ein Martyrium, während ich absolut heiter und optimistisch war. Als die Geburt nach 48 Stunden nicht weiter fortgeschritten war, entschied sich der Geburtshelfer zu einer Prozedur, die heutzutage nicht mehr erwogen wird. Er machte Inzisionen in den Muttermund und holte Tommy mittels hoher Zange.

Tommy kam blitzblau zur Welt und atmete nicht sofort. Dick Blumberg, der ihn als Kinderarzt in Empfang nahm, war sehr besorgt und schrieb Mitja diesbezüglich ein klinisch-sachliches Bulletin. Als ich Tommy zum ersten Mal sah, war er aber bereits über alle Schwierigkeiten hinweg. Er hatte den typisch hellwachen Blick eines über den Termin hinaus »übertragenen« Neugeborenen und war kahlköpfig wie sein Opa.

Alle drei Großeltern waren von ihrem Enkel begeistert. Die Eltern reisten nach ein paar Tagen nach New York, wo sie von den vielen Geschwistern, die Mama dort hatte, schon lange erwartet wurden. Mu blieb noch ein paar Tage nach meiner Entlassung aus dem Krankenhaus, um mir zu helfen. Danach waren Tommylein und ich allein bis zu Mitjas Rückkehr aus Japan am 2. September 1947.

Unterdessen war die Delegation in Japan dabei, die Ursachen der Kinderkrankheit Ekiri aufzuklären. Mitja schrieb mir während dieser Zeit fast täglich. Da die drei auf Mitjas Vorschlag hin nicht die ausgezeichneten Labors der Achten USA-Armee in Tokio belegten, sondern als ihren Stand- und Arbeitsplatz vielmehr die verlassenen Labors der Japaner bezogen, gewannen sie ganz unmittelbare Eindrücke vom japanischen Leben zu jener Zeit. Mitjas vollkommen leeres Labor war lediglich geschmückt mit einem von jenen berühmten japanischen Blumenarrangements, für das die technische Assistentin verantwortlich zeichnete. Mitja hatte sich in weiser Voraussicht einige Arbeitsgeräte mitgebracht, ein Fotometer, ein pH-Messgerät und einen für den Transport vorsichtig zersägten van Slyke-Apparat zur Bestimmung des Kohlendioxidgehaltes im Blut. Ebenso hatte er sich mit den notwendigen Chemikalien versorgt, so dass er praktisch sofort arbeitsfähig war. Auch John Buddingh hatte sich mit allem Notwendigen ausgestattet. Diese Vorausplanung und auch das zielstrebige Herangehen an das Aufspüren der Ekiri-Patienten in den verschiedensten Krankenhäusern waren vorbildlich, ebenso auch die Schulung der Mitarbeiter zu äußerster Präzision in der Handhabung aller Aktivitäten: von der Abnahme der Proben am Patienten, ihrer Protokollierung, ihrem Transport ins Labor und ihrer Aufarbeitung bis zur exakten Reinigung der Glasgefäße und der Überwachung der fachgerechten Flüssigkeits- und medikamentösen Therapie am Krankenbett. All das erforderte Geduld und unablässige Kontrolle, wobei die mangelnden Sprachkenntnisse auf beiden Seiten eine unerhörte Erschwernis gewesen sein müssen. Die drei fanden eine dramatische Situation vor: Jeden Tag neue, kleine Patienten, hochfiebernd, krampfend, zum Teil bereits moribund, im gleichen Zimmer die Familie, bangend, verzweifelt und schwankend zwischen Misstrauen und Hoffnung diesen fremden Ärzten und Wissenschaftlern gegenüber, die noch dazu aus jenem Land kamen, das ihr Volk unter fürchterlichen Zerstörungen besiegt hatte. Jeder kennt die Folgen der Abwürfe der Atombomben auf Hiroshima und Nagasaki – weniger bekannt ist, in welchem Feuermeer zwei Drittel von Tokio verbrannten, ausgedehnte Wohnviertel, die aus den landesüblichen kleinen Holzhäusern bestanden.

Trotzdem gelang es den Dreien, das Vertrauen der Menschen, die mit ihnen um das Leben der kranken Kinder rangen, der Ärzte und Schwestern sowie der Angehörigen zu gewinnen, besonders, als sich die ersten Erfolge zeigten. Es stellte sich bald heraus, dass Mitjas Hypothese richtig gewesen war. Die Kinder litten an einer schweren hypocalzämischen Tetanie, einem Krampfgeschehen, hervorgerufen durch einen niedrigen Calcium-Spiegel im Blut. Diese Tetanie trat bei Kindern in Erscheinung, die an einer Dysenterie mit hohem Fieber, Durchfall und Hyperventilation erkrankt waren. Ursache war die unglaublich geringe Calciumzufuhr mit der Nahrung, so dass Ekiri bei ganz jungen Säuglingen nicht auftrat, sondern erst, nachdem die Kinder von der Brustnahrung abgesetzt waren, das heißt nachdem jede Zufuhr von Milch und damit Calcium aufhörte. Der damalige tägliche Milchverzehr in Japan betrug pro Person nur einen Milliliter. Dies war keineswegs nur eine Folge des Krieges. Milch und Milchprodukte gehörten einfach nicht in das traditionelle Nahrungsprogramm der Japaner. Es gab auch kaum Kühe auf der Insel. So hatte es diese Kinderkrankheit Ekiri schon seit Urgedenken gegeben. Sie trat nur in dieser bestimmten Altersgruppe auf, denn im späteren Alter enthält die Nahrung genügend Calcium aus anderen Quellen, außerdem wird das Wachstum langsamer und hört jenseits der Pubertät ganz auf, so dass dem Blutserum weniger Calcium für den Aufbau der Knochen entzogen wird und der Gesamtbedarf sinkt.

Seit Jahrzehnten hatten sich japanische Ärzte den Kopf über diese seltsame Krankheit zerbrochen, die jährlich Tausende Todesopfer forderte. Unzählige Theorien und Hypothesen geisterten durch die japanische Literatur. Und da kam nun diese kleine Delegation aus den USA und klärte die Ursachen in wenigen Wochen auf, zeigte, wie man die kleinen Patienten mit intravenösen Calciumspritzen vor den tödlichen Krämpfen retten kann, und arbeitete Empfehlungen für eine langfristige Prophylaxe der Ekiri aus. Heute ist Ekiri durch die empfohlene altersgerechte Calciumzufuhr, durch Milch und Milchprodukte aus dem Schreckensregister Japans verschwunden. Die Krankheit ist zum Gegenstand japanischer Medizinhistoriker geworden und wir lernten Jasko Nishimura kennen, die sich jene dramatische Geschichte zum medizinhistorischen Thema gewählt hatte, wie die drei USA-Wissenschaftler in weniger als drei Monaten in harter, oft verzweifelter Arbeit und unter schwierigen Bedingungen das Rätsel Ekiri gelöst hatten.

Trotzdem glich das Ganze durchaus keinem Triumphzug für die drei US-Amerikaner. Es gab auch Misserfolge, wenn die Kinder zu spät – jenseits aller Hilfsmöglichkeiten – ins Krankenhaus eingeliefert wurden. Unmittelbar am Krankenbett wurde den Dreien von Ärzten und Schwestern Vertrauen entgegengebracht, die konservativen Ärzte und Professoren der Universitäten blieben jedoch reserviert und skeptisch, obgleich der drastisch erniedrigte Calciumspiegel ein unwiderlegbarer Beweis war für die Richtigkeit der These der drei Wissenschaftler aus den USA.

Die eigentliche Wirkung ihrer Arbeit ist wohl erst allmählich, lange nach ihrem Abschlussbericht und ihrer Heimkehr in die USA erfolgt.

Auf einen Menschen muss die kleine Delegation einen unauslöschlichen Eindruck gemacht haben, auf Mitjas »Assistenten« Dr. Yoshikawa. Jasko übersetzte uns einen Artikel von ihm aus dem Japanischen, den er 1947 veröffentlicht hatte, von der Arbeit der drei, insbesondere der von Mitja, offensichtlich tief beeindruckt. Er hob nicht nur Mitjas Präzision und seinen Arbeitsstil, seine erzieherischen und organisatorischen Fähigkeiten hervor – er stellte auch Vergleiche zwischen den Biochemikern in den USA und in Japan an in Bezug auf ihr Verantwortungsgefühl und ihr Interesse an medizinischen Problemen.

Dr. Yoshikawa, den Mitja »my young man« nannte und sehr schätzte, meldete sich Jahre später, als wir bereits in der DDR waren, zu einem unserer ersten Erythrozyten-Symposien an, die Mitja mit Fritz Jung in Berlin veranstaltete. Mitja war ganz aufgeregt und freute sich riesig, seinen »jungen Mann« wiederzusehen.

Wie überrascht waren wir, als er kam und gar kein junger, sondern sogar ein ziemlich alter Mann war. Mitja hatte 1947 sein Alter völlig falsch eingeschätzt, wie es einem häufig bei Japanern ergeht.

Mit Yoshikawa hat Mitja bis zu dessen Tod eine herzliche Freundschaft verbunden, die sich auch auf Yoshikawas Schüler Nakao übertrug und später eine ganze Anzahl japanischer Wissenschaftler einschloss. Überhaupt bewahrte Mitja von seinem ersten Japan-Aufenthalt an ein besonders freundschaftliches Gefühl für die Japaner. Er schätzte ihren Fleiß, ihre Intelligenz, ihren behutsamen Umgang miteinander und ihre Fröhlichkeit, freute sich an ihrer Schönheit und war ganz verliebt in die wirklich entzückenden japanischen Kinder.

Er erzählte mir voller Bewunderung, wie diszipliniert sie sich in ihren traditionellen Häusern bewegen, in denen die Räume durch dünne, bewegliche Wände aus holzgerahmtem Pergament voneinander getrennt sind.

Selbst 1989, zu einer Zeit, in der die westliche Welt schon stark »amerikanisiert« war und auch bei uns in der DDR alle in Jeans, Sweatshirts mit den lautesten, geschmacklosesten Aufdrucken herumliefen, hatte sich in Japan diese Mode ins Japanische transformiert, war weniger aufdringlich und durch schönere Farben und Muster bereichert.

Im Übrigen hat sich in den Jahren, seit ich Japaner kennengelernt habe, bis heute ein auffälliger Gestaltwandel an ihnen vollzogen. Sie sind größer, wirken athletischer, und die gewisse Missproportion von Oberkörper und Beinpartie, das heißt die für den uns anerzogenen Geschmack etwas zu kurzen Beine, die man noch an den Frauen der vorigen Generation beobachten kann, ist völlig verschwunden. Eine moderne, wissenschaftliche Ernährung – auch die heutige adäquate Calciumzufuhr – hat diesen eindrucksvollen Gestaltwandel bewirkt.

Ich hoffe von ganzem Herzen, dass die Japaner sich trotz großartigster wissenschaftlich-technischer Erfolge ihren Schönheitssinn, ihre Stille, ihre Selbstbeherrschung und ihre Fähigkeit zur Hingabe bewahren werden.

Nicht dass ich nicht auch schon von meiner Mu so erzogen wurde, fremden Völkern mit Sympathie zu begegnen, aber Mitja ist immer viel weiter gegangen, stets hat er pauschale Beschuldigungen, »die Italiener stehlen«, »die Schwarzen in den New Yorker subways überfallen die Mitfahrenden«, nachdrücklich zurückgewiesen.

Und wir sind in Italien nie bestohlen worden, auch nicht, wenn wir vergaßen, das Auto abzuschließen und Gepäckstücke deutlich sichtbar im Innern liegenließen. Und wir sind bei unserem letzten gemeinsamen Besuch in New York unbesorgt und unbehelligt bis in die späten Abendstunden in der subway gefahren. Vielleicht liegt es an Mitjas Gabe, unmittelbare und herzliche Kontakte mit den normalen Menschen, mit dem »Volk«, zu knüpfen, so dass die Menschen ihn als einen der Ihren empfinden.

Am stärksten hab ich dies in der Sowjetunion gespürt. Mitjas Kenntnisse der russischen Sprache, die drei Jahrzehnte in Vergessenheit geraten waren, lebten bei der ersten Fahrt in die UdSSR wieder auf, und sie vertieften sich mit jeder weiteren Reise. Und so wurde er von den Sowjetbürgern stets wie ein Bruder aufgenommen. Es hat mich überhaupt immer erstaunt, wie Mitja sich in den verschiedensten Ländern ganz unbefangen in der jeweiligen Sprache bewegt.

Natürlich ist es nicht allein die Kenntnis der Sprache, die das Geheimnis einer unmittelbaren Verbundenheit mit den Menschen eines anderen Volkes erklärt. Das Wissen um die Geschichte eines fremden Landes, seine Höhen und Tiefen in Vergangenheit und Gegenwart, um seine Kunstwerke, seine Musik und Literatur, die warme innere Anteilnahme an dem Besonderen seiner Menschen, gepaart mit dem Gefühl der Gleichheit und Brüderlichkeit – das, mein Joshua, ist die Basis für die Sympathie zwischen Menschen unterschiedlicher Herkunft.

Je älter ich werde, desto mehr verfluche ich meinen mangelhaft entwickelten Sinn für Geschichte. Im Anfang unserer Ehe versuchte Mitja, mich zu überzeugen, dass nicht nur das Lebensverständnis insgesamt, sondern auch jeder Kunstgenuss durch die Kenntnis historischer Zusammenhänge viel intensiver wird. Von früher Jugend an sind meine Erlebnisse in der Kunst, mit Literatur, Malerei, bildender Kunst oder Musik immer von elementarer Stärke, selektiv und persönlich gewesen. Jeder Eindruck gehörte ganz für sich mir allein und jedes Dazutun, Erläutern, Katalogisieren erschien mir unnötig, überflüssig, ja lästig und unzuträglich, als ob es sich zwischen das Kunstwerk und meine Seele, wenn ich es einmal so nennen darf, stellen würde. Aber ich muss mit dieser individualistischen Betrachtungsweise unrecht haben, wenn ich sie mit dem Reichtum und der Breite des Kunsterlebens vergleiche, wie sie historisch denkenden Menschen zu eigen sind.

Schon nach knapp zehn Tagen in Japan wurde es Mitja klar, dass er auf einem grollenden Vulkan saß, der jeden Augenblick ausbrechen könnte.

Katie wurde als Delegationsleiterin zu Colonel Sams, dem Leiter der US-Besatzungsarmee auf medizinischem Gebiet, gerufen. Der hatte soeben ein Telegramm aus Washington erhalten mit politischen Informationen über Mitja. »Wissen Sie, dass der Rapoport Kommunist ist?« fragte er Katie. Sie erwiderte, dass ihr nur bekannt sei, dass er ein anständiger Mensch und ausgezeichneter Wissenschaftler sei. Darin stimmte ihr Colonel Sams zu und da er keinerlei Weisung hatte, irgendetwas zu unternehmen, blieb es bei diesem Gespräch, über das Katie Mitja unterrichtete.

Tatsächlich brach der Sturm erst los, als die Delegation ihre Mission beendet und nachdem sie ihren Abschlussbericht gegeben hatte.

Auf Einladung der japanischen Regierung sollten die drei sich in den sogenannten »japanischen Alpen«, hoch oben im Gebirge, in einem wundervoll an einem See gelegenen Gästehaus, als Dank für ihre Arbeit eine Woche lang erholen. Kaum angekommen – Katie und Mitja vertraten sich nach der langen Autofahrt die Füße –, sahen sie von weitem einen US-Militär-Jeep. Mitja wurde von dem Begleitoffizier höflich, aber bestimmt aufgefordert, unverzüglich mit ihnen zurück nach Tokio zu fahren. Er durfte nicht einmal mehr Abendbrot essen. Es dämmerte bereits und dunkelte schnell. Der Jeep raste die halsbrecherischen Serpentinen von den Bergen hinunter. Eine Panne hielt ihre Rückkehr nur kurz auf – ein entgegenkommendes Militärfahrzeug musste anhalten und ein Offizier aussteigen. Die Fahrzeuge wurden getauscht. In Tokio hatte Mitja in Gegenwart der Begleitoffiziere seine Koffer zu packen. Er durfte sich noch telefonisch von Colonel Sams verabschieden, der nicht unfreundlich zu ihm war. Dann ging es auf den Flughafen und ins erstbeste Richtung USA startende Flugzeug. Bei einer Zwischenlandung auf der Insel Guam musste erneut ein Offizier seinen Heimreiseplatz für Mitja räumen, dessen unverzügliche Rückkehr in die USA Vorrang hatte.

Die letzten drei Jahre in Cincinnati sind angebrochen

So kam es, dass Mitja genau an meinem Geburtstag zurückkehrte und
sein erstes Söhnchen zu Gesicht bekam. Er war übrigens äußerst verlegen und wagte kaum, einen Blick auf Tommy zu werfen.

Mitja war in den drei Monaten harter Arbeit in Japan ganz mager
geworden, und da nach der Parforce-Rückkehr nichts weiter passierte
als eine Anfrage vonseiten der Regierung, ob er ordnungsgemäß
zurückgekehrt sei, brachen wir drei – Mitja, Tommy und ich – zu
jenem kleinen Erholungsurlaub in die Nähe des Michigansees auf, wo
Mitja sich im Hufeisenwerfen »vervollkommnete«.

Knapp drei Jahre blieben uns noch in unserer zweiten Heimat, ehe
wir erneut vertrieben wurden. Was geschah in diesen Jahren? Fühlten
wir uns bedroht, machten wir uns Sorgen, lösten wir uns gar innerlich
bereits von den USA? Keine Spur! Alles »ging seinen normalen Gang«.
Wir arbeiteten, waren glücklich miteinander und freuten uns jedes
Jahr über ein neues Kindchen.

Ich begann im September 1947 mit meinem neuen Job. Weech hatte
mir die Leitung der Universitäts-Kinderpoliklinik angeboten. Tommylein begleitete mich zur Arbeit. Sein Bett stand in einem Kämmerchen
der Poliklinik und er war sehr bald der Liebling aller Schwestern. Ich
erinnere mich an seinen ersten Geburtstag, an dem er auf einem Sofa
saß und die Huldigungen eines jeden Gratulanten mit einem entzückten »oh« entgegennahm. Er war in allem ein früh entwickeltes
Kind, konnte mit neun Monaten, ohne sich festzuhalten, aufstehen,
sechs Schrittchen machen und sich wieder hinsetzen.

In dieser Entwicklungsphase zeigten sich auch künstlerische Neigungen in ihm. Zu Hause hatte er ein Bettchen, dessen Wände aus
einem feinmaschigen Drahtnetz bestanden. Sobald Tommylein stehen
konnte, holte er aus seinen Windeln die schöne gelbe, immer wieder
nachzuproduzierende Knetmasse heraus und verzierte die Wände seines Bettchens damit. Er tat dies mit solcher Begeisterung und war so
stolz auf sein Werk, dass ich es nicht übers Herz brachte, ihn davon
abzubringen. Geduldig scheuerte ich Tag für Tag über viele Wochen

das Drahtgeflecht mit einer Bürste sauber. Vielleicht war diese meine Gleichgestimmtheit mit seinem Künstlerglück verantwortlich dafür, dass er noch mit zweieinhalb Jahren fröhlich und unbekümmert mit vollen Höschen herumlief.

Allerdings habe ich auch das verbissene Töpfchen- und Toilettentraining in möglichst frühem Alter, wie es in Deutschland üblich war, nie sehr geschätzt.

Ich habe es bei vielen Ärztinnen und Wissenschaftlerinnen beobachtet: Während der Schwangerschaft, aber mehr noch im »Babyjahr«, wird der intellektuellere Teil des Wesens einer Frau durch den biologischen, emotionellen zurückgedrängt. Nicht etwa, dass mich meine Arbeit als Poliklinik-Leiter und als Lecturer nicht befriedigt hätte. Wenn ich Vergleiche anstelle mit der Art, wie ich Polikliniken hier in Deutschland funktionieren sah, so bin ich damals mit weitaus größerem klinischem Engagement an meine Aufgabe herangegangen. Ich arbeitete während der ganzen Zeit selbst in den Sprechstunden mit und war daher allen Fragen und Wünschen nach Konsultation stets direkt zugängig. Nach den Sprechstunden überprüfte ich jedes Krankenblatt meiner Assistenten: Waren Diagnose und Therapie richtig gelaufen, die notwendigen Vorsorgetests und das soziale Umfeld im Auge behalten worden? Ich überprüfte auch die Präzision der Dokumentation und deckte manches Versäumnis auf. Nicht selten geschah es, dass mir die Schlussfolgerungen eines jüngeren Assistenten zu leichtfertig erschienen und ich die Polizei ausschickte, um den Patienten zurück in die Klinik zu holen. Das Durchsehen der Krankenblätter erledigte ich abends, wenn Tommy schon schlief.

Zu der Zeit waren wir aus unserem Märchenhaus-Paradies bereits vertrieben und hatten uns – wiederum gemeinsam mit Katie – ein riesiges, schwer mit Hypotheken belastetes Haus in der Alaska Ave gekauft, das ziemlich in der Nähe des Children's Hospital lag, so dass es sowohl für Mitja als auch für mich nur einen Katzensprung bedeutete, abends noch einmal zurück zur Arbeit zu fahren.

Ich empfand die Arbeit in der Poliklinik als ungemein befriedigend, den Patienten gegenüber und hinsichtlich der Ausbildung der Assistenten verantwortungsvoll, aber ich fühlte die Hülle von Zärtlichkeit und Gemeinsamkeit mit Tommylein so stark, dass sie eine bestimmte, mir sonst eigene Einstellung zur Arbeit nicht aufkommen ließ, die ich davor und dann wieder, als die Kinder etwas größer waren, stets gespürt habe: einen unwiderstehlichen Drang nach neuen Ideen, nach Verbesserungen – vielleicht sollte ich es »Neuerertum« nennen. Ich bin sicherlich ein besonders babysüchtiger Mensch, aber die Abschwächung der intellektuellen Ambitionen in der Phase der jungen Mutterschaft ist meines Erachtens häufiger anzutreffen, als allgemein bekannt, und wird in der wissenschaftlichen Laufbahn von Frauen viel zu wenig berücksichtigt.

Unser Paradies löste sich schneller auf, als wir es uns geträumt hatten. Alle Ängste, Tommyleins Körperchen unter den Seerosenblättern des kleinen Teiches verschwinden zu sehen, waren unnötig gewesen. Die Eigentümer des Märchenhäuschens kündigten uns den Mietvertrag, da sie das Häuschen plötzlich selbst bewohnen wollten oder sich vor Kindern fürchteten.

Die Alaska Ave war stark abschüssig, eine Tatsache, die einige Konsequenzen mit sich brachte: Bei der Ausfahrt aus unserer Garageneinfahrt im Rückwärtsgang wurde mir die Straßenneigung ständig zum Verhängnis, wenn gegenüber ein Wagen geparkt war. Ich rollte unweigerlich in seine Breitseite, und ich lieferte der Versicherung nach dem ersten Unfall bei allen weiteren stets eine Kopie des Ursündenfalls. Ich wundere mich noch heute über die Kulanz der Versicherung und noch mehr über die Langmut des Nachbarn von gegenüber, dessen Geduld und Freundlichkeit nie erlahmte. Die zweite Besonderheit, die mit der abschüssigen Straße verbunden war, betraf Tommyleins ängstliches, fantasievolles Gemüt. Einmal in der Woche zog nämlich vom Grunde der Straße herauf, um eine leichte Biegung herum, ein Lumpensammler mit Pferdchen und Wagen, der mit lautem Sing-Sang sein Geschäft ankündigte. Das riesige Tier, das wohl nach Tommys Vorstellungen selbst sang und nach Lumpen und Altpapier schrie, löste bei ihm stets Panik aus, und er lief laut weinend ins Haus.

Dagegen waren Meiki und Fufu weitaus weniger furchtsam. Ich sehe Fufu noch heute kahlköpfig, mit dickem Bäuchlein und nur mit einer Windel bekleidet in ihrem Bettchen auf der Terrasse stehen und aufmerksam, in imperialer Pose, die Begebenheiten auf der Straße bergauf und bergab beobachten.

Tommy und Meiki waren ihre ganze Kindheit hindurch fast wie Zwillinge, so dass Fufu sie als eine Einheit empfand und nach »Tommeiki« rief, wenn sie etwas von ihnen wollte. Erst in der Pubertät begannen zwischen den Buben Differenzen aufzutreten, deren wahre Wurzel ich nie ergründet habe, die beiden zusetzten, am meisten aber habe ich gelitten. Meiki lehnt wohl den angeborenen »Ehrgeiz« in Tommy ab, der sich schon im frühen Säuglingsalter zeigte. Tommy mühte sich mit verbissener Energie ab, sich umzudrehen und brachte dies tatsächlich, ebenso wie das Laufen, in erstaunlich frühem Alter fertig. Meiki dagegen tat nichts dergleichen. Aber eines Tages konnte er plötzlich beides: sich vom Bauch auf den Rücken drehen und umgekehrt – in nur wenig späterem Alter als Tommy.

Beide Buben sind sicher gleich gescheit, aber Tommy war immer zusätzlich strebsam, während Meiki in heiterer Gelassenheit wartete, bis ihm alles zuflog oder auch nicht zuflog. Für letzteres gibt es in der Familie immer wieder belächelte Belege. Einer wie der andere waren elende Turner. Es gibt einen urkomischen Film über Meikis Abiturklasse – lauter kleine Intelligenzbestien –, wie sie sich abmühen, über einen Kasten zu springen, und fast alle, natürlich auch Meiki, mittendrauf landen. Aber während Meiki solcherlei Unvermögen bei sich selbst mit überheblicher Nonchalance quittierte, stachelte es bei Tommy, der anscheinend besonders schwache Armmuskeln hatte, einen völlig sinnlosen Ehrgeiz an. Vor einer Prüfung im Kugelstoßen nahm er sich eine Kugel mit nach Hause. Ein ganzes Wochenende sahen wir ihn durch den Garten geistern und die Kugel vor sich her stoßen. Man kann sich vorstellen, mit welchem Muskelkater er nach dieser verbissenen Anstrengung in die Prüfung ging.

Aber zurück zur Alaska Ave. Das Haus war ein alter riesiger Kasten, dessen Fundament sich nach einer Seite hin gesenkt hatte, so dass ein Ball auf dem Fußboden unweigerlich ins Rollen kam. Als wir einzogen, wohnte im obersten Geschoß noch die Familie eines Kriegs-dienstverweigerers, der sich vor der Polizei verbarg und den wir still-schweigend schützten. Er wurde aber schließlich doch entdeckt und abgeholt, woraufhin die Familie ebenfalls auszog.

Das Haus hatte nach vorn hin die große offene Terrasse und an der einen Seite, die einer kleinen Nebenstraße zugewandt war, verglaste Terrassen. Die kleine Nebenstraße grenzte an ein Wäldchen, in dem im Sommer die Zikaden nächtliche Großkonzerte veranstalteten.

Zu jener Zeit gab es das später allgemein übliche System der Kli-matisierung noch nicht. Die Sommer in Cincinnati waren heiß und feucht, und auch die Nächte brachten keine Abkühlung, man konnte die Abende im Freien wegen der Insektenplage ohnehin nicht ge-nießen. Lediglich ein riesiger, lärmender Ventilator unter dem Dach setzte die Luft im Haus ein wenig in Bewegung.

Katie wohnte im obersten Stock, wir hatten unser Schlaf- und das Kinderzimmer im ersten Stock, und im Erdgeschoß teilten wir uns in das riesige Wohnzimmer und das anschließende Esszimmer, wiede-rum ausgestattet mit Mitjas altem Löwentatzen-Mobiliar. Die Räume waren so weitläufig, dass wir große Gesellschaften und auch politi-sche Versammlungen im Wahlkampf für Wallace darin veranstalten konnten.

An eine Silvestergesellschaft erinnere ich mich, bei der ich auf dem Sofa saß, flankiert von den beiden großen Wiener »Causeurs«: Profes-sor Fröhlich, dem Erstbeschreiber des Fröhlich-Syndroms der fatty boys, und Professor – Papi – Tschiassney, unter deren wetteifernden Bonmots ich meiner üblichen Spätschwangerschaftsschläfrigkeit erlag. Mitja weckte mich um zwei Uhr morgens mit den Worten: »Du kannst jetzt aufwachen – alle Gäste sind gegangen.«

Mit Meikis Geburt am 2. Oktober 1948 unterbrach ich meine Arbeit am Children's Hospital, aber schon ein Jahr später kam Fufu zur Welt, und mit drei kleinen Kindern, alle nur um ein Jahr auseinander, ließ sich eine berufliche Tätigkeit unter den damaligen Verhältnissen nicht vereinen.

Sosehr ich meinen Beruf geliebt habe – die dreieinhalb Jahre, die ich aussetzen musste, habe ich in vollen Zügen genossen. Du magst mich auslachen, Joshua – aber noch heute bin ich der Meinung, dass wir die vier entzückendsten, interessantesten und süßesten Kinder hatten, ein jedes von ihnen auf seine Art besonders reizend. Und immer, wenn ich an diese Zeit der Nähe zu ihnen denke, wenn ich Fotos aus jener Periode ansehe oder die reizenden Aussprüche, die ich in einem kleinen Notizbüchlein festgehalten habe, wieder einmal durchlese, dann glüht ein solches Glücksgefühl in mir auf, wie ich es gar nicht beschreiben kann. Und so reut mich die Pause in meinem Berufsleben nicht. Sie hat die Basis geschaffen für eine unantastbare Liebe zu jedem unserer Kinder, die groß genug ist, Schwiegertöchter und -söhne mit einzubeziehen und jedes Enkelchen mit freudiger Spannung zu erwarten.

In Cincinnati bot sich die Gelegenheit, einen Hund in die Rapoport-Dodd-Familie aufzunehmen, einen echten Pariser Pudel, den sich eine Bekannte von Freunden aus Frankreich nach New York mitgebracht hatte. Zu ihrem Leidwesen wurde ihr nicht gestattet, den Hund in ihrer Mietwohnung zu halten. So musste sie ihn in einen Hundezwinger geben, bis sich eine geeignete Heimstätte für ihn finden oder sie ihn vielleicht doch noch selbst zu sich nehmen könnte. So blieb der arme Kerl für ein Jahr in der Hundebewahranstalt.

Er kam per Luftexpress von New York nach Cincinnati, als Katie allein zu Hause war. Sie rief uns übers Telefon ganz verzweifelt zurück nach Hause, und schon von weitem hörten wir sein lautes Bellen. Im Keller kam er uns entgegen, ein seltsames rundliches Gebilde aus dichten schwarzen Locken, bei dem man vorn und hinten nur durch Lokalisierung des Bellens erkennen konnte. Man hatte ihm das Fell wachsen lassen, wie es wollte. Das war Pedro, der erste in einer fast ununterbrochenen Folge schwarzer Pudel. Er hatte die typische Pudelseele, empfindsam und empfindlich, von erstaunlichem Einfühlungsvermögen in die menschliche Psyche und mit gelegentlichen Ausbrüchen »pudelnärrischer« Ausgelassenheit. Wir beschlossen, ihm die

Haare schneiden zu lassen. Mitja meinte: »Kein Problem, das mache ich«, er war es gewöhnt, experimentellen Tieren mit einem Apparat das Fell zu rasieren.

Also zog er eines Morgens mit dem fröhlich-erwartungsvollen, gelockten Hund ab, der so breit wie lang war, und abends kam er mit einem elenden nackten, bedrückten Pedro zurück, der kaum wiederzuerkennen war, gerupft und mager mit grauschimmernder Haut, auf der hier und da kleine Inseln schüchterner Löckchen stehengeblieben waren. Kein Wunder, dass jene Bekannten, die Pedro in seinem gelockten Urzustand gekannt hatten und ihn nun nach Mitjas Rasur wiedersahen, die Hände über dem Kopf zusammenschlugen und entsetzt ausriefen: »Pedro, wie siehst du denn aus!«

Dies war als schreckliche Kränkung in Pedros empfindsames Hundeherz eingegangen. Zutiefst verletzt und voller Scham zog er sich in den Keller zurück, verweigerte jegliche Nahrung und war nicht zu bewegen, seinen Zufluchtsort zu verlassen. Erst nach vielen zärtlichen Versicherungen, dass er immer noch schön und lieb sei, und den inständigsten Bitten um Verzeihung von Mitjas Seite ließ er sich endlich bewegen, doch wieder in die Familie zurückzukehren.

Pedro war wirklich sehr einfühlsam. Bei den kleineren Ehestürmen, die es in den ersten Jahren nicht selten gab, ging Mitja voran, wenn wir Pedro des Abends ausführten, und ich trabte trotzig einige Schritte hinter ihm her. Das war für Pedro unerträglich. Er lief nach vorn und wieder zurück, bis Mitja und ich uns lachend wieder versöhnen mussten, was Pedro hoch befriedigte.

Er war übrigens ein passionierter Ballspieler. Sprach man nur das Wort »Ball« aus, so geriet er in einen wahren Begeisterungstaumel. Daher mussten wir mit der Erwähnung dieses Wortes sehr vorsichtig umgehen. Wir wechselten vom Englischen ins Deutsche über, aber der kluge Kerl wurde zweisprachig. Und schließlich reagierte er sogar, wenn wir das Wort buchstabierten.

Seine Freundschaft zu einem Nachbarhund – oder waren es nur frühmorgendliche Gesprächsrunden, in denen Pedro und der andere gegen fünf Uhr in wechselseitigem lautem Bellen ihre Meinung ver-

traten – jedenfalls war es dieser nicht zu unterdrückende Hunde-
gedankenaustausch, der dem armen Pedro zum Verhängnis geriet.
Er starb an einer heimtückischen Vergiftung durch feindselige oder
verzweifelte Nachbarhand.

Neben einem Hund hatten wir stets auch eine Katze. Der er-
zieherische Einfluss eines Haustieres auf Kinder ist in meinen Augen
unbestritten.

Mitja hat immer ein besonderes Verhältnis zu Tieren gehabt, auch
zu seinen Versuchstieren, die freiwillig auf den Experimentiertisch
sprangen und sich ruhig von ihm Blut abnehmen ließen. Wie oft hat
er jungen Assistenten gezeigt, wie man mit Ratten umgeht. Er hatte
große Achtung vor dem mutigen Charakter dieser Tiere, sprach mit
ihnen, so dass sie seine Stimme kannten. Nie gerieten sie bei ihm in
Panik, und er konnte in ihren Käfig greifen und eine der Ratten, ohne
dass sie erschraken oder bissen, mit der Hand am Körperchen greifen
und nicht am Schwanz, wie viele es aus Angst tun.

Diese sanfte Ruhe hat ihm die vergleichenden Studien an den roten
Blutkörperchen vieler Tierspezies erleichtert, die sich vom größten
Säugetier, dem Elefanten, über Vögel bis zu Reptilien, sogar bis zum
letzten kleinen Drachen unserer Erde, dem Hela-Monster, erstreckten.

*Du magst denken, Joshua, dass ich Tieren nicht so viel Platz ein-
räumen sollte, mich nicht bei solchen Kleinigkeiten aufhalten dürfte.
Du fragst mit Recht, wieso ich die großen Geschehnisse in der damaligen Welt vernachlässige. Was empfand ich zum Beispiel bei der
Nachricht vom Atombombenabwurf auf Hiroshima und Nagasaki?
Warum noch kein Wort davon? Die Nachricht traf uns während
einer Parteiversammlung. Mitja und unser Sekretär der Gruppe,
die es am Radio erfahren hatten, traten ins Zimmer und berichteten
von dem, was sie gerade gehört hatten. Nur aus Mitjas schreckens-
bleichem Aussehen erfasste ich die Ungeheuerlichkeit. Um sie in
ihrem vollen Ausmaß zu verstehen, brauchte ich Monate. Die neue
Qualität militärischer Auseinandersetzungen, die nicht mehr Kampf
bedeuten, sondern physische Vernichtung von Menschen und Natur*

bringen, sei es durch atomare, chemische oder selbst biologische Waffen, hat bis zum heutigen Tag die Menschheit nicht bis ins Mark hinein erschrecken können – wie es nötig wäre, um eine radikale und prinzipielle weltweite Wende herbeizuführen. Und selbst wenn Menschen in tiefster Seele erschrecken – wie viele von ihnen reagieren mit sinnvollen Aktionen? Weil sie nicht wissen, was sie tun können, weil sie sich machtlos und ausgeliefert fühlen, weil sie resignieren oder ihre Gefühle aus Selbsterhaltungstrieb oder psychischer Bequemlichkeit unterdrücken. Der weitaus größte Teil der Menschheit jedoch erschrickt noch nicht einmal. Kann man diesen Menschen einen Vorwurf machen – dieser stummen Masse, die den Fortschritt in eine zivilisiertere Welt hemmt? Warum erreichen wir, die wir etwas von den abgrundtiefen Gefahren wissen, sie nicht? Warum bewirken Aufklärung, Propaganda oft sogar das Gegenteil? Liegt es am Eifer, an der Hingabe, an der Ungeschicklichkeit derjenigen, die sie in Bewegung setzen wollen?

Kann man in jedem Menschen die Fähigkeit erwarten, Einzelerkenntnisse zu einem Endergebnis zu projizieren, Fremderlebnisse als eigene zu empfinden, Nie-Erfahrenes in der Fantasie vor Augen zu haben? Überfordert man die meisten Menschen mit solchen Erwartungen?

Es ist sehr wichtig, dass man sich über das Verhältnis von »politisierten« zu nichtpolitischen Menschen klar wird, dass sie sich nicht voneinander entfernen, dass sich auf beiden Seiten weder Ungeduld noch Überheblichkeit oder gar Verachtung einstellt. Der beste politische Lehrmeister ist sicher die Erfahrung am eigenen Leibe. Aber das Tempo persönlicher politischer Entwicklungen, ihre Dauerhaftigkeit und Intensität sind auch bei »politisierten« Menschen sehr unterschiedlich. Dazu kommt eine Phasenhaftigkeit, sowohl von innen als auch von außen bedingt – Phasen geringerer oder höherer seelischer und intellektueller Anrührbarkeit des Einzelnen, Phasen eines größeren oder kleineren Aktivitätsdranges, aber auch Phasen im äußeren Geschehen, die ihrerseits unterschiedliche Intensitäten in sich bergen und hervorrufen.

Es war einer unserer großen psychologischen Fehler, von den
Menschen eine ebenmäßige gesellschaftliche Aktivität zu erwarten,
und das von allen und jedem Einzelnen, zu jeder Zeit. Es war ein
tragischer Mangel an Menschenkenntnis, Forderungen gestellt zu
haben, die von vielen nicht erfüllt werden konnten. Bedrängt, wie
wir waren: von der realistischen Angst um den Erhalt des Friedens,
um den Bestand des Sozialismus, wurden die Bedrängten zu Be-
drängern. Schon unsere Erwartungshaltung allein mag zum Gefühl
des Unterdrücktwerdens geführt haben. Wie soll man es machen,
wenn es zu einem zweiten Versuch kommt, eine bessere Gesell-
schaftsordnung aufzubauen als die kapitalistische? Keinesfalls wer-
den wir es schaffen, solange eine feindselige Umgebung uns jederzeit
die Kehle zudrücken könnte und wir mit der Angst im Nacken zu
große Erwartungen an die Mehrzahl der Menschen stellen.

Wie kann man aber überhaupt leben ohne Erwartungen an die
Menschen? Oder ist es Vertrauen, das man haben sollte, und nicht
Erwartung? Lässt man dem anderen dann größere innere Freiheiten?
Ein Arzt ist so etwas wie ein Erzieher, das habe ich jedenfalls immer
gespürt und auch gewollt. Mein Joshua, wir geraten in eine Sack-
gasse.

Ich erzähle noch ein wenig von unseren Katzen – was soll ich machen, wenn so ein kleiner vierbeiniger Kerl vor mir steht, mit hoch-
erhobenem Schwanz, und mich aus großen, klaren Augen vorwurfsvoll ansieht, erwartungsvoll schnurrend, als ob er sagen wollte: »Und
ich? War ich nicht Teil der Rapoport-Familie? Was werden die Kinder
sagen, wenn du uns Kater übergehst? Hast du vergessen, dass du
geweint hast, als du mir die Spritze gabst, um meinem letzten Leiden
ein Ende zu machen, weißt du nicht mehr, dass ich in deinen Armen
gestorben bin?«

Das war Petja. Sein seltsames Schicksal führte ihn erst in seinem
dritten Lebensjahr zu uns. Geboren irgendwo in Berlin, herrenlos,
aufgelesen von der Straße und in den Tierstall des Physiologischen Institutes gebracht, war er dazu bestimmt, den Menschen zusammen mit

Hunden, Ratten, Mäusen und Kaninchen in experimentellen Studien zu dienen. Aber Petja unterschied sich von allen anderen Versuchskatzen: Er schnurrte, wenn die Wissenschaftler zur Gewinnung seines Blutes eine Herzpunktion bei ihm durchführten. Das erschien ihnen so rührend, dass sie es nicht über sich brachten, ihn weiter als Versuchstier zu nutzen. So fragten sie herum, ob nicht jemand den Kater zu sich nach Hause nehmen würde. Aber wer wollte schon so einen buntscheckigen, keineswegs besonders schönen und nicht stubenreinen Kater? Schließlich erbarmte sich die Tierpflegerin, die am Stadtrand wohnte und sich in Petja einen Mäusefänger versprach. Aber der hatte zu lange in freundschaftlicher Nähe zu Ratten und Mäusen gelebt und dachte gar nicht daran, ihnen etwas Böses anzutun. So wurde er erneut feilgeboten, jetzt auch am Biochemischen Institut. Sein sanfter Charakter und sein merkwürdiges Schicksal bewegte uns, ihn zu uns zu nehmen. Manche Flasche Parfüm ging in den ersten Wochen für die sauber geschrubbten Stellen auf dem Fußboden unter Betten und Sofas drauf, ehe er stubenrein wurde. Aber er lernte es, war ein kluger Kater und lebte bis in sein hohes Alter, zusammen mit zwei Generationen schwarzer Pudel, als vollwertiges Mitglied der Familie.

Die Zeit läuft – im Rückblick erscheint sie lang, inhaltsreich und glücklich –, und drei Jahre blieben uns noch nach Mitjas Rückkehr aus Japan. Mitjas Arbeiten fanden Anerkennung, sowohl in der biochemischen Welt als auch international bei den Pädiatern.

Der Papst der europäischen Kinderheilkunde, Professor Fanconi, kam, um sich in den Zentren der modernen Elektrolytforschung umzutun. Ich muss ehrlich gestehen, dass ich trotz seiner großen didaktischen Begabung – sein Lehrbuch der Pädiatrie ist ein Meisterwerk –, trotz seines Gespürs für Neues und seiner besonderen Beobachtungsgabe für klinische und biochemische Zusammenhänge, eine sehr kühle Einstellung zu ihm habe. Er war kein fairer und hochherziger Mensch, wie etwa Dr. Park. Er stahl sogar Ideen – zum Beispiel Mitjas Idee und die zahlreichen Befunde der Hyperelekrolytämie, und er stahl auch Warkanys Entdeckung, dass Kinder mit Akrodynie Quecksilber im Harn ausscheiden. Zu Hause in der Schweiz prüfte er dies sofort nach und gab es als seine eigene Entdeckung aus. Er war ein Showman und sehr eitel. Nie werde ich vergessen, wie er sich, bereits ein alter Mann, auf den Festlichkeiten des Internationalen Kinderärzte-Kongresses in Portugal hoch zu Ross produzierte. Dagegen war Prader, sein Nachfolger auf dem Züricher Lehrstuhl, ein ganz anderer Mensch, gütig und ein Förderer junger Talente.

Auch Professor Hottinger, der Baseler Professor für Kinderheilkunde, besuchte uns mit seiner Frau in Cincinnati und erwiderte unsere Gastfreundschaft, als wir 1950 anlässlich des großen Pädiaterkongresses in Zürich waren, auf das Freundlichste und Großzügigste. Als ich sie allerdings einige Wochen später in Basel anrief, nämlich als ich mit den drei Kindern auf der Flucht vor McCarthy in Zürich in einer Pension wohnte und nach Mitja suchte, wollten sie nichts mehr von mir wissen. Das politische Risiko, mit mir Kontakt zu halten, war ihnen zu groß. Viele Jahre später, anlässlich eines Besuchs der Charité, waren sie dann wieder sehr freundlich und schienen den in meinen Augen für sie blamablen Mangel an Zivilcourage von damals vergessen zu haben. Aber zu uns nach Hause habe ich sie nie wieder gebeten.

Jährlich einmal kam Carl Cori nach Cincinnati. Er war Mitglied des Advisory Boards, der Gutachter-Kommission der Research Foundation des Children's Hospital, und als Biochemiker für die Beurteilung von Mitjas Arbeiten zuständig. Offensichtlich schätzte er ihn. Carl Cori und Gertie, seine Frau, ebenfalls Biochemikerin, waren die ersten, die ein Makromolekül im Reagenzglas synthetisierten. Mitja schilderte diese erste dramatische öffentliche Demonstration, der er beiwohnte, seinen Studenten stets mit leuchtenden Augen. Ein einfacher Versuch: im Reagenzglas ein Zuckerester, der sogenannte Cori-Ester, dazu ein Enzym, die Phosphorylase – das große Biochemikerauditorium 1940 in Toronto hielt den Atem an. Fünf Minuten absolute Stille. Dann gab Cori einen Tropfen Jod zu dem Gemisch – es färbte sich blau! Der Beweis war geliefert, dass sich im Reagenzglas aus den Zuckereinheiten das Makromolekül Glykogen gebildet hatte. Mitja schildert, wie ein Begeisterungssturm losbrach, man erhob sich von den Plätzen und applaudierte den Coris, die für diese Pionierleistung den Nobelpreis erhielten.

George Guest war derjenige gewesen, der Mitja in die USA gebracht und ihn damit vor den Nazis gerettet hat. Sein Name steht mit auf vielen damaligen Veröffentlichungen von Mitja. Beide erhielten sie das Certificate of merit des Präsidenten der Vereinigten Staaten von Amerika. War George ein bedeutender Mann? Nein, er war ein lieber stiller, langweiliger Mensch, dessen »bedeutendste« wissenschaftliche Leistung in einer Mikromethode zur Bestimmung des Anteils roter Blutkörperchen im Vollblut bestand. Durch ihre Einfachheit und Präzision hat sich diese Hämatokrit-Methode in der ganzen Welt durchgesetzt.

Was die Arbeiten mit Mitja betrifft, so hatte George in ihm einen sehr generösen, jungen Wissenschaftler gefunden. Wir waren oft bei den Guests eingeladen, meist zu großen Austern-Essen, die in ihrem Weinkeller stattfanden, der mit den reizenden fröhlichen Fresken des Malers Sieg Zoellner ausgeschmückt war. Georges Frau, die nur M. L. genannt wurde, so dass ich ihren wirklichen Vornamen gar nicht in Erinnerung habe, war eine feinsinnige, belesene und gebildete Frau. Die Ehe war kinderlos, und ich hatte immer den Eindruck, dass M. L. trotz der Liebe, die zweifellos zwischen ihr und George bestand, ihr Leben als unerfüllt empfand. Sie suchte Trost im Alkohol, wenngleich sie keine echte Trinkerin war. Zu Mitja hatte sie ein besonderes Verhältnis. Ich war mir immer sicher, dass sie ahnte, wie gut er sie verstand, von ihrer Sehnsucht nach einem reicheren intellektuelleren Leben wusste, das ihr George nicht zu geben vermochte. Sie starb an Krebs und ließ einen hilflosen und einsamen George zurück. Aber das geschah viele, viele Jahre später, als wir schon längst in der DDR waren.

Wenn ich zurückblicke, so führten wir damals ein erstaunlich geselliges Leben, das meist an den Sonntagen stattfand und trotz fachlicher Arbeit und politischem Engagement fröhliche und unbeschwerte Züge trug. Außer den medizinischen und wissenschaftlichen Kollegen, den Residents und Interns des Children's Hospital, pflegten wir die Kontakte zu den Menschen, die wie wir dem kleinen Grüppchen von Kommunisten angehörten, das ganz selbständig, ohne jede Anleitung

»von oben«, hingebungsvoll und selbstlos die Aufgaben erfüllte, die ich schon geschildert habe. Mein ganzes Leben werde ich mit inniger Zuneigung an diese Gruppe von Menschen denken – junge und alte –, die unermüdlich, Jahr für Jahr, an der Erfüllung ihres Traumes von einer gerechteren Welt arbeiteten.

Wir alle hatten die Augen fest auf die Sowjetunion gerichtet und glaubten an die Kraft und Lauterkeit, mit der sie uns eine neue und humanistischere Menschengesellschaft vorzuleben schien. Wir wussten, dass die USA für eine solche Wende nicht reif waren, aber wir wollten die Sehnsucht nach einer besseren Lösung der Weltprobleme wecken und wachhalten. Über diese Menschen, die kein McCarthy, keine politischen Verfolgungen, kein widriger Alltag von ihren Überzeugungen abbringen konnte, brachen der XX. Parteitag der KPdSU herein und am Ende die Auflösung des Sozialismus fast überall in der Welt. Was mögen sie jetzt denken und fühlen?

Glauben sie den Verleumdungen, dass der Sozialismus »nichts als eine schmutzige Giftblase« gewesen sei, die nun zu Recht zerplatzt sei? Sie sind weitaus schlimmer dran als wir, die wir hier gelebt haben, die wir mit unseren eigenen Augen gesehen haben, was war und was nicht war – noch nicht war, wie wir dachten. Wir waren unmittelbare Zeugen des großartigen, tragischen, missglückten Experiments.

Was für ein reizender junger Vater Mitja war! Ich sehe ihn noch vor mir über die grünen Hügel von Cincinnati wandern, über jede Schulter eins der Bübchen geworfen, die – in dunkelblaue und rosa Overalls gekleidet – Spaß an ihrem seltsamen Reitpferd hatten.

Noch heute höre ich Tommys lautes Geschrei vor unserem Haus, wenn Meiki zielstrebig der Fahrbahn zutorkelte und durch Tommys ängstliches Zurückzerren nicht zu bewegen war, von seinem Ziel abzulassen. Tommy hingegen strebte auf jeden Hauseingang zu, so dass ich auf den abschüssigen Straßen das Kinderwägelchen, in dem Meiki saß, querstellen und dem Ausreißer von Haus zu Haus hinterherrennen musste. Seine Neugier war aber auch eine erfreuliche Unterstützung in meiner politischen Arbeit. Wollte ich zum Beispiel Flugblätter austeilen und klingelte an einer Wohnung, so kroch er eiligst durch die geöffnete Haustür und bot meist die Gelegenheit zu einem freundlichen Gespräch.

Die Sache mit den Flugblättern wäre einmal jedoch fast schiefgegangen, nämlich als ich Tommy mit in eine Bank nahm und mir irgendein Formular geben ließ, worauf Tommys helles Stimmchen ebenfalls ein »leaflet – ein Flugblatt« verlangte.

Die Kinder waren bei allem dabei, was wir unternahmen, auf Spaziergängen, Ausflügen, Picknicks und Partys. Bei Partys erregte Meiki das Entsetzen fremder Gäste. Aus irgendeinem Grunde hatte er großes Wohlgefallen an Zigarettenasche gefunden und leerte daher eifrig die herumstehenden Aschenbecher, deren Inhalt – zum Glück nur die Asche, nicht die Zigarettenstummel – er gierig in sein Mündchen stopfte. Da diese von ihm so geschätzte Speise aus sterilen Salzen bestand, lachten wir nur und ließen ihm seine merkwürdigen kulinarischen Gelüste.

Alle vier Kinder sind im Übrigen immer hervorragende und unproblematische Esser gewesen. Es waren eben gesunde, normale Kinder. Jedes für sich war reizend im Wesen und niedlich anzusehen. Dadurch, dass der Altersunterschied so klein war – kaum etwas über ein Jahr von einem zum nächsten –, bildeten sie im Ensemble etwas ganz Besonderes, das viele Freunde und auch Fremde anzog. Auch Katie war eine verliebte, wenn auch strenge »Adoptivgroßmutter«. Nach ihr wurde Fufu auch: »Susan Katherine Naomi« genannt, was Muchen immer ein wenig eifersüchtig auf Katie machte. Wie viele der kleinen Begebenheiten könnte ich schildern – alle sind sie in meinem Herzen lebendig.

Von McCarthy's Committee verfolgt

Mit Beginn des Jahres 1950 zeichnete sich das Ende dieses Lebensabschnittes ab. Die McCarthy-Verfolgungen von Kommunisten und Sympathisanten waren in vollem Gange. Wer vor das sogenannte »Un-american Committee – das Komitee für unamerikanische Aktivitäten« zitiert wurde, musste über sich und seine Freunde Aussagen machen, Namen nennen, denunzieren, andere Menschen in Schwierigkeiten bringen. Wer die Aussage verweigerte, wanderte wegen »contempt of court – Missachtung des Gerichtes« ins Gefängnis.

Von nun an brachte jede Sonntagsnummer des Cincinnati Enquirer Artikel mit den lächerlichsten, zugleich aber ungeheuerlichsten Verleumdungen über uns.

Was heute in der Ex-DDR geschieht, die Diffamierung der Charité, in der – so schreibt die Journaille – lebendigen Menschen zum Zweck der Organtransplantation angeblich das Herz aus dem Leibe gerissen worden sei, zum Ruhme der Chirurgen, die diese Organe in Empfänger-Patienten verpflanzt haben sollen, all die lächerlichen, unbewiesenen Beschuldigungen, Experimente mit Medikamenten an Menschen durchgeführt zu haben, Beschuldigungen, die später von einer Fachkommission überprüft und widerlegt wurden, die fristlosen Entlassungen von Professoren aufgrund angeblicher »Kontakte mit der Staatssicherheit« ohne Vorlage von Beweisen, ohne Anhörung der Person, ohne Berücksichtigung ihrer zuvor allgemein anerkannten Lauterkeit, wir erleben abermals eine Hexenjagd wie damals in der McCarthy-Ära, eine Periode der Rechtlosigkeit, wie für die Juden in der Nazizeit.

Die offensichtliche Gleichsetzung des Ministeriums für Staatssicherheit der DDR mit der Gestapo des Hitlerfaschismus ist eine solche Ungeheuerlichkeit, dass ich mich frage, ob die Deutschen bis heute nicht begriffen haben, was damals als Staatsmaxime verkündet wurde und in millionenfacher systematischer Durchführung geschah: die physische Vernichtung von »rassisch, politisch und genetisch minderwertigen«, missliebigen Menschen! Als öffentlich erklärte, propagandistisch verbreitete Staatsmaxime und mit der Gründlichkeit und Präzision einer Mord- und Sterilisationsmaschinerie ausgeführt!

Diese schreckliche Verteufelung jener Menschen, die etwas mit der »Stasi« zu tun gehabt haben sollen! Immer wieder frage ich mich, wie man sie »entlasten« kann, wie man der Geheimnistuerei um dieses Ministerium ein Ende bereiten kann, wünschte, dass man aufdeckte, was es wirklich war, alle Facetten seiner Rolle in unserem Staat beleuchtete und dann nur dort verurteilte, wo wirklich Unrecht begangen wurde. Schlimm genug, wenn Unrecht geschah! Aber die simple Unterschrift zur Mitarbeit? Wie hieß der Text, der da unterschrieben wurde?

An Mitja und mich ist nie jemand mit einem solchen Ansinnen herangetreten. Ich weiß, dass ich nicht unterschrieben hätte – aber warum hätte ich nicht? Ich habe lange darüber nachgedacht. Bestimmt bestanden bei mir keine Assoziationen zur Gestapo! Eine Organisation, die der Erhaltung unseres sozialistischen Staates dienen sollte, war für mich von vornherein nichts Verbrecherisches, denn ich glaubte fest an die Lauterkeit unseres Staates, an seine Intentionen, Armut und Elend von Menschen fernzuhalten, keinen Rassismus und Völkerhass aufkommen zu lassen und den Frieden in der Welt zu bewahren. Warum hätte ich mich dennoch gescheut, der Staatssicherheit meine Mitarbeit zuzusichern? Und warum freute es mich, dass sowohl Tommy als auch Meiki, die beide von der Stasi umworben wurden, ablehnten, dort mitzumachen? Ich glaube, es war einfach ein vages Gefühl, dass mir die ganze Organisation überflüssig und daher ihre Rolle undurchsichtig vorkam. In den letzten Jahren schien sie mir mehr und mehr eine unkontrollierte Position einzunehmen, entgegen den Prinzipien einer sozialistischen Demokratie.

Auf keinen Fall darf man jedoch den einzelnen Mitarbeiter pauschal verurteilen. Da werden jetzt Menschen fristlos entlassen, weil sie Patienten in einer Poliklinik der Staatssicherheit ärztlich betreut haben. Sekretärinnen, Chauffeure finden keine Arbeit mehr. Einer Klinik wird vorgeworfen, dass das Ministerium für Staatssicherheit ihren Aufbau unterstützt habe – ihr zu notwendigen Apparaten und »Westmedikamenten« verholfen habe. Ein Verbrechen und ein unerträgliches Unrecht der Klinik, eine solche Hilfe für ihre Patienten angenommen zu haben? Sicherlich wäre es besser gewesen, jede Entwicklung auf dem normalen staatlichen Weg zu erreichen. Aber wissen alle diejenigen, die hier so überheblich urteilen, welche Engpässe es gab? Engpässe, die gezielt durch Embargos von jenen inszeniert wurden, die sich jetzt so empört zeigen.

In der Periode unseres zweiten Lebens, die uns hier beschäftigt, steckten wir fest in den Fängen des FBI, der Counter Intelligence, der Geheimdienste der USA, die unsere kleine Familie jahrelang nach Österreich und bis in die DDR verfolgt haben, die noch heute eine »Akte Rapoport« haben, über vier Jahrzehnte sorgfältig vervollständigt und unsere längst erwachsenen Kinder mit einschließend.

Im Frühjahr 1950 wurde von Woche zu Woche klarer, dass wir in absehbarer Zukunft vor das McCarthy-Committee zitiert würden. Uns wohlwollende Menschen, wie Ashley Weech, Bischof Hobsen und Mr. Dupré, Vorsitzender des Aufsichtsrates von Procter & Gamble, warnten Mitja und beschworen ihn, eine politische Erklärung abzugeben, dass wir keine Kommunisten seien. Ganz im Gegensatz zu den Erfahrungen in Deutschland fielen die Menschen, die uns kannten, nicht von uns ab. Von den Kollegen hörten wir kein einziges gehässiges Wort. Charakteristisch für die Atmosphäre war es, dass ich in diesen Monaten fast tausend Unterschriften für den Stockholmer Appell, für den Stopp der Atombombenteste sammeln konnte, auch bei den Kollegen in Klinik und Labors. Der McCarthyismus der USA, so scheußlich und bösartig er war, erfasste niemals die gesamte Bevölkerung, am wenigsten die Schicht der Intellektuellen, die im Gegenteil im Wesentlichen die Opfer stellte.

Wir mussten zu einer Entscheidung kommen. Die Partei riet uns, es nicht auf eine Verhaftung ankommen zu lassen. Sie war der Ansicht, dass Mitja als Wissenschaftler in einem Lande nützlicher sei, das den Sozialismus aufbaute. Wir waren unentschieden, hofften noch, immerhin waren uns die USA zur Heimat geworden, über zwölf Jahre unseres Lebens verbanden uns mit Amerika, mit seinem Land und seinen

Menschen, seinen Schönheiten und seinen Problemen. Hier hatte ich meine eigentliche Ausbildung erhalten, Mitja gefunden, drei unserer vier Kinder waren in Cincinnati geboren. Wir fühlten uns zugehörig, sprachen englisch miteinander, meine Mutter und jetzt auch mein Bruder lebten ebenfalls in den USA, wann würde ich sie wiedersehen können? Wir schoben die Entscheidung auf ...

Dann kam die Aufforderung an Mitja, auf dem ersten pädiatrischen Nachkriegskongress in Europa ein Referat zu halten. So beschlossen wir, im Juni 1950 zusammen mit Katie nach Zürich zu fliegen. Die Kinder ließen wir in der Obhut einer lieben, schwarzen Aufwartefrau in Cincinnati zurück. Sie zog während unserer Abwesenheit mit ihrem Mann in unser Haus und bewährte sich in der schweren Folgezeit als ein standhafter, warmherziger Mensch.

Mitten in den Kongress hinein platzte für uns die Bombe: ein Telegramm von Ashley Weech, dass wir vor das McCarthy-Committee zitiert würden. Abermals hatte sich der Boden unter unseren Füßen gelockert. Nur wenige Wochen blieben uns bis zum endgültigen Entschluss. Zunächst hatten wir noch ein Programm vor uns. Wir hatten geplant, die Eltern in Israel zu besuchen, meine Omima sowie die ganze Tante-Irm-Familie in England und meinen Vater in Hamburg wiederzusehen.

Katie flog zurück nach Cincinnati, wir machten uns auf den Weg nach Israel. Die Eltern waren sehr bestürzt, plötzlich unsere ganze Existenz bedroht zu sehen, aber es gab weder Klagen noch Vorwürfe. In meiner Gegenwart wurden weder Fragen gestellt noch Vorschläge gemacht. Wenn ich zurückdenke, so glaube ich, dass man mich nicht ganz für voll genommen hat. Die Eltern hatten mich für »weltfremd« erklärt, und in der Tat muss ihnen meine Schwangerschaftsheiterkeit, mein Mangel an Zukunftssorgen, mein unerschütterliches Vertrauen in Mitjas Fähigkeiten, eine neue wissenschaftliche Existenz zu finden, mein fröhliches Bekenntnis »Wo du hingehst, will auch ich hingehen« als Ausdruck einer kindischen Verantwortungslosigkeit vorgekommen sein. Wahrscheinlich war es für Mama ein weiterer Grund, mich in ihrem tiefsten Inneren abzulehnen. Damals ahnte ich dies nicht im Entferntesten, erst heute sehe ich es aus einem größeren historischen

Verständnis heraus. Das Schicksal der Juden fordert gerade von den Frauen immer wieder praktische Tatkraft, Lebensklugheit, Selbständigkeit und Festigkeit. Von all diesen für eine jüdische Frau und Mutter unerlässlichen Eigenschaften schien ich keine zu besitzen. – Und auch Papa, der mich liebhatte, machte sich Sorgen über meine »Weltfremdheit«.

Heute schmerzt mich die Kluft zwischen den beiden unterschiedlichen Kutur- und Erfahrungskreisen: Für die Eltern bedeutete »Weltfremdheit« die potenzielle Unfähigkeit, das Leben zu meistern, Schicksalsschläge zu überwinden, die Familie im Notfall zu retten und zu bewahren. Für mich war der Begriff »Weltfremdheit« etwas Poetisch-Vages, Liebenswertes, und ich lächelte später nur über Mamas Tadel, dass ich beim Fortgehen aus Cincinnati das »Familiensilber« dort ließ, aber alle Fotografien im Gepäck verstaute.

So kam es wohl auch, dass der Papa mit meiner Mu intimere Gespräche führte als mit mir, worüber ich gleichzeitig Befriedigung und Schmerz empfand. Er achtete ihre Lebenstüchtigkeit höher als meine »Weltfremdheit«.

Ich blieb damals nur wenige Tage in Israel, um dann über Hamburg und London zunächst allein nach Cincinnati zurückzufliegen, ehe wir noch zu einem endgültigen Entschluss kamen, wie und wo unser weiteres Leben verlaufen könnte. Auch die Frage tauchte auf, ob wir in Israel bleiben wollten. Mitja hatte ein Angebot vom Weizmann-Institut bekommen, das bereits einen sehr guten wissenschaftlichen Ruf hatte und sich über die Jahrzehnte mittels starker amerikanischer Subventionen und des Zustroms hoher Intelligenz verfolgter Juden aus aller Welt zu einer brillanten Forschungsstätte entwickelte. Aber als Nicht-Zionisten erschien es uns unethisch, in Israel Unterschlupf zu suchen. Auch wollten wir unsere Kinder nicht als nationalistische Juden aufwachsen lassen.

Ich sah in jenen wenigen Tagen natürlich kaum etwas von Israel. Schon damals spürte man, dass die Zeit der utopischen Sozialisten in den Kibbuzim, ihr selbstloser Enthusiasmus, mit dem sie das Land bewässerten und fruchtbar machten, nicht von ewiger Dauer sein würde. Man war noch stolz auf sie, zeigte sie voll Anerkennung den Touristen vor – aber parallel dazu entwickelte sich bereits ein kraftvoll an die Oberfläche drängender Kapitalismus.

Auf unserem bisher letzten Besuch in Israel im Oktober 1991 machten die Kibbuzim nur noch fünf Prozent der Bevölkerungsstruktur aus. Aus dem Blickwinkel kapitalistischer Effektivität gesehen, hatten sie versagt. Sie rentierten sich nicht. Die Landwirtschaft bringt weltweit nichts mehr ein. Man versuchte es zusätzlich mit einer bescheidenen Industrieproduktion, zum Beispiel Badezimmermöbel in dem Kibbuz, das wir kürzlich besuchten. Aber die Produkte waren nicht erstklassig, die Maschinen nur einschichtig ausgelastet. Eine wehmütige Müdigkeit lag über dem Ganzen. Sie sind alt geworden, sie, die schon die Kinder der einstigen Pioniere waren. Die dritte Generation hält es bereits nicht mehr im Kibbuz. Sie sehnen sich nach draußen, nach einem kraftvolleren, anspruchsvolleren Leben, nach Risiko und Gewinnchancen, nach den Stürmen des Fortschritts von Wissenschaft und Technik, von denen die stillen Buchten der Kibbuzim nicht mehr berührt werden. Die Alten können ihre Kinder nicht mehr halten. Neues Blut kommt nicht hinzu, von keinem der großen Einwandererströme. Im Kleinen vollzieht sich dort das gleiche Schicksal wie mit dem Untergang der sozialistischen Welt. Und ähnlich wie hier sieht auch dort die kapitalistische Umwelt jetzt auf ihr missglücktes Experiment eines utopischen Sozialismus herab, mit spürbarem Unwillen, mit Scham und ein wenig Verachtung für die weniger geschliffenen Manieren, die man an den Nachkommen der einstigen Pioniere bemängelt. Wir, die wir aus der gerade erst vergangenen DDR zu Besuch in Israel waren, empfanden dies alles mit besonderer Wehmut und Trauer, obwohl wir schon 1950 eine solche Zukunft für die Kibbuzim vorausgesehen hatten.

Bei diesem letzten Besuch in Israel ist mir ein Wort von Betty tief in die Seele gedrungen: »Ich bin froh, dass wir uns damals entschlossen, nach Israel auszuwandern. Wenigstens wissen meine Söhne und Enkel, wo sie zu Hause sind.« Ist es uns gelungen, unseren Kindern und Enkeln eine Heimat zu finden?

Ich bereue nie, nicht nach Israel gegangen zu sein. Nein, ich würde mich jederzeit wieder so entscheiden, obgleich ich gestehen muss, dass dieses Land stärker an meiner Seele zerrt als jedes andere, mit einer Mischung aus unerklärlichem Stolz auf das dort Geschaffene, aus Bewunderung für den Mut und die Vision, eine Heimstätte für die Juden zu schaffen, aus einem Staunen über die Konzentration von Begabung und Intelligenz, aus der Anerkennung für die selbstverständliche Aufnahme und Integration verfolgter Juden aus aller Welt. Aber auf der anderen Seite auch aus Zorn über den unerträglichen Nationalismus und das große Unrecht, das den Palästinensern zugefügt wird. Israel, das Land für die Verfolgten, ist selbst zum Verfolger geworden: schuldig vor dem Gericht der Geschichte. Nein, ich bin froh, dass wir keinen Anteil daran haben. Wir haben an anderer Schuld zu tragen.

Im August 1950 trennte ich mich von Mitja und den Eltern. Den Rückflug unterbrechend, besuchte ich in Hamburg meinen Vater. Ich erinnere mich an die große Verlegenheit, die uns beide bei diesem Wiedersehen überfiel. Wir hatten uns kaum etwas zu sagen. Das alte schmerzliche Mitleid für ihn, die Jahre des Hitlerfaschismus, der zweite Weltkrieg, den er in voller physischer Nähe und ich nur aus der Entfernung mit dem heißen Wunsch nach der Niederlage Deutschlands erlebt hatte – das alles ließ in uns keine Möglichkeit zu unbefangenen Kontakten.

Von Hamburg flog ich weiter nach England, wo ich meine kleine, noch etwas kleiner gewordene Omima, Tante Irm und meine beiden Cousinen wiedersah. Tante Irm hatte eine schwere Zeit durchgemacht, viele demütigende Positionen annehmen müssen, hatte im Krieg während der Bombardierung Londons schreckliche Ängste ausgestanden, wohnte jetzt aber in einem kleinen Drei-Zimmer-Appartement zusammen mit Omima. Sie hatte eine Anstellung als Sekretärin gefunden.

Auch in London waren mir nur wenige Tage vergönnt. Ich wollte zurück zu den Kindern, nach Hause, in unsere Noch-Heimat, in die USA. Mein Charterflug sollte von Luxemburg ausgehen. Von Croydon über den Kanal flog ich in einem winzigen offenen Flugzeug, das be-

wegte Meer ganz nahe unter mir. In Luxemburg wurden die Anwärter
für die Transatlantikflüge in einem alten Schloss, einer Art Jugendherberge, untergebracht. Es lag auf einem Hügel, und ich streifte ein
paar Tage mit Vergnügen durch die liebliche Umgebung. Aber Tag
um Tag verging – ich blieb auf der Warteliste, bis mir die Geduld riss
und ich mit scheinheiliger Sachlichkeit darauf hinwies, dass ich nun
wahrscheinlich jeden Tag mit Wehen rechnen könnte. Mein Aussehen
machte diese meine Ankündigung durchaus wahrscheinlich. Man bekam einen Schreck und bereits am darauffolgenden Tag war ein Flug
für mich gefunden.

In Cincinnati traf ich die Kinder und Aszine mit ihrem Mann wohl-
behalten an. Aber sie hatten eine bewegte Zeit hinter sich. In den
Tagen nach der Veröffentlichung, dass wir vor das McCarthy-Committee zitiert waren, wurden Steine in unseren Garten geworfen, so
dass die Kinder nicht mehr aus dem Haus gehen konnten. Nachts
klingelte das Telefon unzählige Male mit beleidigenden anonymen
Anpöbelungen und Drohungen.

Bei meiner Rückkehr war dieser Spuk vorüber. Ich beriet mich
mit unseren Freunden, ob wir bleiben könnten. Ihr Rat war einhellig:
Fortgehen und möglichst in ein sozialistisches Land. Mitja und ich
hatten wegen seiner Rückkehr nach Cincinnati – ja oder nein – jeweils
den Namen eines unserer Kinder ausgemacht. Bei meinem schicksalsschweren Telefongespräch nach Israel teilte ich ihm das Codewort für
»nein« mit.

Unterdessen bemühte sich Ashley Weech nochmals um uns: Ein kurzer schriftlicher Widerruf genüge – dass wir keine Kommunisten seien –,
und er würde alles tun, um uns zu halten. Seine Wärme und Herzlichkeit rührten mich, und ich ehrte seinen Mut. Aber ich bat ihn, zu verstehen, dass wir unsere Überzeugungen nicht verraten könnten. Er hat
es sicher auch verstanden, denn noch Jahre später, bei Begegnungen
auf Internationalen Kinderärzte-Kongressen, spürte ich stets die gleiche
Herzlichkeit und Wärme. Auch er blieb ein aufrechter Mensch – wie
so viele unserer amerikanischen Kollegen – und verteidigte unsere
menschliche und wissenschaftliche Integrität in der Öffentlichkeit.

Nun waren die Würfel gefallen. Ich musste unser Fortgehen vorbereiten. Die Zeit drängte. Schon war es, gemäß dem neuen Smith-Act, Kommunisten nicht mehr erlaubt, einen Pass zu besitzen, geschweige denn, das Land zu verlassen. Alle Vorbereitungen mussten daher heimlich verlaufen. Das größte Hindernis war die Tatsache, dass die Kinder keinen Pass hatten. Normalerweise hätten sie auf meinen Pass geschrieben werden können. Aber dazu hätte ich diesen nach Washington schicken müssen, und dort wäre er möglicherweise nach dem neuen Gesetz eingezogen worden. Daher beantragte ich einen eigenen Pass für die Kinder, mit dem dreijährigen Tommy als Passinhaber. Dieser Pass existiert noch heute mit einem Foto, das uns viele Mühe gekostet hat, die drei – Meiki noch nicht ganz zwei Jahre und Fufu zehn Monate alt – zu einem en-face-Bild zu bringen. Wenn man genau hinsieht, kann man meine »bändigenden« Hände im Hintergrund erkennen. Zuerst wollte man diesen Extrapass nicht ausstellen, und ich musste ein wenig schwindeln, dass ich meinen eigenen momentan nicht aus der Hand geben wolle, da mein Schwiegervater in Israel sehr krank sei und ich möglicherweise ganz plötzlich dorthin fliegen müsse.

Offensichtlich war zu jener Zeit das Datenverbundsystem noch unvollständig. Jedenfalls gelang es mir, meinen Pass zu behalten und den zusätzlichen Pass der Kinder ausgestellt zu bekommen. Den Inland-Flug buchte ich auf einen fingierten Namen, während ich Mitjas Tante, Helen Weinbaum, bat, von New York aus unsere Flugkarten nach Zürich zu bestellen.

Ich hielt meine Abreisepläne absolut geheim, lediglich Katie weihte ich ein. Auch unsere schwarze Aufwartefrau, die täglich bis mittags bei uns arbeitete, durfte keinerlei Veränderung in unserem Leben ahnen. Nur meine Mu bat ich telefonisch kurzfristig um ihren Besuch. Sie kam sofort und half mir, an einem einzigen Nachmittag und Abend alles Notwendige für die Kinder, Mitja und mich, Sommer- und Wintersachen, sowie Dinge, von denen ich mich nicht trennen wollte, zu packen. Meine arme Mu, die gerade erst wieder einige Monate in dem Glück schwamm, nun wieder beide Kinder in der Nähe zu haben, konnte es schwer fassen, warum sie eines wieder hergeben sollte. Auch für Katie war es ein schwerer Abschied, nicht nur, dass sie mit uns sozusagen ihre Adoptivfamilie verlor, wir ließen ihr auch das große, hypothekenbelastete Haus zurück mit allem Drum und Dran, was ich nicht hatte auflösen oder mitnehmen können, dazu unseren Kater Bibo und den schweren Gang zu Ashley Weech, um ihm mitzuteilen, dass wir die USA »bei Nacht und Nebel« verlassen hätten. Sie verlor kein Wort der Klage oder des Vorwurfes. Erst am nächsten Morgen, beim Abschied auf dem Flugplatz merkte man, wie schwer ihr zumute war.

Mein eigener Schmerz, alles, was mir lieb geworden war in den zwölf USA-Jahren, wiederum zu verlassen, lag noch fest verschlossen unter den Hüllen der organisatorischen Geschäftigkeit und der Spannung, ob uns die Flucht gelingen würde. Lediglich der letzte Blick auf den kleinen schwarzen Bibo, der ungewöhnlich still, klein und verlassen auf dem Eingangsweg vor unserem Haus saß und die letzte Umarmung meiner Mu ließen die Abschiedsqual auf einen kurzen Augenblick an die Oberfläche kommen. Diese Verdrängung meines Schmerzes brachte es dann mit sich, dass dieser in meinem ganzen Leben immer wieder auftauchte, meine Erinnerungen mit der märchenhaften Klarheit amerikanischer Herbsttage vergoldete und das wehe Gefühl des verlorenen Paradieses erzeugte.

Was waren es auch für umwälzende Jahre gewesen: von der Bedrohung der ganzen Welt durch den Hitlerfaschismus bis zu seinem Untergang im schrecklichsten aller bisherigen Kriege – von der Ära Roosevelt mit dem Erwachen sozialer Solidarität, dem Aufblühen nationaler Kultur und Volkskunst in den USA bis zum Abwurf der Atombomben über Japan unter Truman.

Für mich war es die Wandlung von einer gläubigen Christin zu einer ebenso gläubigen Kommunistin. In diesem Land hatte ich meinen Beruf gefunden, meine Ausbildung als Kinderärztin in einer Breite und Tiefe erfahren, für die ich für immer dankbar geblieben bin. Hier hatte ich Mitja gefunden, drei Kinder geboren und das vierte empfangen. Hier hatte ich ein großes Land mit seinen Menschen, seinen

Höhen und Tiefen, seinem Recht und seinem Unrecht, zu meinem eigenen gemacht. Ein neues Weltgefühl war in mir entstanden.

Zwölf Jahre sind in einem langen Leben von nun fast 80 Jahren nur eine kleine Spanne, aber es waren entscheidende und prägende Jahre, deren Einfluss nie in mir erloschen ist. Und bei jedem Besuch der USA hat mich seither der Schmerz überfallen, meine eigentliche, aber verlorene Heimat wiederzusehen.

Unser Schicksal, mein Joshua, ist nur eines von vielen einer immer wachsenden Zahl von Menschen, die ihre Heimat verlassen, weil sie verfolgt werden – aus politischen, rassistischen oder religiösen Gründen – oder weil sie sonst verhungern müssen. Wenn die Menschen mit Verstand und Wissen, mit Barmherzigkeit und Verantwortungsgefühl gegenüber den Leiden und Ungerechtigkeiten unserer Welt keine Lösungen für die globalen Probleme unserer Erde finden, dann werden in der Zukunft unabsehbare Ströme elender Menschen auf der Suche nach neuen und besseren Zufluchtsorten auf die Wanderschaft gehen.

Die Kinder und ich genossen zwei Tage lang die Gastfreundschaft von Helen und Edward Weinbaum in New York, dann brachten die beiden uns auf den Flughafen. Mit dem Abheben der Swiss Air Maschine von der Rollbahn schienen wir vor den Verfolgungen McCarthys und des FBI sicher zu sein. Dies erwies sich später als ein Trugschluss.

Hier endet mein zweites Leben. Der Flug gestattete keinen Blick zurück auf die schwindende Sky-Line von New York, die vor fast genau zwölf Jahren im Morgennebel vor mir aufgetaucht war. Angeschnallt auf unseren Sitzen, die Körperchen der Kinder tröstlich nah, unter dem Dröhnen der Motoren, brach unter uns weg, was wir als Zuhause gefühlt oder zumindest ersehnt hatten.

Mein drittes Leben –
Rückkehr nach Europa

17. Januar 1991: In der letzten Nacht begann die Bombardierung des Irak – der Golfkrieg. Schon seit Tagen habe ich nicht schreiben können. Es trieb mich hierhin und dorthin in schrecklicher Unruhe. Gewiss – Saddam Hussein ist mit Recht ein international verurteilter Verbrecher – er hatte schon den Iran angegriffen, die Kurden mit Giftgas vernichten wollen und jetzt Kuweit überfallen. Die UNO ist dazu da, das Recht im Zusammenleben der Völker und Staaten zu wahren. Aber was jetzt geschieht, ist nicht mehr in ihrem Sinne.

Zunächst gab es ein fünf Monate langes Embargo, unter dem vor allem das irakische Volk litt, dann ein Ultimatum, das eine ausweglose Situation schuf, durch die jeder der Beteiligten sein Gesicht verlieren musste – und dann den Angriff vor allem der USA mit einer unbeschreiblichen technischen Übermacht. Auf der anderen Seite jener tragische Fanatismus, das tanzende irakische Volk im Vorgefühl seines »heiligen Krieges«, die »Weltuntergangs-Partys« israelischer Jugendlicher und die ohnmächtigen Warnungen, Proteste, Demonstrationen in den Staaten der sogenannten »westlichen Demokratien«.

Die Nachrichten übers Radio bringen Berichte über erste und zweite Wellen von Bombenflugzeugen, die auf einen Schlag alle Flugzeuge des Irak am Boden zerstört hätten – »keine zivilen, nur militärische Ziele im Zentrum von Bagdad« – im Zentrum von Bagdad ...

11. Februar 1991: Dieser Krieg ist nun schon drei Wochen alt. Fast fünfzigtausendmal haben schwere Bomber der »Alliierten« ihre Explosionen in den Städten Iraks und Kuweits ausgelöst, Brücken zerstört, Straßen gesprengt, Menschen unter Trümmern begraben. Die Piloten lachen immer noch. Was auch geht sie die Völkerwanderung der Tausenden von Flüchtlingen an. – Wir demonstrieren auf den Straßen in ohnmächtigem Zorn und tiefer Trauer. – Und weiter? Was weiter? Ich schreibe. Gestern habe ich das Kinderbüchlein von Pizzy und Polo, Joshi und Jam beendet. Ich bin selbst ein Flüchtling, einer in der großen Völkerwanderung auf der Suche nach einem gerechten Land. – Aber das Land »Celeria« ist auch noch kein Paradies.

Von Zürich nach Wien

Joshua, mein kleiner zeitloser Geselle, wie soll ich Dir erklären, dass es im Leben eines Menschen Perioden gibt, die einen festen Gang haben, in denen etwas vor sich geht, sich eins aus dem anderen entwickelt. So verhielt es sich in meinen beiden ersten Leben. Dagegen kommt mir der Anfang meines dritten Lebens wie ein Wölkchen vor, das – von mutwilligen Winden getrieben – hierhin und dorthin schwebt. Vielleicht kommt es daher, dass ein Dasein ohne Arbeit eine gewisse Lockerung seiner inneren Struktur erfährt. Und die kurze Periode meines Lebens in Wien verlief ganz ohne Beruf, ohne meine Medizin.

Ein Transatlantikflug dauerte Ende der vierziger Jahre noch bedeutend länger als heute, wenn ich mich recht erinnere – etwa achtzehn Stunden. Die zehn Monate alte Fufu war geradezu besessen von noblem Entdeckergeist und kroch kreuz und quer durch das Flugzeug, so dass sie am Ende des Fluges ebenso schwärzlich aussah, wie umgekehrt der Fußboden durch sie gesäubert schien. Auch Meiki betrachtete die Gelegenheit als einen besonderen Moment seines noch nicht ganz zweijährigen Daseins. Er wollte partout sein kleines Geschäft erstmalig auf dem Klo verrichten. Sobald ich ihn jedoch draufgesetzt hatte, war er vom Lärm und dem Vibrieren des Flugzeugs vollständig gehemmt, und wir mussten unverrichteter Dinge wieder zu unseren Sitzen zurückkehren. Die immer dringender werdenden Wiederholungen der Gänge zum Klo endeten schließlich doch mit einem nassen Höschen. Noch heute erinnere ich mich, mit welchem Interesse die anderen Passagiere das ständige Pendeln zwischen unseren Sitzen und dem Damenklo verfolgten.

Auf dem Züricher Flughafen sollte Mitja mich erwarten. Aber – als wir landeten, kein Mitja, keine Nachricht von ihm! Da stand ich mit den drei kleinen Kindern, mit umfangreichem Gepäck und selbst im siebten Monat schwanger. Ich nahm uns nicht weit von Bahnhof und Hauptpostamt ein Zimmer in einer Temperenzler-Pension. Aus irgendeinem Grunde dachte ich, dass es dort billiger wäre und wir auf besondere Kinderfreundlichkeit treffen würden. Beides erwies sich als Irrtum. Man ließ sich für jedes Kindergeschrei, jede Windel, die ich wusch, extra bezahlen.

Als Erstes mietete ich für Fufu einen Sportwagen, um unsere ganze kleine Gesellschaft beweglich zu machen, die beiden anderen konnten ja schon allein laufen. Von da an pendelten wir täglich zweimal zum Hauptpostamt, um nach postlagernden Briefen zu fragen, und zweimal an den Züricher See.

Es war ein herrlicher Spätsommer. Die Kinder spielten in einem kleinen Park, von dem aus man einen wundervollen Blick auf den See und die Berge hatte. Schweizer Spaziergänger gingen nie an uns vorüber, ohne mich besorgt oder empört darauf aufmerksam zu machen, dass die Kinder im Sande wühlten, sich schmutzig machten, ja sogar Steinchen äßen. Ich beruhigte sie stets. Ich weiß nicht, ob die Schweizer Kinder aus »besseren Familien« fleckenrein und steril aufgezogen werden. Der Gang zum Hauptpostamt war leider jeden Tag aufs Neue erfolglos. Abends, wenn die Kinder schliefen, telefonierte ich nach Mitja. Israel hatte er schon verlassen. Ich versuchte bei Freunden in Paris, in England, Österreich, in der Schweiz Erkundigungen einzuziehen – umsonst, keiner wusste, wo er war. Mir kam bereits der schreckliche Gedanke, dass Mitja möglicherweise unser Code-Wort für »nicht zurückkommen« verwechselt hätte, in die USA geflogen wäre und wir auf diese Weise vielleicht auf Jahre getrennt sein könnten. Zehn Tage hielt diese Ungewissheit an. Die Pensionsdamen, denen meine abendlichen Ferngespräche wohl nicht verborgen geblieben waren, sahen mich von Tag zu Tag mit größerem Misstrauen an.

Aber dann – am zehnten Tag, mittags – stand Mitja plötzlich im Esszimmer! Er hatte sich überall bemüht, einen Job zu finden, aber außer einem vagen Angebot, nach Albanien zu gehen, hatte er bis dahin nichts gefunden. In Paris erfuhr er unsere Adresse und so waren wir endlich wieder vereint. Wir beschlossen, zunächst nach Wien, in Mitjas alte Heimat, zu fahren und unsere Bemühungen um eine neue Existenz von dort aus fortzusetzen.

Unser Abschiedstag aus Zürich fiel gerade auf den Generalstreik in Österreich, und wir waren nicht sicher, ob die Eisenbahnen fahren würden. Aber dem Streik war leider schon der Atem ausgegangen und so kamen wir planmäßig in Wien an, wo uns der treue Hugo Ebner am Bahnhof abholte. Er hatte zwei Zimmer in einer kleinen Pension am Stubenring gegenüber dem Museum für Angewandte Kunst für uns bestellt. Natürlich war man dort auf so viele kleine Kinder nicht eingerichtet, so dass Fufu in einer Schublade schlafen musste.

Wie soll ich sie schildern, diese Zeit in Wien, in der wir ohne Arbeit mit unbestimmten Zukunftsperspektiven in der Luft hingen und von den geringen Ersparnissen lebten, die wir in den USA gemacht hatten. Zunächst einmal suchten wir eine Bleibe, in der wir Lisas Geburt in Ruhe abwarten konnten. Zu unserer Überraschung bot sich uns bald im Hause der Smolkas in Lainz, einem Vorort Wiens, eine sehr schöne Unterkunft: eine große, altmodische Villa inmitten eines mit alten Bäumen bestandenen Gartens. Bis heute weiß ich nicht, welche Motive Peter Smolka bewogen haben mögen, uns das ganze Erdgeschoß möbliert zu vermieten. Es bestand aus drei Räumen: einem riesigen Gesellschaftszimmer mit Flügel, das Mitja und ich nachts in das Elternschlafzimmer verwandelten, einem Kinderzimmer und einem »Kabinett«. Außerdem gab es eine große Küche und ein Badezimmer mit einem Badeofen, der mit Gas geheizt wurde und stets mit furcht-erregendem Knall anging, häufig aber ohne Warnung wieder ausging.

Peter Smolka stammte aus einer wohlhabenden jüdischen Indus-triellen-Familie. Blitzgescheit, gewandt und politisch interessiert, wurde er Journalist. Während des Hitlerfaschismus emigrierte er aus Österreich, nahm den Namen »Smollet« an und arbeitete in London am BBC. Aus dieser Zeit rührte auch seine Freundschaft mit Robert Max-well her, dem späteren Zeitungsmagnaten, Milliardär, Agenten und Bankrotteur. Peter liebte ein üppiges Leben, Frauen und Geselligkeit. Er war ein brillanter Gesprächspartner, belesen, witzig und schlag-fertig. Den Diskussionen zwischen ihm und Mitja zuzuhören war ein echtes Vergnügen. Er war Mitglied der KPÖ, jedenfalls zahlte er Mit-gliedsbeiträge und Spenden an die Partei. In seinem Hause verkehrten viele KPÖ-Funktionäre, vor allem Ernst Fischer, der stets mit einer Art Hofstaat erschien und mir von Anfang an – seiner ungeheuren Eitel-keit wegen – ausgesprochen unsympathisch war. Im Hause Smolka lernte ich zum ersten Mal eine ganz andere Art von Genossen kennen als jene, denen ich in Cincinnati begegnet war. »Meine Genossen« von drüben waren fleißige, der Idee ergebene und feste Menschen ge-wesen, auf die man sich in allen Lebenslagen verlassen konnte. Diese hier waren beredte Superintellektuelle, die sich wie Salonlöwen ins rechte Licht zu rücken wussten. Unter ihnen gab es allerdings auch Menschen wie Hugo Ebner, der den Peter noch aus der englischen Emigration kannte und dessen Treue und Loyalität einem einmal ge-wonnenen Freund gegenüber nie ins Wanken geriet. Dabei spielte Peters Krankheit sicherlich auch eine Rolle. Peter saß damals bereits im Rollstuhl und war ganz auf Lotte, seine sanfte, stille Frau, angewiesen. Er hatte Multiple Sklerose, die in seinem Fall relativ schnell fortschritt und für den lebenshungrigen Mann eine Folter gewesen sein muss. So war auch mein Verhältnis zu ihm ambivalent. Sein Charme, seine Blitze echter Wärme und Herzlichkeit sowie mein Mitgefühl für sei-nen Zustand zogen mich zu ihm hin. Aber ich konnte ihn nie wirklich durchschauen. Irgendetwas in ihm war zerbrochen. Er schien an nichts mehr zu glauben. Unsere Entscheidung, eher zu emigrieren, als der

Partei abzuschwören, war für ihn ein Kuriosum. Oft hatte ich das Gefühl, wir wären für ihn ein unbekanntes, amüsantes Spielzeug. Und doch weiß ich nicht, ob ich ihm nicht unrecht tue, ob er sich und sein Leiden vielleicht nur hinter einer Art von Zynismus verbarg.

Die beiden hatten zwei Söhne, Tommy und Timmy – damals etwa vierzehn und zwölf Jahre alt – die, verdrängt durch die Zentralgestalt der Familie, den zugleich brillierenden und hilflosen Vater, einsam und mit wenig Zärtlichkeit aufwuchsen. Ich fühlte mich besonders dem jüngeren, weicheren der beiden Buben zugeneigt. Er wurde später Kinderarzt, und ich traf ihn einmal wieder, viele Jahre später, auf einem internationalen Kongress. Peter war nach dem Krieg mit seiner Familie nach Österreich zurückgekehrt und hatte in Wien eine Fabrik für Ski-Bindungen aufgebaut, ein zu jener Zeit noch mittelgroßes Werk, das aber bereits große Erträge einbrachte. Die Smolkas waren sehr wohlhabend – unsere kleinen Mietbeträge hatten sie keineswegs nötig. Umso verwunderlicher war es, dass Peter in seinem gelähmten Zustand sich eine solche fröhlich-lärmende Familie mit drei kleinen Kindern plus einem zu erwartenden Baby ins Haus zog.

Zum Haushalt der Smolkas gehörte auch ein Chauffeur, der Peter täglich zur Arbeit fuhr. Dieser Chauffeur war eine geheimnisvolle, bedrohliche Gestalt, vor der sich die Kinder, wie sie mir nach Jahren gestanden, fürchteten. Später erfuhr Mitja, dass es sich um einen amerikanischen Geheimagenten gehandelt hatte, der auch die Aufgabe hatte, uns und unsere Kontakte zu beobachten. Ob Peter dies bekannt war, weiß ich nicht. Tatsache ist, dass Katies Besuch bei uns in Österreich sofort in die USA gemeldet wurde. Sie verlor daraufhin ihre Position in Cincinnati und war gezwungen, an eine winzige mittelmäßige Universität weiter westwärts, nach Arkansas, zu ziehen. Damit war Katies wissenschaftliches Leben ausgelöscht, das unter den vielen Berührungen mit Grundlagenwissenschaftlern und Forschern in Cincinnati aufgeblüht war. In ihr persönliches Dasein hatten wir nur eine kurze Periode Familien- und Großmutterglück gebracht.

In Wien sahen wir die ersten Kriegszerstörungen. Im Vergleich zu den Verwüstungen und Ruinenfeldern, die wir später in der DDR antrafen, waren sie gering. Aber sie erschütterten uns. Besonders Tommylein war beim Anblick eines zerschossenen Hauses zu Tode erschrocken. Das war sicher die Wurzel für seinen späteren kindlichen Hass gegen »Kriegstreiber«, der den Kindern in unserer DDR in den Kindergärten anerzogen wurde, eine Erziehung, die bei keinem unserer vier Kinder so wirksam war wie bei Tommy.

Im Grunde hatte sich aber das Leben in Wien um 1950 herum bereits weitgehend normalisiert. An Engpässe bei den Bedürfnissen des Alltages kann ich mich nicht erinnern.

Völlig unverständlich erschien uns die Einschätzung der politischen Lage durch die KPÖ. Obgleich der Generalstreik missglückt war, bestand die Auffassung, dass Österreich kurz vor der Wende zu einer Volksdemokratie stünde. Von einer revolutionären Stimmung war jedoch nichts zu spüren. Auch standen sich die beiden großen Arbeiterparteien, die SPÖ und die KPÖ, wie Hund und Katze gegenüber, eine Gegnerschaft, die ich zum ersten Mal bewusst erlebte. Außerdem hatte sich eine spießbürgerliche politische Gleichgültigkeit unter der Mittelschicht breitgemacht, die uns besonders beim sonntäglichen Kolportieren der »Volksstimme« entgegenschlug. Wir hatten wieder mit Parteiarbeit begonnen, obgleich sie sich in meinem Fall – so kurz vor Lisas Geburt und auch später – auf diese Sonntagstätigkeit beschränkte.

Vermittelt durch Christian Broda, den damaligen Justizminister und älteren Bruder des Biophysikers Engelbert Broda, nahmen wir die österreichische Staatsbürgerschaft an, umso mehr als an Mitja die Aufforderung der USA-Botschaft ergangen war, seinen amerikanischen Pass abzugeben.

Zu Bertl Broda, der ein standhafter Kommunist war und zu dem Mitja gute und achtungsvolle Beziehungen hatte, hegte ich ambivalente Gefühle. Sicherlich muss unter seiner kühlen und formellen Oberfläche ein stärkeres Feuer gebrannt haben, als er erkennen ließ, denn die Geschichte seiner Beziehungen zu der jugoslawischen Dichterin Ina Broda ist die einer großen leidenschaftlichen Liebe. Er hatte sie bereits vor dem Zweiten Weltkrieg kennengelernt. Im Krieg schloss sie sich den Partisanen an. Damals war sie noch mit einem anderen verheiratet. Die Faschisten töteten ihren einzigen, noch halbwüchsigen Sohn.

Für Bertl Broda war sie zunächst verschollen, seine hartnäckige Suche blieb lange erfolglos. Aber schließlich fand er sie – ich glaube, irgendwo in Italien – und sie heirateten. Aber zu unserer Zeit war die Ehe bereits auseinandergebrochen. Ina war sehr unglücklich, und ich ergriff mit allem Ungestüm, das mir so leicht mein Urteilsvermögen trübt, Inas Partei – natürlich gegen Bertl. Ina war eine schöne, interessante Frau und sicher sehr begehrenswert, solange ihr Partner der stärker Liebende war, aber wohl schwer zu erdulden, wenn es umgekehrt zuging. Sie machte Bertl das Leben unerträglich, litt selbst leidenschaftlich und stieß ihn, je mehr sie ihn bedrängte, immer stärker von sich. Hinzu kam eine Schilddrüsenüberfunktion, die ihre Verzweiflung ins Pathologische steigerte. Sie starb lange vor Bertl – aber auch er ist nun schon seit einigen Jahren tot. Geheiratet hat er nie wieder. Ich habe mir damals durch meine Parteinahme für Ina wohl den inneren Weg zu Bertl versperrt. Und wenn ich jetzt sein Foto betrachte, das aus unserer Wiener Zeit stammen mag, sein trotzig verschlossenes, stolzes Gesicht, dann schmerzt es mich, diesem außergewöhnlichen Menschen nicht mehr Aufmerksamkeit und Gerechtigkeit entgegengebracht zu haben.

Die Bedeutung Brodas für die Wissenschaftsgeschichte Österreichs, ebenso wie seine unabhängige, nach Sachlichkeit und Wahrhaftigkeit strebende Persönlichkeit als österreichischer Patriot, Kommunist und internationaler Kämpfer für Frieden und gegen den Atomkrieg wird unvergessen bleiben. Ursprünglich von der Chemie her kommend, war er bereits als Student an physikochemischen Problemen interessiert, wurde aber schon im Februar 1933 direkt von seinem Arbeitsplatz am Berliner Institut für Physikalische Chemie weg verhaftet und wegen »kommunistischer Betätigung« von einem weiteren Studium in Deutschland ausgeschlossen. Zurückgekehrt in seine österreichische Heimat, bot ihm sein Lehrer Hermann Mark am Ersten Chemischen Laboratorium der Universität Wien eine Forschungsmöglichkeit.

Brodas damalige Arbeit in Wien wurde jedoch mehrmals durch Verhaftungen unterbrochen. Die rechtsgerichtete, klerikale Regierung unter Dollfuß ließ ihm keine Ruhe, so dass er 1934 über die Tschechoslowakei in die Sowjetunion flüchtete. In der Gedenkschrift für Broda, 1993 von der Zentralbibliothek für Physik in Wien herausgegeben, steht zu lesen, dass er sich über die zwei Jahre in der UdSSR selten geäußert hätte. Er arbeitete als Chemiker in Industriebetrieben und hatte wohl keine Kontakte zu Universitäten. Aber er erlebte doch die unerhörte Erschütterung des ersten Fünfjahrplanes der jungen Sowjetunion, die schöpferische Entwicklungskraft eines Volkes, wie sie bis jetzt einmalig in der Weltgeschichte geblieben ist.

Bertl Broda war ein österreichischer Patriot. So kehrte er zum erstmöglichen Zeitpunkt in seine Heimat zurück. 1936 nahm er in Wien seine Arbeit bei seinem Lehrer Mark wieder auf. Allerdings dauerte auch diese Forschungsperiode nur kurze Zeit. Als Hitler in Österreich einmarschierte, verließ Bertl sein Vaterland abermals fluchtartig und emigrierte nach England, wo er bis zum Sieg über den Hitlerfaschismus blieb.

Seine wissenschaftlichen Untersuchungen galten zunächst physikalisch-chemischen Fragen über den Sehpurpur. Später wurde er zu Arbeiten am britischen Atombombenprogramm hinzugezogen und leistete Beiträge zur Kernphysik, Elektrochemie und zur radioaktiven Chemie, die in ihm auch sein Interesse an biophysikalischen und biochemischen Problemen weckte.

Neben seinen wissenschaftlichen Arbeiten blieb er als Emigrant ständig politisch für ein freies Österreich tätig, das er erst 1947 gegen politisch-reaktionäre Kräfte durch die Fürsprache des theoretischen Physikers und Pazifisten Hans Thirring wieder betreten konnte. Er hatte auch im Nachkriegs-Wien als Mitglied der KPÖ unter politischer Diskriminierung zu leiden, so dass er trotz internationaler Anerkennung erst 1968 zum ordentlichen Universitätsprofessor für angewandte Physikalische Chemie und Radiochemie ernannt wurde.

Von allen Genossen in Wien hing ich am meisten an Franz Marek. Mitja und Franzl kannten sich schon aus der sozialistischen Jugendbewegung und waren enge Freunde. Franz, wie auch Tilly, seine Frau, war während der Hitlerzeit in französischer Emigration, wo er die Gruppe der österreichischen Kommunisten in Frankreich leitete, im Untergrund arbeitete, von den Nazis geschnappt und zum Tode verurteilt wurde. Er saß lange in der Todeszelle und wurde erst mit Kriegsende befreit. Zu Franz hatte ich ein besonderes, herzliches Gefühl. In jener Zeit hatte er viel Ähnlichkeit mit Mitja, einen starken funkelnden Verstand, innere Kraft und einen liebevollen Spott. Ich erinnere mich besonders an einen Augenblick, der mich fast erschreckte. Ich saß nach einer Operation, der er sich hatte unterziehen müssen, an seinem Bett und wartete, dass er die Augen aufschlagen würde. Und als er es schließlich tat, durchströmte mich ein solches Glücksgefühl, dass ich mir fast wie eine Ehebrecherin vorkam. Sonst war nie »etwas zwischen uns« – aber keines anderen Menschen allmählicher Abfall von der Partei hat mich so bekümmert wie seiner. Er war Mitglied des Politbüros der KPÖ gewesen, und seine Ansichten wirkten sich stark prägend auf viele Genossen aus. Wann immer wir auch später in Wien waren, verbrachten wir stets lange Stunden bei Franz und Tilly mit Diskussionen über die Welt und den Sozialismus.

Damals, 1950, ging es um Lyssenko. Mitja war ungeheuer aufgewühlt von den betrügerischen Machenschaften Lyssenkos und dessen Unterstützung seitens der Partei und der staatlichen Organe der UdSSR. Er wollte unbedingt einen Artikel gegen Lyssenko schreiben und vom Standpunkt der modernen Biologie gegen die Verunglimpfung der wissenschaftlichen Genetik auftreten. Aber die österreichische Parteiführung bat ihn, davon Abstand zu nehmen, um sie nicht in Schwierigkeiten zu bringen. Wenigstens erreichte Mitja über Franz Marek, dass die KPÖ damals keine positiven Äußerungen über Lyssenko abgab. Übrigens war es Bertl Broda, der – allerdings erst 1957, sieben Jahre nach Mitjas vergeblichem Vorstoß – in Österreich öffentliche Kritik an der Lyssenko-Ära in der Sowjetunion übte. In jener Zeit hörten Franz und Mitja noch aufeinander – mehr noch: Mitja hatte große Achtung und Bewunderung für Franz. Später aber, wenn wir aus der DDR zu Besuch nach Wien kamen, fiel uns auf, dass weder Franz noch Tilly uns nach unserem Leben ausfragten und sich ungläubig und immer widerwilliger anhörten, was wir an Positivem aus der DDR berichteten. Franzens Neigung zum Spott nahm mehr und mehr bittere Züge an, und Tilly begann, spitze Bemerkungen zu machen. Wir baten sie, nach Berlin zu kommen, sich selbst umzusehen. Aber sie kamen nicht. Sie hatten sich bereits eine eigene – überhebliche – Meinung gebildet und hörten nicht mehr zu. Hinzu kam die ambivalente Haltung vieler Österreicher den Deutschen gegenüber, die auch an der Partei nicht vorüberging. Diese waren und sind für sie einerseits »Piefkes«, »Piefkinesen«, andererseits jedoch erstrebenswert tüchtig, »Anschluss erwünscht«. Letzteres lag natürlich sowohl Franz als auch Tilly fern – sie waren patriotische Österreicher –, aber von Ersterem spürte ich sogar bei ihnen einen Hauch. Und die technisch und ökonomisch aufblühende BRD begann ihnen nach und nach zu imponieren, während unsere sozialen Errungenschaften in der DDR in ihren Augen jener Entwicklung nicht mehr die Waage halten konnten.

Ich weiß nicht, welche Hauptfaktoren dazu beitrugen, ihren Glauben an den Kommunismus allmählich auszuhöhlen. Es war etwas, das gleichzeitig ihre Ehe zerbrach. Auf unserem letzten Zusammensein erhoben die beiden ihr Glas und wollten mit uns auf den Fall der »Mauer« anstoßen, das war lange vor 1989! Als wir uns weigerten, gab es ein peinliches Schweigen. Danach habe ich die beiden nicht wiedergesehen.

Auf dem 21. Parteitag der KPÖ im Mai 1970 kam es zu erschütternden Auflösungserscheinungen. Ganze Scharen alter Genossen verließen die Partei, darunter auch Franz und Tilly Marek und Marika, Mitjas erste Frau. Die Ehe der Mareks, die unter den härtesten Umständen, im illegalen Kampf, im Exil, über Gefängniszeiten hinweg, fest und beständig geblieben war, zerbrach mit dem allgemeinen Bruch ihrer politischen Anschauungen. Franz tat sich dann zusammen mit einer üppigen, herrschsüchtig aussehenden Walküre vom österreichischen Rundfunk. Ich glaube, eine solche Wahl hätte der junge, kraftvolle Franz nie getroffen. Auch er ist nun schon lange tot. Wie mögen seine letzten Lebensjahre an der Seite dieser Frau und ohne seinen Jugendglauben an die Kraft unserer Ideen ausgesehen haben? Um den früheren Franz Marek trauere ich, um den späteren bin ich bekümmert. Warum konnte er Idee und Realität nicht auseinanderhalten?

Vielleicht sollte ich die Beschreibung jener Wiener Jahre nicht verdunkeln durch Geschehnisse, die sich erst viel später ereigneten. Damals lagen diese Schatten noch nicht über unserem Dasein. Meine Welt war auf Lainz beschränkt, auf die stillen Villenstraßen und das dörflich anmutende Einkaufszentrum, wo ich einmal Marillenmarmelade, ein andermal – zur Abwechslung, wie ich freudig verkündete – Aprikosenmarmelade erstand. Ab und zu stiegen wir auf einen kleinen Hügel in der Nachbarschaft, von dem aus wir Wien zu unseren Füßen liegen sahen. Einige wenige Male fuhren wir nach Schönbrunn, wo den Kindern der bescheidene kleine Zoo wichtiger war als die festliche Architektur des Schlosses und der Gloriette oder die schönen, in französischem Stil gehaltenen formellen Gärten.

Die eigentlichen Herrlichkeiten Wiens blieben mir in den sechzehn Monaten meines Lebens dort verschlossen – ich entdeckte sie erst bei späteren Besuchen. Ich war durch die Kinder, Lisas Geburt und schwere Krankheit, später durch eine eigene Operation in meinem Aktionsradius sehr eingeengt. Viele Eindrücke erhielt ich damals nur mittelbar durch Mitja, der auf Arbeitssuche mehr als ich herumkam.

Wir meldeten die Buben im Lainzer städtischen Kindergarten an, um ihnen Gelegenheit zu geben, unter anderen Kindern Deutsch zu lernen und zu spielen, wie sie es in dem Smolkaschen Garten nicht hätten tun können – andererseits aber auch im Hinblick auf die Geburt des neuen Babys, um Mitja freiere Hand zu ermöglichen. Es stellte sich heraus, dass sie sehr ungern dort hingingen und weinten, wenn sie sich morgens von mir trennen mussten. Ich stand dann lange draußen am Bretterzaun und spähte durch die Ritzen. Ich konnte mir kein richtiges Bild davon machen, warum sie so ungern dort hingingen. Allerdings war man damals in Wien sehr wenig kinderfreundlich, was wohl mit der jüngsten Vergangenheit von Krieg und Not zusammenhing. So ist es möglich, dass die beiden kleinen Amerikaner mit ihrer anfänglichen Sprachbarriere weder bei den Erzieherinnen noch bei ihren Spielgefährten Sympathie fanden. Sie lernten im Übrigen sehr schnell Deutsch, und Tommy war mit seinen dreieinhalb Jahren bald ein perfekter kleiner Dolmetscher vom Englischen ins Deutsche und umgekehrt.

Später, in der DDR, sind alle vier Kinder übrigens mit fröhlicher Begeisterung in den Kindergarten gezogen. Ich sehe die kleinen Gestalten noch vor mir, wenn wir uns trennten – damals war am Ende unserer Straße noch ein freies Feld, das durch eine winzige Böschung von der Straße abgegrenzt war –, jede mit einer Butterbrottasche über die Schulter gehängt: Mitja und ich machten uns auf den Weg zur Arbeit, und die Kinder wanderten zu ihren wichtigen Verrichtungen im Kindergarten in der Dietzgenstraße. Es war ein tägliches Morgenritual, wenn wir einander zuwinkten, immer und immer wieder, bis wir uns aus den Augen verloren.

Vor meiner Entbindung in Wien nahmen wir, vor allem für die Versorgung von Fufu, Erna zu uns, die dann bis zu unserem tränenreichen Abschied am Zug, der uns in die DDR bringen sollte, bei uns blieb.

Erna ist einer der Menschen, der in meinem Herzen ein besonderes Plätzchen innehat. Sie war das Kind armer Bauern aus der Steiermark und hatte sich, jung und abenteuerlustig, im unsoliden Nachkriegs-Wien Arbeit gesucht. Ich weiß nicht genau, worin diese bestand, ehe sie zu uns kam, aber die fremden Besatzungstruppen, Tanz und Vergnügen spielten darin eine vordringliche Rolle. Unter einem Schopf dichter brauner Kraushaare blitzten ihre stets lustig-funkelnden, braunen Augen nicht nur furchtlos in eine völlig unsichere Zukunft, vielmehr lebte sie ganz in der Gegenwart. Nicht eigentlich hübsch, war sie ein kraftvoller, fröhlicher Mensch und im Gegensatz zu den Wienern herzlich und resolut mit Kindern. Ich war ihr sehr zugetan und übersah geflissentlich, wenn hier und da ein paar meiner Nylonstrümpfe verschwanden und Ernas Tanzlust zum Opfer fielen. Einmal bekam ich allerdings doch einen großen Schreck. Erna war zu ihren Eltern nach Hause gefahren. Aus irgendeinem Grund bewahrte ich meinen Schmuck in einem unserer Koffer auf dem Schrank. Es war nicht gerade viel, aber immerhin liebe Andenken, darunter der Ring von den Eltern, die kleine goldene Uhr, die mir Jupp Königsberger, ein entfernter Cousin und Sohn der reichen Aachener Verwandten, bei meiner Emigration aus Deutschland jenseits der Grenze heimlich »als Notgroschen« durchs Zugfenster zugesteckt hatte, und eine kleine Brosche, mit Diamantensplittern besetzt, die ich aus dem gleichen Grund von Jimmy Lehmann in Cincinnati bekam, als er ahnte, dass wir die USA verlassen würden. Während Erna im Urlaub war, musste ich die Koffer vom Schrank holen, weil wir verreisen wollten. Und so entdeckte ich, dass der Schmuck weg war. Ich war traurig und enttäuscht, da ich fürchtete, dass Erna ihn genommen hätte. Als sie aus dem Urlaub zurückkam, wagte ich nicht gleich, sie nach dem Schmuck zu fragen, sondern wartete zwei Tage und sah dann im Koffer auf dem Schrank nach – und siehe da: alles war wieder an Ort und Stelle. Dann erst sprach ich mit Erna. Sie gestand, dass sie den Schmuck mit in ihr Heimatdorf genommen und sich damit gebrüstet hatte, dass sie ihn von uns geschenkt bekommen hätte!

Sie war nur ein ganz klein wenig reuig und ich noch weniger böse, denn wie viel kindliche Naivität steckte hinter ihrem Verhalten. Wie sollte sich auch – herausgelöst aus dem engen Verband ihres Dörfchens und hineingeworfen in eine unbekannte, schillernde Welt – so schnell der Sinn für eine neue Moral in ihr ausgebildet haben? Glückselig kaufte sie sich von ihrem Gehalt einen schönen Koffer, mit dem sie mit uns an den Faaker See fuhr. Eines Tages entdeckte ich, dass sie stattdessen einen armseligen Pappkoffer in ihrem Zimmer stehen hatte. Ich fragte sie, wo denn der andere, auf den sie so stolz gewesen war, geblieben wäre. Sie hatte sich mit einem armen Burschen aus dem Dorf angefreundet, der in den nächsten Tagen in die USA auswandern wollte. »Ich hab einfach getauscht«, erklärte mir Erna fröhlich. »Er kann doch mit dem Pappkoffer keine so lange Reise machen!« – Ich war gerührt über ihre warmherzige Generosität, oder war es eine wunderbare Freiheit von jeglichem Streben nach Besitz? Sie nahm etwas, brachte es zurück, gab es weg. Sogar die letzten Begebenheiten in unseren Beziehungen waren von dieser Art: Wir hatten unser Umzugsgut in Kisten gepackt. Auf einer der Kisten lag zuoberst mein Pelzmantel. Die Kisten wurden erst nach unserer Abfahrt vernagelt. Als wir sie in Berlin öffneten, fehlte der Mantel. Erna und ich hatten uns weinend und einander umarmend verabschiedet. Und nun fehlte der Mantel. Er selbst war mir völlig schnuppe – nur dass Erna ihn einfach so genommen hatte ... Ich schrieb ihr, wenn ihr etwas daran läge, dass ich sie weiter liebhätte, würde sie den Mantel zurückgeben. Sie schickte ihn prompt. Aber ich wünschte, ich hätte ihn ihr vor unserer Abreise geschenkt.

Was mag aus Erna geworden sein? Hat es jemand besser verstanden als wir, sie zu lehren, dass man nicht einfach etwas nehmen darf, was einem nicht gehört – und ist dies gelungen, ohne die schöne bedingungslose Generosität ihres Wesens zu zerstören?

McCarthy erreicht uns auch in Wien

Während mein Leben langsam auf Lisas Geburt hintrieb, bemühte sich Mitja um eine neue Existenz. In Wien war der Lehrstuhl für Medizinische Chemie an der Universität neu zu besetzen. Mitja bewarb sich und war eindeutig der fachlich beste Kandidat. Die Fakultät und auch der Rektor der Universität hätten ihn gern genommen. Und dennoch wurde seine Bewerbung abgelehnt. Der Dekan der Medizinischen Fakultät, Professor Fellinger, vertraute ihm mit Bedauern – aber unter dem Siegel der Verschwiegenheit – den Grund an: Der CIC in Gestalt eines Oberst Williams hatte interveniert und gedroht, »wenn man den Rapoport einstelle, würden der Wiener Universität die US-Subventionen gestrichen«. Die Universität war zu arm und abhängig, als dass sie sich der Gnade der USA-Behörden hätte entziehen können. Die Tätigkeit der amerikanischen und österreichischen Agenten bewirkte, dass es zu wiederholtem Verschwinden von Dokumenten, Vertagungen von Sitzungen und anderen Quertreibereien kam, die vor der akademischen Öffentlichkeit die blamable Haltung der Wiener Universität verschleiern sollten. Im Übrigen erschienen im Januar und wieder im August 1951 in der amerikanischen Presse erneut Hetz-artikel gegen uns.

Es wurde immer deutlicher, dass Mitja auf keine akademische Stellung in Wien hoffen konnte. Er war froh, dass ihm vom damaligen Direktor des Physiologischen Institutes, Professor Schubert, gestattet wurde, temporär und natürlich ohne Bezahlung, dort seine tierexperimentellen Studien über Nierenphysiologie fortzusetzen, die er in Cincinnati begonnen hatte.

Das Institut war menschenleer und unglaublich arm. Trotzdem gelang es Mitja, einen begabten Studenten, G. Giebisch, zu finden, mit dem er gemeinsam seine Experimente in einem der großen verlassenen Räume des Instituts durchführte. Dieser junge Wissenschaftler ging übrigens später in die USA und wurde Nierenphysiologe.

So brach Mitjas Forschungstätigkeit auch in dieser – in seinem Leben wohl ungünstigsten – wissenschaftlichen Situation nie ganz ab. Daneben betätigte er sich in der Ärztegruppe der KPÖ. Im Juli 1951 wurde er von der Partei beauftragt, an der Vorbereitung und Organisation der österreichischen und internationalen Konferenz »Zum Schutze des Kindes« mitzuarbeiten, die gegen Ende 1951 in Wien stattfand und ein großer Erfolg war. Für diese Konferenz hatte er übrigens auch den international bekannten Kinderarzt Professor Jussuf Ibrahim gewonnen, der damals den Lehrstuhl für Pädiatrie an der Universität Jena innehatte. Ibrahim war zu jener Zeit schon ein uralter Mann, der von seiner viel jüngeren Frau herumgeschoben und »gemanaged« wurde.

Die gleiche Art der Bevormundung hatte ich übrigens auch bei Thomas Mann in den USA erlebt, der in den späten vierziger Jahren von seiner weitaus ängstlicheren Frau politisch ziemlich effektiv gebremst und abgeschirmt wurde.

Im Verlaufe des Jahres 1951 überzeugten wir uns, dass Mitjas Chancen, in Österreich eine akademische Position zu finden, gleich Null waren. Er wandte sich an die sowjetische Botschaft und bot der UdSSR sein fachliches Können an. Eine solche Möglichkeit hatte für mich damals eine ungemeine Anziehungskraft, handelte es sich doch um das erste sozialistische Land der Welt, jenes Land, das unter den größten, unaussprechlichsten Opfern den Hitlerfaschismus bezwungen hatte, ein Land, dessen Leiden gegenüber ich als »ehemalige Deutsche« Schuld empfand, dem ich mit Freuden beim Wiederaufbau geholfen hätte!

Für dieses Land und seine Menschen war an einem einzigen Nachmittag etwas in meinem Herzen angezündet worden, das nie wieder verlöschen wird. Es muss im Spätfrühling oder Sommer 1951 gewesen sein, als im Wiener Stadtpark auf einer Freilichtbühne das berühmte sowjetische Volkskunst-Ensemble von Moissejew auftrat. In meiner Erinnerung hebt sich dieser Tag aus allen anderen hervor durch einen besonders blauen Himmel, durch das funkelndste Grün des Parks, eine riesige bunte Volksmenge und die Erwartung, die durch die vielen Monate meines fast insularen Daseins im Hause der Smolkas eine besondere Spannung in mir erzeugt hatte. Hier begegnete mir nicht nur eine zu künstlerischer Vollkommenheit erhobene Volkskunst, sondern es offenbarte sich sozusagen ein Volk in seiner Unschuld, in seiner Jugendfrische, liebreizend und kraftvoll, lustig und traurig, in seiner reinen und unverdorbenen Lebensfreude.

Ich habe vor Glück geweint. Die Jahre des Hitlerfaschismus, der Emigration, des Krieges und der tiefen Betroffenheit über Elend und Armut lagen hinter mir – sie hatten ihren künstlerischen Ausdruck in schwermütigen, bitteren, bösen und morbiden Tönen gefunden – und nun jenes ganz und gar Unverdorbene, dem mein Herz zuflog. Ich weiß, dass dies eine Illusion ist, die große Kunst zu erzeugen vermag. Aber in denen, die dafür empfänglich sind, wird diese Illusion zur Wirklichkeit. Und diese Wirklichkeit, die ich damals erlebte und die ich augenblicklich und zu jeder Zeit in mir aufrufen und einer anderen, hässlichen, entgegensetzen kann, diese Wirklichkeit ist es, die mich für immer mit einer Sowjetunion verbindet, die es so wohl nie gegeben hat.

Ich sah also dem Bescheid aus der Botschaft, ob sie Mitja nehmen würden, mit hoffnungsvoller Erwartung entgegen. Dazu kam noch, dass ich mir nach den zwölf Jahren in den USA ein großes Land mit vielen Völkern und Kulturen als neue Heimstätte ersehnte. Mitjas Bewerbung wurde jedoch sehr schnell abgelehnt. Als »Westemigranten« waren wir nicht akzeptabel. Aus heutiger Sicht beurteilt, hat uns die USA-Emigration damals vielleicht ein zweites Mal das Leben gerettet.

In unseren Kreisen sprach man über die sinnlosen Verhaftungen und das Verschwinden treuer Genossen in der Sowjetunion nicht. Viele, die diese Zeit dort selbst miterlebt hatten, wie unsere Freundin Grete Schütte-Lihotzky, schwiegen aus Loyalität gegenüber der Partei, behielten jahrzehntelang in sich verschlossen, was sie aus nächster Nähe erlebt hatten.

Ich hielt daher die gelegentlichen »Enthüllungen« in der Presse für schmutzige Verleumdungen. Schließlich wusste ich ja, wie antikommunistische Massenmedien arbeiten.

In England bemühte sich Sir Hans Krebs um Mitja. Krebs war einer der vier großen Vertreter der Glanzzeit der klassischen Biochemie in Deutschland – außer ihm waren es noch Warburg, Meyerhof und Lohmann.

Krebs, selbst Jude, war unter Hitler nach England emigriert und hatte dort eine Schlüsselposition an der Oxford Universität erhalten. Hochgeehrt wurde er sogar geadelt. Er schätzte Mitjas Arbeiten und teilte die Haltung der meisten Wissenschaftler in den westlichen Staaten, die den McCarthyismus in den USA verurteilten. Aber trotz aller Sympathie, die er unserem Schicksal entgegenbrachte, bin ich nicht sicher, ob er die Suche nach einer Position für Mitja wirklich mit ganzem Herzen betrieb. Er war zwar ein Revolutionär in der Wissenschaft, aber doch ein konservativer Mensch im alltäglichen Leben. Und schließlich wären wir für ihn wohl eine politische Belastung gewesen. Jedenfalls wurde es nichts mit einer Stelle in England – und eigentlich hatten wir uns auch ein sozialistisches Land gewünscht. Später – als wir schon in der DDR waren – hat Krebs uns einmal besucht, war zu Gast bei uns zu Hause. Er gab uns zu Ehren auch ein feierliches Essen in einer der traditionsreichen »Halls« von Oxford, als wir einmal in England waren. Damals wusste er – zu meinem Erstaunen – noch die Namen aller unserer vier Kinder, die er in Berlin kennengelernt hatte.

Offen gestanden schreibe ich über die McCarthy-Zeit jetzt, wo ich zum dritten Mal in meinem Leben einen solchen Gesinnungsterror erlebe, mit größerer Erbitterung, als ich sie damals empfand. Aber wie gleichen sich die Zeiten! Unter Hitler waren es die jüdischen und linken Wissenschaftler und Künstler, die ihre Stellungen verloren und in die Emigration gezwungen wurden, McCarthy und sein Komitee gegen »Unamerican Activities« verfolgte und verjagte die Linken und Fortschrittlichen aus den USA, und jetzt hier, im sogenannten »wiedervereinigten« Deutschland der neunziger Jahre, stehen Wissenschaftler mit sozialistischer Vergangenheit und Überzeugung abermals vor den geschlossenen Toren der Institute und Universitäten. Diesmal trifft es Tommy, unseren Ältesten. Und das ist für mich weitaus schmerzlicher, als ich es damals für Mitja und mich fühlte.

Ich empfinde seine Situation in vielerlei Hinsicht auch als tragischer und bedrückender, erstens, weil Tommy zwar ein Linker, aber nicht so vordergründig politisch ist, wie es Mitja war. Zweitens, weil er den »Posten« eines ehrenamtlichen APO-Sekretärs der SED nur mit großem Widerstreben und unter der Bedingung der strikten Befristung angenommen hatte, und auch nur deshalb, weil er sich der Parteidisziplin und dem Wunsch seiner Genossen beugte, die ihn als einen Menschen wählen wollten, dem sie vertrauten. Drittens, weil er die Menschen, die ihm jetzt in den Rücken fallen, während seiner Zeit als Sekretär geschützt und verteidigt hat, wie zum Beispiel Jens Reich, und schließlich, weil die Welt zurzeit in einer solchen Krise steckt, so dass das Auswandern sehr erschwert ist. Und zuallerletzt – in meinen Augen das Schlimmste –, weil die internationale Familie der Wissenschaftler sich von der Hysterie über den »Unrechts-Staat DDR« und von der Hypnose der Vorstellung von einer »Stasi-Gesellschaft DDR« leider hat anstecken lassen.

Was wird mit Tommy geschehen? Seine Prioritäten im Leben sehen anders aus als diejenigen, die sich Mitja angesichts der Bedrohung der Welt durch den Hitlerfaschismus setzte. Bei Tommy steht die Wissenschaft, die Forschung im Labor an erster Stelle. Was wird aus ihm, wenn man ihm die Möglichkeiten entzieht, diese mit einer genügend großen Gruppe und entsprechender Finanzierung fortzusetzen? Zwei seiner Bewerbungen, in Hamburg und an der Freien Universität in Berlin, wurden bereits aus politischen Gründen abgelehnt.

Und sollte er unter dem Zwang der Verhältnisse, wegen der Rachsucht und des Hasses, die in Presse und Fernsehen ständig geschürt werden, wegen der Verleumdungen aller Lebenssparten der DDR gezwungen sein, Deutschland zu verlassen, dann muss bereits wieder einer von uns aus der Heimat gehen – zuerst war es Meiki, der die DDR verließ, und nun wäre es Tommy, der dem neuen Großdeutschland den Rücken kehren musste. So schlimm es auch für Meiki war, als er in der DDR keine Entwicklungschancen bekam und praktisch vertrieben wurde, und wie groß auch immer unser Schmerz darüber war – er fand »drüben«, im Westen, jedenfalls sofort offene Arme, aber er war mehr als zehn Jahre jünger und ohne Familie. Tommy ist jetzt 44 Jahre alt, hat eine Frau und drei Kinder, und für Iris, seine Frau, wäre eine Vertreibung aus Berlin ein schweres Trauma. Sie hängt mit allen Fasern ihres Herzens an ihrer Heimat, an ihren Freunden, an der besonderen Kultur Berlins. Immer wenn ich in einem solchen Zusammenhang an sie denke, überfällt mich tiefste Traurigkeit. Sie ist – nicht nur Tommys wegen – sondern ganz durch sich selbst, mein echtes, richtiges Kind geworden und ich wollte, ich könnte sie vor einer möglicherweise unausweichlichen Emigration beschützen.

Mein Abschwenken in die Gegenwart ist einer wahrhaftigen Darstellung der Vergangenheit umso unzuträglicher, als sie Emotionen in das damalige Geschehen zurückprojiziert, die mir zu jener Zeit fernlagen. Ganz im Gegenteil muss ich unsere Wiener Situation in dem wiederaufgenommenen Briefwechsel mit Wumo, meiner ersten großen Liebe, damals in so heiterer und sorgloser Weise beschrieben haben, dass er mir in ungemein ernstem und vorwurfsvollem Ton meine verantwortungslose Haltung vorhielt.

Lisa – Abschied von Wien

Ich war damals ganz einfach glücklich – mit Mitja, den Kindern und der Vorfreude auf Lisa. Und ich weiß rückblickend noch nicht einmal, ob Mitja sich Sorgen um die Zukunft machte oder je Gedanken an das Schwinden unserer kleinen Ersparnisse verschwendete. Wir sprachen einfach nie darüber.

Erst im Herbst 1951 begannen sich die Konturen einer neuen Existenzmöglichkeit für uns abzuzeichnen, aber jetzt erst einmal zurück in den November 1950. Am Morgen des 17. November begannen meine Wehen. Mitja und ich machten uns auf den Weg in die Stadt – auf meinen Wunsch hin fuhren wir mit der Stadtbahn. Mitja war sehr aufgeregt und fragte vor jeder Station, ob wir nicht lieber aussteigen und ein Taxi nehmen sollten. Aber ich genoss die Fahrt. Es war ein herrlicher, klarer Tag, und die Hügel des Wienerwalds ziehen noch heute in meiner Erinnerung in einer besonders lieblichen Morgenstimmung an mir vorüber. Wie vor jeder Geburt war ich voll freudiger Erwartung. Ich war zur Entbindung im »Hera-Sanatorium« angemeldet, einem kleinen privaten Krankenhaus, dessen Geburtshelfer uns empfohlen war. Wir kamen gerade noch rechtzeitig an – ich wurde sofort für den Kreißsaal präpariert, und Lisa kam nach wenigen Wehen. Sie wog nur 2500 Gramm. Obgleich sie termingerecht geboren wurde, war sie klein für ihr Konzeptionsalter. Ihr Köpfchen war bedeckt mit dichten schwarzen Härchen – ähnlich wie Meiki ausgesehen hatte –, aber ich bemerkte trotz meines leichten Äther-Schwipses, dass es relativ groß war mit klaffenden Schädelnähten. In mein Glück fiel ein erster stockender Schreck. Was war mit Lisa? Die Kinderärztin der Klinik, die alle Neugeborenen routinemäßig untersuchte, fand an ihr nichts Auffälliges. Aber unterdessen hatte ich sie mir mit »professionellen« Augen angesehen. Sie hatte ein reizendes, wohlproportioniertes Körperchen, aber was ich an dem Köpfchen bemerkt hatte, stimmte. Zusätzlich fiel mir auf, dass ein Auge kleiner war als das andere. Die Ärztin wollte mir die Beobachtung nicht abnehmen und hielt meine Befürchtungen für die typischen Unausgewogenheiten einer Wöchnerin. Aber ich hatte nicht umsonst hervorragende Lehrer gehabt. Mitja gab meinen Beobachtungen recht. Was sie aber bedeuteten, wussten wir nicht sofort. Zu jener Zeit war das Bild der angeborenen Toxoplasmose noch weitgehend unbekannt, eine Infektion, die von der Schwangeren ohne eigene Krankheitssymptome erworben wird und durch den Mutterkuchen auf das Kind im Mutterleib übergeht. Hier rufen die Erreger ein septisches Krankheitsbild hervor mit der Entstehung entzündlicher Herde in den verschiedenen Organen. Sie hinterlassen nach Abheilung Narben und Verkalkungen. Die Folgeerscheinungen betreffen, wenn der Fötus bzw. das Neugeborene die Infektion überlebt, besonders schwerwiegend die Augen und das Gehirn des Kindes.

Lisa trank von Anfang an schlecht, zunächst ohne besondere weitere Symptome. Aber dann entwickelte sie eine schwere Lungenentzündung, die auf keines der damals in Wien erhältlichen Antibiotika ansprach.

Mein liebes Liselein, wie sehr muss ich Dich um Verzeihung bitten für meine schwarzen Gedanken zu jener Zeit. Ich liebte Dich – so innig wie Deine vorangegangenen älteren Geschwister –, und Mitja und ich kämpften um Dein Leben. Und doch gab es Augenblicke, in denen ich dachte, ob es nicht besser wäre, wenn Du nicht überlebtest, in denen ich verzweifelt für Dein späteres Leben fürchtete, ein behindertes Leben. Ich weiß heute, dass Deinem Vater ein solcher Gedanke nicht gekommen ist. Damals haben wir nie darüber gesprochen. Verbissen rangen wir gemeinsam um die Heilung Deiner Pneumonie. Die Medizin in Österreich war durch die personellen Verluste während der Nazizeit sowie durch Krieg und Isolation noch so rückständig, dass wir nicht wagten, Lisa in eins der Wiener Krankenhäuser zu geben, sondern wir übernahmen die ganze Behandlung – einschließlich intravenöser Infusionen – im Hause der Smolkas selbst. Da keines der zugänglichen Mittel half, wandten wir uns an die amerikanische Botschaft und erhielten von dort die neuesten Antibiotika. Rückblickend war keines der Pharmaka spezifisch geeignet, die Toxoplasmose-Erreger abzutöten. Eine wirksame Therapie war aber zu jener Zeit noch nicht gefunden. Außerdem stellten wir die richtige Diagnose erst Wochen später, nach der Konsultation beim Augenarzt, als die Phase der Allgemeinerkrankung und auch der Pneumonie bereits vorbei war. Die Untersuchung unser beider Blutseren ergab eindeutig die Diagnose, wobei ich selbst einen Antikörper-Titer im Sabin-Feldman-Test gegen Toxoplasmose aufwies, wie ich ihn in solcher Höhe in meiner ganzen späteren Patientenerfahrung nie wieder angetroffen habe. Wie habe ich diese Infektion erworben? War es meine wissenschaftliche Neugier, die mich in Sabins Labor trieb, wo ich mir des Öfteren ansah, was dort im Zentrum der Toxoplasmose-Forschung an Neuem geschah? Habe ich mich dort infiziert? War es Bibo, der aufgelesene Bibo-Kater, der die Toxoplasmose-Erreger auf mich übertrug? Nie werde ich das Schuldgefühl los – das unsinnige Schuldgefühl –, dass ich selbst meinem Kind das Schicksal bereitet habe, an dem es sein ganzes Leben zu tragen haben würde. Die schlimmen Gedanken damals, ob es nicht leichter wäre, wenn das eben begonnene Leben dieser kleinen Tochter sich nicht fortsetzte – sie sind für immer als zusätzliches Schuldgefühl in meine Seele eingebrannt und haben in mir für mein zukünftiges Einfühlungsvermögen Eltern gegenüber, die vor ähnlichen Problemen standen, ein tiefes und schmerzliches Verständnis hinterlassen. Diese Gedanken zwangen mich zu der Frage, was für ein Mensch ich war. Dachte ich wirklich nur an Lisa? Dachte ich nicht auch an uns, an unsere kleine bisher so glückliche Familie? Wie würden wir mit einem solchen Schicksal fertig werden? War ich ein Feigling oder schlimmer noch: ein Mörder im Geist? Was für eine Mutter war ich? Wo waren all die großen humanistischen Gefühle, wo auch mein christliches Ethos oder das von mir anerkannte moralische Gebot, ein jegliches Schicksal auf sich zu nehmen, sich seiner unbedingt würdig zu erweisen? Meine innere Qual und Scham, vor der ersten großen Prüfung zu versagen, waren so groß, dass ich mit keinem Menschen – auch nicht mit Mitja – darüber sprechen konnte. Erst heute breche ich dieses Schweigen. War ich noch eine Ärztin? Eine Ärztin, deren eigentlicher und vordringlichster Feind der Tod ist? Später, auf dem letzten Spezialgebiet der Medizin, das ich mir wählte, in der Neonatologie, der Neugeborenen-

Medizin, habe ich meine eigenen schwarzen Gedanken in den Augen anderer Mütter und Väter wieder gelesen und sie mit ihnen erneut durchlitten. Aber da hatte ich schon tiefere Erkenntnisse gewonnen. Und meine Lehrmeisterin war Lisa selbst. Die natürliche biologische Mutterliebe erhielt durch meine verborgenen Schuldgefühle, durch Perioden der Angst um dieses Kind und eine später immer wachsende Achtung vor Lisas Lebens- und Willenskraft eine besondere Färbung, die Fufu als »Bevorzugung« empfand und die sie mir auch gelegentlich vorwarf. Aber ich glaube nicht, dass sie recht hatte. Meine Liebe zu allen vier Kindern war immer gleich stark. Zu unterschiedlichen Perioden kommt sie mit unterschiedlicher Intensität hervor und mag auch in ihren jeweiligen Farbschattierungen wechseln, aber ich liebe jedes von ihnen so, als ob es mein einziges wäre.

Und so liebe ich denn auch Lisa nicht mehr als die anderen drei unserer Kinder, nur mit einer anderen Färbung der Liebe, vielleicht mit größerer Nachgiebigkeit, was Lisa als Kleinkind mit ihrem Willen und Trotz auch weidlich ausnutzte.

Lisa ist für mich eine große Lehrmeisterin gewesen, sowohl in moralischer als auch in medizinischer Hinsicht. Nachdem sie ihre Lungenentzündung überwunden hatte, war sie ein körperlich gut gedeihendes Baby.

Nach einer kleinen gynäkologischen Operation, der ich mich unterziehen musste, schickte mich Mitja mit den Kindern nach Kärnten, in die Nähe des Faaker-Sees. Mitja selbst hatte mit den Vorbereitungen für den Kongress »Zum Schutz des Kindes« zu tun und konnte uns immer nur am Wochenende besuchen. Wir waren bei slowenischen Bauern untergebracht, die nur gebrochen deutsch sprachen. Ich zog mit den drei »Großen« täglich an den See, Fufu hin und zurück auf meinen Schultern tragend. Diese unbeschwerten Wochen stehen vor meinen Augen in goldenem Grün gemalt. Unser kleiner täglicher Ausflug führte uns über sanfte hügelige Wege durch den sogenannten »Türkengrund«, ein stilles Wiesental, von wilden Kirschbäumen bestanden, deren Vorrat an winzigen, aber köstlichen und süßen Früchten sich über die ganzen Wochen unseres Urlaubs nicht erschöpfte.

Lisa blieb während der zwei, drei Stunden unserer täglichen Wanderung allein unter der Aufsicht der gutherzigen Bäuerin zurück. Es war ein warmer Sommer – nicht ein einziger Regentag drängt sich in meine Erinnerung – und Lisa lag in ihrem Bettchen, nur mit einer Windel bekleidet, ihr nacktes Oberkörperchen goldbraun getönt, im Schatten eines Apfelgartens neben unserem Haus.

Als Katie uns dort besuchte, war Lisa acht Monate alt und ihrer Entwicklung nach kaum so weit wie ein normaler drei Monate alter Säugling. Katie, eine der besten und erfahrensten Pädiater, die ich je gekannt habe, bereitete mich in ihrer geraden, kompromisslosen Art darauf vor, dass Lisas Entwicklungsprognose hoffnungslos sei. – Und doch kam zum Glück alles ganz anders. Von dem Augenblick an, als Lisa zu kriechen lernte und wohl durch Tasten einen Teil ihrer defekten Sehkraft ergänzen konnte – vielleicht auch deshalb, weil das frühkindliche Gehirn eine großartige, aber von Fall zu Fall nicht voraussehbare Kompensationsfähigkeit besitzt –, jedenfalls von diesem Zeitpunkt eigener Entdeckungen ihrer Umwelt holte Lisa ihr Entwicklungsdefizit in rasanter Geschwindigkeit auf. Keins unserer Kinder hat so früh fließend zu sprechen gelernt wie Lisa.

Lisa lehrte mich unbedingte Zurückhaltung in der Prognose eines zur Zeit der Geburt geschädigten oder auffallenden Neugeborenen. Später, viel später, als ich bereits das Forschungsprojekt »Perinatologie« leitete, haben wir uns eingereiht in die internationalen Bemühungen, anhand verschiedener Daten und Befunde, mittels komplizierter statistischer Verfahren eine solche Prognose für Neugeborene zu erarbeiten. Man gelangt zwar zu statistischen Wahrscheinlichkeiten, aber die Chance für den Einzelfall bleibt sein eigenes schwer vorhersehbares Schicksal.

Lisa ist in vieler Hinsicht unser bemerkenswertestes Kind. Obgleich sie eigentlich hübsch war, sah man ihr doch die Zeichen ihrer Sehschwäche an. – Oft genug riefen die Kinder hinter ihr her: »Matsch-Oje, Matsch-Oje!«

Wenn sie dann nach Hause kam und mir weinend berichtete, waren es Tränen der Empörung, nicht des Wehleids, die sie vergoss.

Ich habe das auch bewusst geschürt, heruntergeschluckt, was ich selbst dabei an Schmerz empfand, und ihr eingeprägt, wie hässlich es sei, andere Menschen derart zu kränken. Von früher Kindheit an zeigte sich an Lisa eine bemerkenswerte Lebenskraft und Willensstärke, leidenschaftliche Liebesfähigkeit, Mut und Beharrlichkeit. Sie wollte unbedingt so sein wie die anderen Kinder. Sie lernte Radfahren, ja sogar auf Stelzen gehen, unzählige Male fiel sie hin, immer hatte sie blaue Flecke und aufgeschlagene Knie. Aber sie gab nie auf. Gepaart mit dieser unbeugsamen Energie waren ein mächtiger Trotz und Starrsinn. »Zwei mal zwei ist fünf«, behauptete sie einmal. Keiner konnte es ihr ausreden. »Frau Kohlrusch hat es gesagt«, das war ihre Lehrerin, und Lisa blieb dabei, bis sie am nächsten Tag stillschweigend die Hausaufgaben verbesserte.

Als Lisa eingeschult wurde, hatte sie von unserem Haus bis zur Sehschwachenschule im Zentrum der Stadt einen komplizierten Schulweg mit Kreuzungen verkehrsreicher Straßen, dem Umsteigen von Straßenbahn zur U-Bahn, mit unzähligen Gefahren selbst für ein normales sechsjähriges Kind, besonders aber wegen ihrer Sehschwäche. Ich nahm mir damals ein Jahr Arbeitsurlaub und übte mit Lisa, Schritt für Schritt die Gefahren zu erkennen. Die größte Schwierigkeit ergab sich auf dem Rückweg beim Umsteigen in die Straßenbahn mit der Wahl drei verschiedener Linien. Ich weiß bis heute nicht, ob Lisa die Nummernschilder selbst oder nur bestimmte Merkmale der Bahnen erkannte. Gegen Ende des ersten Schuljahres meisterte sie alle Schwierigkeiten mit Umsicht und Souveränität. Von klein an wollte sie Säuglingsschwester werden. Nachdem Velhagen, Professor für Augenheilkunde an der Charité, und ich – nach Überprüfung ihrer Sehtauglichkeit für alle möglichen Routinetätigkeiten in diesem Beruf – ihr grünes Licht für diesen Weg gegeben hatten, überwand sie beharrlich alle Hürden der Ausbildung, die Ungläubigkeit und das Misstrauen von Lehrern und Stationsschwestern. So wurde sie eine in der Arbeit wohl etwas langsame, aber hochmotivierte, gewissenhafte und präzise Säuglingsschwester bei Neugeborenen. Mit einer Art sechsten Sinnes spürt sie Symptome bei ihren kleinen Patienten auf, die manchmal den normal sehenden Schwestern der Station und den Ärzten entgangen waren. Trotzdem hat sie sich bis heute ihre innere Widerstandskraft gegenüber Mitmenschen erhalten müssen, wenn sie, selbst bei manchen Erwachsenen, auf dieses heimliche »Matsch-Oje« trifft. Sie ist auch kein ausgeglichener Mensch geworden, aber eine kraftvolle, leidenschaftliche und warmherzige Persönlichkeit, die bei den Müttern der Neugeborenen beliebt ist und respektiert wird und die sich Mann und Sohn bewusst erkämpft hat.

Wie fügte sich Lisas Schicksal in den Alltag der übrigen Geschwister? Auf alle Fälle ist ein chronisch krankes oder behindertes Kind eine moralische Herausforderung an alle Familienmitglieder und hat für jedes Lebensalter eine eigene und oft auch veränderliche Bedeutung. Obgleich unsere vier Kinder im Alter nur jeweils etwa ein Jahr auseinanderliegen, bildeten doch die beiden älteren, Tommy und Meiki, eine so feste Einheit miteinander, dass zwischen ihnen und den beiden Mädchen ein Abstand existierte, der sogar von der nächstjüngeren Fufu in ihrer Kindheit nur selten überwunden werden konnte, sosehr sie sich auch danach sehnte, ein Teil dieses Brüder-Duos zu sein. Zu Lisa hatten die Buben eine paternalistische Haltung, wobei Meiki Lisa gern neckte, während Tommy allen Geschwistern gegenüber immer nach Ausgleich und Harmonie strebte. Ich habe nicht bemerkt, dass die Buben Lisas physische Behinderungen als ein Problem empfanden. Sie nahmen sie als kleine Schwester hin, mit der man nicht so viel anfangen kann. Nur in diesem Sinne habe ich ein Gefühl der Verantwortung für Lisa als einer jüngeren Schwester bei ihnen bemerkt.

Anders war es zwischen Fufu und Lisa. Von früher Kindheit an gab es Spannungen zwischen ihnen, wobei hier zwei starke Persönlichkeiten aufeinanderprallten. Fufus scharfe Beobachtungsgabe spürte Lisas handicaps schnell auf und sie litt ebenso wie Lisa selbst unter den gelegentlichen spöttischen und ablehnenden Bemerkungen anderer Kinder. Mehr als einmal prügelte sie sich mit ihnen um Lisas willen. Sie verteidigte sie nach außen, aber verargte es ihr nach innen. Sie litt – anders als die Buben – mit ihr, aber auch an ihr. Lisa ist für

Fufu bis heute ein wundes und ungelöstes Problem geblieben. Wäre Lisa ein zartes und weiches Kind gewesen, so hätten die beiden wohl ein gutes Verhältnis zueinander gewonnen. Aber Lisa war trotzig und stolz und lehnte jede Hilfeleistung als Bevormundung ab. Beide waren leidenschaftliche und liebesdurstige Kinder, beide waren aus unterschiedlichen Gründen eifersüchtig aufeinander. Lisa sah in Fufu das »normale Kind«, das sie selbst gern gewesen wäre, dem alles ohne Anstrengung zuzufallen schien, das sich mit »besten Freundinnen« von allen anderen abschotten konnte, das unbeschwert auf hohe Berge stieg und steile Abhänge auf Skiern hinunterfuhr, zugleich eine unersättliche Leseratte war, der eine Welt offenstand, die Lisa sich nur unter großen Anstrengungen und mit Einschränkungen erschließen konnte. Für Lisa war Fufu der ihr nächststehende Mensch, der für sie all das zu verkörpern schien, was ihr selbst von der Natur verwehrt war. Es ist natürlich und auch verzeihlich, dass sie im inneren Gegenzug in Fufu auch nach Kritikwürdigem suchte.

Erst mit den Jahren spürte ich, dass Lisa ihren Hader mit dem Schicksal in der Tiefe ihres Wesens auf Fufu ablud. So kam es zwischen den beiden Mädchen oft zu Zank und Streitereien, deren eigentliche Wurzeln abgründiger lagen, als ich damals ahnte.

Auch Fufu war dies sicher lange Zeit verborgen geblieben und daher unverständlich. Ich glaube, sie hat sich nie um einen anderen Menschen so bemüht wie um Lisa und nie mit so wenig Erfolg. Ich glaube, dass Fufu als einzige der Geschwister tief und bleibend an und mit Lisa gelitten hat. Diesem Gefühl entsprangen wohl auch ihre Eifersucht und die Intensität, mit der sie mich beim Gutenachtsagen nie von ihrem Bett loslassen wollte. Ob wir ihr genügend Beistand gegeben haben? Wie soll man sich verhalten, wenn man die Beziehungen zweier Kinder zueinander lenken möchte, die Spannungen aber entweder zu sehr an der Oberfläche sucht oder aber zu tief in ihre Ursprünge blickt? Für beide Situationen gibt es kein rechtes Rezept. Die meisten Eltern sind auch ungeschult, weder Pädagogen noch Psychologen. Und ob man mit mehr theoretischem Wissen das richtigere Tun findet, weiß ich noch nicht einmal mit Sicherheit. Ich hatte immer das

Gefühl, wenn man echt und wahrhaftig liebt, den einen wie den anderen, dann kann das, was man tut, nicht allzu Schlimmes anrichten. Aber vielleicht würde Sigmund Freud, oder wer sonst kompetent sein mag, nicht zustimmen. Dennoch glaube ich, dass unsere vier Kinder insgesamt eine glückliche Kindheit hatten, trotz Lisas Krankheit. Vielleicht lag der Kernpunkt dieser Unverletzlichkeit in Mitjas Festigkeit, in der Selbstverständlichkeit, mit der er unser gemeinsames Schicksal akzeptierte und es selbst als glücklich empfand.

Verstehst Du, mein Joshua, warum ich so lange bei der Geschichte dieser Tochter verweilt habe? Es ging mir nicht nur um Persönliches, sondern auch um die Schicksale anderer Familien mit einem behinderten Kind, um ihre Ängste und vielleicht Schuldgefühle und die Achtung diesem Kind gegenüber, um die Notwendigkeit einer möglichst vollen Integration des Kindes in Familie und Gesellschaft, um den eigenen inneren Stand der Eltern, den man sich erkämpfen muss mit dem Ziel, dieses Kind in weiten Lebensbereichen als völlig gleich mit den anderen »normalen« gesunden Kindern zu empfinden und es gewähren zu lassen. Dies ist keine leichte Aufgabe, und ich war immer überzeugt, dass Lisas Geschwister, das feste Gefüge unserer Familie, der Kindergarten und die Schulen, die sie in der DDR durchlief, sowie ihre politischen Überzeugungen wesentlich dazu beigetragen haben, ihre eigene innere Kraft zu stärken und ihr die Selbständigkeit und notwendige Widerstandsfähigkeit fürs Leben zu vermitteln. Es war auch gut für uns alle, dass Arbeit und Familie sowie ein weiteres Umfeld an Aktivitäten Mitja und mich daran gehindert haben, uns zu intensiv mit ihr zu beschäftigen. Nichts ist schlimmer für ein solches Kind als die Entscheidung der Eltern, sich voll und ganz und allein auf dieses Kind zu konzentrieren, keine weiteren Geschwister einzuplanen und obendrein die Arbeit der Mutter aufzugeben. Selbstverständlich sind solche Einstellungen mit der Pflegebedürftigkeit des Kindes abzustimmen.

Im Spätherbst 1951 zeichnete sich für Mitja durch Vermittlung der österreichischen Partei die Möglichkeit ab, eine wissenschaftliche Position in der DDR zu bekommen. Hilde Koplenig, die Frau des damaligen Ersten Sekretärs der KPÖ, nahm ihn im Auto mit nach Berlin, wo Mitja die Aufgaben, die mit dem potenziellen Angebot verbunden waren, sondieren wollte. Nach einem Gespräch mit Professor Maxim Zetkin im damaligen Ministerium für Gesundheitswesen und mit Professor Karl Lohmann schlug man ihm die Leitung eines Blutforschungs-Institutes vor, dessen Gründung an der Akademie der Wissenschaften geplant war. Mitja war Feuer und Flamme für diese wissenschaftliche Perspektive, da sie faktisch genau seiner Forschungsrichtung entsprach.

Nur die Entscheidung, nach Deutschland zu gehen, wurde uns beiden aus unterschiedlichen Gründen schwer. Mitja hatte bis zuletzt im tiefsten Inneren gehofft, Österreich, seine ursprüngliche Heimat, nicht wieder verlassen zu müssen. Und zu allen anderen antifaschistischen Gefühlen kam für ihn die bittere Erinnerung an die Besetzung Österreichs durch Hitlerdeutschland hinzu.

Meine inneren Vorbehalte gegenüber Deutschland waren sicherlich noch tiefer und verborgener. Sie wurden gespeist durch die niemals vom Verstande her auflösbaren Schmerzen persönlicher Erfahrungen. Aber wir sagten uns beide, dass diese DDR ein anderes Deutschland sei, ein antifaschistisches, geläutertes, ein demokratisches Deutschland mit dem Ziel, den Sozialismus aufzubauen. Diese Erwägungen bestimmten unsere Entscheidung.

So standen wir denn an einem kalten Februarmorgen des Jahres 1952 auf dem menschenleeren Bahnsteig des Wiener Franz-Josef-Bahnhofs, ein Häufchen kleiner Kinder und Gepäckstücke um uns herum, begleitet vom treuen Hugo, und nahmen Abschied von Wien, von Österreich, von diesem kurzen, intensiven Lebensabschnitt. Abschiedstränen und eine letzte Umarmung unserer Erna, die wir nie wiedergesehen haben.

Wenn ich zurückschaue auf diese kürzeste Periode meines Lebens, so ist mir, als ob ein kleines pastellfarbenes Wölkchen zum Horizont hinzöge, ein Wölkchen, dessen unbestimmte Ränder langsam zerfließen und allmählich mit der Weite eines lieblichen Tages verschmelzen. Alles was aus dieser Periode Bestand hatte, nahm erst richtig Gestalt in meinen folgenden Lebensjahren an.

So tauchten auch neugeknüpfte Freundschaften und Gedanken, deren Wurzeln auf die Wiener Episode zurückgehen, erst in der DDR an die Oberfläche. Diese sechzehn Monate in Österreich bildeten zugleich auch die Zeit meiner geringsten inneren Selbständigkeit. Im Rückblick auf diese Zeit wird mir die Rolle der Arbeit für die Herausbildung von Persönlichkeit, Charakter, Urteilsvermögen und Tatkraft klarer denn je.

Erste Eindrücke in Berlin

Obwohl alles bis jetzt Geschilderte hoffentlich nicht nur als eine Art Vorspiel zu dem zu betrachten ist, was ich von hier an beschreiben, bewerten, verurteilen oder verteidigen will, wird die Beschreibung der zweiten Hälfte meines Lebens von manchen Lesern sicher mit geschärfter Aufmerksamkeit betrachtet werden. Dieser Lebensabschnitt umfasst fast vier Jahrzehnte in einem Land, dessen Staat, seine Menschen und ihre Taten jetzt vor das Gericht der Geschichte gezerrt werden sollen unter der Anklage, ein »Unrechtsstaat« gewesen zu sein, in dessen Nähe »die Menschen zu Unrechtstätern wurden«.

Ich weiß nicht, ob es mir gelingen wird, mein Erleben so zu schildern, wie ich es in jedem Augenblick empfunden habe, zugleich mit dem geschärften Blick für den Vorwurf des Unrechts, unter dem wir »Ossis« und besonders wir Kommunisten, jetzt stehen.

Dieser »Lebenslauf« ist ja ein Versuch, zu größtmöglicher eigener innerer Klarheit zu gelangen. Ich will mich bemühen, schonungslos ehrlich zu sein und mich zugleich frei zu halten von der Selbstzerfleischung und Armesünderhaltung vieler früherer Kommunisten, die vielleicht vergessen haben, mit welchen großen humanistischen Zielen sie vor die Geschichte traten und mit wie viel Uneigennützigkeit sie begannen, dieses Land aus den Trümmern menschlichen Anstands und des selbstverschuldeten Krieges wiederaufzubauen.

Im Februar 1952 begrüßte uns Fritz Oberdörster mit seinem strahlendsten Lächeln im Namen des Staatssekretärs für Hochschulwesen der DDR auf dem Bahnhof Friedrichstraße in Berlin. »Ich gratuliere Ihnen«, verkündete er Mitja freudig, »man hat Sie zum Kommissarischen Direktor des Instituts für Physiologische Chemie der Humboldt-Universität vorgesehen!« Er überreichte Mitja einen riesigen Strauß roter Rosen. Nicht allein, dass dieser nicht wusste, was er fallen lassen sollte: Kinder, Koffer oder Taschen, um eine Hand freizubekommen zum Empfang der Rosen – er war auch wie vor den Kopf geschlagen durch diese Perspektive! Also kein Forschungsinstitut für Blut, sondern ein Universitätslehrstuhl! Und Vorlesungen waren das letzte, was Mitja sich ersehnt hatte!

Der »Glücksüberbringer« Fritz Oberdörster ahnte nicht, was in Mitja vorging, und führte unsere kleine Karawane samt irdischem Zubehör unter fröhlichem Geplauder in unsere vorläufige Unterkunft. Die befand sich im Hotel Adlon, jedenfalls in dem Rest, der von den alten Gebäuden noch stand – das eigentliche frühere Prunk-Hotel war im Krieg abgebrannt, aber das Hinterhaus stand noch, und dort, im vierten Stock, wurden wir untergebracht.

Der Winter war klirrend kalt. Durch die Fenster pfiff der Wind, der über weite Flächen und zwischen den Häuserlücken hindurch ungehemmt in unsere Zimmer stürmte und die Gardinen vor unseren Fenstern wie Segel blähte. Heißes Wasser zum Windelwaschen kam nicht aus den Hähnen. Unsere Mahlzeiten nahmen wir einige Stockwerke tiefer im allgemeinen Speisesaal ein, wobei die Tischmanieren unserer Kinder wohl nur deswegen keinen Anstoß erregten, weil wir alle noch englisch miteinander redeten und man einem fremden, wilden Stamm in völkerfreundschaftlichem Bemühen einiges nachsah. So geschah es wohl auch in Bezug auf unser tägliches Ritual, das darin bestand, die Kinder morgens und nachmittags bei Wind und Wetter an die frische Luft zu führen. Diese Prozedur war nicht so einfach – es gab ja im Hotel keinen Aufzug. Ich klemmte mir also unter jeden

Arm ein Kind und lief mit den beiden so schnell ich konnte die vier Treppen hinunter, begleitet vom ohrenzerreißenden Gebrüll der beiden oben Zurückgelassenen. Unten angekommen, setzte ich die zwei ab, worauf die sogleich in ein ebenso lautes Wehgeschrei ausbrachen, wie es von oben herabtönte, denn jetzt verließ ich die unteren zwei, um die von oben zu holen. Etwa auf der Mitte des Weges verminderte sich die Lautstärke von oben, gleichzeitig steigerte sich das Geschrei im Erdgeschoß in einem erschreckenden Crescendo.

Nichts konnte mich jedoch von der Idee abbringen, dass die Kinder zweimal am Tag die frische, gute Berliner Luft einatmen und sich rote Bäckchen anblasen lassen mussten.

Auf einem dieser Spaziergänge durch die menschenleeren Straßen entlang des »Grenzstreifens« zwischen West und Ost trafen wir einmal auf einen alten Mann, der mich nach dem Bunker fragte, in dem Hitler Selbstmord begangen hatte. Ich zeigte ihm die Stelle und beobachtete, wie das Männchen händereibend und mit glückseligem Angesicht vor dem Bunker hin und her lief.

Wir befanden uns in einem merkwürdigen ökonomischen Zustand. Unser Hotelzimmer und alles, was wir dort im Restaurant verzehrten, ging auf eine Rechnung, die wohl von der Regierung beglichen wurde, aber wir bekamen keinen DDR-Pfennig, geschweige denn eine Mark. Wir genierten uns, danach zu fragen. Und wenn die guten Kneplers, Georg und Florence, nicht gewesen wären, die uns auf unsere Bitte hin anstandslos eine größere Summe Geldes liehen, hätten wir uns kaum frei bewegen und schließlich auch Möbel etc. kaufen können. Während die Kinder und ich unserer gesunden Lebensweise frönten, erhielt Mitja die ersten Einführungen in sein neues Aufgabengebiet. Als es mir gelang, für ein paar Stunden einen Babysitter für die Kinder zu finden, nahm mich Mitja mit zur Besichtigung des Institutes, dessen kommissarische Leitung ihm übertragen war.

Damals befand sich das Institut für Physiologische Chemie der Humboldt-Universität noch in einem kleinen villenähnlichen Gebäude in der Invalidenstraße. Dort lag es, durch ein verwahrlostes Vorgärtchen erreichbar, grau und unscheinbar, wie von der Zeit vergessen.

Drinnen erwartete mich ein Schock. Verlassen und verdreckt, übersät von Spinnweben, eiskalt, die Heizung funktionierte nicht, und die Fenster waren mit Pappe vernagelt, bildeten ausgerechnet zwei Kinderschlitten den Blickfang in der Eingangshalle. Die Labore waren leer, auf den Tischen standen Glasutensilien, die seit Jahren nicht abgewaschen schienen. In einem Labor im Erdgeschoss, das von einem Kanonenofen notdürftig geheizt war, brannte Licht. Eine nackte Glühbirne hing über einem der Labortische, der teilweise abgeräumt und offenbar benutzt war.

Das Institut, dem von 1937 bis 1951 Prof. Dr. Karl Lohmann als Direktor vorgestanden hatte, war seither verwaist. Zwei Westberliner medizinisch-technische Assistentinnen hielten dort einen traurigen Dornröschenschlaf, lediglich unterbrochen durch einige Gelegenheitsarbeiten für irgendwelche Westberliner Auftraggeber. Und außerdem arbeitete dort Hans Schweiger, ein Student aus Westberlin, der dem Institut später mit Unterbrechungen verbunden war. Forschung und Lehre existierten nicht – aber in wenigen Monaten sollte der Lehrbetrieb wieder aufgenommen werden. Es warteten bereits 300 Medizinstudenten, die ab September in Biochemie unterrichtet werden sollten.

Ich weiß nicht, wie es sich herumgesprochen hatte, dass ein Biochemiker aus den USA nach Berlin an die Humboldt-Universität gekommen war. Aber sehr schnell scharten sich vier junge Enthusiasten um Mitja, die sich nach einer modernen Ausbildung sehnten. Mitja war kaum älter als sie und aus den USA an den kameradschaftlichen Umgang aller Mitarbeiter im Labor gewöhnt, ohne die pompöse Hierarchie zu beachten, die in deutschen Kliniken und Instituten auch nach dem Krieg noch üblich war. Aus einer der Inneren Kliniken der Charité meldete sich Eberhard Götze, später Direktor des Instituts für Pathophysiologie in Jena; aus Greifswald fand sich der Botanikstudent Eberhard Hofmann ein, jetzt Lehrstuhlinhaber für Biochemie an der Universität Leipzig; aus Leipzig kam der Chemiker Günter Sauer, dessen unverfälschtes Sächsisch Mitja in Gesprächen über eine wichtige Schlüsselsubstanz im Stoffwechsel stets in Verzweiflung versetzte, da er den akustischen Unterschied zwischen dem sogenannten ATP und dem ADP nie wahrnehmen konnte – und schließlich komplettierte Hans-Joachim Raderecht den Kreis, ein Pharmazeut aus Rostock, später Leiter des Zentrallabors der Kliniken von Berlin-Buch, mit dem Mitja ein Praktikumsbuch schrieb, das neun Auflagen erlebte und Grundlage der modernen biochemischen Laborausbildung der Medizinstudenten in der ganzen DDR wurde. Das Besondere dieser Praktikumsanleitung bestand in der Art der Fragestellungen, in den Anstößen zur kritischen Bewertung der eigenen Ergebnisse, in der wissenschaftlichen Durchdringung selbst einfacher Probleme.

Aber dies ist weit vorgegriffen. Zunächst galt es, das Institut von seinen Dreckkrusten zu befreien, die Glasgeräte zu reinigen, die Labore wieder funktionstüchtig herzurichten. Mitja hat oft und gern über diese erste Zeit erzählt, in der die Devise galt »aus Alt mach Neu« und die von fröhlichem Elan gekennzeichnet war. Bis heute bewahrt er in seinem Herzen eine unerschütterliche Zuneigung zu diesen Mit-Pionieren, mit denen er gemeinsam die ersten Hürden zum Wiedererstehen eines biochemischen Institutes an der Medizinischen Fakultät der Humboldt-Universität überwand.

Er hat über diese vielfältigen Hürden einen lebendigen und aufschlussreichen Bericht in dem 1989 erschienenen Buch »Im Dienste am Menschen« gegeben. Die Schwierigkeiten ergaben sich nicht nur aus dem verwahrlosten Zustand des Instituts, aus den kargen finanziellen Mitteln, aus der geringen Zahl der Mitarbeiter und aus deren wissenschaftlicher Unerfahrenheit: Selbst hier in Berlin versuchte der amerikanische Geheimdienst durch seinen Agenten, einen gewissen Hall, zu jener Zeit Ärztlicher Direktor der Charité, Mitjas Berufung an die Fakultät zu hintertreiben. Diesem Hall gelang es über ein ganzes Jahr, durch Intrigen, Verdächtigungen und Provokationen diesen Tagesordnungspunkt in den Fakultätssitzungen immer wieder streichen zu lassen. Getarnt als Mitglied der Sozialistischen Einheitspartei Deutschlands, arbeitete er mit Verleumdungen und sektiererischen Beschwörungen unter der kleinen Gruppe von Genossen im Fakultätsrat und stützte sich geschickt auf die Majorität der damals noch stark in der faschistischen Vergangenheit verwurzelten übrigen

Professoren. In einer turbulenten Fakultätsrats-Sitzung flog schließlich das Ränkespiel Halls auf. Er glaubte sich entlarvt und verschwand noch in derselben Nacht in den Westen. Schon am nächsten Tag erschienen erneut Hetztiraden über uns in der Westpresse, die sogar meinen »unpolitischen« Vater in Hamburg erreichten.

Im Nachhinein stellte sich heraus, dass sich Hall durch betrügerische Machenschaften das Amt des Ärztlichen Direktors erschlichen hatte und noch nicht einmal ein Doktordiplom besaß. Die CIA ließ ihn wohl nach seinem Misserfolg fallen – jedenfalls hörte man nie wieder von diesem Agenten, der vor dem »Fall Rapoport« mittels lächerlicher Beschuldigungen bereits mehrere ängstliche Professoren vertrieben hatte, so zum Beispiel den Lehrstuhlinhaber für Kinderheilkunde an der Charité, Professor Klinke, der lediglich auf den Mangel an Kinderkrankenschwestern hingewiesen und eine entsprechende Personalaufstockung gefordert hatte.

Menschen aus der Nachbarschaft

Zunächst hieß es für uns, aus unserem Schwebezustand im Hotel Adlon herauszukommen und eine Bleibe zu finden. Man schien uns vergessen zu haben, bis Mitja – nach Wochen – darauf drückte, uns eine Wohnmöglichkeit zuzuweisen. Da kam uns ein Glücksfall zu Hilfe. Einem alten Professor und seiner Haushälterin war ein Einzelhaus angeboten worden, das er aber ablehnte, da es ihm zu mühsam zu bewirtschaften schien, und so wurde es uns zugesprochen: das gerade erst fertiggewordene letzte Häuschen in einer der beiden sogenannten »Intelligenzsiedlungen« in Niederschönhausen. Unsere Siedlung bestand aus kleinen zweistöckigen Einzelhäusern zweierlei Bautyps, der eine, im Kern des Blocks gelegene, recht wohlproportioniert, im Obergeschoß jedoch mit abgeschrägten Decken – der andere, zu dem auch unser Haus gehörte, mit einer so asymmetrischen Fassade, dass ich mich immer gefragt habe, wie der Architekt den Anblick seines eigenen Produktes hatte ertragen können: rechts vom Eingang befindet sich nämlich neben einem winzigen Klofenster das normal große Fenster der Küche – links vom Eingang dagegen nichts – eine leere verputzte Wand, ohne Unterbrechung – und oben, fast mit der Höhe der Dachrinne abschließend: drei Fenster. Wir haben uns später bemüht, durch eine Fichte und höhere Büsche auf der linken Seite die optische Unausgewogenheit auszugleichen. In diesem Haus leben wir noch heute, und viele Beziehungen und Erinnerungen verknüpfen unser Leben mit jenen Menschen, die in dieser Siedlung gelebt haben. Mit der Zeit verloren die »Typenhäuser« ihr schematisches Einerlei und wurden durch die Bepflanzung der Vorgärten, durch mancherlei Umgestaltung zu Individuen, die die Lebensart ihrer Bewohner widerspiegelten und der Siedlung Leben und Eigenart verliehen.

Im Gegensatz zu der anderen, erstgebauten, »Intelligenzsiedlung«, wie die Anhäufung dieser Neubauten von der Bevölkerung genannt wurden, ist unsere die weitaus weniger »elegante«, da dem Baumeister nach und nach das Geld ausgegangen war. Sie ist auch nicht so groß und nimmt in unserer Straße lediglich einen halben Straßenblock von je vier oder fünf Häusern auf jeder Seite ein. Unser Haus als letztes in der Reihe grenzt schon an »normale« vier- bis fünfstöckige Mietshäuser, deren ältere Bewohner sich noch an den kleinen Kiefernhain erinnerten, der unserer Siedlung Platz machen musste. Nur noch die winzige Parkanlage an der Ecke mit ihrem abschüssigen Rasen und einer uralten Eiche am Fuß des »Berges«, wie der Hügel von allen Kindern bezeichnet wurde, war von dem einstigen Wäldchen geblieben. Diese Siedlung diente aus der Emigration und aus Konzentrationslagern zurückgekommenen Künstlern und Wissenschaftlern, die bei der großen Wohnungsnot der Nachkriegsjahre keine andere Unterkunft fanden, aber auch Professoren, die aus anderen Städten nach Berlin berufen wurden.

Unsere Siedlung stand in unmittelbarer Nachbarschaft zu Wohnungen der alteingesessenen Bevölkerung. Die Bewohner der Straße um uns herum waren kleinbürgerlicher Herkunft, viele waren Nazis gewesen, 1945 war für sie nicht die Befreiung gekommen; sie sprachen vom »Zusammenbruch«; die älteren unter ihnen waren verbittert und standen dem neuen Regime misstrauisch, wenn nicht feindselig, gegenüber.

Ob es eine so gute Idee war, eine solche Siedlung von Einzelhäusern als Enklave in einem alten Stadtteil zu bauen, will ich dahingestellt sein lassen. Ich habe mich oft gefragt, wie viel Feindseligkeit diese Häuser unter den Anwohnern ausgelöst haben mögen, und habe mich von Anfang an darum bemüht, diese Feindschaften abzubauen, ohne deshalb unsere politische Weltanschauung zu verstecken. Alles in allem glaube ich, dass die Siedlung bis zur »Wende« ein Fremdkörper inmitten der übrigen Straßen Niederschönhausens geblieben ist. Dabei gab es in derselben Straße, in der wir wohnten – einige Blocks entfernt – eine alte Villengegend, deren Häuser durchweg komfortabler waren als die in unserer Siedlung. Aber ihre Besitzer waren »akzeptiert«, ihre Vergangenheit und Gesinnung, ihr Schicksal schien durchsichtig und nachfühlbar, während wir fremd und politisch suspekt waren. Dazu kamen eine weit verbreitete dumpfe Intelligenzfeindlichkeit und der offene oder unausgesprochene Vorwurf der »Begünstigung durch die Regierung«.

Die Bewohner unserer Siedlung waren keineswegs einheitlich »rot«, politisch aber doch vorwiegend dem Neuen verbunden. Ich empfand neben dem Gefühl des Unbehagens, von den Alteingesessenen scheel angesehen zu werden, auch eins der Solidarität, der Wärme und des lebhaften Interesses für die Vielzahl der »Intellektuellen« und ihrer Schicksale. Mit manchen freundeten wir uns an, andere kamen uns durch unsere Kinder näher. Einige starben oder zogen fort – aber sie bleiben für mich ein Teil dieser bunten Vielfältigkeit, die nun in unser Leben hineinströmte.

Erste Kontakte ergaben sich zu unseren unmittelbaren Nachbarn, den Martienssens, gleich am Tage unseres Einzugs. Gerade hatten die letzten Handwerker unser Haus verlassen. Die Wände waren noch feucht, ein elektrischer Herd stand zwar in der Küche, aber die Heizplatten fehlten. Auch gab es zu der Zeit gerade keine Töpfe zu kaufen. Wir baten daher die Martienssens, bei ihnen die Milch für die Kinder wärmen zu dürfen.

So entstand unsere Freundschaft zu diesen hochherzigen Menschen. Professor Martienssen, emeritierter Klavierpädagoge an der Hochschule für Musik, Berlin, DDR, war schon sehr alt und lebte in sich zurückgezogen neben uns. Er hatte jedoch eine schöne und hochtalentierte, ich glaube, um mehr als 30 Jahre jüngere Frau, die sich in ihren Lehrer verliebt und ihn geheiratet hatte. Ihr einziger Sohn war etwas älter als unsere Kinder, deren Bekanntschaft er mit einer seiner schauspielerischen Darbietungen machte, als er ihnen nämlich von seinem Balkon aus mit wilden Gesten klarmachte, er sei der Teufel. Die Vorstellung war für unsere Kinder so furchterregend und zugleich anziehend, dass sie von Stund an mit »Nucki« Freundschaft schlossen.

Nucki war ein einsames Kind, hochintelligent, immer der Klassenbeste, aber nie habe ich ihn mit anderen Kindern spielen sehen. Er war schauspielerisch tatsächlich ungewöhnlich begabt. Unvergesslich ist mir eine Schulaufführung geblieben, zu der er uns eingeladen hatte, in der er als vielleicht Zwölfjähriger einen alten Müller spielte. Jede Geste, der etwas schlürfende Gang, die Art, wie er sich den Mehlsack auflud, waren von unbestechlicher Realität und in erschütternder Weise wohl seinem alten Vater nachgeahmt. Er konnte auch glänzend deklamieren. Und doch wurde er kein Schauspieler. Ich habe ihm mehrfach seine Begabung vor Augen gehalten und auch aus meinem Bedauern keinen Hehl gemacht, dass er sich ihr nicht hingeben wollte. Er meinte, seine Stimme sei zu klein. Aber der eigentliche Grund war die Furcht der Familie vor den »Versuchungen des Theaterlebens«.

Mutter und Großmutter – und später er selbst – ängstigten sich vor den Abgründen ihrer leidenschaftlichen Familien-Veranlagung. In was für Schicksale hatte diese sie auch geworfen! »Amo«, die Großmutter, war zu unserer Zeit eine stets schwarzgekleidete, streng anmutende, hohe Gestalt, deren Schönheit auch noch im Alter aus dem feinen Schnitt des Gesichtes und den klaren Augen hervorleuchtete. Sie hatte sich aus einer großbürgerlich reichen Ehe heraus in einen bettelarmen schottischen Pastor verliebt, ihre ganze Vergangenheit bedingungslos stehen- und liegenlassen, war ihrem Liebhaber, der nach und nach in

Trunksucht versank, gefolgt und blieb bei ihm durch Elend und Armut bis zu seinem Tode. Ihr Ehemann, dessen Liebe zu ihr ebenfalls nie erlahmte, hinterließ ihr und den beiden Kindern, einem Sohn und einer Tochter, Nuckis Mutter, ein beträchtliches Vermögen, das sich aber nur in kleinen Beträgen aus der BRD in die damalige DDR transferieren ließ. Amos Sohn war – soweit ich Andeutungen entnommen habe – in einen Strudel der Versuchungen gezogen, immer mehr ins Unglück geraten und hatte schließlich seinem Leben selbst ein Ende gesetzt.

Elisabeth Martienssen, Nuckis Mutter, hatte den Wesenszug der bedingungslosen Ausschließlichkeit von Amo geerbt. Ihr eigentliches Lebenszentrum war die Musik. Durch sie wurde sie wohl in die Arme ihres Lehrers getrieben, durch die Musik entstand auch ihre spätere Liebe zu einem viel jüngeren Menschen, einem angehenden Dirigenten, dem sie alles gab, was ihr an musikalischer Begabung innewohnte. Sie war selbst eine hochtalentierte Pianistin, aber vor allem eine großartige, leidenschaftliche und fordernde Lehrerin. In diesem Punkte verstand sich meine Mutter besonders gut mit ihr.

Nach dem Tode ihres Mannes bewarb sie sich an der Hochschule für Musik »Hanns Eisler« als Dozentin. Der damalige Direktor, Professor Rebling, hatte aus »politischen Gründen«, die eigentlich wohl eher Elisabeths Mann galten, aber sich möglicherweise auch auf Elisabeths eigene unabhängige Geistesart und christliche Herkunft bezogen, große Vorbehalte, sie einzustellen, nahm sie aber schließlich auf unsere über Georg Knepler lancierte Empfehlung hin doch auf. Er hat es sicher nie bereuen müssen. Talent, Musikbesessenheit, Anteilnahme am Leben junger Menschen und eine Lehrerbegabung von solcher Intensität und Uneigennützigkeit in einer Person, das begegnet dem Direktor einer Hochschule nicht so oft. Nur zum eigentlichen Glücklichsein hatten Elisabeth – wie auch »Amo« – keine Begabung. Ihre hohen inneren Anforderungen ließen es nicht zu und bedeuteten auch für die, die ihr nahestanden, unablässige Prüfungen, denen sie sich nicht gewachsen fühlten. »Amo« liegt längst auf einem kleinen, dunklen Waldfriedhof. Die Katzen, die um sie herumstrichen, sind ebenfalls lange tot, und die Blütenpracht, die sich unter ihren Händen wie durch

Zauber auf dem kargen märkischen Sandboden hinter ihrem Haus ausbreitete, wich später einem formell-repräsentativen Garten, als die »Ständige Vertretung der BRD« sich dort niederließ. Elisabeth zog zunächst in die Stadt, dann aber in ein Häuschen am Walde außerhalb Berlins, wo wir sie immer mal besuchen wollen. Und »Nucki«? Er studierte Philosophie, wohl das ungeeignetste Fach, wenn man sowieso schon sehnsüchtig und unerfüllt ist. Ab und zu treffe ich ihn zufällig, freue mich und bin traurig, weil ich fühle, dass auch sein Leben bisher nicht voll geglückt ist.

Wie viele tragische Schicksale barg unsere kleine Siedlung! Am bedrückendsten scheint mir das Leben des Bildhauers Will Lammert, der durch die Nazis und den Zweiten Weltkrieg mehr als sein halbes Lebenswerk verlor. Als er nach dem Krieg aus sowjetischer Emigration nach Berlin kam, musste er von vorn beginnen. Ich liebte und bewunderte diesen stillen Menschen und bin öfter in sein Atelier gegangen. Damals arbeitete er an den Entwürfen für sein wohl erschütterndstes Werk, das Mahnmal in der Gedenkstätte Ravensbrück, dem ehemaligen Frauen-Konzentrationslager: Weithin sichtbar über den See auf einer hohen Stele steht die von ihm geschaffene Frauengestalt, die, trotz Hunger und Verfolgung ungebrochen und stolz, das tote Mädchen in ihren Armen trägt – eine unvergessliche Anklage gegen die Nazi-Mörder von 92 000 Frauen und Kindern.

Will Lammert suchte nach einem Modell für das tote Mädchen, das schon nicht mehr Kind und noch keine Frau sein sollte. Ich bin ganz stolz darauf, dass ich diesen Menschen für ihn fand und auch dazu überreden konnte, ihm Modell zu stehen. Auch sein Thomas-Müntzer-Denkmal in Mühlhausen ist in meinen Augen trotz seiner scheinbar konservativen Darstellung eine großartige Verkörperung von menschlicher Würde und Unerschrockenheit. Es ist Lammert in der DDR keine lange Schaffensperiode mehr geblieben. Aber er war mit Sicherheit einer der bedeutendsten Bildhauer dieses Landes.

Durch unsere Kinder verknüpfte sich unser Leben auch mit der Familie eines anderen Bildhauers, Fritz Cremer, zu dessen Frau Christa wir schnell eine innere Nähe spürten. Ihre wunderbare hohe und schlanke Gestalt hat sich zu meiner Verwunderung wenig in Fritz Cremers Skulpturen widergespiegelt. Ursprünglich war sie mit dem Bildhauer Waldemar Grzimek verheiratet gewesen, von dem das bemerkenswerteste Heine-Denkmal, das ich kenne, in Berlin steht. Dieses Denkmal birgt für mich als Ärztin ein Geheimnis in sich, auf dessen Grund ich nie gekommen bin – sooft ich auch voller Bewunderung vor der Skulptur gestanden und gegrübelt habe. Grzimek hat es fertiggebracht, den gelähmten Heine darzustellen in seinem Willen und in seiner Ohnmacht, aufzustehen. Dieses unbändige und unstillbare physische und geistige Verlangen hat die Skulptur zu einem meiner Lieblingskunstwerke gemacht. Ich habe Grzimek persönlich nie kennengelernt, ich weiß von ihm lediglich aus vielen begeisterten Schilderungen unserer Söhne, damals kleine Schulbuben und eng befreundet mit Thomas Grzimek, dem Sohn aus Christa Cremers erster Ehe.

Welch ein Gegensatz musste zwischen den beiden Ehemännern von Christa bestanden haben. Waldemar war ein großer, kraftvoller Kerl, nach der Beschreibung unserer Kinder übermütig und jungenhaft, ließ er sich von ihnen bedenkenlos zu allen möglichen Streichen verleiten, zum Beispiel zu gänzlich gesetzeswidrigen Autogeschwindigkeiten, so dass ich immer froh war, wenn die Kinder wieder heil zu Hause waren. Sie lockten ihm Geld aus der Tasche, liebten ihn als ihresgleichen, aber sie bewunderten und respektierten seinen Esel, der den Garten in Erkner beherrschte, wo Grzimek damals wohnte.

Von diesem großen Kind, das Waldemar Grzimek wohl gewesen ist, wechselte Christa, die aus altem Landadel stammt, selbst eine talentierte sensible Malerin, zu dem kleinen ernsten, unermüdlich fleißigen Arbeiterjungen Fritz Cremer. Wahrscheinlich hat sie seine Festigkeit und Zuverlässigkeit, die unerschütterliche Kraft seines Glaubens an den Sozialismus angezogen. Wer von den beiden – Cremer oder Grzimek – der bedeutendere Künstler ist, wage ich nicht zu beantworten. Fritz Cremer hat sicher erst in der DDR sein Talent voll entfalten können. Im Gegensatz zu Grzimek fühlte er sich auch immer der Lehre und Erziehung junger Menschen verpflichtet, so war er auch viele Jahre Professor an der Akademie der Künste und betreute Meisterschüler. Auch Christas Talent förderte er mit liebevoller Aufmerksamkeit.

Als es nach der »Wende« 1990 im Museum für Deutsche Geschichte Unter den Linden in Berlin eine Ausstellung über die damaligen Strömungen und die Gefühle für die DDR-Vergangenheit gab und Fritz Cremers Werke als »Schandmale des sozialistischen Realismus« verhöhnt wurden, hätte ich den Urhebern dieser Bilderstürmerei gern meinen Zorn und meine Verachtung gezeigt. Aber sie waren selbst natürlich nicht zugegen. So konnte ich meinem Unmut nur laut Luft machen. Schon unter den Nazis verkannt, wurden an die 50 seiner frühen Bildwerke im Zweiten Weltkrieg vernichtet. Er war mehr als 40 Jahre alt, als er sein künstlerisches Schaffen wieder aufnehmen konnte. Am Ende seines Lebens sah er sich erneut einer feindlichen Bewegung gegenüber. Aber er war doch besser dran als Will Lammert – schließlich war er bereits weltbekannt, und man wird seine Monumente wohl doch nicht antasten. Wie mag er sein Los im Inneren getragen haben? Ein alter kranker Mann mit der Berufskrankheit eines Bildhauers, einem starken Lungen-Emphysem. Ich habe ihn zwar vor seinem Lebensende lange nicht gesehen, aber ich glaube, er wird mit dem ihm eigenen maßvoll-freundlichen Lächeln über die Meinungen kleinlicher Menschen hinweggesehen haben.

Christa hat jedenfalls durch dick und dünn zu ihm gestanden. Leider haben wir uns weniger und weniger gesehen, seit die Kinder erwachsen und ihre eigenen Wege gegangen sind. Thomas, ihr Sohn, war jahrelang Meikis Schulkamerad und bester Freund. Er wurde Töpfer und zog mit seiner Frau in das Oderbruch, zunächst erfüllt von der Einfachheit seiner ländlichen Umgebung, der melancholischen Weite der Landschaft – aber dann regte sich in ihm die Sehnsucht nach Neuem, nach weiterer künstlerischer Entwicklung – so löste er sich von Frau und Kindern und brach zu einem neuen Leben auf. Ich würde ihn gern einmal wiedersehen – er war und ist eines der vielen Kinder, Söhne und Töchter, die ich in mein Herz aufgenommen habe. Von den drei Cremer-Kindern war mir Thomas am nächsten. Sabine, um einige Jahre älter als Thomas und auch ein Kind aus Christas erster Ehe mit Grzimek, war damals ein stilles, in sich ruhendes Mädchen mit den großen blauen Augen ihrer Mutter, eine verträumte Schönheit, von der man kaum glauben konnte, dass sie dem fast handwerklich schweren Beruf ihrer beiden Väter folgen könnte. Sie ist inzwischen eine bekannte Bildhauerin geworden.

Die Jüngste, Trini, war zunächst eine lebende kleine Puppe mit den riesigsten Augen, die ich je in einem Kindergesicht gesehen habe, überschattet von glänzenden braunen Ponyfransen. Sie ließ sich geduldig von einer Vielzahl freiwilliger »Kinderfrauen« durch die Siedlung karren. Aus der geduldigen Kinderpuppe wurde aber später ein leidenschaftlicher, aufsässiger und eigenwilliger Mensch. Auch sie malerisch talentiert, wurde wegen ihrer selbständigen Bühnenbild-Entwürfe an der Weißenseer Hochschule für Bildende Kunst aufgenommen. Aber nach einem Jahr verließ sie die Schule, enttäuscht und verzweifelt über die Lehrer und sich selbst. Auch Trini habe ich lange nicht gesehen, und jetzt, da ich dies alles erzähle, befällt mich die Sehnsucht nach diesen verlorenen Kindern, die ich mit Christa geteilt habe, wie Christa auch unseren vier Kindern eine Mutter war. Wo mögen sie sein, wie fühlen und denken sie heute?

Zur Kinderschar in unserer Siedlung gehörte auch die erste »Braut« unseres Sohnes Meiki: Josette, damals vielleicht vier Jahre alt, die Tochter des aus französischer Emigration zurückgekehrten Sozialisten und Pädagogen Ernst Wildangel und der Französin Simone, die ihr Töchterchen mit leidenschaftlicher und besorgter Liebe nach dem frühen Tod ihres Mannes allein aufzog. Josette war eine der lieblichsten Kindergestalten, die ich je gesehen habe, mit der zarten Haut und den langen Wimpern eines Kleinkindes. Simone, ihre Mutter, eine dunkeläugige, zierliche Frau, deren Charme durch den typisch französischen Akzent noch erhöht war, liebte ihr einziges Kind abgöttisch. Trotzdem – oder vielleicht gerade deshalb – war sie dem kleinen Persönchen gegenüber besonders streng, das zwar von sanfter Engelhaftigkeit zu sein schien, aber durchaus seinen eigenen Willen hatte. Ich erinnere mich noch heute an mein Erschrecken, als Simone ihrem Töchterchen androhte, dass der Weihnachtsmann wohl nur eine Rute bringen würde, falls es seine Unartigkeiten nicht aufgäbe, und zu meiner schockierten Bewunderung blieb Simone konsequent, obgleich es ihr fast das Herz brach. An diesem Eigenwillen Josettes scheiterte schließlich auch die Brautwerbung unseres damals fünfjährigen Sohnes Meiki, dessen feste Absicht, Josette zu heiraten, nachdem sie lange Monate »Eltern und Kind« gespielt hatten, durch die sehr bestimmte Erklärung Josettes, sie könne ihn nicht heiraten, da er immer darauf bestünde, den Puppenwagen allein zu schieben, eine jähe Abfuhr erlitt. So musste ich auf die lieblichste aller Schwiegertöchter verzichten, die meine Söhne je in die engere Wahl gezogen haben.

Noch ein anderes Kind aus unserer Siedlung schloss ich für immer in mein Herz: eine der vier »besten Freundinnen«, die im Leben unserer Tochter Fufu eine Rolle spielten. Fufu bezeichnete sie in einem ihrer selbsterfundenen Geschichtchen, das sie mir im Alter von sieben Jahren als Weihnachtsgeschenk überreichte, als ihre »Glücksfreundin«, eine Bezeichnung, die sicher den Superlativ ihrer Zuneigung ausdrücken sollte. Sie hieß Christiane und war eines der vier Kinder in der Familie Hans Grotewohls, des Sohnes von Otto Grotewohl, dem ersten Ministerpräsidenten der DDR, dessen Händedruck als Sozialdemokrat mit dem Kommunisten Wilhelm Pieck das Wahrzeichen der Vereinigung der beiden großen Arbeiterparteien zur Sozialistischen Einheitspartei Deutschlands wurde. Die Grotewohls wohnten in der sogenannten »Straße 200« unserer Siedlung, einer kleinen, stillen Straße, die noch etwas von dem alten Wäldchen ahnen ließ, das hier einmal gestanden hatte. In ihrem Haus, das dem kleineren Bautyp zugehörte, herrschten stets fröhlicher Trubel und anheimelnde Unordnung. Die Seele der Familie war Mädi Grotewohl, die Mutter der vier Kinder, temperamentvoll, warmherzig und stets voll Energie und Tatendurst. In wie vielen »Unternehmungen« waren wir nicht Bundesgenossen! Im Elternaktiv sowohl von Fufus als auch von Tommys Schulklasse, bei vielen Aktivitäten, die die Kinder in der Schule oder Pionierorganisation betrafen, bei der Rodung und gartenarchitektonischen Ausgestaltung eines kleinen Spielplatzes um die

Ecke, schon außerhalb unserer Siedlung. Wie stolz waren wir, als wir SED-Mitglieder aus der Siedlung und der Umgebung begannen, diesen öden, verwahrlosten Platz urbar zu machen, und sich uns Nichtgenossen aus den Nachbarstraßen freiwillig anschlossen, so dass unter unseren Händen nicht nur ein reizender Kinderspielplatz und ein schönes Eckchen mit Bank für die Mütter oder alten Leute entstanden, sondern dass auch das Eis zwischen den Siedlungsbewohnern und der »Urbevölkerung« gebrochen schien. – Und welch eine herzzerbrechende Erinnerung ist von diesem Spielplatz am Ende geblieben! Eines Tages hieß es, dass er geräumt werden und dass die Kommunale Wohnungsverwaltung dort notwendige Gebäude errichten müsse. Kein Protest half, keine Vorhaltungen, was ein solcher Schritt an negativen politischen Folgen haben könnte. »Unser« Spielplatz verschwand und wich einer öden Baracke, umgeben von einem durch unordentlich gelagerte Bauteile verunzierten, betonierten Hof.

Ob es sich bei diesem Magistratsbeschluss um eine politische Provokation, Dummheit oder um unverzeihlichen Mangel an Sensibilität gehandelt hat? Wir »Schöpfer des kleinen Kinderparadieses« fühlten uns jedenfalls zutiefst frustriert. Wie oft mag sich die DDR solche Eigentore geschossen haben? Nein, das sind keine Kleinigkeiten, sondern tiefgehende politische Fehler, die den DDR-Slogan »Plane mit, arbeite mit, regiere mit« in den Augen der dem Neuen erst zaghaft ihr Vertrauen schenkenden Menschen lächerlich machten. So blieb der erneute Versuch, einen anderen unbebauten Eckplatz unserer Straße zu einem Kinderspielplatz zu gestalten, in allgemeiner Lustlosigkeit stecken. Jedes Mal, wenn ich an den Schaukeln und Klettergerüsten auf diesem kleinen, verwahrlosten Platz vorüberging, empfand ich Schmerz und Scham. Heute ist er eingezäunt und anscheinend verkauft. Die wenigen Kinder, die immerhin an den bunten Klettergerüsten gespielt haben, sind nun auch aus diesem Schuttparadies vertrieben.

Aber zurück zu Mädi Grotewohl, deren heiter-sprudelndes Wesen keine trüben Gedanken duldete. In ihrem Hause war nichts zu spüren von »Regierungsnähe« oder besonderer Bevorzugung. Die Grotewohls waren natürliche und herzliche Menschen. Hans und Mädi waren beide Architekten und haben eine Zeit lang in Nordkorea mitgeholfen, dort die Stadt Hamhung aufzubauen. Mädi hat übrigens auch den späteren Anbau unseres Hauses projektiert und geleitet. In ihrer fröhlichen Unbekümmertheit verrechnete sie sich um fünfzehn Zentimeter, so dass sie eine Treppenstufe quer durch unser Schlafzimmer legen musste, ein Umstand, der sie, und dann auch uns, mit Heiterkeit und alle Besucher stets mit zurückhaltendem Staunen erfüllte. Nach Jahren der Gewöhnung gelingt es einem, auf dem Weg zum Badezimmer auch nachts im Halbschlaf die Hürde ohne Stolpern zu nehmen. Als mein Bein wegen einer Fußfraktur in Gips lag, bot mir die ungewöhnliche Treppenschwelle Gelegenheit zu vorfristigen Rehabilitationsübungen, indem ich mich erst auf die Stufe setzte, dann drehte und schließlich das Bein auf die höhere Ebene schwang.

Auch im Bereich der Innenarchitektur waren Mädis krause Ideen unerschöpflich, und während sie in manchen Dingen den lieben Gott einen guten Mann sein ließ, setzte sie sich zum Beispiel mit unverdrossenem Eifer für bestimmte Arten von schwer erhältlichen Lampen ein, die ihr als Ideal vorschwebten. So hängen noch heute neben unseren Betten zwei Messingtüten an Schnüren von der Decke herunter, deren beschränkter Lichtkegel zwar die Nachttischchen beleuchten, nächtliches Lesen aber nur gestatten, wenn man sich halb aus dem Bett lehnt. Auch die Tischler, die unsere Einbaumöbel nach Mädis technischen Zeichnungen anfertigten, stöhnten über die Vorgaben, die Mädis prächtiges, großzügiges Wesen widerspiegelten, dem es auf ein paar Millimeter mehr oder weniger nicht ankam. Hans, ihr Mann, war eine gelungene Ergänzung zu Mädi. Ruhig, dickbäuchig, etwas phlegmatisch und voll freundlicher Toleranz sah er dem Trubel in seiner Familie wohlwollend zu und ließ Mädi gewähren. Die Kinderschar bestand aus drei Mädchen, die im Alter unserer Kinder waren, und einem männlichen Nachkömmling, der für die eigenen Schwestern, soweit ich sehen konnte, keine echten Kontaktmöglichkeiten bot und oft zu Zänkereien Anlass gab. Claudia, die Älteste, war mit unserem Tommy gleichaltrig. Durch ihre ganze Kindheit hindurch war sie ein langaufgeschossenes fleißiges, eher stilles Mädchen. Dagegen war Christiane, Fufus »Glücksfreundin«, ein lustiger Quirl, deren Mund nie stillstand und die das Temperament ihrer Mutter geerbt hatte. Fufu und Christiane waren ein Herz und eine Seele, sie gingen gemeinsam in dieselbe Schulklasse und hatten einander stets so viel zu erzählen, dass sie für den Heimweg von der Schule die zehnfache Zeit brauchten, verglichen mit dem Hinweg am Morgen.

Trotz »Tante Gretes« Ermahnungen – sie war über Jahrzehnte fast das wichtigste Mitglied unserer Familie und ist in unser aller Herzen eine Zentralfigur geblieben –, nach der Schule pünktlich zu sein, konnte man in der Ferne die beiden Rückfallsünder, auf einem Mäuerchen hockend, beim endlosen Schwatzen beobachten. Wenn sie dann endlich aufschraken und nach Hause stürzten, dachten sie sich die fantasievollsten Schwindeleien aus, was alles sie abgehalten hätte: Nicht zu zählen waren die vielen Nachmittage, an denen die ganze Klasse nachsitzen, besondere Pflichten erfüllen und andere obskure Aktivitäten hatte erledigen müssen! Manchmal wählten sie auch den Umweg über Mädi, von der sie für Fufu eine Fürsprache bei Tante Grete erbettelten. Unsere scharfsichtige Tante Grete hatte die beiden Bummelanten aber längst erspäht und war im Übrigen nicht so leicht hinters Licht zu führen.

Christiane studierte später Architektur, heiratete einen Töpfer in einem kleinen Ostseebad, musste die Architektur aus Mangel an Berufsmöglichkeiten aufgeben und half ihrem Mann in der Töpferei. Sie hatten drei Kinder miteinander, von denen eines im Kleinkindalter auf tragische Weise starb. Ihr Mann begann zu trinken, und Christiane verliebte sich in einen jungen DDR-Maler, dessen Talent – ob zu Unrecht, weiß ich nicht, da ich nie eines seiner Werke gesehen habe – »von offizieller Seite« nicht geschätzt wurde und der schließlich auf einen Ausreiseantrag hin nach Westberlin zog. Christiane folgte ihm, was in den Augen ihrer Eltern für eine »Grotewohl-Enkelin« einen Skandal bedeutete und diese veranlasste, sich eine Zeit lang von ihrem eigenen Kind loszusagen. Beide Seiten waren todunglücklich über die Entfremdung. Mädi fing sich bald wieder – dazu war sie ein zu liebevoller und warmherziger Mensch, während Hans wohl etwas länger auf seiner sogenannten »prinzipiellen Haltung« beharrte, wie sie zu jener Zeit allen »Republikflüchtlingen« gegenüber erwartet wurde.

In welche schrecklichen Gewissenskonflikte geriet man in vielen Fällen, in denen Menschen aus echter Liebe zu einem Bürger des anderen Deutschlands die DDR verließen oder weil sie unter tatsächlicher oder vermeintlicher Chancenungleichheit bei uns litten.

Wir Genossen wurden angehalten, »Republikflucht« zu verurteilen. Im Prinzip konnte ich dem zunächst auch zustimmen. Wir hatten es schließlich sehr schwer beim Aufbau einer – wie ich immer noch glaube – besseren Gesellschaftsordnung. Diese Menschen, die uns verlassen wollten, hatten wir ja großgezogen, ihnen Bildung und Kultur ermöglicht, Arbeit und Freizeit gegeben, Wohnungen gebaut, und wir glaubten, ihnen eine glückliche Zukunft geschaffen zu haben, ohne Arbeitslosigkeit, mit kostenlosem Zugang zu jeglicher gesundheitlicher Betreuung, ein Stückchen Welt ohne Angst vor Drogenmissbrauch und ständig steigender Kriminalität. Wir hatten zweifellos auch eine unschuldigere, herzlichere Art, miteinander umzugehen.

War das alles eine Illusion? Aber wenn ich das eben Geschriebene noch einmal lese, kommt mir die Redeweise »Wir hatten sie großgezogen ...« vermessen, paternalistisch und überheblich vor. Sie hatten sich ja auch selbst aufgezogen, mit allen gemeinsam gelernt und gearbeitet. Woher nahmen wir das Recht, sie – wenn auch aus einem ursprünglich wohlgemeinten Gefühl heraus – als »unsere Menschen« zu bezeichnen. Durften sie nicht selbständig entscheiden, wenn sie so fühlten, alles im Stich zu lassen? Nein, dachten wir, sie hätten nicht das Recht, der Allgemeinheit zu schaden. Wir warfen ihnen Selbstsucht und Eigennutz vor und sahen nur die, die an das Geld und den Luxus dachten, wenn sie der DDR den Rücken kehrten, ihren Arbeitsplatz verließen und empfindliche Lücken in das Arbeits- und Produktionsgefüge rissen.

Heute ist es wohl kaum noch nachfühlbar – und früher war es das in der BRD wohl auch nicht –, dass der Weggang von Arbeitskollegen oft einen unmittelbar unersetzlichen Verlust darstellte und zurückbleibenden Genossen und Nichtgenossen eine harte Last aufbürdete. Wie kann man sich noch heute in ein Gesellschaftsgefüge hineinfühlen, in dem jeder Einzelne so dringend gebraucht wird, heute, wo Millionen von Arbeitslosen mit Freude in jede Lücke springen würden?

Nein, das schmerzliche Gefühl, im Stich gelassen zu sein von denen, die uns verließen, die gestern noch mit uns an einem Strang zu ziehen schienen, die entstehende Leere, die bohrenden Fragen, was von »unserer Seite« aus zuwidergelaufen war, falsch gemacht wurde – ich habe nichts davon vergessen!

Aber durften wir von diesen Menschen als »Verrätern« sprechen? Übrigens bin ich selbst auch nie so weit gegangen. Nachdem ich anfangs jeden Weggang prinzipiell missbilligte und meine Enttäuschung sich im Wesentlichen darauf gründete, dass diese Menschen blind, ja verblendet wären, von zwei Gesellschaftsordnungen nach meiner Überzeugung und Erfahrung die schlechtere wählten, begann ich später jeden einzelnen Fall differenzierter zu sehen.

So ging es mir auch mit Fufus »Glücksfreundin« Christiane, die ich liebhatte und für die ich bei Mädi um Verständnis warb. Ihr Weggehen bedeutete für Christiane die Trennung von ihrer Tochter, die nicht mit ihrer Mutter gehen, sondern beim Vater bleiben wollte. Christiane zog auch keineswegs in eine gesicherte Existenz. Sie musste sich umschulen lassen, wurde Blumenbinderin und baute sich schließlich ein eigenes Blumengeschäft auf. Gewiss, auch ohne »Mauer« hätte es zu solcherart Rissen und Trennungen in Familien kommen können. Aber durch die Grenze entstand eben doch etwas anscheinend Endgültiges. Für viele mag diese Endgültigkeit nie verheilende Wunden hinterlassen haben.

Auch unter den Kindern der Nachbarschaft waren die politischen Spannungen zu spüren. Christiane und Fufu waren ebenso unzertrennlich wie Meiki und Thomas Grzimek. Aber während die Buben von sanfter Art waren, steckte in den Mädchen ein wild entschlossener Kampfgeist. Zu jener Zeit, als unsere Kinder, und natürlich auch Christiane, der Pionierorganisation der DDR beitraten, wurden sie von anderen Kindern in unserer Nachbarschaft noch häufig angefeindet. Ich erinnere mich an einen winterlichen Spätnachmittag – es war schon dunkel –, als die beiden Freundinnen atemlos vor der Haustür standen, über und über verdreckt, zerzaust, mit heißen Bäckchen, über die schwärzliche Tränenrinnsale liefen – und schluchzend, aber triumphierend von ihrem Sieg über eine »Bande« älterer Jungen berichteten, die ihnen die Pioniertücher hatten entreißen wollen.

Ja – auch »Banden« spielten eine Rolle in unserer Nachbarschaft. Sie bestanden meist aus halbwüchsigen Jungen und Mädchen, die mit Vorliebe in einer Gruppe um den Eingang der Bäckerei standen, Zigaretten rauchten und mit ihren rauen Stimmen Kommentare über die Vorbeigehenden von sich gaben. Sie standen in üblem Ruf, obgleich ich sie eigentlich nie etwas ernstlich Böses habe tun sehen. Diese »Banden« wechselten von Zeit zu Zeit ihren »Personalbestand«, und man sah ehemalige Mitglieder nach Jahren brav einen Kinderwagen mit eigenem Sprössling durch die Gegend schieben, meist selbst noch sehr wenig erwachsen aussehend. Diese »Banden« nahmen nie ein Kind aus unserer Siedlung auf, wie auch umgekehrt kein »Siedlungskind« sich zu ihnen hingezogen fühlte.

Unsere Kinder hatten das Glück, gerade in einer Periode mit vielen gleichaltrigen Kindern um sie herum aufzuwachsen, so dass alle immer großartige Erlebnisse miteinander hatten. Andere Kinder in unserer Siedlung waren einsamer – so wie Nucki oder die beiden Paryla-Kinder und die Söhne der Uhses, die alle älter waren.

Natürlich waren da auch die Erwachsenen. Ich will bei den Parylas, den berühmten österreichischen Schauspielern, beginnen, die einige Jahre in unserer Straße wohnten und zu denen ich häufig wegen Anginen der Kinder gerufen wurde. Stets waren die Eltern bei solchen Gelegenheiten auf Tournee, und eigentümlicherweise liegt in meiner Erinnerung das fiebernde Kind mit geschwollenen Mandeln immer mutterseelenallein im Haus zu Bett. So kann es wohl kaum gewesen sein.

Einmal jedoch trat Vater Paryla mächtig in Erscheinung. Die Parylas hatten zwei Wolfshunde, die im Winter ein gleichgroßes Interesse am Rodeln auf dem gegenüberliegenden Hügel hatten wie die Kinder aus der Nachbarschaft. Nur zeigten sie zusätzlich ein ebensolches Interesse an den wimmelnden Kinderbeinen. Natürlich sollten die Hunde eigentlich im Garten eingesperrt sein, aber mehr als einmal gelang es ihnen, auszubrechen und sich mit lustvollem Doppelgebell in das Kindergetümmel zu stürzen. Diesmal waren es Fufus Hose und eins ihrer Beine, die dran glauben mussten. Da aus beiden ein Stückchen herausgebissen war, ging Mitja zu den Parylas, um ihnen Vorhaltungen zu machen. Vater Paryla warf daraufhin einen umwerfenden Akt vollständiger Zerknirschung hin, verfluchte die Hunde und drohte ihnen in wahrhaft biblischem Zorn. Mitja war ganz hingerissen von der Vorstellung. Als er aber Paryla darauf hinwies, dass laut amtlicher Verfügung die Hunde auf Tollwut untersucht werden mussten, endete das Schauspiel schlagartig, und aus Paryla wurde ein normaler, beleidigter Hundebesitzer.

Die Erinnerungen an die Uhses waren ganz anderer Art. Der Schriftsteller Bodo Uhse hatte Alma und deren Sohn aus erster Ehe aus den USA mitgebracht. Wir standen ihr eigentlich näher als ihm – oder kommt es mir nur jetzt so vor, weil wir, als er sie einer jüngeren Frau wegen verließ, ihren Kummer, ihre Verlassenheit und schließlich ihre Rückkehr in die USA mit ihr durchlebten?

Alma war eine aufsehenerregende Frau mit langen Gliedern, schmalem langem Gesicht, pechschwarzen Augen und glänzendem, tiefschwarzem Haar. Im Geiste sah ich sie immer – indianergleich – auf wilden Pferden über endlose Prärien galoppieren. In Wahrheit war sie die Tochter eines reichen Diamanten-Importeurs aus Uticah, einer kleinen Stadt, up-state New York. Aber das andere, das Bild meiner Fantasie, war ihre eigentliche Wirklichkeit. Und Reiten war tatsächlich ihre Leidenschaft. In erster Ehe war sie mit dem Schriftsteller James Agee verheiratet gewesen, der in der McCarthy-Ära in den USA eine unrühmliche Rolle gespielt hatte. Als sie auf den noch jungen und anscheinend auf Frauen ungemein anziehend wirkenden Bodo Uhse traf, fing sie sofort Feuer, löste ihre Ehe und folgte ihm zusammen mit Joe, ihrem Sohn aus erster Ehe, in die DDR. Sie nahm ohne Bedenken das

Risiko auf sich, in ein fremdes Land zu ziehen, dessen Sprache sie nie richtig erlernen würde, dessen Kultur ihr fremd war und dessen Vergangenheit sie, die jüdischer Herkunft war, hassen musste.

Und das alles für einen Mann, der sie zwar liebte, aber immer zu Seitensprüngen bereit war, vor allem aber für einen Schriftsteller, dessen Sprache sie nicht nachempfinden konnte, so dass sie schließlich auch nicht mehr las, was er schrieb, womit sie sicher bei aller Liebe und Generosität ihres Wesens den Todeskeim für ihre Ehe legte.

Was war es, das Bodo Uhse so anziehend auf Frauen machte? Gewiss, er hatte schöne tiefliegende Augen unter starken Brauen, aber er war eher schmächtig von Gestalt und im Gespräch weder interessant noch witzig. Als Frauenheld habe ich ihn mir nie vorstellen können. Was ich vielmehr persönlich in ihm spürte, war eine wachsende Zerrissenheit. Ich glaube, dass er zutiefst an sich zweifelte, an seinem Talent, an der Fähigkeit, sein Buch (»Die Patrioten«) zu beenden – es blieb auch unvollendet. Ich glaube, dass irgendetwas in ihm zerbrochen war – der jugendliche Schwung, vielleicht auch der Glaube an den Sozialismus? Mir gegenüber hat er sich nie ausgesprochen. Ich denke mir, dass er mit dem Verlust der eigenen inneren Sicherheit allmählich auch Almas Glauben an sein Talent zerstörte. Wie kann aber ein Schriftsteller mit einem Partner leben, der nicht mehr an ihn glaubt, der nicht einmal liest, was er schreibt? Bodo Uhse war ein schwacher Mensch, und der letzte Konflikt zwischen seiner Zuneigung zu Alma und der Leidenschaft zu der viel jüngeren Geliebten, die ein Kind von ihm bekam, überstieg seine Kräfte. Schließlich siegten die Verführungskraft und die sexuelle Anziehung der jüngeren Frau.

Alma beschloss, mit den Söhnen zurück in die USA zu gehen. Von den beiden Jungen kannte ich Joe, den Älteren (der später wieder den Namen seines leiblichen Vaters annahm), weniger. Er wurde sofort nach Ankunft in den USA zum Militär eingezogen. Ich weiß nicht, ob er noch im Vietnamkrieg zum Einsatz kam. Jedenfalls hatte Joe Kraft genug, sich wieder in seine ursprüngliche Heimat einzupassen. Er wurde Schriftsteller wie seine »zwei Väter« und schrieb ein Buch über seine Kindheit in der DDR, in dem er seine Schwierigkeiten als

Fremder in der Schule sowie seine Beziehungen zu Bodo schildert und beschreibt, wie er den Sozialismus erlebte, nicht ganz ohne Bitterkeit, aber doch in dem Bemühen, gerecht zu sein.

Ganz anders war das Schicksal des gemeinsamen Sohnes von Alma und Bodo Uhse: Stefan war ein Kind der DDR. Ich sah ihn oft, da er an schwerem Bronchialasthma litt. Das komplizierte Verhältnis seiner Eltern war mit Sicherheit ein schweres Trauma für den von Natur aus sensiblen und verschlossenen Jungen. In den USA fand er keinen Halt mehr und nahm sich schließlich das Leben. Bodo Uhse hat den Tod seines Sohnes nicht mehr erlebt, er starb bald nach Almas Übersiedlung in ihre alte Heimat.

In das Haus der Uhses, an das sich für uns so viele bedrückende Erinnerungen knüpften, zogen dann die Henselmanns, die Familie des bekannten Berliner Chefarchitekten, mit sieben bildhübschen Kindern, die aber zumeist schon dem Schulalter entwachsen waren. Alle – bis auf eines – hatten vom Vater her einen bohemehaften, abenteuerlichen Charakterzug geerbt. Gerade dieses eine Kind, eine begeisterte Junglehrerin, starb ganz jung. Ich sehe sie noch vor mir, wie sie mir vor unserem Hause strahlend von der Schule erzählt, einen kecken, kirschroten Hut auf dem Kopf, der ihr fröhliches Gesicht in der Sonne rosig färbt – und zehn Tage später starb sie an einer besonders heimtückisch verlaufenden Leukämie. Wir konnten es kaum fassen. Noch heute trauere ich um dieses fröhliche, zutrauliche Mädchen, das kaum die ersten Schritte in jenes Leben getan hatte, von dem junge Mädchen träumen.

Frau Henselmann war eine liebe, sanfte und kluge Frau, die den ruhigen Pol der Familie darstellte. Sobald die Kinder erwachsen waren, heirateten sie, ließen sich scheiden, heirateten abermals. Als ich Frau Henselmann einmal fragte, wie viele Enkel sie eigentlich habe, meinte sie: »25 plus/minus vier.« Frau Henselmann ist die Schwester der ersten Frau von Robert Havemann, von dem ich noch ausführlicher zu berichten habe. Beide Schwestern waren feine, ausgeglichene Menschen.

In unserer Nachbarschaft gab es außerdem noch die beiden »letzten Ritter«, wie ich sie für mich selbst bezeichnete: den freundlich-zurückhaltenden Ludwig Renn, Spanienkämpfer und Schriftsteller, der das Haus mit seinem Chauffeur bewohnte, und Professor Alexander Mette, den vormaligen Freudianer, der sich in langjährigen inneren Auseinandersetzungen von Freud losgesagt hatte und Marxist geworden war. Die Frau dieses selbst Freunden gegenüber stets formvollendet höflichen Menschen war einst Tänzerin gewesen und von herzlicher Liebe zu Kindern erfüllt. Bei ihr und der »Tante Friedlich« nebenan gab es stets ein Bonbon, so dass unsere und andere Kinder diese Straßenseite deutlich bevorzugten.

Die beiden Friedrichs wohnten uns schräg gegenüber – er war Grafiker und hatte die Schmalseite seines Hauses mit großen »lebensbejahenden« Graffiti »geziert«, die allerdings dem späteren Umbau des Gebäudes zur Residenz des Schweizer Botschafters ohne unser Bedauern zum Opfer fielen. Die beiden Friedrichs waren ein altes, kinderloses Ehepaar, das sich ewig in den Haaren lag. Trotz ihrer Zänkereien waren die beiden einander aber sehr zugetan. Sie kamen aus Arbeiterfamilien im Saarland und hatten schwere Jahre im antifaschistischen Widerstand hinter sich. Nach dem Tode von »Onkel Friedlich« verfiel der blühende Garten, der sein Stolz gewesen war, und mit »Tante Friedlich« ging es stetig bergab, so dass man sie schließlich in ein Pflegeheim bringen musste. Die Zeit des Faschismus war für sie nicht in der Vergangenheit begraben, seine furchtbare Macht holte sie als alte und sterbende Frau in täglichen Wahnvorstellungen und qualvollen Ängsten wieder ein.

Man darf nie vergessen, dass die Zeit des Faschismus in Deutschland mit dem Ende des Zweiten Weltkrieges nicht schlagartig vorbei war – wie man nach langer Dunkelheit das Licht wieder anknipst. Bei wie viel Tausenden von Menschen mag er ihre Träume wieder und wieder mit seinem tödlichen Hohn bedrohen?

Nicht mehr eigentlich zu unserer Siedlung gehörend, aber nur um die Ecke wohnend, gehören in meiner Erinnerung die Kahane-Kinder, die öfters mit ihrer kleinen Mutter zu uns in den Garten kamen. Doris Kahane war Malerin, eine ernsthafte, wenn auch vielleicht nicht so bedeutende Malerin. Sie war ehemalige Spanienkämpferin und ein reizender, beherzter Mensch, der mir einmal anvertraute, dass man sie vor dem Umgang mit uns gewarnt hatte. Man sei sich zwar nicht ganz sicher, möglicherweise seien wir aber raffinierte Spione und Agenten für die USA. Sie wollte nicht damit herausrücken, von wem so etwas kam, aber offensichtlich traute man Westemigranten wie uns, insbesondere dem klugen Mitja, in der Parteiführung nicht über den Weg. Mitja focht dies nicht weiter an, er lachte darüber – aber ich war betreten über das Misstrauen, das uns im Übrigen noch des Öfteren begegnen sollte. Der Mangel an Vertrauen in die Menschen war ein tragischer Wesenszug, der sich durch Partei- und Staatsführung von der Gründung bis zum Ende der DDR zog. So schmerzlich ich ihn empfand, so bitter hemmend er sich auswirkte, so sehr konnte ich ihn doch auch verstehen. Er entsprang der berechtigten angstvollen Einschätzung, dass die Existenz dieses »ersten sozialistischen Staates auf deutschem Boden« in jedem Moment seiner vierzigjährigen Geschichte vom Untergang bedroht war. Aber wie viele intellektuelle Quellen blieben dadurch unerschlossen, wie viele Menschen furchtsam umgangen, nicht für uns gewonnen und sogar von uns gestoßen.

Ich möchte die Schilderung unserer Nachbarschaft abrunden mit dem Bild zweier Menschen, die zwar miteinander verheiratet waren und einander achteten und liebten, aber vor meinen Augen nie zu einem Ehepaar verschmolzen. Ich spreche von René Graetz, dem Bildhauer und Grafiker, und der Karikaturistin und Malerin Elizabeth Shaw. René hatte ich ganz besonders in mein Herz geschlossen. Ich liebte seine jungenhafte Naivität und fröhliche Ursprünglichkeit, seinen unabhängigen fragenden Geist, die Fähigkeit, seine tiefen Zweifel, die nach und nach in ihm entstanden, und die Wunden ungerechter Kritiken, die ihm von unbefugter Seite und offiziell zugefügt wurden, von sich wegzulachen, wenn auch manchmal ein bitterer Ton aus seinem Lachen herauszuhören war. In Berlin geboren, in Genf aufgewachsen, in Kapstadt an der Seite der Schwarzen kämpfend, über Paris noch kurz vor Ausbruch des Zweiten Weltkrieges nach London gelangend, als sogenannter »enemy alien – feindlicher Ausländer« nach Kanada deportiert, dort interniert und schließlich für die letzten künstlerisch produktiven Jahre als überzeugter Kommunist nach Berlin gekommen, hatte er wohl eigentlich kein rechtes Vaterland außer der Fortschritts- und Friedensbewegung der Welt. Er sprach auch Deutsch nur mit englischem Akzent und wohl am liebsten Englisch. Er war ein großes Talent und ein unwiderstehlich charmanter Mensch. Sein Tod hat mich mit großer Trauer erfüllt.

Noch kurz vor seinem Tode traf ich ihn auf der Straße, und er erzählte mir, dass er von Elizabeth, seiner Frau, einen neuen künstlerischen Aufbruch erwarte. Elizabeth ist nun auch schon tot. Ich weiß nicht, ob dieser Aufbruch noch erfolgt ist. Sie war eine glänzende, witzige Zeichnerin, deren künstlerische Art einen unerwarteten Gegensatz zu dem lieblich-jungmädchenhaften Aussehen, ihrer zarten irischen Haut und ihrem herb-herzlichen Wesen bildete. Aus ihren Lebenserinnerungen kann man heraushören, dass sie wohl stets mit Liebe, Sehnsucht und Sorge an ihre irische Heimat zurückdachte und sich in der DDR nie ganz zu Hause gefühlt hat.

Alle diese Menschen um uns herum standen für pulsierendes Leben, sie hatten ungewöhnliche Schicksale, waren von schöpferischem Tatendrang. Die meisten von ihnen waren, wie wir, mit dem Wunsch gekommen, aufzubauen, etwas Neues, Besseres entstehen zu lassen, ihre Talente und Gaben hineinzuwerfen in die brodelnden ersten Jahre dieses neuen Deutschlands.

Keine Nörgelei an der DDR oder Anklage Außenstehender wird mich je dieses Glücksgefühl einer schöpferischen Gemeinschaft, das uns damals beflügelte, vergessen lassen.

Hausgenossen

Heute ist ein frostkalter Wintertag, der Schnee im Garten, durchwirkt von den bläulichen Schatten des Ilex, schimmert rosig in der Sonne. Die kahlen Sträucher sind übersät von den kleinen wieder gefrorenen Schmelztropfen des gestrigen Tauwetters, die wie Glaskugeln im durchscheinenden Licht flimmern. Wie früher tönt das Gewirr der vielen Kinderstimmen vom Rodelberg zu mir herüber.

Wie war der Anfang unseres Lebens hier in der Kuckhoffstraße? Wir hatten in dreimal zwei Stunden mit Hilfe eines Taxis, das uns von Geschäft zu Geschäft fuhr, alles an Mobiliar und Hausstand eingekauft, was uns notwendig erschien, wobei es damals nicht viel Auswahl gab und manches gar nicht zu haben war. Nichtsdestoweniger haben wir eine ganze Reihe der Möbel von damals nie austauschen müssen. Als wir einzogen, war allerdings noch nicht alles geliefert. So aßen wir in einem der Kinderzimmer, da dort bereits ein Kindertischchen stand und eine Liege und mehrere stabile kleine Holzstühlchen Sitzplätze für unsere sechsköpfige Familie und die junge Hausangestellte boten, die wir eingestellt hatten. Für alle waren Betten vorhanden. Nur die Eltern mussten sich gemeinsam in ein Einzelbett quetschen, was wir lustig fanden. Mitja schwebte sowieso ein französisches Doppelbett vor, das aber nirgends käuflich zu erwerben und, wie ich glaube, damals in Deutschland noch unbekannt war. Wir haben uns später ein solches Bett anfertigen lassen.

Die Verpflegungslage war 1952 zwar nicht so schlecht, wie man in Wien geunkt hatte – wir nahmen sogar auf den Rat guter Freunde hin ein Säckchen Ei-Pulver mit in die DDR, das wir dann nie gebraucht haben. Allerdings habe ich aus jener Zeit eine ausgesprochene Abneigung gegen Essiggemüse zurückbehalten. Fleisch war knapp, so dass ich auch zum ersten Mal in meinem Leben Pferdefleisch aß, das zu meiner Überraschung ausgesprochen gut schmeckte.

Als uns jedoch ein wunderschöner, gutherziger Bernhardiner-Hund zum Geschenk angeboten wurde und die ganze Familie schon sehnsüchtig und verlangend in seine braunen Augen blickte, mussten wir allerdings angesichts des offensichtlichen Missverhältnisses zwischen der Fleischlage und seinem mutmaßlichen Appetit blutenden Herzens auf ihn verzichten. Der Engpass Kaffee machte Teetrinker aus uns und wir untersagten auch die heimlichen Kaffee-Einkäufe, die Tante Tillack hinter unserem Rücken im Westen am Gesundbrunnen für einen Schwindelwechselkurs tätigte, weil sie uns einen Gefallen zu tun glaubte. Nein, wir und alle anderen litten zu der Zeit keine Not mehr, nur war eben das Angebot an Nahrungsmitteln damals sehr eintönig.

Wir lebten uns schnell ein. Die drei größeren Kinder, Tommy, Meiki und Fufu, gingen jetzt in den Kindergarten und hatten außerdem den eigenen Garten als märkische Sandkiste zum Spielen. Und für Lisa hatten wir bald schon »Tante Tillack« da, die bei uns im Haus wohnte und Lisa – leider als einziges von unseren vier Kindern – fest in ihr Herz schloss.

»Tante Tillack« war unsere erste richtige »Hausangestellte«, die mehrere Jahre mit uns lebte. Sie kam aus dem früheren Ostpreußen und war mit dem Flüchtlingsstrom, der sich vor der heranrückenden Sowjetarmee nach Westen schob, in die Gegend von Eberswalde verschlagen worden. Bis dahin war ihre kleine Familie, Mann, Frau und Sohn, intakt geblieben. Aber in den allerletzten Wochen, kurz vor Kriegsende, wurde ihr Mann doch noch eingezogen, geriet, wie Tante Tillack meinte, in sowjetische Gefangenschaft und blieb für immer verschollen. Tante Tillack verlor nie den Glauben, dass er eines Tages wieder auftauchen würde. Als sie zu uns zog, hatte ihr Sohn bereits als Handwerker in einem kleinen Ort bei Eberswalde Fuß gefasst und geheiratet. Er war ihr ein guter Sohn, aber die Verhältnisse gestatteten es wohl nicht, die Mutter bei sich zu behalten. So suchte sie Arbeit in der ungewohnten, fremden Großstadt Berlin. Es muss ein schrecklich einsames Dasein für sie gewesen sein, ohne eigenes Heim, ohne den Sohn und immerfort um den verschollenen Mann trauernd, dazu in einer Familie, die politisch ganz andere Erfahrungen und Gefühle hatte.

Sie war von blassem Aussehen und Wesen und mit nichts konnte man auch nur ein Fünkchen Freude in ihr anzünden. Nur Lisa liebte sie mit echter und ausschließlicher Zuneigung, wobei sie den anderen Kindern gegenüber oft ungerecht und manchmal regelrecht feindselig war. Nach und nach verschlimmerte sich ihr depressiver Zustand, so dass sie oft in Tränen ausbrach und man weder einen Grund herausbekam noch sie trösten oder ihr helfen konnte. Dabei war sie absolut zuverlässig und fleißig – ein rechtschaffener Mensch. Ich hatte lange Zeit nicht das Herz, ihr zu kündigen. Auch hing Lisa mit inniger Liebe an ihr, aber Mitja litt ganz besonders unter der dauernden trüben Stimmung, so dass er eines Tages erklärte, dass ich zwischen Tante Tillack und ihm zu wählen hätte. Zu diesem Zeitpunkt hatte die Depression bereits fast klinische Dimensionen angenommen. Wir ließen Tante Tillacks Sohn kommen und schilderten ihm ihren Zustand. Er nahm sie daraufhin in seine Obhut.

Das Glück brachte uns dann unsere »Tante Grete« ins Haus, die mehr als fünfzehn Jahre in unserer Familie lebte, sich dann eine kleine Wohnung in der Nähe nahm, jetzt nur drei Häuser von uns entfernt wohnt und noch oft für uns kocht. Täglich schaut sie bei uns oder wir bei ihr vorbei. Und beinahe hätte ich Tante Grete gar nicht eingestellt. Sie hatte sich, »um einen guten Eindruck zu machen«, die Haare blondieren und modisch herrichten lassen, die Fingernägel rot angemalt und sich überhaupt einen erschreckend aufgedonnerten Anstrich gegeben, was bei ihrem beträchtlichen Leibesumfang eine besondere Dimension ergab. Mitja, der hätte zu- oder abraten können, war in Italien. Tante Grete befand sich damals noch in ungekündigter Stellung bei einem Ehepaar, von dem beide dauernd außer Haus waren, so dass ihnen auch ihr Söhnchen lästig wurde und sie es zur Großmutter gaben. Dadurch blieb wenig zu tun für Tante Grete, und sie trauerte dem kleinen Jungen nach. »Ich kann doch nicht den ganzen Tag Taschentücher umhäkeln«, klagte sie, und ihre Augen leuchteten auf, als sie hörte, dass wir vier Kinder hätten. Das gab den Ausschlag. Und so erhielten unsere Kinder eine resolute, liebevolle, gerechte und intelligente Zweitmutter, wie man sie sich besser nicht vorstellen kann, und Mitja und ich ein neues Mitglied in der Familie, kraftvoll, fröhlich, feinfühlig und bildungshungrig.

Mein kleiner, aufmerksamer Joshua, ich weiß, dass Lebens-
erinnerungen in der Regel die großen Begebenheiten der Geschichte
schildern und von berühmten Menschen handeln, deren Namen man
schon kennt und von denen man Neues und Intimes wissen und
hören möchte. Tante Grete ist keine Wissenschaftlerin, keine Künst-
lerin, keine Politikerin geworden, noch nicht einmal unter ihrem
Nachnamen erzähle ich Dir von ihr. Aber in ihr verdichtet sich meine
Anklage und mein Schmerz um die verlorenen Chancen, die ein sol-
cher hochintelligenter Mensch schon im Kapitalismus der Weimarer
Republik, dann bei den Nazis und schließlich in dem von ihnen an-
gezettelten Krieg hatte.

Tante Grete stammt aus einer Arbeiterfamilie und war die Älteste von
zunächst sechs Kindern aus der ersten Ehe ihrer Mutter. Ihr Vater,
um vieles älter als die Mutter, war – Tante Gretes liebevollen Schilderungen nach – ein kluger und gütiger Mensch, der einen bleibenden
Erziehungseinfluss in ihr hinterließ. Er starb, als Tante Grete erst acht
Jahre alt war. Ihre Mutter war noch jung, dazu leichtfertig und ver-
gnügungsdurstig, so dass man ihr bald das Sorgerecht für die Kinder
entzog. Die Kinder wurden voneinander getrennt und bei Pflegeeltern
auf dem Lande untergebracht, die in den Kindern lediglich eine zusätzliche Einnahmequelle in Gestalt von Pflegegeldern aus der Staats-
kasse und billige Arbeitskräfte sahen. Tante Grete hatte jedoch Glück,
sie kam zu guten Pflegeeltern. Aber hart arbeiten musste sie und in
der Dorfschule gab es nicht viel zu lernen. Auch war sie oft zu müde,
wenn sie noch vor dem Unterricht ihre Pflichten in Haus und Stall
erledigt hatte.

Die Mutter lebte inzwischen in Berlin mit einem neuen Mann und
neuen Kindern. Jahre später, als die ersten Bomben auf Berlin fielen,
ließ sie die inzwischen achtzehnjährige Grete zu sich kommen, damit
sie die Geschwister betreuen sollte: In Berlin wurde Grete zur Arbeit
in einer Munitionsfabrik verpflichtet, nachts kümmerte sie sich um
die kleineren Geschwister, die sie bei Fliegeralarm in den Bunker
schleppte. Nazis und Krieg machten aus ihr eine unerschütterliche

Antifaschistin mit den Zügen eines ursprünglichen und naiven Sozialisten. Sie war ein lebenslustiges Mädchen, das nach dem Krieg ganze Nächte durchtanzte, morgens aber trotzdem pünktlich zur Arbeit in der Fabrik erschien. Verheiratet war sie nie, hatte aber ihr Herz ausgerechnet an einen Invaliden gehängt, der sich mehr und mehr dem Trunk ergab und schließlich »in den Westen« ging, wohin sie ihm nicht folgen wollte. Die Arbeit in der Fabrik musste sie wegen einer Sehnenscheidenentzündung der Hände aufgeben. So kam es, dass sie eine Stelle im Haushalt annahm.

Als Tante Grete zu uns kam, las sie Hedwig Courths-Mahler und liebte Schlager und Operettenmelodien. Nun begann sie mit unseren heranwachsenden Kindern zu lesen, zunächst Jugendliteratur, dann aber mehr und mehr Weltliteratur, insbesondere die russische und sowjetische. Sie gewann Geschmack und Freude an klassischer Musik, ging mit uns in Opern und Schauspiele, legte sich eine eigene kleine Bibliothek und eine Schallplattensammlung an und erwarb sich subtile Kenntnisse über Mozartsche und Schubertsche Kammermusik. Sie ging in Museen, machte zweimal Reisen in die Sowjetunion und setzte das Reisen nur deshalb nicht fort, weil sie sich ihres lauten Schnarchens schämte.

Wäre sie nur eine halbe Generation später geboren, hätte sie in der DDR Bildungschancen gehabt, mit denen sie es bei ihren mathematischen Fähigkeiten, ihrem Organisationstalent, ihrem brillanten Gedächtnis, kurz ihrer ganzen kraftvollen Persönlichkeit weit hätte bringen können! Wie vielen Menschen in der Welt ist es so ergangen und ergeht es weiterhin so. Wie viel ungenutzte Intelligenz und stumm gebliebene Begabungen! Welch sinnlose Verschwendung!

Wieder berufstätig

Wir hatten nun einen zuverlässigen Menschen im Haus, so dass für mich die Frage, zurück in die Medizin zu gehen, spruchreif wurde. Ich muss gestehen, dass ich plötzlich schreckliche Angst vor dem Wiederbeginn hatte. Dreieinhalb Jahre waren vergangen – eine lange Zeit, ohne die Fachliteratur zu verfolgen. Und vor mir standen ganz andere Verhältnisse, als ich sie zuletzt in den USA gewohnt war: Andere Medikamente, andere Firmennamen, wieder zurück in ein metrisches System der Dosierungen, neuartige amtliche Bestimmungen, ein anders strukturiertes Gesundheitswesen. Auch die Einschränkung der großen Nähe zu den eigenen Kindern empfand ich als schmerzlich. Mir war, als ob ich wieder als Kind im Schwimmbad auf dem hohen Sprungbrett stünde – nur dass ich da fast immer gekniffen habe. Aber Mitja drängte mich und meinte, dass ich sicher auf die Dauer ohne eigenen Beruf unleidlich würde. War ich es vielleicht schon, fragte ich mich im Inneren. Dabei entdeckte ich, dass neben der Angst vor dem neuen Wagnis doch auch ein gutes Quantum Sehnsucht nach meinem Beruf herangereift war.

Ich habe in meiner späteren Arbeit in Frauenkommissionen immer wieder auf diese komplizierten Bruchstellen im Leben von Frauen hingewiesen, die Familie und Berufstätigkeit zu einem allseitig ausgefüllten persönlichen Dasein vereinigen möchten. Dabei entsteht das Problem, die jeweilige Begabung einer Frau im Bewusstsein ihrer Umwelt, ihrer Fachkollegen und Vorgesetzten über die biologisch entstehenden Unterbrechungen ihrer Berufstätigkeit hinweg wachzuhalten und diese Einschätzung stets im Auge zu behalten, wenn der Stand ihrer professionellen Entwicklung an dem ihrer gleichaltrigen Kollegen gemessen wird.

Die DDR war der BRD in der Frauenfrage um vieles voraus. Das spiegelte sich nicht allein in Rechtsfragen und den vielfachen Erleichterungen im Alltagsleben wider, sondern hatte bereits eine deutliche Prägung des Selbstbewusstseins der Frauen hervorgerufen. Trotzdem bin ich der Meinung, dass wir nie genügend in theoretische

Tiefen vorgestoßen sind, um die tatsächliche Rolle der Frau in einem optimalen Gesellschaftssystem zu definieren. Auch wir blieben in einer wohl historisch nicht anders möglichen, aber doch noch weitgehend oberflächlichen, praktizistischen Betrachtungsweise hängen.

Anfänglich war die Rede von der Kinderabteilung des Regierungskrankenhauses. Aber alles in mir sträubte sich, nur in solchen Kreisen und für Privilegierte Ärztin zu sein. Und zum Glück kam mir diesmal meine Westemigration zu Hilfe, die mich für diese Position untauglich machte.

So bewarb ich mich am damaligen Hufeland-Krankenhaus in Berlin-Buch bei Doktor Rosa Coutelle, die aus der englischen Emigration gekommen war und die dortige Kinderabteilung leitete. Sie kam mir mit Herzlichkeit entgegen. Ihre offene, kameradschaftliche Art und das freundschaftliche Kollektiv von Ärzten und Schwestern, das sich um sie scharte, machten mir den Wiederanfang leicht. Ich ahnte nicht, dass diese Atmosphäre keineswegs typisch für die medizinischen Einrichtungen jener Zeit, insbesondere an den Universitäten, war.

Rosa Coutelle hatte bereits ein dramatisches Leben hinter sich. Sie war in der Nähe von Lwow, in der jetzigen Ukraine, in einer jüdischen Familie aufgewachsen. Ihre Eltern waren Juden. Vater und Mutter wurden von den Hitlerfaschisten erschossen, ihre beiden Schwestern kamen im Konzentrationslager um. Außer ihr überlebte nur ihr Bruder, der schon in den zwanziger Jahren nach Israel ausgewandert war.

Rosa hatte an der Karls-Universität in Prag Medizin studiert und 1936 dort promoviert. 1937 schloss sie sich den Internationalen Brigaden zur Verteidigung der spanischen Republik an. Ihr Weg führte über Frankreich nach Spanien – sie war eine von den 350 Ärzten, die dem bedrohten spanischen Volk aus aller Welt zu Hilfe geeilt waren – in der Mehrzahl Kommunisten wie Rosa und ihr späterer Mann, Carl Coutelle, den sie im spanischen Bürgerkrieg heiratete.

Nach der Niederlage der Volksfront-Regierung im Jahre 1939 wurden die Internationalen Brigaden aufgelöst, und Rosa und Carl gerieten in verschiedene Lager in Südfrankreich. Da ihnen klar wurde, dass der Faschismus weiter im Vormarsch war und seine weltweite

Ausbreitung drohte, beschlossen sie, den Kampf in China fortzusetzen und dem chinesischen Volk gegen die japanischen Invasoren beizustehen. Unterdessen hatte sich in den USA, in England und anderen Ländern ein Hilfskomitee gebildet, das China Medical Aid Committee, und siebzehn Ärzte aus den Internationalen Brigaden verpflichteten sich, im Rahmen des Internationalen Roten Kreuzes nach China zu gehen, darunter auch Carl und Rosa Coutelle. Allerdings war es Rosa nicht vergönnt, ihr Leben an Carls Seite in China weiterzuführen. Mit Hilfe des Komitees wurde erst Carl, dann etwas später auch die hochschwangere Rosa aus den südfranzösischen Lagern befreit und nach London gebracht, wo ihr Sohn Charles drei Tage nach Ausbruch des Zweiten Weltkrieges geboren wurde. 1940 geleitete man Carl weiter nach China, Rosa dagegen bekam erst 1941 eine Chance, ihm mit dem kleinen Charles zu folgen, da es Frauen und Kindern nicht mehr gestattet war, eine Seereise ohne Begleitschutz anzutreten. Ihr Convoi hatte die Grenze der britischen Hoheitsgewässer bereits verlassen, als er von der deutschen Luftwaffe bombardiert wurde. Ihr Schiff ging in Flammen auf, vierzig Menschen verloren ihr Leben. Rosa und Charles aber wurden von britischen Küstenbooten aufgegriffen und über die Hebriden zurück nach London gebracht. Eine zweite Möglichkeit, Carl zu folgen, bot sich nicht mehr, so dass Rosa den Krieg in England verbrachte, wo sie in den verschiedensten Krankenhäusern in Sheffield, Chesterfield, Birmingham und schließlich in Stoke-on-Trent als Leiterin der Kinderabteilung des dortigen City General-Hospitals arbeitete.

Carl war unterdessen als Arzt des Internationalen Roten Kreuzes in Südchina, später in Indien tätig und machte den ganzen Dschungelfeldzug zur Befreiung Nordburmas und zur Wiederherstellung der Landverbindungen zu China mit. Nach der Zerschlagung des deutschen Faschismus kehrten die Ärzte der Internationalen Brigaden nach Europa zurück und wurden von den Amerikanern in ihre jeweiligen Heimatländer überführt.

So kam Carl 1945 nach Berlin, wo er sofort in der damaligen sowjetischen Besatzungszone zur Mitarbeit in der gerade erst ins Leben gerufenen Zentralverwaltung für das Gesundheitswesen verpflichtet wurde.

Rosa folgte ihm 1946 – noch ohne Charles, der in einem englischen Internat untergebracht war. Aber schon im Februar 1947 wurde Charles von Genossen nach Berlin gebracht. Erst von diesem Zeitpunkt an begann für die drei ein Familienleben. Rosa nahm 1947 am Kinderkrankenhaus Mariendorfer Weg – im späteren Westberlin – einen Posten als Oberarzt an. Aber diese Stellung sollte nicht von langer Dauer sein. 1948, mit der Trennung der beiden Teile Berlins, wurde ihr »aus politischen Gründen« von einem Tag zum anderen gekündigt.

Nach dieser Erfahrung übernahm Rosa die Chefarztstelle der Kinderklinik im Hufeland-Krankenhaus Berlin-Buch. So war sie schon vier Jahre im Amt, als ich 1952 zu ihr kam.

Medizinisch gesehen, bildete vieles für mich einen großen Schock, vor allem die Häufigkeit der Tuberkulose, insbesondere der tuberkulösen Hirnhautentzündungen bei Säuglingen, deren Todesurteil praktisch mit dem Nachweis der Diagnose gefällt war. Damals gab es noch ganze Abteilungen für tuberkulosekranke Kinder – so auch an der Charité. Dank der glänzend organisierten Tuberkulose-Bekämpfung in der DDR, ein Verdienst Professor Steinbrücks, sowie mit der Einführung der BCG (Bacille Calmette-Guérin)-Schutzimpfung aller Neugeborenen verschwand diese Volksseuche und die vormaligen Tuberkulosestationen konnten schon nach wenigen Jahren geschlossen oder anderen Zwecken zugeführt werden.

In den frühen fünfziger Jahren gab es in der DDR auch noch zahlreiche Todesfälle an Diphterie, die ich seit meiner Studienzeit im Eppendorfer Krankenhaus, Hamburg, nicht mehr gesehen hatte. Für diejenigen, die auch heute noch meinen, bei uns hätte es einen allgemeinen Impfzwang gegeben, muss man richtigstellen, dass dieser lediglich für Pocken galt. Jede andere Impfverweigerung war nicht strafbar. Allerdings wurde einem mittels Aufklärung und wiederholten Aufforderungen schon zugesetzt, die vorgeschriebenen Schutzimpfungen wahrzunehmen.

Bei Schutzimpfungen stehe ich als Pädiaterin absolut hinter einer solchen Verfahrensweise des »sanften Zwanges durch Überzeugung«. Was soll in diesem Zusammenhang der Begriff der »persönlichen Freiheit«? Eine ansteckende Krankheit ist nicht allein Sache des individuell betroffenen Patienten, sondern stellt zugleich eine Bedrohung für seine Umwelt dar. Zur Zeit der »Wende« – Ende 1989 –, als diese alte Diskussion auf einer Kinderärztetagung wieder hochkam, wiesen westdeutsche Ärzte darauf hin, dass die BRD mit ihren vielen Impflücken immerhin hundertmal mehr Keuchhustenfälle pro Jahr habe als die DDR. Was aber der Keuchhusten für ein Baby bedeuten kann, sehe ich noch mit Schrecken vor mir, wenn wir Interns am General Hospital in Cincinnati den schon tiefblauen, mit dem Ersticken ringenden Säugling von seinem zähen Bronchialschleim befreien und wiederbeleben mussten! Nein – ein konsequentes Impfsystem ist kein Eingriff in die persönliche Freiheit des Einzelnen, umso mehr als unwissende Erwachsene nicht das Recht haben dürften, die Gesundheit ihrer Kinder zu gefährden.

Rosa Coutelle bemühte sich mit ihren Mitarbeitern nach Kräften, die Rückstände, die sie in der deutschen Pädiatrie vorgefunden hatte, zu überwinden.

Unsere Beziehungen erhielten später ein neues Band durch ihren Sohn Charles, der bei Mitja seine biochemische Ausbildung erhielt und danach am selben Institut der Akademie der Wissenschaften wie unser Sohn Tommy in Berlin-Buch arbeitete – ein kluger, besonnener Mensch, der nach der »Wende« mit seiner Familie zunächst für zwei bis drei Jahre, vielleicht aber auch für immer, nach England gezogen ist, um dem neuerlichen McCarthyismus an den wissenschaftlichen Instituten und Universitäten der DDR zu entgehen. Wenn er keine Chance hat, zurückzukommen, wird er bereits in zweiter Generation in die Emigration getrieben.

Wie viele sind mir jetzt schon namentlich bekannt, die aufgrund der Beschuldigung einer sogenannten »Staatsnähe« entlassen wurden, wobei dieser Begriff beliebig ausgelegt wird. Nie hätte ich gedacht, noch einmal eine solche Flut von Berufsverboten, massenhafte Vernichtung von Existenzen und Verachtung von Talenten zu erleben, mehr als 45 Jahre nach dem Sieg über den Hitlerfaschismus und 40 Jahre nach der McCarthy-Ära der USA.

Ich fürchte, dass dieses schwarze Gewölk der Nach-Wende-Begebenheiten, Schicksale und -Gedanken sich immer wieder in den Ablauf meiner Erinnerungen drängen wird. So muss ich alle, die dies lesen, um Geduld bitten. Es wird mir nicht leicht, durch den Nebel des Vergangenen, den aufgewirbelten Staub, den Rauch des Vernichtungsfeldzuges, der jetzt die »40 Jahre DDR« noch verhüllt, das Bild jener Jahre heraufzubeschwören, das mir damals in Hoffnung und Vertrauen auf eine Zukunft getaucht schien, die von der Partei mit dem rührend sehnsüchtigen und schließlich abgegriffenen Beiwort als »lichte Zukunft« bezeichnet wurde. Zu oft, wenn ich Menschen – auch alte Genossen – über ihre Vergangenheit in der DDR sprechen höre, bin ich verwirrt und erschüttert. Habe ich in einer anderen DDR als sie gelebt? War ich blind, oder haben sie alles vergessen, was war und wie es war? Sind die dunklen Gläser, durch die wir jetzt die Vergangenheit auf Rezept zu betrachten haben, wirklich verbindlich?

Was bedeutet »Aufarbeitung der Vergangenheit«, Joshua, mein kleiner, vorurteilsfreier Richter? Ein kontinuierliches Suchen nach Fehlern, Schuld, ja sogar nach Verbrechen? Auf der einen Seite stehen diejenigen, die durch Schmerz, echte oder vermeintliche Wunden, die ihnen die DDR zufügte, getrieben und treibend, sich jenen im Westen zugesellen, die unwissend, uninformiert und manipuliert die wirklichen und die vermeintlichen Opfer in ihren Racheunternehmungen unterstützen – darunter hochherzige und von einem tiefen Gerechtigkeitsbedürfnis erfüllte, aber auch viele allein von politischen Vorurteilen beherrschte Menschen. Auf der anderen Seite, auf der Seite der DDR, sind die Angeklagten zu finden, diejenigen, von denen Rechenschaft gefordert wird, ein ganzes Volk, das sich nun säuberlich – nach Vorgaben – in »Opfer« und »Täter« sowie eine dritte Kategorie, die »Angepassten«, scheiden soll. Wo soll ich mich selbst einordnen?

Keinesfalls fühle ich mich als »Opfer«. Als »angepasst« ein-
geschätzt zu werden, würde mich zutiefst kränken, denn ich bin 1952
aus freier Entscheidung in die DDR gekommen, habe 1968 ebenso
freiwillig meine österreichische Staatsangehörigkeit abgelegt und um
die der DDR nachgesucht und mich die ganzen Jahre ehrlich bemüht,
meinen Beitrag für die Optimierung der Medizin in dieser DDR zu
leisten. In diesem Sinne bin ich sicher ein »Täter«: Ich wollte und
will immer etwas tun, und ich sah auch stets etwas, das des Tuns
bedurfte und das ich als »Schritt nach vorn« und dringlich empfand.
Und die andere Seite meines Tuns, muss ich sie mit richterlichem
Auge betrachten? – Ich habe sie einmal die Gewinnung von Köpfen
und Herzen der Menschen für »unsere Sache« genannt. Hat man das
Recht, um Menschen zu werben für eine Weltanschauung, für eine
Religion, für noch so hochstehende ethische Ziele? Oder handelt
es sich dabei um eine Art geistiger Vergewaltigung? Ich sehe mit
tiefem Erschrecken, dass ich beginne, die großen Worte zu scheuen.
Muss ich mich auch der entsprechenden Gefühle schämen? Bleibt
noch zu ergründen, ob ich zu den Tätern gehöre, die tatsächlich
Schuld auf sich geladen haben – oder ob es mir gelang, 40 Jahre lang
schuldlos zu bleiben? War ich es denn in den Jahren, die unserem
Leben in der DDR vorausgingen? Oder ist es eine unzulässige und
armselige Katalogisierung menschlichen Verhaltens, die jetzt den
Enquete-Kommissionen zur Aufarbeitung der Geschichte der DDR
zugrunde gelegt werden?

Joshua, erwarte von mir nicht die Analyse politischer Gescheh-
nisse und Beschlüsse oder die intime Charakterisierung führender
Funktionäre oder ökonomischer Faktoren. Lass mich nur versuchen,
skizzenhaft unser Leben zu beschreiben, ganz persönliche subjektive
Schlaglichter auf eine DDR zu werfen, so wie ich sie sah.

Das erste große politische Ereignis, das sich noch während meiner Zeit
am Hufeland-Krankenhaus begab, war der 17. Juni 1953. Das Gären
und Aufbegehren in der Arbeiterschaft als Reaktion auf die Erhöhung
der Arbeitsnormen empfanden wir als berechtigt, und wir atmeten

auf, als bekannt wurde, dass man den Forderungen stattgab. Dann hörten wir gerüchteweise, dass es am Abend des 16. Juni Diskussionen am Bahnhof Friedrichstraße gegeben habe. Am 17. Juni frühmorgens traf ich auf dem Weg zur Arbeit am Eingangstor zum Krankenhaus unseren Parteisekretär und schloss mich ihm an, als uns ein johlender Trupp Bauarbeiter auf dem Gelände entgegenkam. Als sie das Parteiabzeichen des Sekretärs erblickten – und in diesem Augenblick wünschte ich, dass auch ich eins getragen hätte –, schleuderten sie uns wutentbrannt Schimpfworte entgegen und schrien: »Euch hängen wir auch noch an die Laternenpfähle!« Eine Diskussion mit ihnen war unmöglich. Sie hatten es eilig, in die Stadt zu kommen.

Wir, die Genossen, beriefen sofort eine Gewerkschaftsversammlung ein, die friedlich verlief und mit einer Erklärung endete, in der sich die Belegschaft für die Regierung der DDR und eine friedliche und sachliche Regelung der Normenansprüche aussprach. Später erfuhren wir, dass die Partei jegliche Versammlung untersagt hatte aus jenem generellen Misstrauen der Bevölkerung gegenüber, das bis zum Ende der DDR nie erlosch und sicher auch seine gewisse Berechtigung hatte, seinerseits aber zu einem tragischen Circulus vitiosus führte.

Der gärenden Stimmung in Teilen der Arbeiterschaft, ihrer wachsenden Empörung war erst spät, aber immerhin doch noch rechtzeitig genug begegnet, die Fehler waren von der Regierung erkannt und korrigiert worden. Aber in meinen Augen war der 17. Juni dennoch der erste Versuch einer echten Konterrevolution. Emotionen, die schon eine Weile unter der Oberfläche geglommen hatten, die an der Frage der Normen entflammt waren, wurden von außen, durch das Brandenburger Tor hindurch, von West nach Ost, zum hellen Lodern gebracht.

Das Auftauchen der sowjetischen Panzer löschte den offenen Brand praktisch sofort. Die Mehrheit der Bevölkerung war mit dem Ausgang des Abenteuers zufrieden, wenn auch der Anblick der sowjetischen Panzer bei vielen Menschen zwiespältige, ja negative Gefühle auslöste. Die DDR war damals erst ganze vier Jahre alt. Ihr allein war die Last der Reparationen an die Sowjetunion aufgebürdet. Sie musste sich ohne Marshallplan-Hilfe, mit eigener Kraft aus dem Nachkriegselend hocharbeiten. Was erwarteten die Menschen? Ich glaube, dass der Ausgang des 17. Juni für den Westen Deutschlands – dort feiertagsmäßig mit brennenden Kerzen offiziell in der Erinnerung wachgehalten – ein größeres Trauma bedeutet hat als für die DDR.

Aspirantur zur Erlangung der Habilitation

So wohl ich mich auch, was Schwestern- und Arztkollegen betraf, im Hufeland-Krankenhaus fühlte – hier knüpfte ich Freundschaften, die bis heute andauern –, irgendetwas fehlte mir, ein Element der Spannung, der Herausforderung, und so wuchs in mir eine innere Unruhe. Ich war inzwischen Oberärztin geworden – übrigens nach einem Kampf mit dem Berliner Magistrat, der mir den »Facharzt für Kinderkrankheiten« nur widerwillig bescheinigte.

Ich war damals über die ablehnende Haltung der betreffenden Magistratsstelle sehr schockiert und wusste sie mir nicht zu deuten. Verglichen mit der Aus- und Weiterbildung im Deutschland jener Jahre, hatte ich viele Jahre an weltbekannten Ausbildungsstätten durchlaufen mit Zeugnissen, die sich sehen lassen konnten. Was war es, woran lag es, dass die Beamten hier mir erneut Schwierigkeiten machten? War es Unwissenheit? Alte deutsche Überheblichkeit? Oder immer noch das Wetterleuchten aus jener Zeit, in der mir die Promotion wegen meiner halbjüdischen Abstammung verweigert wurde – unter dem besonderen Vermerk, dass ich nach der Scheidung meiner Eltern bei dem jüdischen Teil, nämlich meiner Mutter, aufgewachsen war.

Letztlich gaben sie jedoch klein bei. Allerdings sehe ich in meinen Dokumenten, dass man mir die »Approbation als Arzt« erst im Mai 1959 verlieh – dann allerdings rückwirkend für den Dezember 1937. Ich muss ehrlich gestehen, dass mich diese Gedanken damals wenig beschwerten – ich glaube jedoch, dass alle diese Begebenheiten Mosaiksteinchen darstellen für die Schilderung der ersten Jahre der jungen DDR.

Ich verdiente im Hufeland-Krankenhaus mehr Geld als je zuvor in meinem vergangenen Leben, aber ich fühlte mich unausgefüllt. Da schlug mir Mitja vor, dass ich mich um eine wissenschaftliche Aspirantur bewerben und ein theoretisch-experimentelles Thema bearbeiten sollte mit dem Ziel, mich zu habilitieren. Ich war sofort Feuer und Flamme. Schon die experimentelle Arbeit an meiner Doktorarbeit in Hamburg, aber vor allem später das Forschungsjahr in Cincinnati, hatten in mir den Drang nach eigener wissenschaftlich-experimenteller Tätigkeit ausgelöst, der mich von da an nie wieder verlassen hat. Er schenkte mir Augenblicke und manchmal sogar Strecken des Glücks, aber er führte auch in Verzweiflung, Enttäuschung und die schmerzhafte Einsicht in die Unzulänglichkeiten der eigenen Begabung und des Charakters für die Forschung. Ich war 41 Jahre alt, als ich den Entschluss fasste, die reguläre Lebensbahn des Arztes abermals zu verlassen und mich in eine Labortätigkeit zu stürzen. Mir war klar, dass nur ein biochemisches Thema in Frage käme, denn die Biochemie ist für mich die Grundlage für das Verständnis von Funktion und Struktur sowohl des gesunden Organismus als auch seiner Störungen. Aber welche Fragestellung sollte ich bearbeiten? Mitja schlug vor, ich sollte mir nochmals – in Kontinuität zu unseren wissenschaftlichen Interessen in Cincinnati – die drei Formen der Tetanie (eines besonderen Krampfgeschehens) vornehmen, sie miteinander vergleichen und ihre jeweiligen Besonderheiten herausarbeiten. Wir hatten damals die Elektrolyt(Ionen-, Salz-)veränderungen im Blutserum von Kindern bei und nach Durchfallerkrankungen sowie als Begleiterscheinung der Hyperventilation, der pathologisch verstärkten Atmung, untersucht, und die Gruppe Katie Dodd, Mitja und John Buddingh hatte die niedrige Serum-Calciumkonzentration als Ursache der japanischen Kinderkrankheit Ekiri aufgedeckt. So steckte mir die Tetanie sozusagen bereits im Blut. Außer der hypocalzämischen und der Hyperventilations-Tetanie sollte es auch eine Magnesiummangeltetanie geben, die aber damals klinisch noch weitgehend unbekannt war, jedoch bei Schafen und Rindern auf magnesiumarmen Weiden ein veterinär-medizinisches Problem darstellte. Ich belas mich eifrig und entschied mich für die tier-experimentelle Untersuchung des Magnesiummangels.

Aber wie gelangte ich ins Labor? Man konnte in der früheren DDR nicht so ohne weiteres aus einem klinischen Fach in ein theoretisches überwechseln. Eine solche Verfügung war beim damaligen Mangel an Fachärzten verständlich, und ich hatte auch gar nicht die Absicht, der Kinderheilkunde für immer den Rücken zu kehren. Ich wollte meine theoretischen Grundlagenkenntnisse gerade für das Verständnis medizinischer Prozesse vertiefen, und vor allem hatte ich eine unbezwingbare Lust, etwas Neues, Schöpferisches in Angriff zu nehmen.

Der einzige Weg zum Labor führte über die Aspirantur zur Erlangung der Habilitation. Und die musste in meinem Fall über den Lehrstuhl für Kinderheilkunde der Humboldt-Universität laufen. Der Chef der Pädiatrischen Klinik der Charité war damals Professor H. Dost, gerade erst aus Leipzig berufen. Er war von zarter schmächtiger Gestalt, ein zurückhaltender und etwas ängstlicher Mensch. Das noch immer pompöse Gehabe der meisten damaligen Klinikdirektoren an der Charité schien ihm völlig fremd zu sein, was mich sehr für ihn einnahm. Ich trug ihm also meine Bitte vor, mich als Aspirantin an der Kinderklinik aufzunehmen, beschrieb ihm meinen Werdegang, meinen Wunsch nach Erweiterung meiner Grundlagenkenntnisse und meine Lust zum Experimentieren. Ich teilte ihm auch mit, dass die Bucher Klinik mich für eine solche Tätigkeit delegieren würde und dass ich einen Laborplatz im Institut für Physiologische Chemie bekommen könnte. Er fragte mich, ob es mir nichts ausmachen würde, von einem monatlichen Gehalt von 1600 Mark auf das Aspiranten-Stipendium von 500 Mark zurückgestuft und auch nach Beendigung der Aspirantur wieder nur als gewöhnlicher Assistenzarzt angestellt zu werden. Aber darüber machte ich mir kein Kopfzerbrechen. Er sprach sich daraufhin noch mit Mitja ab, mit dem er ein gutes kollegiales Verhältnis hatte, und willigte ein, mich als Aspirantin der Kinderklinik einzustellen.

So war ich von 1953 bis zu meiner Emeritierung am 31. August 1973 Angehörige der Charité. Dieses berühmte Klinikum war in all diesen Jahren meine berufliche und wissenschaftliche Heimat – mit allem

Drum und Dran, den Mitarbeitern und Patienten, der Entwicklung auf den Gebieten der medizinischen Betreuung, der Lehre und Forschung. Auch ihre altväterlichen und neuen Baulichkeiten wuchsen mir ans Herz. Die Charité formte mich ebenso wie auch ich versuchte, mein Scherflein dazu beizutragen, um den alten guten Ruf dieses Hauses wiederherzustellen. In den zwanzig Jahren an der Charité streifte ich allmählich den Status einer Schülerin ab – obgleich das Element des Schülers, des Lernenden immer sehr stark in mir geblieben ist. Auch die vier Jahre der Aspirantur standen zunächst ganz im Zeichen des intensiven Aneignens neuer Fähigkeiten und neuen Wissens.

Mit der Kinderklinik hatte ich während der ersten Jahre kaum Kontakt. Bei Professor Dost erstattete ich einmal im Jahr Bericht über meine Arbeiten im Labor, meine Ergebnisse und weiteren Pläne. Er hörte mich immer wohlwollend an, war aber biochemisch nicht besonders interessiert. Seine Begabung lag auf mathematischem Gebiet, wovon sein Buch »Der Blutspiegel« Zeugnis ablegt, mit dem er einen echten wissenschaftlichen Beitrag zur Medizin geleistet hat. Er erzählte mir, dass er während seiner ganzen Militärzeit im Zweiten Weltkrieg statt einer Bibel ein dickes Lehrbuch der Mathematik im Tornister mit sich getragen und in allen möglichen militärischen Situationen Zuflucht beim Studium mathematischer Probleme gesucht habe. Er war ein Gelehrtentyp, der die Stille des Schreibtisches suchte und dem die Kinderklinik der Charité zu groß und ihre Aufgaben zu vielfältig waren. Ich habe in seiner »Republikflucht« nie den Ausdruck von Feindschaft gegenüber der DDR gesehen und ihm auch stets ein warmes Gefühl bewahrt.

Worin bestand eine solche »Aspirantur zur Erlangung der Habilitation«? Man wurde, wie gesagt, von der jeweiligen Einrichtung, in der man arbeitete, »delegiert«, das heißt nach Einschätzung seiner Fähigkeiten, seiner Persönlichkeit und wahrscheinlich auch seiner Einstellung zur DDR empfohlen. Während der Aspirantur war man Stipendiat der Universität, befreit von den Pflichten seiner klinischen oder theoretischen Muttereinrichtung, und konnte sich voll und ganz den Studien widmen, die so angelegt sein sollten, dass sie innerhalb von drei bis vier Jahren zu einer Habilitation führten.

Das kleine Grüppchen von Medizinern, das sich in dieses Abenteuer stürzte, hatte untereinander eigentlich keinen Kontakt. Es wurde aber in größeren Zeitabständen zu irgendwelchen Schulungen zusammengeführt. Diese müssen auch auf dem Gebiet des Marxismus-Leninismus stattgefunden haben, denn ich kann mich an meine verblüffte Bewunderung für einen parteilosen Kollegen erinnern, der stets hervorragend vorbereitet in diese Seminare kam und die Diskussion mit interessanten Beiträgen belebte. Ich selbst war immer nur dürftig mit den vorgegebenen Materialien vertraut und verbarg mich tunlichst – wie einst in der Schule – hinter meinen Vordermännern.

Außerdem gab es Vorträge über die Pawlowsche Richtung der Physiologie, die in den fünfziger Jahren eine Wertschätzung in der DDR erfuhr, die das Maß der berechtigten Anerkennung für die wissenschaftliche Bedeutung Pawlows in meinen Augen weit überstieg und manch einem den Weg zur modernen Physiologie versperrte. Soweit ich mich erinnere, habe ich auch diesen Teil der Schulungen mit erfolgreicher Stummheit und ohne je selbst zur Bestreitung eines dieser Seminare verurteilt zu werden, durchgestanden.

Am Ende der vorgeschriebenen Zeit musste eine Habilitationsschrift eingereicht und um Eröffnung des Verfahrens durch den Kandidaten angesucht werden. Der Fakultätsrat, der damals noch aus sämtlichen Ordinarien bestand, prüfte dann zunächst die Vorleistungen des Kandidaten (Zahl und Qualität der Veröffentlichungen, Lehrtätigkeit und sonstige fachliche Qualifikationen), bildete sich ein Urteil über dessen Persönlichkeit, sogar ein polizeiliches Leumunds-Zeugnis war einzureichen, und entschied dann, ob das Verfahren eröffnet werden konnte. Erst wenn dies alles positiv entschieden war, wurde die Habilitationsschrift offiziell registriert und den vom Fakultätsrat gewählten Gutachtern übergeben. Damit setzte eine Warteperiode ein, die sich – je nach Eifer, Interesse und Wohlwollen der Gutachter – über viele Monate hinziehen konnte. Waren die Gutachten erst beisammen, entschied das Plenum über Ablehnung oder Annahme, wobei jeder der

Fakultätsratsmitglieder das Recht und die Pflicht hatte, sich selbst eine unabhängige Meinung von der Qualität der Habilschrift zu bilden.

In der Zwischenzeit hatte der Kandidat allen Ordinarien der Charité nach einer vorgegebenen Liste einen offiziellen Besuch abzustatten, der wohl eigentlich von diesen dazu genutzt werden sollte, dem Kandidaten bezüglich seiner Arbeit auf den Zahn zu fühlen. Aber bei den meisten Professoren war dieser Besuch eine reine Formsache. In besonderer Erinnerung sind mir nur zwei geblieben. Der eine war der längst verstorbene Professor Schreiber, Biophysiker, bei dessen Sekretärin ich mich – feierlich dunkel angezogen – meldete. Von ihr wurde ich in viertelstündigen Abständen von Vorzimmer zu Vorzimmer weitervermittelt, bis ich schließlich nach etwa einer Stunde des Aufrückens von Stuhl zu Stuhl in Professor Schreibers höchsteigenes Büro vorgelassen wurde. Dieser erhob sich, wünschte mir alles Gute, und schon war ich wieder draußen.

Die zweite verblüffende Erfahrung machte ich bei dem damaligen Ordinarius für Chirurgie, Professor Felix, der sich meine Habilitationsschrift über den Schreibtisch reichen ließ und mir nach einem flüchtigen Blick darauf mitleidsvoll wünschte, dass ich nie wieder experimentell arbeiten müsse. Er sah mich ungläubig an, als ich ihm lachend erwiderte, die Zeit im Labor habe mir großen Spaß gemacht.

Mit der Annahme der Habilitationsschrift ging das Verfahren in seine nächste Phase: ein Vortrag vor dem Plenum des Fakultätsrates. Dieser bestand nicht, wie später, in der Verteidigung der eigenen Ergebnisse. Ganz im Gegenteil musste man drei Themen einreichen, die das spezielle Arbeitsgebiet des Kandidaten nicht berühren durften, aber aus seinem Fachgebiet gegriffen waren. Aus diesen drei Vorschlägen wählte sich der Fakultätsrat ein Thema aus. Meistens blieb dem Kandidaten dann für die Vorbereitung dieses Vortrages nicht mehr als eine Frist von zehn Tagen, so dass man auf alle drei Themen gefasst sein musste. Der Vortrag durfte nur zehn Minuten dauern, daher war es ratsam, sich bei der Auswahl des Themas Gedanken zu machen, ob und wie man es in der kurzen Zeitspanne von zehn Minuten didaktisch interessant abhandeln könnte. Uns wurde eingeschärft, dass man frei reden und die Zeit präzise einhalten müsse, ja, dass letzteres sogar mit der Stoppuhr kontrolliert würde. Das führte natürlich dazu, dass man den Vortrag praktisch auswendig lernen musste, denn jedes Wort zu viel oder zu wenig konnte den »Durchfall« bedeuten. Ich erinnere mich an einen solchen Vortrag eines befreundeten Kollegen, den ich zusammen mit seiner Frau vom Fenster meines Arbeitszimmers aus beobachten konnte. Zu unserem Schrecken sahen wir ihn leichenblass werden und bedrohlich hin- und herschwanken. Was war geschehen? Er hatte seinen vier Seiten langen Vortrag auswendig gelernt, war aber während des Aufsagens in der Aufregung von Seite eins versehentlich auf Seite drei gesprungen und musste nun improvisieren, die Seite zwei nachholen und mit der Seite vier verknüpfen. Ich habe ihn sehr bewundert, dass er diese geistige Verrenkung fertigbrachte.

Ich glaube, ich war Professor Dosts erster Habilitand in Berlin, und er war sichtlich nervös, wie ich mich bei dem Kurzvortrag und der anschließenden Diskussion wohl verhalten würde. Er stellte mir in privaten Gesprächen vorher dreimal dieselbe Frage zum Thema, so dass mir klar wurde, dass er mir wohlgesonnen war und mir andeuten wollte, dass er mir diese Frage auch öffentlich vorlegen würde. Beim dritten Mal musste ich ein wenig lachen und beruhigte ihn. Noch heute wundere ich mich, dass ich vor diesem Vortrag das wenigste Lampenfieber meines Lebens hatte. Der Fakultätsrat hatte genau das Thema ausgewählt, das ich mir gewünscht hatte: Es handelte sich um ein halb klinisches, halb biochemisches Thema, das viele Facetten bot und noch viele Probleme in sich barg.

Ich erinnere mich genau an den Tag der Prüfung. Mitja hielt sich bei all diesen Sachen, die mich betrafen, fern, aber Dost ging mit mir gemeinsam zum Pathologischen Institut, in dem in jener Zeit noch die Fakultätsratssitzungen abgehalten wurden, eine Freundlichkeit, die ich ihm nie vergessen werde. Auf der Tagesordnung standen zwei Habil-Kandidaten und ein Bildhauer, der seinen Entwurf für einen Brunnen auf dem Gelände der alten Charité vorzustellen und zur Abstimmung zu bringen hatte. Er wurde als erster aufgerufen und als er nach etwa zwanzig Minuten glückselig wieder herauskam, verflog auch die letzte Spur von Angst bei mir. Ich dachte mir, wenn man einem solchen Entwurf zustimmte – ich hätte ihn bestimmt abgelehnt –, würde man wohl nicht so überkritisch sein können. Tatsächlich stellte sich heraus, dass die anwesenden Professoren auf dem Gebiet der Medizin weitaus intelligenter waren, als sie sich bezüglich ihres Kunstverständnisses gezeigt hatten. Es wurden interessante und anregende Fragen gestellt, und ich war am Ende ganz begeistert von der Diskussion. Als letzter stellte mir übrigens auch Dost die von mir bereits geahnte Frage.

Schließlich gab es noch einen letzten Teil des Habilitationsverfahrens: Man musste vor Studenten und Professoren eine Probevorlesung halten. Dieser Teil war, was das Endresultat betraf, nur noch eine Formsache. Ich wüsste nicht, dass dabei irgendeiner jemals durchgefallen wäre, obgleich man sicher bezüglich des didaktischen Aufbaus, der Redefähigkeit, des Kontaktes mit den Zuhörern noch eine Menge Haare in der Suppe des Kandidaten hätte finden können. Nein, die Hürden bestanden in der primären Zulassung, der Habilitationsschrift und in diesem Zehn-Minuten-Vortrag plus Diskussion. In jeder dieser drei Phasen konnte man mit Pauken und Trompeten durchrasseln, was auch nicht so selten vorkam. Später konzentrierte sich das Urteil auf die primäre Zulassung, die Arbeit selbst und ihre öffentliche Verteidigung, was meines Erachtens weitaus angenehmer ist. Damals endete das Verfahren noch mit dem Titel Dr. med. habil. Später wurden diejenigen, die in der Folgezeit wissenschaftlich aktiv geblieben waren, befragt, ob sie auch noch den Titel Dr. sc. med. verliehen haben möchten. Dieser akademische Grad sollte dem Niveau des naturwissenschaftlichen Doktors scientiae (der Wissenschaften) angeglichen werden.

Forschung, Lehre und Leben am Biochemischen Institut der Humboldt-Universität

So viel über den äußeren Rahmen dieser »Aspirantur zur Erlangung der Habilitation«. Ende und Ziel sowie alles Drum und Dran waren aber nicht das, was mich dazu trieb. Es war vielmehr ein innerer Drang, aus dem Gewohnten, ja auch aus der Klinik auszubrechen, eine Begierde nach neuen Fragestellungen, ein Verlangen nach dem Labor. Mein ganzes weiteres Berufsleben stand von da an unter dem Zeichen einer geteilten Liebe, der zur Klinik und zum kranken Menschen einerseits und der zur Forschung im Labor andererseits. Ich lebte mit diesen beiden Lieben sozusagen eine Art »Ehe zu dritt«, die mir nicht selten Seelenqualen verursacht hat.

Im Jahre 1954, als ich meine Aspirantur am Biochemischen Institut der Humboldt-Universität begann, war das Institut bereits zu einem festgefügten Lehr- und Forschungskollektiv zusammengewachsen, geprägt von den Ideen, die Mitja aus den österreichischen und amerikanischen Erfahrungen und seinen Vorstellungen über ein sozialistisches Verhältnis zwischen Lehrkörper und Studentenschaft geschöpft hatte. Man mag fragen, was letzteres bedeutet. So wie ich es sehe, war es das Bestreben, ohne die an deutschen Universitäten immer noch üblichen traditionellen Schranken zwischen akademischen Lehrern und Studenten auf einer Basis von gleich zu gleich miteinander zu arbeiten, offen für gegenseitige Kritik und Fragen. Außerdem war es Mitjas Anliegen, Studenten, die einmal zum Medizinstudium zugelassen waren, auch so zu fördern, dass wissenschaftlich gebildete und humanistisch denkende und fühlende Ärzte aus ihnen wurden. Mitja lehnte das Prinzip des unpersönlichen »Herausprüfens« von Studenten mit schwächeren Leistungen ab und führte das Seminarsystem ein, bei dem Gruppen von 20 bis 25 Studenten einem Assistenten zugeteilt wurden. Der führte seine Seminargruppe bis zum Physikum und lernte »seine« Studenten während dieser Zeit ausgezeichnet kennen. In den Seminaren wurden Schwerpunkte der Vorlesung vertieft, Beziehungen des theoretischen Stoffes zur späteren medizinischen

Tätigkeit hergestellt, Unklarheiten diskutiert und in Abständen die Kenntnisse und das Verständnis eines jeden Studenten überprüft. Solche »Zwischenbewertungen« gingen dem Physikumsprüfer als Vorbenotung zu – ebenfalls Beurteilungen der Fähigkeiten, des Fleißes und oft auch Erläuterungen zur Persönlichkeit des Studenten. Leistungsschwache Studenten wurden durch Konsultationen von ihrem Seminarleiter besonders gefördert. Hervorragende Studenten erhielten durch dieses System engeren Kontakt mit dem Institut, fühlten sich zur Forschung hingezogen, machten dort ihre Doktorarbeit und wurden später gar Assistenten des Institutes.

Welchen Effekt hatte dieses Seminarsystem? Ähnelte es zu sehr einem Schulbetrieb? Hinderte es die selbständige Erarbeitung des oft komplizierten theoretischen Stoffes? Natürlich kam es auf die Lehrerpersönlichkeit des Seminarleiters an, wie viel Selbständigkeit er in den Studenten weckte. Auch die Seminarleiter wurden sorgfältig geschult, zunächst von Mitja, später von einem seiner Stellvertreter. Jedem Seminar ging also eine Anleitung für die Seminarleiter voraus, die übrigens auch gespeist wurde von den Unsicherheiten und Fragen, aber auch von den Ideen der Assistenten.

Innerhalb meiner Aspirantur hatte auch ich ein Jahr lang diese Seminartätigkeit durchzustehen. Da meine chemische und physikochemische Vorbildung nicht nur lange Jahre zurücklag, sondern auch veraltet war, und mein Wissen sich daher keineswegs auf dem notwendigen Niveau befand, musste ich mich sehr anstrengen, meinen Studenten wenigstens ein winziges Schrittchen voraus zu sein. Noch dazu hatte ich einen Studenten in diesem Seminar, der sich jede Woche sorgfältig präparierte, um mir verzwickte, provokatorische Fragen zu stellen, auf die ich fast immer antworten musste, dass ich sie erst in der nächsten Stunde erläutern könne, da ich mich vorher noch belesen musste. Ich könnte den gescheiten, frechen, kleinen Kerl noch heute malen. Er hatte einen Schopf senkrecht in die Höhe stehender Haare und fröhlich-triumphierende Augen, wenn er mich in der Zwickmühle hatte, was ihm auch fast immer gelang. Merkwürdigerweise konnte ich ihn trotz allem gut leiden, obwohl ich ahnte (und er wurde auch nach dem Physikum »republikflüchtig«), dass seine Anstrengungen dem Versuch galten, mich politisch von den Studenten zu isolieren. Dass ihm dies nicht gelang, kann ich nur auf das ehrliche Bekenntnis meines Nicht-Wissens zurückführen. Ganz im Gegenteil hat mich gerade mit den Studenten dieses meines einzigen biochemischen Seminars ein herzliches Gefühl verbunden, so dass ich noch heute in freundlicher Erinnerung von ihnen angesprochen werde. Vielleicht lag es auch daran, dass ich aufgrund meiner klinischen Erfahrungen eine sinnvolle Verbindung der Biochemie mit ihrem zukünftigen Beruf herstellen konnte.

Mitja bestand darauf, dass jeder Assistent sich an den Seminaren beteiligte, einerseits, weil auf diese Weise die Seminare nicht so groß sein mussten, aber auch, um das Wissen eines jeden Assistenten zu verbreitern und zu vertiefen. Ich halte das für ein ausgezeichnetes Prinzip, obgleich viele über ihre Lehrverpflichtungen murrten und sich auf ihr Forschungssemester freuten, in dem sie von Praktikums- und Seminartätigkeit befreit waren und sich voll und ganz den eigenen wissenschaftlichen Problemen zuwenden konnten. Die Studenten aus den alten Bundesländern haben uns stets um diese Seminare und die intensive Zuwendung des Lehrkörpers zu jedem einzelnen Studenten beneidet. Und ich glaube, für lehrbegabte, an anderen jungen Menschen interessierte Assistenten war diese Seminartätigkeit eine hervorragende Vorbereitung auf eine akademische Laufbahn und ein Gegengewicht zu einem allzu schmalen, nur auf das eigene Forschungsergebnis gerichteten Wissen.

Für mich selbst als Habilitations-Aspirantin eines klinischen Faches dauerten die Seminarverpflichtungen nur ein Jahr. Aber trotzdem waren die Vorbereitung auf die Seminare, die Vertiefung des Lehrstoffes – ich hörte eifrig und begierig alle biochemischen Vorlesungen –, die wöchentlichen Lehr- und Mutproben vor den kritischen Studenten und die eigenen Schlussfolgerungen für eine spätere Lehrtätigkeit von unschätzbarem Wert.

Aber meine eigentlichen Aktivitäten in diesen Jahren bestanden natürlich in der Forschungstätigkeit. Ich hatte mich – wie schon erwähnt – entschlossen, die Magnesiummangeltetanie, ursächlich von den durch Calciummangel im Serum verursachten Krampfzuständen zu differenzieren, nach besonderen Methoden ihrer Erkennung und Charakterisierung zu suchen und zu überprüfen, ob die bis dahin üblichen undiskriminierten Calciumgaben beim Auftreten tetanischer Zustände auch für die Magnesiummangeltetanie wirksam, ratsam und ohne schädliche Nebenwirkungen seien.

Zunächst galt es, nicht zu aufwendige, aber doch präzise Nachweismethoden von Magnesium, Calcium und anderen Ionen in Zellen und zellfreien Körperflüssigkeiten aufzustellen, nach einer Palette schmerzloser Verfahren zur objektiven Messung von Nerven- und Muskelerregbarkeit zu suchen und eine magnesiumfreie Nahrung für junge Hunde, die meine Versuchstiere sein sollten, zu erzeugen, die in jeder Hinsicht normales Wachstum und Gedeihen garantierte, falls man Magnesium zusetzte. Die Versuchstiere erhielten dann eine Nahrung ohne, die Kontrolltiere mit Magnesium.

Bald hatten wir im Keller des Institutes eine kleine »Fabrikecke« eingerichtet, in der wir Casein und Stärke für die Nahrung in großen Portionen speziell präparierten. Wir haben eine Menge bislang unbekannter, gesetzmäßig auftretender Symptome des Magnesiummangels aufdecken können, fanden Wege, diese Tetanieform objektiv von der hypocalzämischen zu unterscheiden, konnten darauf hinweisen, dass die Behandlung spezifisch mit Gaben von Magnesium erfolgen muss, wenn die Tetanie nachweislich auf Magnesiummangel beruht, und dass Calciumgaben sogar schädlich sind.

Viele der Beobachtungen blieben phänomenologisch und hätten einer tieferen Untersuchung bedurft. Aber die Aspirantur war zeitlich begrenzt, ich musste zurück in die Klinik, und vor allem fehlte mir das methodische Können, um weiter in die Tiefe zu dringen. Die interessantesten Ergebnisse erhielten wir eigentlich erst im Epilog der Untersuchungen zusammen mit Gisela Jacobasch, und zwar an Ratten in der Erholungsphase, die nach dem Magnesiummangel wieder magnesiumhaltiges Futter bekamen. Bei ihnen nahmen Enzyme der roten Blutkörperchen, die in der Mangelphase deutlich vermindert waren, nach Zugabe von Magnesium zur Nahrung, einen rasanten Anstieg, der die Norm um ein Vielfaches überstieg – der erste uns damals bekannte Fall von »Superinduktion« einer (Enzym)-Eiweißsynthese an einem eukaryonten Lebewesen.

Wir hätten damals sowohl aus den Beobachtungen an den Hunden als auch aus den Rattenversuchen stärker und nachhaltiger publizieren sollen. Aber das ist eine verspätete Erkenntnis, die mir erst Jahre später kam, als ich zu einem internationalen Symposium über Magnesiummangel eingeladen wurde. Ich habe damals an dem Symposium nicht teilgenommen, weil ich mich schämte, nicht mehr über dieses Thema zu arbeiten; und über ein Gebiet, das ich bereits verlassen hatte, zu dem ich nichts mehr beisteuerte, wollte ich kein Referat halten.

Was habe ich den armen Hunden gegenüber gefühlt, die ich zu einer solchen Mangelkrankheit verurteilte, einer Krankheit, die man nicht an Einzelzellen, an Gewebekulturen studieren kann, sondern zu deren Studium man den Ganzorganismus braucht? Wir waren zuletzt zu dritt: eine reizende medizinisch-technische Assistentin, die Mitja mir zuteilte, da die Versuche allein nicht zu bewältigen waren, und in der Folge auch eine junge Ärztin, die ihre Doktorarbeit am Institut machte und später Internistin wurde. Wir drei lebten tagein, tagaus mit unseren Hunden. Auch über die Wochenenden wechselten wir uns in der Versorgung und Beobachtung ab. Wir hingen an den Hundchen, gaben ihnen zärtliche Namen und trauerten um jeden Todesfall. Aber doch muss ich gestehen, dass ich zu ihnen nicht das Verhältnis wie zu einem Haustier hatte. Die Tatsache, dass sie wichtigen Erkenntnissen für den Menschen dienten, ihre Geduld und Kooperation, mit der sie freiwillig auf den Untersuchungstisch sprangen oder sich heben ließen, die Tatsache, dass man ihnen ohne Gegenwehr Elektroden für elektrocardiographische und andere Untersuchungen anlegen und Blut abnehmen konnte, ihre Zuneigung zu uns – trotz allem, was wir mit ihnen anstellten – erfüllten uns mit Rührung und Achtung. Sie wurden mit der Zeit eine Art von kleinen »Kollegen« für uns, die mit uns am gleichen Strang zogen. Ich glaube, meine beiden anderen Mitarbeiter waren noch weicher und mitleidender als ich.

Bei mir stand immer der Drang nach neuen Erkenntnissen im Vorder-
grund. Du magst das verurteilen, Joshua, und vielleicht verurteile
ich mich selbst – obgleich ich weiß, dass ein wissenschaftlicher Fort-
schritt für den Menschen ganz ohne Tierversuche nicht möglich
sein wird. Ich verabscheue unnötige und schmerzhafte Experimente,
auch im Verhältnis zu Tieren ist mit Recht ein ethisches Verhalten
des Menschen zu fordern. Und man mag sich fragen, ob der bio-
logische und medizinische Experimentator an Tieren mit seiner Be-
sessenheit, Phänomene des Lebens aufzudecken und zu enträtseln,
mit seiner Freude an Ergebnissen, sich nicht oft hart am Rande
ethischer Gefühle bewegt. Und doch bereue ich diese Phase meines
Lebens nicht.

Das Einzige, was ich bereue, ist, dass ich meine selbstzerstörerische
»Bescheidenheit« nicht überwand und unsere Resultate nicht in
internationalen Zeitschriften veröffentlichte. Das wäre ich auch den
Hündchen und ihrem der Wissenschaft ergebenen Leben schuldig
gewesen.

Leider zieht sich die Unlust, wissenschaftlich zu publizieren,
durch mein ganzes Berufsleben. Am wenigsten fand ich Gefallen am
Wiederholen eigener Ergebnisse. Manche Ideen, Resultate wichtiger
Beobachtungen hätten es sicher verdient, stärker betont zu werden,
manche Überzeugungen und Meinungen hätte ich nachdrücklicher
äußern sollen. Vielleicht lag der tiefste Grund darin, dass ich eigentlich nur wirkliche Originalarbeiten gelten ließ, die auf neuen Methoden, neuen Erkenntnissen und Schlussfolgerungen beruhten. Einige
Referate auf nationalen und internationalen Kongressen und Symposien blieben überhaupt unveröffentlicht, weil ich keine Lust hatte,
sie nochmals umzuarbeiten und in eine publikationsgerechte Form
zu bringen. Gelegentlich hielt mich einfach die Anforderung eines
Journals ab, die Literaturangaben in anderer Reihenfolge zu ordnen,
als ich sie ursprünglich eingereicht hatte, nochmals Zeit an so etwas
Unwichtiges zu verschwenden. Alles in allem war es wohl eine Mischung von Faulheit, innerer Maßstäbe an unerreichbare Standards

und daraus resultierende scharfe Selbstkritik und dazu diese Form von missverstandener »Bescheidenheit«, die meiner wissenschaftlichen Wirksamkeit immer im Wege gestanden haben. Mitja hatte eine Art Sisyphus-Aufgabe übernommen, mein instabiles Selbstbewusstsein zu stärken. Bei der Zusammenstellung meiner Habilitationsschrift hätte ich ohne ihn mehr als einmal das ganze Geschreibsel am liebsten in den Mülleimer geworfen. Dabei habe ich mich oft als schöpferisch, ideenreich und talentiert im Beobachten und Aufspüren ungewöhnlicher Symptome und Phänomene empfunden.

Ich glaube, dass dies eine unglückselige Mitgift vieler begabter Frauen ist: Nicht – wie so oft angenommen – ein durchgängig mangelndes Selbstbewusstsein, aber eine sonderbare Instabilität der Selbsteinschätzung, die erst im Kontakt mit ihrer Umwelt zutage tritt, sich in Tiefen und Höhen äußert, nach beiden Extremen hin unreal sein mag und damit verwirrend und ärgerlich auf die Mitmenschen wirkt. Wenn sich diese Eigenschaft mit Ehrgeiz paart, reagiert die Umwelt in der Regel unfreundlicher als bei gleich begabten, ehrgeizigen männlichen Kollegen. Das Verhältnis zwischen Mann und Frau, die Beziehungen der Gesellschaft zu Frauen und Männern ist auch in der DDR ein oft diskutiertes Problem gewesen. Ich war in diesen Fragen immer eine Frauenrechtlerin, aber nie eine Feministin. Die Menschheit besteht nun einmal aus männlichen und weiblichen Elementen, die sowohl gleichartige wie auch unterschiedliche Beiträge für die Gesamtheit leisten. Gegenseitiges Verständnis und Achtung füreinander sind eine unbedingte Voraussetzung für eine harmonische Welt. Und auf einen Schuss allgemeiner, sublimierter Erotik sollte eine menschliche Gesellschaft nicht verzichten.

Wie stand es um diese Fragen damals am Biochemischen Institut? Mitja war bald dafür bekannt, dass er – so gefürchtet seine scharfen, kritischen Bemerkungen in wissenschaftlichen und politischen Diskussionen waren – ein weites Herz für Mädchen und Frauen hatte und sich mit deren Förderung ganz besondere Mühe gab. Ich kenne kein anderes theoretisches Institut, an dem sich so viele Frauen habilitiert haben.

Die Bedeutendsten unter ihnen waren Sinaida Rosenthal und Gisela Jacobasch. Ich kann mich genau an sie erinnern, wie sie ans Institut kamen – beide ausnehmend schöne Mädchen: Sina mit zartgeschnittenem schmalem Gesicht, das auch streng blicken konnte, und langem dicken Zopf – Gisela mit den leuchtendsten Augen, die ich je gesehen habe und einem jungenhaften Haarschnitt.

Sina hatte in ihrer Position als FDJ-Sekretärin allerhand negative Gerüchte über das Institut gehört, und es charakterisiert ihre besondere Persönlichkeit, dass sie sich trotz innerer Vorbehalte und widersprüchlicher Erwartungen in die »Höhle des Löwen« wagte, um sich ein eigenes Urteil zu bilden. Sie wurde eine glühende Verteidigerin des Institutes und übernahm viele seiner demokratischen Züge in ihre spätere Leitungstätigkeit.

Sina verfügte über bemerkenswerte wissenschaftspolitische Fähigkeiten. Ständig verausgabte sie sich in Plänen und Projekten und setzte fast übermenschliche Energien ein, um ihre Ideen zu verwirklichen. Mitja blieb für sie ihr Leben lang eine Art »Mentor«, den sie an Knotenpunkten ihres wissenschaftlichen Daseins konsultierte. Zu meiner Empörung kam sie zu solchen Verabredungen immer mit unerhörter Verspätung, völlig erschöpft nach unerwartet langen Sitzungen oder Besprechungen. Mitja, der sonst strikt auf Pünktlichkeit bestand, vergab ihr solche Verstöße lächelnd und mit bemerkenswertem Verständnis. Er hatte eine tiefe Zuneigung zu diesem hochgemuten Mädchen, das ihr Leben wie eine Kerze an beiden Seiten abbrannte.

Sina gründete später die erste molekularbiologische Abteilung an der Akademie der Wissenschaften in Berlin-Buch. Gegen Widerstände und Rückständigkeit rief sie auch das erste industrienahe Projekt ins Leben, den Versuch, Insulin auf mikrobiologischer Grundlage zu erzeugen. Eine Reihe begabter Menschen fühlten sich zu ihr hingezogen – so auch unser Sohn Tommy.

Sina führte eine ungewöhnliche Ehe mit Hans A. Rosenthal, der sich in sie verliebt hatte, als sie noch ein Schulmädchen war und sie praktisch von der Schulbank weg heiratete. Als »Halbjude« hatte er in der Nazizeit eine gefahrenreiche und demütigende Jugend. Vor diesem Hintergrund hoben sich sein Charme, seine Anteilnahme am Schicksal anderer Menschen und seine Jungenhaftigkeit umso herzerwärmender ab. Meldete er sich in Parteiversammlungen zu Wort, so spitzte ich immer voll vergnügter Vorfreude die Ohren, denn mit einem guten Schuss seiner »enfant terrible«-Natur brachte er auch in die ernsthaftesten Diskussionen stets ein frisches provozierendes Prickeln.

Obgleich jünger als Hans, war Sina deutlich die Reifere, ein politischer Mensch, fest, gerecht und dem kommunistischen Ideal – trotz Kritikwürdigem, das sie oft schmerzlich an seiner »Realisierung« empfand – treu ergeben.

Hans liebte Sina mit Hingebung und Bewunderung und ließ ihr jahrelang den Vortritt in ihrer akademischen Entwicklung, während er sich mehr um die Erziehung ihrer beiden Söhne kümmerte. Aber dann forderte und förderte Sina ihn, der keineswegs weniger begabt war als sie. Er war Virologe und wurde Direktor des entsprechenden Instituts an der Medizinischen Fakultät der Humboldt-Universität. Zwischen den beiden gab es ständig heftige philosophische und naturwissenschaftliche Diskussionen, um die alle um sie herum wie in einen Strudel hineingezogen wurden.

Sina starb im Alter von nur 56 Jahren an einem Brustfell-Krebs. Sie wusste um ihre Krankheit und die Prognose, hielt aber bis zwei Tage vor ihrem Tod noch Vorlesungen. Auf ihren Wunsch hin wurde sie, die Nichtjüdin war, sowohl eingeäschert als auch auf dem jüdischen Friedhof in Weißensee beigesetzt. Wir trauern noch heute um diesen außergewöhnlichen Menschen.

Gisela Jacobasch, im Institut »Jaco« genannt, hatte ursprünglich Zahnmedizin studiert. Durch Günter Sauer, der ein passionierter Lehrer und ihr Seminarleiter war, fing sie Feuer an der Biochemie und verschrieb sich schon als Studentin mit Haut und Haaren dem Institut. Sportlich und zugleich musisch begabt, sprühte sie vor Kraft und Lebenslust. Das Leuchten, das von ihr ausging, hat sie nie verloren. Sie war beseelt von echtem leidenschaftlichem Forscherdrang. Ihre biochemischen Interessen blieben stets mit klinischen Problemen verbunden. So war sie auch jahrelang mein enger Forschungspartner, insbesondere, wenn es um Patienten mit hämolytischen und anderen Formen der Anämie ging.

Nach Mitjas Emeritierung leitete sie eine Zeit lang das Biochemische Institut als kommissarische Direktorin. Sie führte es in seinem Geist weiter, was für einen Emeritus ein seltenes Glück ist.

Zur Zeit der »Wende« gab sie ein leuchtendes Beispiel von charakterlicher Festigkeit und Mut im Kampf um die Erhaltung der Charité, der Wissenschaft an der Humboldt-Universität und der beruflichen Existenz ihrer Kollegen. Im Zuge dieses neuerlichen McCarthyismus wurde auch sie in ihrer akademischen Position zurückgestuft und in ihren Arbeitsmöglichkeiten stark eingeengt. Für ihre letzten Berufsjahre wechselte sie von der Humboldt-Universität an das Institut für Ernährung Potsdam-Rehbrücke und ging unerschrocken daran, ihr lebenslanges Forschungsprofil, das sich immer um rote Blutkörperchen gedreht hatte, zu vertauschen gegen ein ihr völlig neues Gebiet, den Colon-Krebs.

Sowohl Sina als auch Jaco setzten im Ensemble des Institutes starke Akzente. Das Institut gewann durch sie beide zu Mitjas Freude viele bunte Facetten und eigenständige Ausstrahlungen.

Aber nicht nur im Forschungsbereich, sondern auf allen Ebenen des Instituts trugen Frauen zur geistigen Vielfalt bei. Ein gewichtiges Wort hatten die technischen Assistentinnen mitzureden. Sie waren nicht wie anderswo lediglich wissenschaftliche Hilfskräfte, sondern echte gleichberechtigte Mitarbeiter, die nicht nur mit ihren Händen, sondern auch mit ihrem Kopf arbeiteten. Das begann mit der damaligen »Chef-MTA«, der medizinisch-technischen Assistentin Christa Hiebsch. Sie war ein gescheites, strahlend-fröhliches, hübsches Mädchen, das von mehreren Generationen von Biologiestudenten, die am Institut ihr Praktikum absolvierten, umworben wurde, schließlich aber einen Ingenieur heiratete, der nichts mit dem Institut zu tun hatte. Lange Jahre war sie eng in Mitjas eigene Forschungen eingebunden. Heute hat sie erwachsene Kinder, aber immer noch sehe ich das flinke junge Mädchen mit den kurzgeschnittenen hellblonden Haaren vor mir, umlagert von einer stürmischen Gruppe junger Wissenschaftler, aus denen eine Reihe namhafter Professoren hervorgegangen ist.

Nicht nur die MTAs bestimmten das Leben am Institut wesentlich mit, auch die Sekretärinnen und Reinigungsfrauen sowie unsere Hedwig, die zuerst verantwortlich für den Tierstall, später die unbestrittene Herrin über den Glaskeller, das heißt die Ausgabe von Glasutensilien, war. Alle diese Frauen brachten in die Institutsatmosphäre ein kraftvolles Element von Familiensinn, Mütterlichkeit, auch Schwatzhaftigkeit und warmes Interesse an den Angelegenheiten anderer. Am Institut waren keine Hierarchien zu spüren, so wie ich es auch aus Mitjas Labor in Cincinnati kannte, sicher für viele eine neue Erfahrung. Damit will ich nicht sagen, dass Mitja keine Autorität gehabt hätte. Von manchen Assistenten war er sogar gefürchtet, nicht aber vom »mittleren« Personal. Zum Glück kündigte sich in den späteren Jahren sein Kommen stets durch den Geruch seiner Zigarre an, so dass diejenigen, die sich dem strengen Verhör »Was gibt's Neues?« entziehen wollten, bei diesem Warnzeichen schleunigst irgendwohin verschwanden. Mitja übersah mit einem einzigen Blick, wenn auf dem Labortisch irgendetwas nicht in Ordnung war – und sei es nur, dass auf einer Flasche fälschlicherweise ein Gummi- statt eines Glasstopfens steckte. Er machte ein finsteres Gesicht, wenn man seine bohrenden Fragen bezüglich der Experimente nicht klar und begründet beantworten konnte oder nicht in der Lage war, ein logisches Protokoll in einem festen Heft vorzuweisen. Er hatte einen schockierenden sechsten Sinn für Schludrigkeit und Oberflächlichkeit, und auch die Angsthasen, die sich aufs Klo oder in eine der Kühlkammern gerettet zu haben glaubten, entgingen letzten Endes seinem Spürsinn nicht.

Er war ein strenger und fordernder Lehrer. Ängstliche und schwache Charaktere hielten es auf die Dauer bei ihm nicht aus. Aber noch heute hängen unzählige Schüler mit Bewunderung, Achtung und Dankbarkeit an ihm und beweisen ihm auf vielerlei Art ihre Anhänglichkeit. Ob sie ahnen, wie viel Gutes sie einem alternden Menschen damit tun?

Während Mitja als Erster alle Energie darauf verwandte, um ein ganzes Lehrgebäude zu schaffen, stand gleichzeitig das Problem, für das junge Institut eine umfassende Forschungsaufgabe zu finden, die genügend Facetten für ein größeres Kollektiv von Wissenschaftlern bieten und trächtige Fragestellungen über Jahre, ja Jahrzehnte versprechen könnte. Eine solch schwierige Wahl steht vor jedem, der als Leiter eines wissenschaftlichen Institutes berufen wird, insbesondere aber dann, wenn sich – wie hier – alles neu formieren soll.

Auf vielen Spaziergängen sprach Mitja mit mir über seine Ideen und Vorstellungen. Bisher hatte er über Teilprobleme des Zwischenstoffwechsels reifer roter Blutkörperchen gearbeitet. Und rote Blutkörperchen blieben auch bis zuletzt sein wesentliches Versuchsobjekt, an dem es ihm gelang, nicht nur spezifische Ergebnisse für diese Zelle, sondern auch Verallgemeinerungen biologischer Phänomene in anderen Bereichen zu erzielen.

Rote Blutkörperchen und ihre unmittelbare Vorstufe sind aus dem strömenden Blut leicht zugänglich. Das war unter den damaligen beschränkten Verhältnissen ein wichtiger Gesichtspunkt.

So kam Mitja zu einer zentralen biologischen Fragestellung: Welche Prozesse liegen der Umwandlung einer vollständigen multifunktionellen Zelle in eine Rumpfzelle mit hochspezialisierter Funktion zugrunde? Was signalisiert den Abbau von Organellen für Zellatmung, Energieproduktion sowie für die Synthese von Eiweißen und anderen Stoffen? Wie geht der Abbau vor sich?

Das rote Blutkörperchen bot sich als ein hervorragendes Modell, an dem solche Fragen zu bearbeiten waren. In seinem letzten Reifestadium, als Erythrozyt, hat es längst seinen Kern verloren – und damit die Teilungsfähigkeit einer normalen Zelle. Alle anderen Organellen wie Mitochondrien, Ribosomen, Golgi-Apparat verschwinden in seiner letzten Reifungsphase im Übergang vom sogenannten Retikulozyten zum Erythrozyten. Von diesem Endstadium an dient ihm lediglich die Glykolyse – eine weitaus weniger effektive Form der Energiegewinnung als die der Zellatmung – zur Erhaltung seiner Struktur und Funktion – und das über mehr als hundert Tage seines weiteren Überlebens im Blutstrom.

Mittels ihres Spezialeiweißes, des roten Blutfarbstoffes und in einem raffinierten Zusammenspiel mit Substanzen des Zwischenstoffwechsels bewältigt diese erstaunliche Rumpfzelle das gesamte Transportsystem des Sauerstoffs von der Lunge in alle Zellen des Körpers sowie den Abtransport des entstehenden Kohlendioxids zurück in die Lunge und in die Ausatmungsluft.

Mitja beschloss, die Forschungsaufgaben des neuentstehenden biochemischen Institutes auf den Übergang zur unmittelbar letzten Vorstufe zu konzentrieren, des Retikulozyten, zum reifen roten Blutkörperchen. Der Retikulozyt – so genannt, weil man in ihm schon seit langem mittels basischer Farbstoffe ein Netz (Retikulum) darstellen und ihn somit unter dem Mikroskop kenntlich machen konnte – erwies sich als ungemein fruchtbarer Gegenstand für Fragen, Experimente, Entdeckungen und Hinweise auf Phänomene, die auch in anderen Zellen beobachtet werden. Im Retikulozyten spielte sich dieser derzeit ungeklärte Vorgang eines planmäßigen Untergangs von Zellstrukturen ab. Welche der untergehenden Organellen sollte man als Erste untersuchen? Dafür bestand bei Mitja kein Zweifel. Er entschied sich mit größter Sicherheit für das Studium des Mitochondriums, mit dessen Untergang die Zellatmung, die zentrale Energiequelle der Zelle, und damit auch die Fähigkeit zur Neusynthese von Eiweißen und anderen Substanzen, erlöschen. Er war sich sicher, dass hier das unmittelbare Schlüsselglied auch für das Absterben der übrigen Organellen liegen müsse. Nun standen die Frage und die Gegenfrage: Was löst einen solchen Prozess aus? Und was hat diesen bis dahin verhindert? Wie ist die Reihenfolge der chemischen Einzelprozesse, welche Substanzen entstehen dabei? Wie gestaltet sich die veränderte Energiebilanz der Zelle?

Auch das Endprodukt dieser Reifungsvorgänge, der Erythrozyt, seine lange Überlebenszeit, trotz eines stark reduzierten Stoffwechsels, bot interessante Probleme. Was bedingt letztendlich dennoch seinen Zelltod, seine Elimination aus dem Blutkreislauf? Altert er in einem stetigen Prozess oder setzt zu einem bestimmten Zeitpunkt ein Signal ein, das den endgültigen Untergang einleitet? Sind es innere Prozesse der Zelle selbst, die ihren Tod vorbereiten, sogar bedingen, oder sind es lediglich äußere Faktoren, die ihre Vernichtung bewirken? Es gab von Anfang an Fragen über Fragen, und auch meine eigenen späteren Forschungen, als ich schon wieder klinisch tätig war, kreisten um dieses vielseitige Forschungsobjekt.

Mit dieser Thematik wurden sowohl biologische wie chemische, später auch molekularbiologische Interessen berührt und ebenso zahlreiche medizinische Probleme, so dass das Institut mehr und mehr internationale Aufmerksamkeit fand, was sich in dem großen Zuspruch von Wissenschaftlern aus aller Welt für die Symposien »Über die Struktur und Funktion roter Blutzellen« dokumentierte, die alle drei Jahre in Zusammenarbeit mit Professor Friedrich Jung (zunächst Pharmakologisches Institut der Humboldt-Universität, später Akademie der Wissenschaften der DDR, Berlin-Buch) veranstaltet wurden und innerhalb von 30 Jahren elfmal stattfanden. Eine wesentliche Attraktion dieser Symposien war meiner Einschätzung nach Mitja selbst, nämlich seine bemerkenswerte Kennerschaft bezüglich aller Fragen, die diese Spezialzelle betrafen, sowie seine biochemische Allgemeinbildung, gepaart mit klinischem Wissen und Erfahrungen, aber auch seine blitzschnelle Auffassungsgabe, seine immer wieder frappierenden Fragen und Diskussionsbemerkungen und seine selbstverständliche Generosität, mit der er die Teilnehmer mit seinen Ideen, Vorschlägen, auch Kritiken bereicherte.

Es ist erstaunlich, in wie kurzer Zeit eine intensive Lern-, Lehr- und Forschungsatmosphäre am Institut entstanden war. Dabei war die apparative Ausrüstung zunächst äußerst primitiv. Wichtige Biochemikalien konnten über lange Jahre des Embargos vonseiten westlicher Staaten und der fehlenden Valutagelder wegen nicht gekauft, sondern mussten selbst hergestellt werden. Anfangs gab es nicht einmal ein elektrisches Fotometer für den ultravioletten Bereich, ein Instrument, das unerlässlich war für die Bestimmung grundsätzlicher Substanzen im Energie- und Zwischenstoffwechsel. Mitja kaufte von unseren letzten eigenen US-Ersparnissen ein amerikanisches Beckmann-Fotometer und schmuggelte es mit der Hilfe eines fortschrittlichen Lokomotivführers per Eisenbahn von Hamburg über die Zonengrenze nach Berlin. Von da an war das Institut überhaupt erst imstande, moderne Untersuchungen des Zwischenstoffwechsels zu machen. Dieser Apparat muss von einer bemerkenswerten Robustheit gewesen sein, denn die Zahl der Anwärter, die an ihm messen wollten, war so groß, dass man sich für die voraussichtliche Messzeit schon mindestens einen Tag vorher in ein Heftchen eintragen musste. Daher war man gezwungen, seine Versuche und die betreffenden Messzeiten mit diesem kleinen Büchlein genau abzustimmen. Der »Beckmann« stand praktisch Tag und Nacht nicht still. Später, als andere, teure Importapparate wie Ultrazentrifugen etc. ans Institut kamen, gab es auch für diese so ein Terminbüchlein. In den Jahren, in denen Mitja das Institut leitete, gab es keine Monopolstellungen einzelner Kollegen oder gar die Verweigerung, jemanden an ein teures Instrument zu lassen. Allerdings musste man sich erst durch Anweisungen und Literaturstudium mit anschließendem kleinem Test die Berechtigung erwerben, ein solches benutzen zu dürfen. Die Eintragungen im Heftchen erlaubten auch eine gewisse Kontrolle über eventuell unachtsame Zeitgenossen. Solche nahmen sich die Kollegen dann selbst »erzieherisch« vor.

Für mich waren die vier Jahre am Institut ein dritter fachlicher Höhepunkt in meinem Leben. Nach dem großen klinischen Erlebnis am Harriet Lane Hospital (Johns Hopkins, Baltimore) und der ersten echten biochemischen Durchdringung medizinischer Probleme in Cincinnati arbeitete ich hier in einem vielschichtigen Kollektiv von Grundlagenwissenschaftlern und sog gierig die Art der Fragestellungen, Methoden und Organisationsformen in Lehre und Forschung in mich ein. Ich habe dieses Institut mit allen Fasern meines Herzens geliebt und bewundert.

Zum Institut gehörten, wie überall an wissenschaftlichen Einrichtungen, begabte und weniger begabte Menschen. Keiner reichte jedoch an Mitjas Fähigkeiten, seinen schnellen Verstand und sein umfassendes Wissen heran. Mitja hat mir gegenüber einmal geklagt, dass er als Lehrer nicht doch den einen oder anderen genialen Schüler in die Hand bekommen hat. Das lag wohl – abgesehen davon, dass geniale Forscher selten sind – an der beschränkten Auswahl an Menschen in der kleinen DDR, die sich von einem Grundlagenfach angezogen fühlten, und auch an der unglücklichen Regelung, dass man unbegabte Mitarbeiter nicht entlassen konnte, solange sie sich nichts zuschulden kommen ließen. Diese allgemeine arbeitsrechtliche Festlegung diente der Existenzsicherung der Arbeiter und Angestellten, war also, allgemein betrachtet, eine durchaus positive Bestimmung. Für eine wissenschaftliche Einrichtung war sie aber eine Katastrophe. Auch verlor das Institut begabte Mitarbeiter an die Kliniken. Das Institut war ja Teil der Medizinischen Fakultät. Kandidaten, die unmittelbar nach Abschluss des Medizinstudiums gekommen waren, wurden ihre ursprüngliche Sehnsucht nach einer humanistischen Tätigkeit am Krankenbett nicht los und verließen das theoretische Institut, meistens um in die Innere Medizin oder Pädiatrie zu gehen. Mitja hat vielen von ihnen bis heute nachgetrauert, obgleich er stolz auf sie war, wenn sie – auf ihre theoretischen Kenntnisse über normale und pathologische Prozesse im menschlichen Organismus gestützt – besonders gute Ärzte wurden und an ihren Wirkungsstätten einen revolutionär-modernen, kritischen Geist entfachten.

Das Institut hatte den Ruf, »rot« zu sein. Bis zu einem gewissen Grad stimmte das auch. Es formte sich nach Mitjas Ideen und Prinzipien. Zugleich aber war es keineswegs nur mit Genossen besetzt. Bereits unter den ersten vier Mitarbeitern, die ich schon erwähnte, waren zwei Nichtgenossen. Mitja weigerte sich, seine Mitarbeiter nach politischen Überzeugungen auszuwählen – er nahm sie aufgrund von Fähigkeiten, Hingabe an die Wissenschaft und Charakter. Darunter waren auch solche, die aus politischen Gründen inhaftiert gewesen waren, und eine Reihe aufsässiger oder »ideologisch abseits stehender« Menschen. Mitja hatte weder Angst, deshalb »von oben« kritisiert zu werden, noch Furcht, dass solche Mitarbeiter die fortschrittliche Atmosphäre des Instituts stören könnten. Gewiss – es gab auch starke und treue Genossen. Aber diese steuerten gemeinsam einen Kurs der

Solidarität mit allen Mitarbeitern sowie der Achtung gegenüber den Andersdenkenden. Die neu Hinzugekommenen waren bald in den Strudel eifrigen Neuerertums und einer fröhlichen Kameradschaftlichkeit gezogen. Ich will die Atmosphäre des Instituts vielleicht mit der Haltung eines lebendigen, aktiven Gewerkschaftertums charakterisieren. Für mich trat dies bei den jährlichen Weihnachtsfeiern des Institutes, die ich nie versäumte, auch später nicht, als ich schon längst nicht mehr dort arbeitete, am deutlichsten zutage.

Das Institut war nach dem Umzug in den Neubau thematisch in seine vier Stockwerke unterteilt. Jedes Jahr hatte ein Stockwerk im Turnus die Regie über die jeweilige Weihnachtsfeier zu übernehmen. Man konnte nur staunen, wie viel kabarettistisches Talent sich da in immer wieder andersartigen Sketchen von umwerfender Komik, beißender Kritik, Witz und Tempo offenbarte. Sonst ruhige, unauffällige Mitarbeiter zeigten sich plötzlich als großartige Conférenciers und Clowns. Selbstgereimte Gedichte, Lieder wurden vorgetragen, in denen die Schwächen des Instituts und fast jedes Mitarbeiters durch den Kakao gezogen wurden. Das meiste bekam immer Mitja ab, der sich großartig darüber amüsierte. Die Wände waren behängt mit Karikaturen, voller Spitzen gegen Unarten und Sonderlichkeiten der Kollegen Wissenschaftler und anderer Mitarbeiter. Die Stockwerke wetteiferten in der Qualität ihrer Darbietungen, und in den Seminarräumen drängten sich die derzeitigen und früheren Mitarbeiter des Instituts bei Bowle und belegten Broten. Es wurde nie versäumt, alle früheren Kollegen, die aus Alters- oder sonstigen Gründen ausgeschieden waren, zu diesen Weihnachtsfeiern einzuladen. Die Rentner unter ihnen bekamen kleine Geschenke, und ihrer wurde auch noch nach Jahren gedacht. Ich fürchte, dass der Monat Dezember viele geistige Impulse von der Forschung weg in die Vorbereitung der Weihnachtsfeiern abzweigte.

Ich glaube nicht, dass in den hochkompetitiven Eliteinstituten der westlichen Welt solche Feste gefeiert werden. Mit der »Wende« wurden sie auch am Biochemischen Institut eingestellt. Damals aber gehörten sie zum Institutsleben, ebenso wie gemeinsame Besuche von

Theater oder Oper und die Formierung einer Gruppe musikalisch begabter Kollegen, die ein kleines Orchester gründeten und unbekannte Barockmusik aus Archiven instrumentalisierten und zur Aufführung brachten.

Dies alles mag verschönert und vergoldet erscheinen. Gewiss, es gab auch Eifersüchteleien, Eigennutz und Schlamperei auf Kosten anderer, aber zugleich existierte ein fast unmerklicher Korrekturmechanismus. Wo dieser seine Wurzel hatte, ist schwer zu sagen. Ganz allgemein war man stolz auf das Institut, auf seine kontinuierliche wissenschaftliche Entwicklung. Es gab für alle einen gemeinsamen Nenner und eine spürbare Solidarität. So war es auch das Institut der Charité mit den wenigsten »Republikfluchten«. Und es gab ein interessantes, lebendiges Parteileben mit philosophischem Streit zum Beispiel über die Legitimität, an subzellulären Strukturen gewonnene Resultate auf lebendige Materie höherer Ordnung zu übertragen.

Heinz Brandt, die Hollitschers, Robert Havemann

Bis in die siebziger Jahre war das Institut ein Zufluchtsort für Genossen, die unter der Diskriminierung durch konservative, ja sozialismusfeindliche Leiter von klinischen und theoretischen Einrichtungen litten.

Ein solches Schicksal möchte ich herausgreifen, weil ich weder meinen Zorn noch meine Trauer über diesen »Fall« verwinden kann. Heinz Brandt war mir wie ein kleinerer Bruder. Als junger Bursche wurde er von der Wehrmacht eingezogen, machte den Feldzug gegen die Sowjetunion mit, geriet bei Stalingrad in russische Gefangenschaft und gelangte von dort aus zur Antifa-Schulung. Als er zurückkam, war er ein überzeugter Kommunist geworden. Er heiratete eine Genossin, die später Sekretärin für Kultur der SED-Bezirksleitung Halle wurde. Sie hatten einen kleinen Sohn. Heinz war nicht mehr jung, als er in Berlin das Chemiestudium begann. Zu jener Zeit, in den fünfziger Jahren, war das Chemische Institut der Humboldt-Universität noch eine Hochburg offen DDR-feindlicher, ja selbst faschistischer Ideen. An manchem Abend ertönten Nazi-Lieder aus den alten chemischen Universitätsgebäuden, die einst Emil Fischers Wirkungsstätte gewesen waren. Studenten, die SED-Mitglieder waren, hatten es dort sehr schwer. Sie wurden in den Praktika noch und noch schikaniert. Ihre Pflichtanalysen enthielten ausgeklügelte Gemische seltener Substanzen, weit über den Schwierigkeitsgrad für die Nichtgenossen hinaus, so dass die Praktika in der Regel von den Genossen nicht in der vorgeschriebenen Zeit abgeschlossen werden konnten.

Auch Heinz musste sich mächtig abplagen. Für seine Diplomarbeit wandte er sich an Mitja mit der Bitte um ein biochemisches Thema. Mitja nahm ihn auch als Diplomanden ans Institut und musste es nicht bereuen, denn Heinz war ein begabter und begeisterter Wissenschaftler und hatte bald Ergebnisse, die international anerkannt und in namhaften Zeitschriften veröffentlicht wurden.

Immer, wenn ich an ihn denke, trifft mich ein scharfer Schmerz. Ich sehe ihn vor mir, seine magere Gestalt, das knochige und doch liebe Gesicht mit dem großen Mund, der gern und oft lachte, ein kindlich-argloser Mensch, freundlich und hilfsbereit, dessen Fröhlichkeit nach der Zeit der Repression und Diskriminierung am Chemischen Institut nun bei uns förmlich hervorsprudelte. Ich stiftete ihn an, Choräle, die wir beide aus unserer protestantischen Vergangenheit kannten, in langen Strophen gemeinsam mit mir im Treppenhaus des Instituts zu singen. Unserem Geschmack nach klang es wunderhübsch und wir hatten eine diebische Freude an diesen sich wohl nicht ganz geziemenden Streichen. Viele Kollegen schmunzelten, andere – wie wir auch selbst – warteten gespannt auf eine ermahnende Intervention von Mitjas Seite. Mitja enthielt sich aber bei solchen Dingen stets jeglicher Einmischung, wie er auch nie auf Klatsch oder bei Liebschaften innerhalb des Instituts reagierte.

Heinz schrieb seine Diplomarbeit. Die beiden Gutachter waren Mitja und Robert Havemann, damals Lehrstuhlinhaber des Instituts für Physikalische Chemie der Humboldt-Universität. Mitja bewertete die Arbeit mit »sehr gut«. Er war mit Sicherheit ein strenger und gerechter Gutachter und Teile der Arbeit waren ja bereits bei Internationalen Zeitschriften angenommen, also positiv beurteilt worden. Von Havemann kam kein Wort. Nach einigen Monaten mahnte Mitja das Gutachten bei ihm an. Aber es geschah nichts – auch nicht nach wiederholten Aufforderungen von Mitjas Seite und Anfragen von Heinz selbst. Ich weiß bis heute nicht, was es in dieser ersten Phase mit Havemann auf sich hatte: Nachlässigkeit, Schikane oder Bosheit, die Mitja als Heinzens Diplomvater gelten sollte? Ich weiß, dass auch ein anderer Mitarbeiter des Biochemischen Instituts wegen des Gutachtens zu seiner Doktorarbeit, das er von ihm benötigte, Havemann ein ganzes Jahr nicht erreichte, obgleich er schließlich täglich bei der Sekretärin um einen Termin bat. In der späteren Phase, in der es um das Gutachten zur Diplomarbeit von Heinz Brandt ging, wurde mir dann klar, was für ein Mensch Robert Havemann war. Die Zeit verging, Monate über Monate. Heinz wurde krank, bekam Lungenkrebs mit Metastasen im Gehirn. Immer wieder – schon todkrank im Krankenhaus – fragte er nach Havemanns Gutachten. Mitja appellierte an Havemanns Anstand und Mitgefühl, schilderte ihm die Situation. Umsonst – Heinz starb, ohne dass Havemann sich gerührt hatte. Mitja schrieb daraufhin an den Rektor der Humboldt-Universität, Havemann zu veranlassen, das Gutachten wenigstens postum zu schreiben, Heinz das Diplom zuzuerkennen um der Familie willen. Erst auf eine strenge Aufforderung vonseiten des Rektors bequemte sich Havemann schließlich zu einer Begutachtung der Arbeit mit »genügend«. Seit dieser Zeit habe ich die Person und später den »Fall« Robert Havemann mit geschärfter Aufmerksamkeit und größtem Misstrauen verfolgt.

Wer war Robert Havemann? In den ersten Jahren der DDR ein hochgeachteter Antifaschist und Kommunist, geehrt und verwöhnt von Partei- und Staatsführung. Man sah ihm alle seine scheinbar kleinen und größeren Schwächen nach: seine Unproduktivität, seinen persönlichen Lebenswandel, seine Arroganz. Er war »der Held, der bei den Nazis bis zum Ende des Zweiten Weltkrieges in der Todeszelle gesessen hatte«.

Von 1952/53 an gewann ich persönlich authentische Eindrücke von Havemann und zwar durch unsere Freunde Walter und Violetta Hollitscher, bei denen wir abends öfters mit Havemann zusammentrafen. Der Philosoph Walter Hollitscher, jüdischer Abstammung und Wiener Herkunft, war Mitja bereits aus seinen Jugendjahren bekannt, und Mitja freute sich, ihn jetzt in der DDR an derselben Universität wiederzutreffen, denn Walter war als Professor am Lehrstuhl für Philosophie der Humboldt-Universität angestellt. Er war der bemerkenswerteste Polyhistor, dem ich in meinem Leben begegnet bin, und hatte die Gabe, sein Wissen und seine Gedanken verständlich für jedermann auszudrücken.

Besonders unsere Buben freuten sich, wenn er zu Gast kam. Seine Freude an der Beantwortung kindlicher Fragen machte ihn besonders bei Tommy und Meiki zu einem Anziehungspunkt. Fufu und Lisa dagegen waren Violetta zugetan, die auch ich sofort in mein Herz geschlossen hatte. Walter hatte sich während der Zeit seiner Emigration in England, als seine erste Ehe zerbrach, in Violetta verliebt, und diese Liebe verlor nichts an Tiefe und gegenseitiger Verbundenheit, trotz zahlreicher Wirrnisse ihres Lebens. Zur Zeit, als ich sie kennenlernte, war Violetta schon nicht mehr jung, sie wirkte körperlich ein wenig bequem, war aber von einer solch kraftvollen Herzlichkeit und Wärme, dass man sie gleich liebgewinnen musste. Sie verfügte über einen köstlichen, nie versiegenden Humor, der seine besondere Nuance dadurch erhielt, dass sie keine der drei Sprachen, in denen sie »heimisch« war, wirklich beherrschte. So machte sie auf Italienisch, das sie als Kind gesprochen hatte, auf Englisch aus ihrer Emigrationszeit während des Zweiten Weltkrieges und auf Deutsch/Österreichisch die lustigsten Fehler. Ihr Lachen, das wir unter uns als »horse laughter« bezeichneten, war durch ihre tiefe Stimme weithin hörbar – noch heute klingt es in mir nach. Ihr Humor hatte viele spöttische und ironische Spitzen, die sich oft auch gegen Walter richteten, den sie mit tiefer mütterlicher Zuneigung, aber auch mit klarer Kenntnis seiner Schwächen, liebte. Walter war ein völlig egozentrischer Mensch, der zu Hause keinen Finger rührte und der, in seine Bücher oder

Diskussionen vertieft – ich glaube, noch nicht einmal gewusst hätte, wie man einen Teller abwäscht. Über Violettas gelegentliche sarkastische Bemerkungen, ihn betreffend, ging er immer mit lächelnder Taubheit hinweg. Woraufhin ihre schönen dunklen Augen belustigt aufblitzten und sie in ein besonders lautes »Pferdegelächter« ausbrach.

In dieser ersten Zeit unserer Freundschaft war es nur Violetta, die mich anzog, während Walters Redseligkeit, seine offensichtliche Eitelkeit und Ich-Bezogenheit, auch sein Mangel an echter schöpferischer Originalität mich innerlich eher von ihm fernhielten. Erst nach dem Ereignis, über das ich im Zusammenhang mit Robert Havemann berichten will, gewann ich ihn lieb und bewahrte mir bis zu seinem Ende den Blick in das eigentliche Innere dieses zunächst so eindeutig erscheinenden Menschen. Er war – mit all seinem Wissen – ein argloses Kind, ein »reiner Tor«, der völlig weltfremd in keinem Menschen etwas Böses vermutete. So war er den politischen Provokationen, die Havemann bei unseren abendlichen Einladungen mit ihm trieb, völlig ahnungslos ausgeliefert. Und als Mitja Walter beiseite zog und ihn vor Havemanns offensichtlich bösen Absichten warnte, war Walter völlig ungläubig und verteidigte seinen »Freund«.

Plötzlich wurde Walter verhaftet. Weder er noch Violetta haben je etwas über diese Zeit, die Ursachen und Umstände seiner Verhaftung verlauten lassen. Wir hatten den Eindruck, Walter säße in Karlshorst, bei der Zentrale der Sowjetischen Besatzungsmacht; ein anderer Freund und Schüler Hollitschers meinte, man habe ihn nach Moskau gebracht. Walter konnte offensichtlich nichts Ehrenrühriges nachgewiesen werden. Er kam nach kurzer Zeit wieder frei, verlor aber seine Professur an der Humboldt-Universität, musste die DDR verlassen und in seine Heimatstadt Wien zurückkehren, wo ihn schwierige finanzielle Verhältnisse erwarteten. Walter hat nie ein bitteres Wort über diese Episode, über die Partei oder über die DDR verloren. Er blieb bis zu seinem Tode ein treuer und fester Genosse. Die DDR hat übrigens das Vorgehen ihm gegenüber als Unrecht eingesehen und ihm später eine Pension, eine dreimonatige Gastprofessur pro Jahr in Leipzig und einen jährlichen Kuraufenthalt in Bad Liebenstein gewährt. Walter und Violetta führten in Wien ein bescheidenes Leben. Sie lebten von seinen Artikeln in linken Zeitschriften, von Büchern, die er schrieb, und Vorträgen, zu denen er als geschickter und toleranter Diskussionspartner besonders gern von katholischen Organisationen eingeladen wurde. Er war Mitglied des Zentralkomitees der Österreichischen Kommunistischen Partei und hatte das Glück, deren Auflösungserscheinungen nicht mehr miterleben zu müssen. Walter war schon jahrelang herzkrank. In den letzten Monaten, als sich sein Zustand ständig verschlechterte und sein Tod bereits absehbar war, verschwieg Violetta ihre eigenen Krankheitssymptome und steuerte meiner festen Überzeugung nach ihr Leben bewusst auf ein gemeinsames Ende mit Walter zu. Sie ging erst ins Krankenhaus, als auch Walter auf dem Sterbebett lag. Sie starb drei Tage vor ihm im selben Spital, nur zwei Stockwerke höher.

Unsere Freundin Grete Schütte-Lihotzky sah Walter an seinen letzten drei Tagen im Krankenhaus. Sie erzählte mir, dass dieses Gespräch mit ihm zu ihren schönsten und wichtigsten Erinnerungen an ihn gehört. Er wusste bereits von Violettas Tod, war gefasst und fast heiter – von seiner eigenen Person schon abgerückt und nur noch von einer größeren Gedankenwelt erfüllt. So ging er in völliger Gelassenheit seinem eigenen Tod entgegen – am Ende eben doch ein echter Philosoph.

Auch das Schicksal von Hollitschers – ebenso wie das von Heinz Brandt – hat wenigstens zum Teil mit Robert Havemanns Verhalten zu tun. Die Beziehungen zwischen Hollitschers und ihm brachen jedenfalls im Zusammenhang mit Walters Verhaftung abrupt ab. Seit dieser Zeit schien Havemann Mitja zu hassen, und die späteren Geschehnisse, die mit Heinz Brandt zusammenhingen, mögen sehr wohl auf diesen Hass zurückzuführen sein. Im Übrigen war Robert Havemann, »der große Antifaschist«, auch ein Antisemit. Eine diesbezügliche Bemerkung entschlüpfte ihm einmal in betrunkenem Zustand Mitja gegenüber.

Lange Jahre hindurch blieb er gehätscheltes Vorzeigekind der DDR – insbesondere der Parteiführung der DDR (während die Studenten sich offiziell beklagten, dass er als ihr Prodekan für Studienangelegenheiten für sie nie zu sprechen war). Auch als er seine politische Dissidentenrolle spielte und sich an der Universität zum Volkstribun aufschwang, wendete sich das Blatt nicht sofort. Mit keinem »Dissidenten« in der DDR ist so sorgfältig und geduldig diskutiert worden wie mit Havemann. Ich war neugierig auf diese politisch-philosophischen Vorlesungen, die er an der Humboldt-Universität hielt. Der Saal war bis zum Bersten mit Studenten und Assistenten gefüllt, die an der für sie frischen und neuartigen Sprache Havemanns Gefallen fanden. Auch ich ging zwei- oder dreimal hin, bis ich die Oberflächlichkeit der Argumentation erkannt hatte und von seiner maßlosen Eitelkeit und seinem Zynismus abgestoßen war.

Ich wohnte einer Parteiaktivtagung an der Humboldt-Universität bei, auf der leidenschaftlich mit Havemann diskutiert wurde. Er hatte auch Anhänger, zum Beispiel den 1. Sekretär der Universitätsparteileitung, Werner Tschoppe, der völlig in seinen Bann gezogen war.

Unzweifelhaft konnte Havemann sehr anziehend sein. Hochgewachsen, elegant, gescheit und, wenn er es wollte, von bestrickender Liebenswürdigkeit, sagte ihm die Rolle eines »Volkstribuns« sicher zu. Ich empfand Havemanns Auftreten als arrogant und überheblich, wobei mein nie vergangener Groll über sein schäbiges, unbarmherziges Verhalten gegenüber Heinz Brandt mein Gerechtigkeitsgefühl möglicherweise trüben mag. Wohl schien er absolut furchtlos, aber es widerstrebt mir, dies als Tugend zu empfinden. Eher sah ich in dieser Furchtlosigkeit Hohn und Herausforderung und konnte mich der Vermutung nicht erwehren, dass er sich irgendwelcher Unterstützung mir unbekannter Mächte sicher war. Und in der Tat war er in der DDR nie der Märtyrer, als der er vom Westen her dargestellt wird. Er verlor zwar seinen Posten an der Humboldt-Universität, aber er erhielt eine Abteilung für Fotochemie an der Akademie der Wissenschaften der DDR mit vollen finanziellen Bezügen. Sicher war es ein großer Fehler vonseiten der Akademie der Wissenschaften, Havemann die Mitgliedschaft zu entziehen. Die sowjetische Akademie der Wissenschaften hat dies noch nicht einmal mit Lyssenko gemacht, obwohl sie sich seiner schämte. Mitja hat damals gegen Havemanns Ausschluss gestimmt, nicht aus Sympathie für ihn, sondern aus der prinzipiellen Überzeugung heraus, dass politische Positionen für die Mitgliedschaft in einer wissenschaftlichen Vereinigung keine Rolle spielen dürfen und dass jegliche Nötigung von außen, besonders vom Staat, einen unberechtigten Eingriff in die geistige Unabhängigkeit einer Akademie darstellt und einen Bruch ihrer Statuten bedeutet. Allerdings war Mitja der Meinung, man hätte Havemann niemals zum Mitglied der Akademie der Wissenschaften wählen dürfen, da er seiner Meinung nach über nicht genügende wissenschaftliche Verdienste verfügte.

Hätte man ihn vielleicht auch nicht von seinem Posten an der Universität entbinden sollen, jedenfalls nicht aus politischen Gründen, selbst wenn man seine Aktivitäten als feindlich ansah? Ich bin mir heute nicht mehr sicher. Es hätte in meinen Augen genügend andere Gründe für ein disziplinarisches Vorgehen gegen ihn gegeben. Da er kein wirklich besessener Wissenschaftler und verantwortungsbewusster Hochschullehrer war, keine finanziellen Einbußen hatte und ein bequemes privates Leben schätzte, kann er wohl nur den Verzicht auf seine Rolle als Volkstribun als »tragisch« empfunden haben.

Die politische Führung der DDR hat bei der Handhabung des »Falles Havemann« sicherlich nicht das richtige Fingerspitzengefühl besessen und zuletzt auch nicht ihre eigene Würde und Menschenachtung gewahrt – mit dem Hausarrest und der Bewachung Havemanns hat sie sich ganz unnötigerweise ins Unrecht gesetzt. Aber er war auch ein verteufelt schwerer Fall für sie. Ich bin sicher, dass sich bezüglich der schillernden Persönlichkeit von Robert Havemann in der Zukunft noch historische Zusammenhänge und Hintergründe auftun werden, die auf den Ursprung seines Zynismus und seiner Menschenverachtung, wie wir sie jedenfalls kennengelernt haben, ein klärendes Licht werfen können.

Ich weiß nicht, ob meine negative Sicht auf einen derart komplizierten Menschen wie Robert Havemann etwas zum wahrhaftigen Verständnis seiner Person beitragen kann. Und bei den vielen bitteren Gedanken an ihn kommen mir doch auch Bilder an ihn in den Sinn, wie ich eines seiner Kinder bei ihm zu Hause ärztlich behandelte und er mir freundlich begegnete. Damals lebte er noch mit seiner ersten Frau zusammen, der Schwester von Isi Henselmann, die sich später von ihm scheiden ließ. In mir erstehen auch quälende Vorstellungen des praktisch in seinem Haus gefangenen alternden Havemann, der – wohl von Natur aus ein wilder, freiheitsdurstiger Wolf – von Regierungsbeamten der DDR bewacht wurde.

»Störfrei machen vom Westen« Mitjas Lehrbuch

In Forschung und Lehre erlebte das Biochemische Institut einen erstaunlichen Aufschwung. Aber jahrelang gab es ein großes Hemmnis: Es herrschte ein fataler Mangel an akademischen Lehrbüchern in der DDR, so dass die meisten Studenten lediglich anhand von Vorlesungsnotizen und Skripten lernten. Bücher aus dem westlichen Teil Deutschlands mussten mit Valuta bezahlt werden und waren sowohl rar als auch anders orientiert, als es sich Mitja für die biochemische Basis des späteren Arztes vorstellte.

Damals entstand in der DDR auf vielen Gebieten der Slogan, sich vom Westen »störfrei« zu machen, das heißt in der DDR Eigenes zu schaffen. So erwog Mitja, der bisher jeglichem Schreiben – sogar der Niederschrift seiner eigenen Forschungsergebnisse – ausgesprochen widerwillig gegenübergestanden hatte, ein Lehrbuch zu verfassen. Er diskutierte das Vorhaben viele Stunden lang mit mir. Ich muss gestehen, dass ich ihm sehr davon abriet, da ich ein solches Unterfangen als starke Konkurrenz für seine Forschungsarbeit empfand und ich ihn am liebsten von morgens bis abends mit den eigenen Händen im Labor tätig gesehen hätte. Aber die Diskussionen mit mir dienten in der Regel sowieso nur seinem Bedürfnis, selbst Klarheit zu gewinnen und nicht etwa dem Wunsch nach Ratschlägen. So entschied er sich nach wenigen Wochen für das Wagnis. Zu diesem Zeitpunkt muss die ganze Konzeption des Buches bereits fix und fertig in seinem Kopf gewesen sein.

Das Lehrbuch »Medizinische Biochemie« wurde ein großer Erfolg. Nicht nur, dass es an allen medizinischen und biologischen Fakultäten der DDR benutzt wurde, auch unzählige Studenten in Westdeutschland studierten daraus. Mehr als zwei Drittel jeder Auflage wurde in anderen deutschsprachigen Ländern verkauft.

In zwanzig Jahren erlebte das Lehrbuch neun Auflagen mit insgesamt mehr als 60 000 Exemplaren. Ich wurde jahrzehntelang im In- und Ausland gefragt, ob ich mit dem Verfasser verwandt sei und viele Ärzte aus West und Ost bekannten sich als Mitjas Biochemie-Schüler. Noch heute – mehr als zehn Jahre nach Erscheinen der letzten Auflage – bekommt Mitja Anfragen aus den alten Bundesländern, ob es nicht noch Exemplare seines Lehrbuches gäbe.

Für dieses Buch hat Mitja kein einziges Wort selbst mit der Maschine oder mit der Hand geschrieben – seine Handschrift ist praktisch sowieso unleserlich, sogar für ihn selbst. Und doch entstand das Buch in knapp drei Monaten. Ich hatte also absolut unrecht mit meinen Befürchtungen, das Abfassen des Buches würde ihn für längere Zeit von der Forschung abhalten. Er nahm für dieses Unternehmen keinen Tag Beurlaubung von seinen sonstigen Dienstverpflichtungen. Ohne Notizen oder Unterlagen diktierte er praktisch in jeder freien Minute von morgens bis abends aus dem Gedächtnis. Dazu beschäftigte er einen Pressestenografen und zwei Sekretärinnen. Während er einem der drei diktierte, schrieben die beiden anderen ihr Diktat ab. Abends und an den Wochenenden kontrollierte und präzisierte er das Geschriebene und überprüfte es anhand der wissenschaftlichen Literatur. Es waren aber kaum Änderungen notwendig. Er konnte sich auf die Genauigkeit seines Gedächtnisses absolut verlassen.

Mich benutzte er als »Hilfszeichner« für die Entwürfe von Schemata und didaktischen Abbildungen. Nach seinen Ideen brachte ich erste Vorstellungen zu Papier. Diese gingen dann an eine berufsmäßige technische Zeichnerin, mit der Mitja schließlich einen letztlichen Dialog hielt. An das Ende eines jeden Kapitels setzte er einen Komplex von Fragen zur Selbstkontrolle des Verständnisses und erworbenen Wissens für den Leser.

Mitja hatte das Buch aufgrund seiner klinischen Erfahrungen am Children's Hospital in Cincinnati strikt auf die Bedürfnisse des klinisch oder wissenschaftlich tätigen Mediziners nach biochemischem Verständnis zugeschnitten. Er ließ alles weg, was die Medizin nicht tangierte, aber er ging in die Tiefe auch biophysikalischer medizinrelevanter Prozesse und vermittelte ihre Zusammenhänge und Verknüpfungen, wodurch in meinen Augen der Wissensstoff zu einem intellektuellen Erlebnis wurde. Mitja besaß die Fähigkeit eines jeden guten Lehrers, komplizierte Dinge verständlich zu machen und Entdeckungen wirklich als historisch aufregende Ereignisse darzustellen. Dadurch wurde der Text spannungs- und problemreich und zeichnete sich durch eine für das Lehrbuch eines theoretischen Faches seltene Frische aus.

Ich kann mich auf nur wenige große Lehrbücher besinnen, die auf den Studenten eine echte Anziehungskraft ausüben. Die Aufgabe, Wissen und Verständnis zu vermitteln und dabei die Neugierde des Lesers und sein Bedürfnis nach »mehr« zu wecken, ist schwer und wohl nur mit dem sicheren Instinkt eines echten Lehrers zu lösen.

Seltsamerweise sind Mitja die späteren Neuauflagen, Veränderungen und Neuakzentuierungen des Stoffes schwerer gefallen als der erste Wurf. Aber der Wissensstoff wuchs mit großer Geschwindigkeit. Andererseits sollte keine Auflage die Grenze von etwa tausend Seiten wesentlich übersteigen. Dadurch entstanden Fragen danach, welche der bisher gewählten Themen zugunsten neuer Fragestellungen gekürzt oder sogar weggelassen werden sollten. Welche dieser in den Vordergrund der Biochemie tretenden neuen Gebiete würden für den modernen Arzt zur unerlässlichen Grundlage seiner zukünftigen Tätigkeit werden? Wie weit würde sein Dialog mit der Theorie zu positiven Resultaten in seinem ärztlichen Handeln führen? Mit jeder Neuauflage geriet Mitja in quälende Entscheidungsfragen. Zuletzt – nach der immer noch beliebten und stark gefragten 8. Auflage im Jahre 1983 – war er der Meinung, eine weitere Neuauflage müsse vollständig neu konzipiert werden. Aber zu jener Zeit war er bereits emeritiert; der Kontakt mit der lebendigen Lehre fehlte ihm ebenso wie die unmittelbaren Erfahrungen mit einer neuen Generation von Ärzten und deren Anforderungen an die moderne Biochemie. Sein eigener Wissensstand hätte es ohne weiteres erlaubt, die neu hinzugetretenen Gebiete darzustellen, aber ihm fehlte die traumwandlerische Sicherheit des jungen Rapoport, eine Nutzen bringende Auswahl des Stoffes vorzunehmen. Im Übrigen glaube ich, dass die von mir genannten Gründe zwar zutreffend, aber nicht prinzipiell genug sind. Die Schere zwischen der praktischen Medizin und dem immensen Fortschritt der theoretischen Wissenschaften, die einem sich ständig vertiefenden Verständnis der normalen und pathologischen Prozesse des menschlichen Organismus zugrunde liegen, klafft immer weiter; der Dialog zwischen Arzt und theoretischem Wissenschaftler, zwischen Klinik und Labor wird von Jahr zu Jahr schwieriger, so dass die Frage eines guten Lehrbuches der Biochemie für Mediziner mehr und mehr zu einem grundsätzlichen Problem wird.

Mitjas Einfluss auf die Biochemie in der DDR ging weit über sein Lehrbuch hinaus. Er brachte den frischen Wind internationaler Erfahrungen in die durch Faschismus, Krieg und eine DDR-spezifische Isolation zurückgebliebene Forschung und Lehre hierzulande. Er setzte sich für die Gründung einer DDR-eigenen biochemischen Gesellschaft ein und förderte sie nach Kräften. Gerade diese Tätigkeit wurde ihm von einigen westdeutschen Biochemikern – allen voran Professor Th. Bücher –, aber auch von zunächst nicht wenigen gesamtdeutsch-fühlenden DDR-Biochemikern stark verübelt. Diese empfanden sich noch lange Zeit nach Gründung der beiden deutschen Staaten – zuerst der Bundesrepublik Deutschlands und danach der Deutschen Demokratischen Republik – einem imaginären Gesamtdeutschland zugehörig und sperrten sich gegen eine separate medizinische Gesellschaft der DDR. Dies war seinerzeit eine törichte und unrealistische Einstellung.

Ohne eigene wissenschaftliche Gesellschaften auf allen Gebieten wäre die DDR in den 40 Jahren ihres Bestehens erbarmungslos zurückgeblieben, denn die Kontakte zu den westdeutschen Gesellschaften blieben jahrzehntelang spärlich, zumindest jedoch demütigend für die

DDR-Wissenschaftler. Nur wenige durften die Kongresse der BRD besuchen. Diejenigen, die sich als Repräsentanten der DDR fühlten, gerieten oft in Situationen, in denen sie Mut, Selbständigkeit und Würde beweisen mussten. Andere ließen sich vom sogenannten Wirtschaftswunder der BRD blenden und nahmen auch die demütigenden Gelder in Empfang, die für die »armen ostdeutschen Kongressteilnehmer« als Extrabonus bereitgestellt wurden. Und schließlich gab es solche, die bewusst eine Anti-DDR-Wissenschaftspolitik betrieben. Kongresse waren nicht selten auch Anlaufpunkt und Sprungbrett für das Verlassen der DDR.

Es bestand vonseiten der BRD-Gesellschaften natürlich kein Interesse daran, die Wissenschaft in der DDR zu fördern. Sie wären dazu auch – selbst bei bester Absicht – nicht imstande gewesen. Man soll nie vergessen, dass sich West und Ost im Kalten Krieg gegenüberstanden.

Mit der Gründung DDR-eigener wissenschaftlicher Gesellschaften jedoch blühte ein neues Leben auf. Sie dienten der Fortbildung, boten die Plattform, eigene wissenschaftliche Ergebnisse darzustellen, und bildeten zugleich eine Chance für den wissenschaftlichen Nachwuchs, sich die ersten Sporen zu erwerben, und machten es möglich, interessante Gäste aus dem Ausland einzuladen. Schließlich bildeten sie auch ein Gremium, das sich eigene Meinungen bildete und sie den zuständigen staatlichen Organen zuleitete. Diese letztere Tätigkeit, die sich für solche Instanzen auch unbequem kritisch darstellen konnte, war sicher auch der Grund, warum sie von der Führung der SED mit einem guten Schuss Misstrauen und Besorgnis in Bezug auf ihre geistige Unabhängigkeit angesehen wurde.

Ich selbst habe das Leben in den medizinischen Gesellschaften, ihre unmittelbare Basisdemokratie, im Wesentlichen in der Pädiatrie und später in der Perinatologie der DDR, sehr genossen und aktiv mitgestaltet.

Obgleich ich mich nicht als Mitjas Chronist empfinde, sondern lediglich unser Leben so schildern möchte, wie ich es empfand – zu Recht oder zu Unrecht –, und es in dem Licht darzustellen versuche, wie ich es damals sah – so will ich doch noch die vielleicht bedeutendste Einflussnahme Mitjas auf die wissenschaftlichen Strömungen der DDR in den sechziger Jahren erwähnen: die »Biologie-Prognose«. Mitja hatte diese Aufgabe übernommen, nachdem die Akademie der Wissenschaften, ursprünglich damit beauftragt, daran gescheitert war.

Die »Biologie-Prognose« war möglicherweise das umfassendste wissenschaftspolitische Dokument, das je in Deutschland – West oder Ost – von Wissenschaftlern selbst geschaffen wurde. Bis zu ihrer Endfassung dauerte die Ausarbeitung etwa ein Jahr. Der staatliche Auftrag kam vom Ministerium für Wissenschaft und Technik an den Forschungsrat: Dieser übertrug die Leitung des Unterfangens an Mitja, der zu jener Zeit Vorsitzender der Gruppe Biologie war.

Was war das Besondere an diesem Projekt, dessen Geist und Elan noch heute in denen, die daran mitgearbeitet haben, eine einzigartige Erinnerung geblieben ist? Es war nicht allein die Präzision der Voraussage, die über Jahrzehnte hinaus der internationalen Entwicklung der Biowissenschaften entsprach und somit große Befriedigung über den Nutzen dieser Tätigkeit auslöste, es war – wie ich glaube – der Prozess ihres Entstehens selbst, der einen so tiefen Eindruck hinterließ.

Mitja wurde vom Ministerium für Wissenschaft und Technik völlig freie Hand gelassen, es wurden weder Ziele vorgegeben noch Methoden oder Mitarbeiter vorgeschlagen. Er gestaltete das Ganze von Anfang an als ein sogenanntes »Peer-Review«, das heißt als ein Gemisch von Analysen, Meinungen, Entscheidungsfragen, Vorschlägen, Empfehlungen von Wissenschaftlern aus allen Gebieten der Biowissenschaften (Biochemiker, Physiologen, Morphologen, Virologen, Genetiker, Pharmakologen, Agrar- und Ernährungswissenschaftler von Universitäten, Instituten der Akademie der Wissenschaften und der Landwirtschaftswissenschaften der DDR sowie aus der Industrieforschung). Alle – natürlich auch Mitja – arbeiteten ehrenamtlich und auf freiwilliger Basis.

Es begann mit einer sogenannten »Delphi-Umfrage« durch etwa 50 Wissenschaftler, die den Erwartungshorizont und die Realisierbarkeit für die betreffenden Fachgebiete absteckte. Schließlich arbeiteten etwa 600 Wissenschaftler der DDR – über alle persönlichen, welt-anschaulichen, politischen Grenzen und staatlichen Bereiche hin-weg – selbstkritisch und unvoreingenommen an der Prognose mit. Als Primärausarbeitung entstanden zwanzig Bände von je 100 bis 300 Seiten. Diese wurden am Ende für das Ministerium für Wissenschaft und Technik auf etwa 100 Seiten komprimiert. Herausgearbeitet wur-den Biochemie und Molekularbiologie als die führenden Biowissen-schaften und konkrete Empfehlungen gegeben – zum Beispiel an das Ministerium für Gesundheitswesen –, die damals in der DDR zurück-gebliebenen Fachgebiete Genetik und Immunologie zu fördern.

Im Verlauf der Arbeit an dieser Prognose hat fast ein Drittel aller Mitarbeiter ihre bisherigen Forschungsrichtungen freiwillig auf zu-kunftsträchtigere Themen umgestellt.

Aus der Prognose entstanden zentrale Arbeitskreise (etwa Gene-tik) und die Bildung von Forschungsverbänden, als wichtigster MO-GEVUS (Molekulare Grundlagen der Vererbungs- und Stoffwechsel-prozesse), aus dem später die Hauptforschungsrichtung 1 (HFR1) der DDR hervorging. Diese Forschungsverbände und -projekte waren in den ersten Jahren nach ihrer Gründung Ende der sechziger Jahre bei-spielhaft demokratisch, sie unterlagen lediglich ihrer Selbstkontrolle. Ihre wissenschaftlichen Räte verfügten über die Forschungsmittel, die ihnen zwar von der Regierung gestellt wurden, die sie aber nach eigenem Urteil bezüglich Leistungsfähigkeit, Erfolgsaussichten und Bedarf verteilten. Leider wurde dieses Prinzip, das der Forschung hohe Autorität verschaffte, durch den Einspruch staatlicher Direktoren von Kliniken und Instituten durchbrochen, die den Verlust ihrer Vormacht-stellung fürchteten. Ihre Kassandrarufe bezüglich der Gefährdung des Prinzips des staatlichen Zentralismus fanden ein nur zu bereites Gehör bei den führenden Partei- und Regierungsstellen.

Und so wurde in den späten siebziger Jahren allen Forschungsver-bänden und -projekten das Verfügungsrecht über die materiellen Mit-tel entzogen, den staatlichen Direktoren der Institutionen übertragen und somit einem bedauerlichen Mangel an Sachkenntnis, häufigem Subjektivismus und Egozentrismus Tür und Tor geöffnet.

Ich leitete zu jener Zeit das Forschungsprojekt »Perinatologie«, über das ich noch berichten werde. Wir – wie wohl fast alle wissenschaftlichen Räte der Forschungsvorhaben – protestierten heftig und immer wieder gegen diese verhängnisvolle staatliche Entscheidung, sind aber stets auf taube Ohren gestoßen und bekamen noch nicht einmal eine klare Antwort. So widerspiegelte diese Entwicklung den allgemeinen Trend jener Jahre und drohte, den ursprünglichen Elan und die begeisterte Mitarbeit nicht weniger Wissenschaftler in den Leitungen der Projekte zu dämpfen. Was so großartig demokratisch und unvoreingenommen auf Forschung und Fortschritt ausgerichtet war, lief Gefahr, in Schemata gepresst zu werden. Es bedurfte besonders sensitiver Aufmerksamkeit vonseiten der Forschungsleitungen und auch einer mutigen Auswahl ihrer personellen Zusammensetzung, dieser Gefahr zu entgehen und die ursprüngliche kameradschaftliche Frische, Uneigennützigkeit und den kritischen wissenschaftlichen Geist zu wahren. Das gelang selbst in den kleineren Projekten keinesfalls immer, den großen Forschungsverbänden hat diese törichte, beschränkende Maßnahme das Rückgrat gebrochen.

Ich will Mitjas Rolle für die Entwicklung der Biowissenschaften in der DDR noch einmal unterstreichen. Sie beruhte sowohl auf seiner kontaktfreudigen, kooperationsfähigen Persönlichkeit als auch seiner persönlichen kulturellen Spannweite, die in West und Ost gleichermaßen wurzelte. Er sprach fließend russisch und wurde in der Sowjetunion als eine Art Bruder behandelt, und die dreizehn Jahre in den USA hatten ihm dort viele Freunde sowie die Vertrautheit mit der internationalen westlichen Wissenschaft gebracht. So war er jahrzehntelang im Vorstand der Föderation Europäischer Biochemischer Gesellschaften (FEBS) und der Internationalen Biochemiker Union (IUB). Höhepunkt war der 12. FEBS-Kongress in Dresden im Juli 1978, dessen Präsident Mitja war und der mit seinen über dreieinhalbtausend Teilnehmern und seinem hohen wissenschaftlichen Niveau einen bedeutenden Schub für das internationale Ansehen der DDR brachte.

Otto Warburg und Karl Lohmann

Ehe ich die Erinnerungen an meine Zeit in der Biochemie verlasse, will ich von meinen »Begegnungen« mit zwei der bedeutendsten deutschen Biochemikern dieses Jahrhunderts berichten, die beide wie durch ein Wunder die Nazizeit und den Zweiten Weltkrieg in Berlin überlebten: Otto Warburg (1883 bis 1970) und Karl Lohmann (1898 bis 1978).

Professor Lohmann, Mitjas Vorgänger am Institut für Physiologische Chemie der Humboldt-Universität, war die erste Isolierung des ATP (Adenosintriphosphat) und die Aufklärung seiner chemischen Struktur gelungen, einer Substanz, die man zu meiner Zeit als »die allgemeine Währung in der Energiebilanz aller Zwischenstoffwechselvorgänge« bezeichnete.

Als Nicht-Nazi saßen Lohmann die Schrecken und Ängste des Hitlerregimes noch im Nacken. Zur Zeit unserer ersten Begegnung war er ein eigenbrötlerischer, misstrauischer Mensch, der sein Labor abends abschloss, was in der DDR völlig unüblich war, und der mit dem Physiker Professor Robert Rompe in einer persönlichen Fehde lag, die von beiden Seiten mit fast unverständlichen schabernäckischen Kränkungen geführt wurde. Damals gab es offene und unterirdische Verleumdungen gegen Lohmann, die er schweigend über sich ergehen ließ. Es ist Mitjas Verdienst, dass Lohmanns wissenschaftlicher und persönlicher Ruf in der DDR wieder den Glanz und die Bedeutung zurückerhielt, die er verdiente.

Lohmann hatte offenbar nach Kriegsende seine Hoffnungen auf eine antifaschistische Entwicklung im Osten Deutschlands gesetzt und war demzufolge nicht in den Westen gegangen. Seiner international anerkannten Statur wegen wurde er von der damals noch gesamtdeutschen Biochemischen Gesellschaft als »Ostvertreter« in den Vorstand der IUB (International Union of Biochemists) nominiert. Als aber die Bestrebungen in der zu jener Zeit noch nicht weltweit völkerrechtlich anerkannten DDR aufkamen, eine eigene Biochemische Gesellschaft zu gründen, wollte Lohmann nicht als »Ostvertreter« der Gesellschaft für Physiologische Chemie der BRD fungieren bzw. der

Entwicklung in der DDR im Wege stehen. Er wurde der Gründungsvorsitzende der Biochemischen Gesellschaft der DDR und später zum Präsidenten der Gesellschaft für experimentelle Medizin der DDR gewählt, eine Funktion, die er bis kurz vor seinem Tode mit Umsicht und Autorität ausführte.

In den letzten Jahren seines Lebens übte Lohmann als Präsident des Instituts für Ernährung der DDR in Rehbrücke bei Potsdam eine kluge und erfolgreiche Personalpolitik und Forschungsberatung aus. Wenn auch seine eigene experimentelle Produktivität erloschen war, so blieb er trotz seines progredienten Parkinsonismus ein scharfer Denker. Mitja sorgte dafür, dass nach Lohmanns Tod am Biochemischen Institut der Humboldt-Universität eine Gedenktafel für ihn angebracht und ein Lohmann-Preis für Nachwuchswissenschaftler der Biochemischen Gesellschaft der DDR geschaffen wurde, der bei der Vereinigung der beiden deutschen Staaten – und somit ihrer Gesellschaften – erhalten blieb.

Zu Lebzeiten war Lohmann Ehrungen gegenüber sehr abweisend. An seinen Geburtstagen blieb er für Gratulanten stets unauffindbar. Glückwunschschreiben von Erich Honecker nahm er verspätet und mit kargem Dank entgegen und ließ das Dokument umgehend in einer Schublade verschwinden. Zur Entgegennahme einer hohen staatlichen Auszeichnung musste man ihn einmal unter einem Vorwand buchstäblich aus einer Sitzung »entführen« und zum damaligen Minister für Gesundheitswesen fahren.

Während ich Lohmann mehr durch Mitja, von Kongressen her, beim Wein – er war ein großer Weinkenner – und aus privaten Besuchen kannte, war Warburg für mich ein punktuelles, leuchtendes Erlebnis mit dem großartigsten Vortrag, den ich in meinem Leben gehört habe.

Drei Vorträge sind in meiner Erinnerung intellektuelle Erlebnisse gewesen: Georg Lukács, dessen Sprachkultur und Gedankenreichtum mich überwältigten, in einer überfüllten Wiener Veranstaltung, und eine philosophisch-theologische Rede Carl-Friedrich von Weizsäckers auf einer Weißenseer kirchlichen Versammlung. Aber keiner der beiden reichte an den unvergesslichen Eindruck heran, den ein Vortrag Otto Warburgs auf mich gemacht hat.

Wir alle wussten natürlich, dass er der größte Biochemiker dieses Jahrhunderts war, der sowohl durch seinen klaren Verstand als auch durch seine methodische Findigkeit die Grundsteine zur modernen Zellforschung legte. Seine Entdeckungen über die Atmung und Gärung sowie die Aufdeckung der Photosynthese, die Isolierung wasserstoffübertragender Enzyme und Coenzyme, die in diesen Prozessen eine Rolle spielen, sind nur einige seiner Entdeckungen. Wir wussten auch, dass er kaum je dazu zu bewegen war, eine Vorlesung oder einen Vortrag zu halten. Er war ein gefürchteter Kritiker und schwer zugänglicher Mensch. Die Nazizeit, die – seiner jüdischen Herkunft wegen – wie ein ständiges Damokles-Schwert über ihm geschwebt haben muss, hatte die Schroffheit seines Charakters noch mehr hervorgekehrt. Zu Mitja hatte er – zu dessen Verwunderung – ein fast herzliches Verhältnis. Mitja besuchte ihn einige Male in seinem Institut in Berlin-Dahlem und erreichte seine Bereitschaft, vor Studenten und Kollegen im Hörsaal Emil Fischers eine Vorlesung zu halten. Wir alle waren sehr aufgeregt und neugierig, den großen Mann zu hören.

Eine Stunde vor Beginn war der Hörsaal bereits fast voll und ich bekam nur noch einen Platz in der letzten Reihe. Auch Warburg war schon da. Er hatte sich alle Utensilien mitgebracht, Projektionsapparat und -wand, Zeigestock, sogar Kreide, und probierte alles sorgfältig aus. Hager und von so gerader Haltung, dass man sich ihn unwillkürlich zu Pferde vorstellte, mit korrekt gescheiteltem Haar, verschlossenem, abweisendem Gesichtsausdruck, glich er eher einem preußischen Offizier als einem Wissenschaftler.

Sobald Warburg zu reden begann, wurde es im überfüllten Saal mucksmäuschenstill. Keine berauschenden, fantasievollen Ideenverknüpfungen, sondern knappe, fast spröde Sätze, kein Wort zu viel oder zu wenig, keine Verbindlichkeiten, keine sprühenden Witze – eine glasklare unerbittliche Folge von Gedanken und Experimenten: Fragestellung (Hypothese) – Versuchsanordnung – Ergebnis – Schlussfolgerung, und hieraus erneute Vermutung – Experiment – Resultat, bis zur Theorie: die Aufklärung der Photosynthese.

In meiner Erinnerung löst dieser Blick, den wir in die innersten Mechanismen eines naturwissenschaftlichen Genies tun konnten, noch heute einen Ruck an meiner Seele aus, wie kein anderes intellektuelles Erlebnis. Daran änderte sich auch nichts durch jenen Schock, den ich erhielt, als Mitja mir kürzlich sagte, dass Warburg in wichtigen Punkten seiner Theorie über die Prozesse der Photosynthese geirrt habe, weil seine Beweise zu jener Zeit indirekt bleiben mussten.

Warburg, der wegen der Schärfe seiner Kritik, die sich oft in ätzenden und zutiefst kränkenden Bemerkungen äußerte, als Diskussionspartner berüchtigt und gefürchtet war, beantwortete an diesem Tage sogar die Fragen von Studenten geduldig und freundlich. Er spürte offenbar, dass ihm eine mächtige Welle der Bewunderung, ja Verehrung, entgegenschlug, die er wohl über lange Jahre hindurch hatte entbehren müssen. Ich war im Übrigen sehr stolz auf Mitja, der in der Diskussion auch eine Frage stellte. Warburg stutzte, schwieg einen Augenblick überrascht und fragte Mitja dann: »Wie sind Sie darauf gekommen?« Offenbar war ihm dieser Gedanke noch nicht eingefallen.

Ein Blick auf unsere Kinder

Unsere vier Kinder gaben uns ein Leben, angefüllt mit Entzücken, Fröhlichkeit, Problemen, Sorgen, Neugier und Erwartungen. Lange Jahre waren wir aktive Mitspieler, dann mehr und mehr liebende und bewundernde Zuschauer und manchmal auch geheime kummervolle Kritiker. Aber nicht ein Zipfelchen dieses Lebens mit den Kindern, neben ihnen und durch sie, möchte ich missen. Es wird nicht einfach sein, über sie zu sprechen, denn irgendwann wird der eine oder andere dies lesen und sich vielleicht ungerecht beschrieben fühlen.

Vier Kinder aus demselben genetischen Fonds und einer annähernd gleichen Umgebung – wenn man davon absieht, dass ein Ältester und eine Jüngste eben doch nicht dieselbe Familiensituation, ein Mädchen und ein Junge eine unterschiedliche Position haben und gar ein »normales« Kind eine andere als ein körperbehindertes. Aber auch aus dem Fundus der unzähligen Gene griff sich ein jedes seine spezifische Auswahl – über dreieinhalb Jahre entstand viermal eine ganz eigene und auf die unterschiedlichste Weise reizvolle kleine Persönlichkeit. Dass sie altersmäßig so dicht beieinander lagen, erzeugte vielleicht in anderen Menschen den »Zwillingseffekt«, nämlich dass sie sich auf der Straße häufig nach ihnen umschauten und ihnen zulächelten. Vielleicht kam auch hinzu, dass sie – sowohl in Wien als auch noch in der ersten Berliner Zeit – fremdsprachig waren, was zu jener Zeit etwas Ansprechendes für die Menschen in der DDR besaß. Allerdings erinnere ich mich an eine Begebenheit, in der gerade diese Tatsache zwei wohlwollenden Damen einen Schrecken einjagte. Diese beiden Sozialarbeiterinnen waren wegen einer Kleidersammlung für ein Entwicklungsland gekommen. Entzückt über die vielen abgelegten Kindersachen und Spielzeuge, sahen sie freundlich auf die vier kleinen Beobachter herunter und sagten: »Da werden sich die fremden Kinder aber freuen, dass die deutschen Kinder ihnen so schöne Dinge schenken!« Worauf Tommy und Meiki in ernstem Ton berichtigten: »Wir sind keine deutschen Kinder – wir sind Makkakaner!« (Was so viel wie Amerikaner bedeuten sollte.) Die Damen blickten bestürzt auf die kleine Bande eines fremden, womöglich wilden Volksstammes, packten eilig die Sachen zusammen und verließen unser Haus. Viel später – in einem Gespräch mit dem damaligen Rektor der Humboldt-Universität über Meikis Verlassen der Republik und Professor Kleins Vorwurf, wir hätten ihn nicht zu genügend Nationalgefühl für die DDR erzogen – erinnerte ich mich wieder an diese komische kleine Episode.

Obgleich die Kinder fast eine Vierlingseinheit bildeten, sahen sie doch verschieden aus: Tommy hatte braune weiche Haare, die ihm in einem Pony ins Gesicht fielen. Meikis Köpfchen war mit einem Wust dunkelbrauner Löckchen bedeckt, Fufu hatte eine dicke kupferblonde Haarkappe und Lisa weiche wellige, später dichte schwarze Haare. Und nur Fufu versprach, die schönen tiefblauen Augen von Mitjas

Mutter zu bekommen – sie wurden schließlich aber graublau, je älter Fufu wurde. Die anderen hatten braune bis grünbraune Augen. Ist es nur meine Mutterliebe, die sie mir noch heute in einem so herzanrührenden Licht erscheinen lässt? Oder was machte die Kinder so anziehend? Sie hatten etwas, das man nur bei Kindern findet und nur bei wenigen, bei manchen nur für eine kurze Zeit ihres Kinderdaseins: einen liebreizenden Ernst und ein gläubiges Zutrauen zu den Erwachsenen, die in den ersten naiven und doch schon überwältigenden Gedanken und Fragen ihres Menschwerdens zutage traten.

In der Literatur gibt es einige Kindergestalten, die mich ähnlich berühren, etwa bei Dickens oder auch der kleine »Lord Fountleroy«. Dass es alle unsere vier Kinder über mehrere Jahre gleichzeitig besaßen, ist sicherlich eine Seltenheit und bleibt für immer als eine sehnsüchtig süße Erinnerung in mir. Hinzu kam, dass sie voll origineller und immer wieder überraschender Ideen steckten. Wir taten Blicke in ihre Vorstellungswelt, die vielleicht bei anderen Kindern den Erwachsenen um sie herum nicht so geöffnet wird. Ich will nur zwei solche Überraschungen erzählen. Ich wünschte mir zu Weihnachten oder zu Geburtstagen von ihnen immer selbsterfundene Geschichten. An einem dieser Feiertage bekamen wir Eltern einen ganzen kleinen Rahmenroman, in dem jeder einen Anteil verfasst hatte. Natürlich handelte er auch von einer Prinzessin und von einem fürchterlichen Drachen. Die Geschichten waren von den Autoren selbst illustriert. Und auch der Drache war zwischen Felsen zu sehen. Aber wie sah er aus? Es war ein Papierdrache, einer von denen, die man im Herbst in die Lüfte fliegen lässt – dieser, mit bösem Gesicht und langem Papierschwanz, wälzte sich auf dem Weg. Die ganzen Jahre hatten sie sich bei unseren Erzählungen abends am Bett die Drachen immer in dieser Gestalt vorgestellt!

Eine zweite Begebenheit trug sich während ihres ersten Opernbesuches zu. Es sollte für die beiden Älteren »Der Freischütz« sein. Ich hatte sie sorgfältig vorbereitet, ihnen die Handlung erklärt, einiges aus der Partitur vorgesungen, so dass sie voller Spannung in die Oper gingen. Mitten im Ersten Akt flüsterte ich Tommy zu: Gleich kommt die Szene mit »Ännchen« – worauf er mit einem tiefen Seufzer der Erwartung erklärte: »Da bin ich aber neugierig, wie sie das Entchen auf die Bühne bringen!«

Auf dem Nachhauseweg äußerte sich Meiki lobend über die Sänger, wie schön sie gesungen hätten, während Tommy mit tiefster Befriedigung ergänzte: »Und Samiel erst!« Wozu man wissen muss, dass Samiel keinen einzigen Ton singt, sondern, von magischem, unheimlichem Licht beleuchtet, auf einem Felsen steht und lediglich mit hohler Stimme die Zauberkugel beschwört.

Die Kinder waren sehr sangesfreudig und konnten die ganze »Zauberflöte« mit verteilten Rollen, einschließlich der Orchesterzwischenstücke, auswendig vortragen. Besonders Meiki hatte eine glockenreine Knabenstimme, und Lisa wurde sogar von unserem Freund Georg Knepler eine Sängerinnen-Zukunft vorausgesagt. Aber es langte später nur zur Mitgliedschaft in einem Chor. Wir ließen übrigens alle vier Kinder ein Instrument lernen, drei nahmen Klavierstunden bei unserer Nachbarin, Elisabeth Martienssen, Meiki wählte selbst die Geige und zog dem strengen Regime bei Elisabeth die völlig unkonventionellen Violinestunden bei dem früheren Ersten Geiger des Berliner Symphonieorchesters vor, den er, nebst mütterlicher Frau und kleinem weißem Hündchen, in sein Herz geschlossen hatte. Wenn ich ihn gelegentlich von der Musikstunde abholte, traf ich Meiki auf dem Teppich liegend an, das Hündchen im Arm, andächtig dem Musizieren seines Lehrers zuhörend. Fufu und Lisa waren entsetzliche Faulpelze im Üben – sie mogelten mit der Zeit, wo immer sie konnten und stellten den Wecker, damit sie ja nicht zu lange am Klavier sitzen mussten. Tommy spielte in jeder Phase seines allerdings nur sehr geringen Könnens reizend, bekam aber in der Pubertät die übliche Faulheit und hörte zu seinem eigenen späteren Bedauern mit den Stunden auf. Nur Meiki hat noch jahrelang Geige gespielt und sich Musiker oder Laien organisiert, mit denen er Streichquartette einstudierte und Hausmusik machte. Jetzt ist er Ordinarius für Mathematik an der Wuppertaler Universität und meint, dort kein Quartett auf die Beine bringen zu können.

In den späteren Jahren der DDR wurde privater Musikunterricht mehr und mehr ungewöhnlich, dafür wurde das System der lokalen Musikschulen des Magistrats stark ausgebaut, so dass unsere Enkel diese besuchten.

Gedanken zum Bildungs- und Erziehungssystem in der DDR

Durch unsere vier Kinder war ich in den Elternabenden und -aktiven eines Kindergartens und von acht verschiedenen Schulen, so dass ich auf eine Vielzahl von Eindrücken und Erlebnissen zurückblicke, die sowohl von der politischen allgemeinen »Linie« als auch von einzelnen Lehrerpersönlichkeiten geprägt waren.

Es bestand für mich kein Zweifel, dass die DDR ein kinderliebendes Land war und ehrlich bemüht, eine gebildete, auf moderne naturwissenschaftliche Anforderungen ausgerichtete und vor allem antifaschistische und möglichst dem Sozialismus sich zuneigende Jugend zu erziehen – eine Jugend frei von Standesdünkel und Rassismus, eine Jugend, die für Völkerfreundschaft und Frieden eintritt, wie es dem antifaschistischen Teil der Arbeiterklasse als Ideal vorgeschwebt hatte.

Diese Erziehung erfolgte in den Kindergärten und in der Pionierorganisation, in den Schulen und Horten, in den Ferieneinrichtungen und Jugendweihestunden, in der Freien Deutschen Jugend und auf den Universitäten und Fachschulen.

Während unsere Kinder aufwuchsen, wurde die allgemeine Schulpflicht von acht auf zehn Jahre verlängert, naturwissenschaftliche und künstlerische Arbeitsgemeinschaften, Spezialklassen und Spezialschulen wurden gegründet, der Sport, insbesondere der Leistungssport, ungemein gefördert.

Mit Sicherheit kann man sagen, dass in der DDR eine andere Jugend heranwuchs als in der BRD, eine Jugend, die ein Miteinander in Kollektiven erlebt hatte, deren Gemeinsinn unentwegt gefordert wurde, die – was den allgemeinen Konsum anging – bescheiden lebte, für die aber alle kulturellen Möglichkeiten – wie Museen, Theater, Konzerte und Bücher erschwinglich und zugänglich waren, eine Jugend, die von ihrem Staat vor Drogen und Pornografie ängstlich behütet wurde, eine naivere, unschuldigere, aber auch unselbständigere Jugend.

Sie stand politisch übrigens in hohem Prozentsatz zu diesem Staat und zum Sozialismus, wie ich 1987 aus den geheimen Akten des Leipziger Jugendforschungsinstituts entnahm, in die ich mir anlässlich eines Vortrages, den ich in Moskau auf dem Internationalen Kongress der IPPNW (International Physicians for the Prevention of Nuclear War) halten sollte, Einblick verschaffen konnte. Mein Thema sollte sich mit den Ängsten und Hoffnungen der DDR-Jugend bezüglich ihrer eigenen Zukunft und der der Menschheit allgemein befassen. Das Institut hatte wissenschaftlich ausgezeichnet angelegte statistische Großerhebungen gemacht, dreitägige anonyme Querschnittsbefragungen aus allen Sparten der Jugend, aus Stadt und Land. Daraus ging hervor, dass die Erwartungen des DDR-Staates in seine Jugend nicht getäuscht wurden. Aber die Resultate aller dieser Untersuchungen gingen ausschließlich an Egon Krenz (und vielleicht an einige andere »befugte« Funktionäre) und blieben somit unveröffentlicht. Und obgleich der Inhalt meines Vortrages ausgesprochen günstig für die DDR-Jugend ausfiel, berichtete mir Professor Moritz Mebel, zu jener Zeit Vorsitzender der DDR-Sektion der IPPNW, man habe im Politbüro sehr unwillig auf mich und ihn, der mein illegales Vorgehen ausdrücklich gebilligt hatte, reagiert. Ich habe mir aus diesem Unwillen nichts gemacht, sondern fand, dass ich im Gegenteil eine gute Sache aufgedeckt hatte, und war stolz auf die jungen Menschen, die sowohl erstaunlich informationsreich waren als auch einen erfreulich weiten humanistischen Horizont aufwiesen. Ihre Ängste und Hoffnungen richteten sich auf die Menschheit im Ganzen und ließen die eigenen individuellen und alltäglichen Sorgen in den Hintergrund treten. Aus der heutigen Lage heraus geradezu erschütternd war das völlige Fehlen von Angst vor Arbeitslosigkeit und Armut.

Ich wehre mich auch ausdrücklich gegen eine Kritik an einem sogenannten »verordneten Antifaschismus«. Dieser sollte sogar so lange »verordnet« werden, bis er zur allgemeinen Herzenssache aller geworden ist. Davon sind wir jetzt – fünf Jahre nach der Vereinigung der beiden deutschen Staaten – wieder weiter entfernt als vor Jahrzehnten in der DDR.

Ich habe mich im Ausland immer gerühmt, in dem einzigen Land der Erde zu leben, in dem mir kein Antisemitismus begegnet. Nur zweimal erfuhr ich ihn hier – das erste Mal ganz im Anfang nach unserer Übersiedlung in die DDR. Jemand hatte im Hörsaal der Biochemie eine antisemitische Bemerkung gegen Mitja in einen der Tische geschnitzt. Als Mitja dies gemeldet wurde, verweigerte er jegliche amtliche Handhabe oder Suche nach dem Täter, aber er nahm Stellung dazu in der Vorlesung und erwartete, dass die Studenten die Sudelei selbst beseitigten. Daraufhin gab es eine große Sympathie-Demonstration für Mitja, und er erhielt Hunderte persönlicher Briefe von Studenten, die sich empört über diesen Fall äußerten.

Was an antisemitischen Resten in den dunklen Winkeln der Seele derer von gestern noch schwelen mochte, will ich nicht erörtern. Solange sie nicht an die Oberfläche kommen und als Kränkungen, Untaten und Verbrechen reale Gestalt annehmen, kann man hoffen, dass Menschenverachtung und Verfolgungen einmal ein Ende haben werden. Nach diesem Vorfall bin ich in all den Jahrzehnten, die wir in der DDR lebten, nur noch einmal wieder auf eine Bemerkung gegen Juden gestoßen.

Sie erfolgte mir nicht direkt ins Gesicht, und ich habe versprochen, die Sache niemals namentlich zu erwähnen, und so will ich mein Versprechen halten. Ich habe sie aber von »Mann zu Mann« ausgetragen, ohne Konsequenzen für denjenigen, von dem sie ausgegangen war, vor allem auch, weil ich fühlte, dass sie keine echten persönlichen Wurzeln besaß, sondern einem oberflächlichen augenblicklichen Widerschein der allgemeinen deutschen Vergangenheit entsprang. Dieser Vorfall jedoch veranlasste mich, meinen Status »als Verfolgter des Naziregimes« zu beantragen, einfach zur Dokumentation. Bis dahin hatte ich alle

Arten von »Wiedergutmachung« für mich abgelehnt. Was für eine »Wiedergutmachung« kann es angesichts des Holocaust schon geben? Aber ein Dokument wollte ich jetzt »für alle Fälle«.

Die Jugend der DDR wuchs auf ohne Antisemitismus, aber auch ohne Kenntnis der Juden, ihrer Bräuche, ihrer Religion und Geschichte. Die sechs Millionen ermordeten Juden galten für sie als tragischer und beschämender Teil der Gesamtmordopfer der Nazis, passive Opfer zumeist, aber auch ermordete Helden zum Beispiel des Warschauer Ghettos; sie galten zudem als Vertriebene und Flüchtlinge, aber auch als Begründer einer Heimstätte in Palästina. An der Basis teilte man in der Regel die offizielle Linie über das antiarabische Verhalten des Staates Israel nicht. Der »verordnete« Widerwillen gegen den Antisemitismus schuf unter der Jugend parallel dazu auch Sympathie und Interesse für den Aufbau Israels.

Es wurde im Übrigen nie von jemandem als »Jude« gesprochen – weder von solchen im politischen Leben noch an den Instituten oder Schulen. Diese Art Aufgehen in der Gesamtheit des Volkes war für mich etwas Neues, und ich muss gestehen, ich hatte diesbezüglich ambivalente Gefühle. Einerseits empfand ich sie als eine wunderbare Befreiung, andererseits erschien sie mir unrealistisch, ja selbst beängstigend. Konnte man die jahrtausendealte Geschichte der Verfolgung, der Pogrome, Vertreibungen, des Andersseins, der Schicksalsgemeinschaft, der Treue und Aufopferung für die Bewahrung der eigenen jüdischen Religion – konnte man all das auflösen, der Vergessenheit preisgeben?

Ich muss Dir gestehen, Joshua, meine stets wunde Seele, wenn es ums Judentum geht, hat vor der »Wende« das Gefühl der Befreiung und Erlösung weitaus stärker empfunden und die Gefahren eines solchen oberflächlichen Herangehens an die »Judenfrage«, den damit verbundenen historischen Zündstoff erst allmählich und vielleicht bis heute noch nicht in seiner ganzen Tiefe erfasst. Jetzt jedenfalls – ein halbes Jahrzehnt nach der »Wende« – ist der alte Antisemitismus wieder im Kommen. Fast täglich stehen nicht etwa auf den Titel-

seiten, sondern so, dass man sie fast übersieht, kleine Notizen von Schändungen jüdischer Gräber in den Zeitungen. Lisa erzählte mir, in der U-Bahn hätte sie ein junger Mann gemustert und gesagt: »Sie sehen so jüdisch aus – ich setze mich lieber weg!«, wäre aufgestanden und hätte woanders Platz genommen. Für sich selbst gesehen keine zu schlimme Wunde, aber im historischen Zusammenhang eine persönliche Bekräftigung dessen, was die Juden an Unausdenkbarem erduldet haben, eine Unterschrift unter das Geschehene.

Die DDR hatte ein Konzept, die Judenfrage zu lösen, die Juden wurden DDR-Bürger – wie alle anderen. Es verlor sich auch die Fähigkeit, sie zu erkennen. Aber diese Assimilation ist nicht aufgegangen, nicht in den 40 Jahren, die dieser Staat für eine solche Jahrhundert-Aufgabe zur Verfügung hatte – und ich glaube auch nicht, dass es der richtige Weg, die tiefgründigste Methode, das optimale Ziel ist. Aber wie viele Lösungen sind schon versucht worden, wie viele scheiterten. Ich bin weder Jude noch Nichtjude genug, um eine vollkommen klare Sicht zu gewinnen.

Zurück zum Schulsystem der DDR. Es hatte die alte marxistische Idee von der kombinierten Vermittlung von Wissen und Können, von Kopf und Hand, vom Kontakt des Schülers mit der Arbeiterklasse aufgegriffen. So gab es im Schulplan den »Tag in der Produktion«. Ursprünglich hielt ich diesen Gedanken für sehr interessant. Aber in der Praxis missglückte er, und ich glaube heute auch, dass er historisch zu spät kam. In welche wirklich modernen Produktionsstätten sollte man die Jugendlichen führen? Wo fand man eine Arbeiterklasse, die zugleich Vorbild und am Lehren interessiert war? Wie viele solcher Plätze konnte es geben? Und hat sich die Arbeiterklasse seit Beginn der technischen Revolution nicht gründlich verändert?

Was die mathematisch-naturwissenschaftliche Ausbildung in den DDR-Schulen betraf, so war sie ausgezeichnet. Kinder, die aus irgendwelchen Gründen in westliche Schulen überwechselten, hatten in diesen Fächern dort nie Schwierigkeiten. Das hat sich in den fünf Jahren seit der Vereinigung der beiden deutschen Staaten und der Übernahme der Lehrpläne aus den alten Bundesländern merklich verändert. Unsere Enkelin Esther, die erst kürzlich von einer Gesamtberliner achten Schulklasse in eine entsprechende in Boston, USA, umgeschult wurde, lag gerade in diesen Fächern im Stoff deutlich zurück.

Trotz meiner eindeutig positiven Gesamteinstellung zum Bildungs- und Erziehungssystem der DDR habe ich jedoch auch tiefgehende und oft sogar schmerzliche Kritik daran zu üben. Ein Teil dieser Kritik geht auf die ideologischen Wurzeln des sogenannten »Arbeiter-und-Bauern-Staates« zurück. Sicherlich war es richtig und verständlich, sich bei der Entwicklung einer sozialistischen Intelligenz auf jene Klasse stützen zu wollen, der eine solche Entwicklung am meisten am Herzen liegen musste, deren Bildungschancen am geringsten gewesen waren und die besonderer Förderung bedurfte. Auch befürchtete man anfangs, eine solche neue Intelligenz aus den Nachkommen der alten, stark nazistisch durchsetzten deutschen Oberschicht nicht heranziehen zu können. Eine Bevorzugung von Arbeiterkindern war zunächst wohl verständlich. Welche Vergleichsmaßstäbe hätte man denn damals anlegen sollen? Unzweifelhaft waren Arbeiter- und Bauernkinder in der Entwicklung und Verwirklichung ihrer Fähigkeiten und Talente allein durch ihr Elternhaus im Nachteil. Sie an ihren Leistungen mit Kindern aus intellektuellen, auch wohlhabenderen Schichten zu messen, hätte sicher zu Ungerechtigkeiten führen können. Natürlich gab und gibt es immer Menschen, die sich auch unter den schwierigsten Verhältnissen durchbeißen können. Aber es besteht kein Zweifel, dass Arbeiterkinder noch lange über das Kriegsende hinaus im Nachteil waren. Zu Hause fehlten ihnen oft nicht nur die geistigen Anregungen und Hilfen, sondern auch die Erkennung und Wertung besonderer Talente. Die Tradition der Ausbildung zum Facharbeiter dominierte vor höheren Berufszielen, und ein längerer Bildungsweg erforderte – besonders in kinderreichen und oft vaterlosen Arbeiterfamilien – die opfervolle Einsicht, ein begabtes Kind von dem Zwang zu befreien, so schnell wie möglich zum Lebensunterhalt der Familie beitragen zu müssen.

Diese Tatsachen sind sicherlich wichtige Beweggründe bei der Quotierung für höhere Bildungschancen zugunsten von Arbeiter- und

Bauernkindern gewesen. Aber – dem sowjetischen Beispiel folgend – begann man auch Kinder bürgerlicher, antifaschistischer, kommunistischer oder von den Nazis verfolgter Eltern, ebenso wie Kinder hoher Staats- und Parteifunktionäre der Arbeiterklasse zuzurechnen. Ein solches Vorgehen entstand in den Wirren der Bürgerkriegsjahre der jungen Sowjetunion und stellte eine praktizistische Vereinfachung in einer schwer übersehbaren politischen Situation dar. Für die DDR war dies von Anfang an unnötig und daher falsch und wurde von vielen als Betrug angesehen. Auch Mitja und ich haben uns stets gegen diese Verfälschung des Begriffes »Arbeiterklasse« gestellt und waren Gegner der schematischen Quotierung überhaupt.

Aus einer sozial richtigen Förderung der benachteiligten Arbeiter- und Bauernkinder wurde eine bürokratische Barriere für die Kinder anderer Bevölkerungsschichten, die übrigens nicht nur die Kinder betraf, sondern in jedem Fragebogen unter der Rubrik »Herkunft« auftauchte. Das starre Festhalten an diesen illusionären Begriffen war umso törichter, als sich in den 40 Jahren der DDR die soziale Struktur der Bevölkerung ständig veränderte. Eine ganz neue Generation wuchs heran mit steigendem Drang nach Bildung. Zwei Sätze hörte man immer wieder: »Mein Kind soll es im Leben einmal besser haben« und »Mein Kind soll etwas Besseres werden als ich«.

Was geschah aber mit den Kindern, die nicht zur bevorzugten Klasse gehörten? Anfangs gab es viel Herzeleid, wenn ein solches Kind nicht in die Oberschule aufgenommen oder zum Studium abgelehnt wurde. Ich habe mich oft für solche Fälle eingesetzt, wenn Betroffene sich an mich um Hilfe wandten, und war – bis auf ein Mädchen – immer erfolgreich. Dieses eine war für mich besonders schmerzlich, da es sich um die Tochter eines guten Freundes handelte – aber ehe ich mich einschalten konnte, waren schon alle Instanzen durchlaufen und keine besaß die menschliche Größe, ihre einmal getroffene negative Entscheidung zurückzunehmen. Bei allen anderen »Fällen« brachten Entschiedenheit, Geduld und Motivation letztlich immer einen positiven Ausgang. Später lockerten sich auch die Bestimmungen hinsichtlich Herkunft und Elternhaus. Aber die sogenannte politische Einstellung des Kandidaten war doch immer ein wesentlicher Punkt für die Entscheidung der staatlichen Aufnahmestellen. Manchmal blieb die Einschätzung an der Oberfläche, beschränkt auf die bloße Frage nach der Mitgliedschaft in der Pionierorganisation oder der FDJ. Vor allem aber habe ich es immer als unzulässig empfunden, derart zukunftsschwere Entscheidungen über einen noch unausgereiften jungen Menschen auf der Basis seiner derzeitigen politischen Einstellung zu fällen. Wenn ich daran denke, wie lange meine eigene politische Entwicklung gedauert hat, ja noch andauert, dann sträube ich mich mit aller Kraft gegen solche Tendenzen, die wenig Verständnis für das innere Wachstum, für den Zugewinn neuer Erkenntnisse, überhaupt für das Werden eines jungen Menschen zeigen. Und juristisch gesehen bin ich sowieso für das Recht auf Bildung eines jeden Menschen, das Recht auf gleiche Chancen für alle Kinder.

Auch wir haben die Möglichkeiten zur Durchsetzung einer vollen Gerechtigkeit nicht genügend genutzt. Dass es sie in der kapitalistischen Welt und gar in den Entwicklungsländern, unter den Bedingungen von Krieg, Unterdrückung und Hunger in der Welt, erst recht nicht gibt, dass sie dort nicht einmal realisierbar ist, will ich nicht weiter ausführen. Aber wir, auf dem Weg zum Sozialismus, mit all unserer Liebe für die Kinder – dass wir, wiederum aus dem mangelnden Vertrauen in die Kraft unserer Weltanschauung, kein klares Vorbild wurden, dass wir nicht zurückblicken können auf eine schuldlose Vergangenheit unseres DDR-Bildungswesens – das ist ein bitterer Tropfen in dem sonst so lebensvoll schäumenden Krug voll Kinderfröhlichkeit, Hinwendung und Fürsorge. Wir bekamen übrigens auch damals schon häufig die unangenehme Quittung solcher restriktiven Bestimmungen, indem »positive politische Einstellung« geheuchelt wurde und Karrierismus keine Seltenheit war, wie übrigens in jeder Gesellschaftsordnung, die ich bisher durchlebt habe. Zivilcourage, deren Mangel ich bei Deutschen als besonders beschämend erlebt habe, wurde auch bei uns in der DDR nicht gefördert, obgleich ich mit Befriedigung sah, dass sie letztlich immer Beachtung fand, wenn sie sich in ehrlicher und nicht feindseliger oder bösartiger Weise äußerte.

Ich bin stolz auf unsere Kinder, dass alle vier aufrechte und mutige Menschen geworden sind – jeder auf seine Art: Fufu wie ein freier Vogel, anscheinend ohne Gedanken an mögliche Konsequenzen für sich selbst, Lisa in trotzig-naiver Art, Meiki mit nachtragendem psychischem Groll und Tommy ankämpfend gegen sein Bedürfnis, mit seiner Umwelt in Harmonie zu leben.

Der geisteswissenschaftliche Unterricht blieb in seiner Qualität stark hinter dem naturwissenschaftlichen zurück. Die Pflichtliteratur der Kinder, die den Lehrern wohl im Wesentlichen vorgeschrieben war, enthielt zumeist zweitrangige Werke. Der Marxismus-Leninismus, als einzige Philosophie, wurde aus Sekundärliteratur vermittelt, Wiederholungen machten ihn den Kindern nicht interessanter. Die Gefahr einer hausbackenen Oberflächlichkeit ergab sich immer dort, wo die Lehrerpersönlichkeit kein echtes Gegengewicht bot. Vielleicht besteht diese Gefahr in jedem System. Aber ich glaube, das Übel lag in dem starken Einfluss eines ziemlich beschränkten Ministeriums für Volksbildung und der verhängnisvollen Betonung auf Pädagogik gegenüber Fachwissen und Individualität des Lehrers.

Die DDR beschäftigte nur Lehrer, die an Pädagogischen Hochschulen beziehungsweise Fakultäten studiert hatten. Damit wurde den Schulen ein fragender Forschungsgeist meiner Ansicht nach von vornherein vorenthalten.

Der Sprachunterricht begann für alle Kinder mit Russisch. Im Gegensatz zu fast allen nichtsozialistischen Ländern, in denen Englisch die erste Fremdsprache ist – eine Sprache mit zwar schwieriger Orthografie und einem riesigen Schatz an Synonymen, aber doch relativ einfacher Grammatik –, begannen unsere Kinder mit einer ungemein komplizierten, grammatikalisch sehr differenzierten und dem Deutschen völlig unähnlichen Sprache. Der Unterricht war in der Regel – besonders in den ersten Jahren der DDR – sehr mittelmäßig, da die Lehrer zum Teil nicht die Möglichkeit erhielten, ihre Sprachkenntnisse im Lande selbst zu vervollkommnen. Letzteres galt in noch stärkerem Maße für Lehrer westlicher Fremdsprachen. Der Endeffekt war, dass die Kinder schlecht russisch sprechen konnten und bis in die späten siebziger Jahre selbst auf den Universitäten ein miserables Englisch vorherrschte. Französisch und Spanisch war fakultativ, Lehrer dieser Sprachen waren rar und wenig genutzt.

Diese Fremdsprachen-Situation trug nicht wenig zur Isolierung der DDR bei und besserte sich erst in den achtziger Jahren. Ich erinnere mich an meine eigenen Bemühungen, meinen Kollegen an der Kinderklinik Konversationsstunden in Englisch zu geben. Ich machte zu meiner Bestürzung die Erfahrung, dass mein eigenes Englisch darunter mächtig litt und die erhofften merklichen Fortschritte der Kollegen ausblieben, vielleicht, weil der Kreis der Teilnehmer so groß war, dass wir die Sache im Hörsaal veranstalten mussten. Allmählich schlief der Kurs ein, aber ich habe mich immer bemüht, das Englisch der Vorträge, die von Angehörigen unserer Klinik im Ausland oder auf internationalen Kongressen gehalten wurden, zu verbessern, selbst die Aussprache übte ich vorher mit einigen sprachlich besonders ungeschulten Mitarbeitern.

Vielleicht sind meine Eindrücke laienhaft, und meine Beurteilung über eine Sparte des Lebens, die ich mit Sicherheit nur mangelhaft übersehe, ist unbescheiden, vor allem aber verbietet sich eine Verallgemeinerung, weil ich den mathematisch-naturwissenschaftlichen Unterricht von meiner Kritik ausnehmen möchte.

Als Leiterin des Forschungsprojektes »Perinatologie« wurde einmal vom Ministerium für Gesundheitswesen der Wunsch an mich herangetragen, ein gemeinsames Forschungsthema mit Vertretern der Akademie der Pädagogischen Wissenschaften zu finden. Nach einem sondierenden Gespräch zwischen unserer Projektleitung und Kollegen dieser Akademie ließ ich die Beziehungen sofort wieder einschlafen. Zum Glück hat man mich auch nie wieder dazu gedrängt oder nach den Gründen meines beharrlichen Stillschweigens befragt. Ich hatte aus den Vorstellungen der Pädagogen eine solche Enge, ein so erschreckendes Unverständnis für Forschungsfragen, einen derartigen Mangel an methodischem Herangehen herausgehört, dass ich um nichts in der Welt zu einer Kooperation bereit gewesen wäre.

Haben wir die Kinder und Jugendlichen nicht auch zu sehr geleitet, für sie geplant, ihnen zu wenig individuelle Freiheit für ihre eigene Fantasie, Spiele und geistigen Entdeckungen gegeben? Bei unseren eigenen Kindern ist mir dies nicht aufgefallen. Sie haben sich bei aller äußeren Organisiertheit ihrer schulischen und Freizeitaktivitäten, trotz der Erlebnisplanung in der Kinder- und Jugendorganisation ihre eigene Welt geschaffen und bewahrt, allein, zu zweit oder in kleinen Privatgrüppchen. Aber waren alle Kinder dazu in der Lage? Und ist es nicht gleich wichtig, die eigene Individualität ebenso zu entwickeln wie den Gemeinschaftsgeist? Jetzt ist alles wieder umgekehrt. Und bei den Gefahren unserer heutigen Welt findet die Jugend auf ihrer Suche nach Kollektiven oft die falsche Gemeinschaft – für »unsere« Kinder in den neuen Bundesländern mit ihrer vagen Erinnerung an früher vielleicht eine noch größere Gefahr als im westlichen Teil Deutschlands.

Haben wir die Labilität und Verführbarkeit der DDR-Jugend nach der sogenannten »Wende« nicht selbst erzeugt, dadurch, dass wir ihr zu wenig Chancen gaben, die Realitäten der Welt zu sehen, Alternativen zu überprüfen? Eine der unsinnigsten Ideen der sechziger Jahre war, die Kinder zu verpflichten, kein Westfernsehen einzuschalten, was in vielen Fällen zum Lügen und zur Heuchelei führte. Zum Glück ließ man diese Narretei bald wieder fallen – nicht zuletzt auch wegen ihrer Unkontrollierbarkeit.

Haben wir zu oft die großen – wenn auch wahrhaftigen – Worte für eine bessere Welt wiederholt und versäumt, die Kinder ganz praktisch zu einem ehrlichen Dialog mit ihren Großeltern über deren Vergangenheit anzuhalten, so dass der Antifaschismus der Enkelgeneration möglicherweise auf einer tönernen Basis stand?

Wenn ich diese Liste meiner kritischen Gedanken noch einmal überdenke, muss ich mich fragen, ob ich wirklich so positiv zu unserem Schulsystem stehe oder gestanden habe. Alle seine Nachteile habe ich auch damals gesehen. Aber warum ziehe ich aus den vielen Einzelkritiken dennoch kein negatives Gesamtfazit?

Blind war ich offensichtlich nicht und auch nicht inaktiv Missständen gegenüber. Ich habe immer den Grundtenor der DDR in mir gespürt: die Liebe zur Jugend, das echte, wahrhafte Bemühen für eine humanistische Zukunft der neuen Generation, die Vision eines besseren Deutschlands. Alle Fehler und Missstände empfand ich als temporär, nicht durch den Kern der Dinge bestimmt, und vor allem mit Sicherheit überwindbar. Diese feste Überzeugung durchdrang alles wie ein hoffnungsvoller Aufbruch und widerstand jeglicher Möglichkeit einer trüben, bösen oder resignierenden Summierung einzelner Unzulänglichkeiten.

Über die Schulen unserer Kinder

Alle gesunden Kinder der DDR wurden nach zweimaliger Überprüfung ihrer Schulfähigkeit im Alter von vier und fünf Jahren automatisch mit sechs Jahren in die ihrem Wohnsitz nächstliegende Grundschule eingeschult. Tommy, unser Ältester, kam erst mit sieben Jahren zur Schule, da er nach dem Stichtag im Juni geboren war. Er war ein magerer und häufig zu Bronchitis neigender Junge mit wenig entwickeltem Selbstbewusstsein und sehr besorgt, in die »Hilfsschule« gehen zu müssen. Er war der erste unserer drei älteren Kinder, der die 8. Grundschule in Pankow bezog. Tatsächlich sind mir die ersten Wochen von Tommys Schuldasein in qualvoller Erinnerung geblieben, »oma am ofen« – nur das letzte Wort konnte er fließend lesen, denn es war bildlich dargestellt. Ansonsten war er wochenlang nicht in der Lage, die Buchstaben zu einem Wort zusammenzuziehen. Plötzlich ging es jedoch, und von da an hatte er nie wieder Schwierigkeiten. Im Gegenteil – sobald er nach Hause kam, übermittelte er sogleich alles Erlernte an Meiki, der auf diese Weise längst lesen, schreiben und rechnen konnte, als er ein Jahr darauf eingeschult wurde. Und ein weiteres Jahr später kamen auch Fufu und ihre »Glücksfreundin« Christiane hinzu.

Die Schule war ein altes, graues Gebäude, das man über den schattigen, sandigen Schulhof betrat und das in unmittelbarer Nähe der Feuerwache lag, die ebenso altersgeschwärzt aussah, bis ihr Tor eines

Tages einen leuchtend-roten Anstrich erhielt, der ihre Funktion weithin erkennbar machte.

In dieser 8. Grundschule waren es drei Lehrerpersönlichkeiten, die mir das dunkle Gemäuer für immer in einem reizend warmen Licht erscheinen lassen. Eine von ihnen war Meikis Klassenlehrerin. Sie wohnte in unserer Gegend, und noch heute – nach 40 Jahren – erkundigt sie sich voll wärmsten Interesses nach dem kleinen kraushaarigen Bürschchen, das seine Schullaufbahn bei ihr begann. Meiki hatte eine weitere Lehrerin, eine Junglehrerin, die einen entscheidenden Einfluss auf seine Zukunft hatte. Besonders begabte, vorwiegend mathematisch talentierte Kinder konnten nach der zweiten Klasse auf Spezialschulen mit besonderen Förderklassen überwechseln. Diese Lehrerin schlug Meiki für einen solchen Weg vor. Für Mitja und mich war diese Möglichkeit bis dahin unbekannt, und wir hatten zunächst große Bedenken, Meiki einen solchen »elitären« Weg gehen zu lassen. Die Lehrerin kämpfte wie eine Löwin für ihr Junges und warnte uns, dass Meiki sich in einer Normalklasse bald so sehr langweilen würde, dass dies zu einer Gefahr für seine weitere Entwicklung werden könnte. Und so entschlossen wir uns schweren Herzens, ihr nachzugeben.

Was aber war mit Tommy? Wir hatten den Eindruck, dass er nicht weniger begabt sei als Meiki, und wir wollten die beiden auch nicht voneinander trennen. So gingen wir zu seiner Klassenlehrerin und fragten sie, wie sie darüber dächte. Sie war eine warmherzige mütterliche Frau und nicht mehr jung. Ich erinnere mich genau, wie sie rot und verlegen und dann traurig wurde und bekannte, dass sie Tommy im Vorjahr nicht für eine solche Sonderklasse vorgeschlagen hatte, obgleich sie seine Fähigkeiten dafür anerkannte, weil er ihr ans Herz gewachsen und ihr Lieblingsschüler wäre und sie sich nicht von ihm hätte trennen wollen. Sie dachte dabei auch an den kleinen Kerl, der sich in der ersten Klasse mahnend vor sie hingestellt und ihr mit seinem Zeigefinger gedroht hatte: »Du, du – wenn du mir noch einmal eine Drei gibst ...« Und dabei hatte er so lieb und unschuldig zu ihr aufgeblickt, dass sie es nie vergaß.

Mich hat diese Beziehung einer Lehrerin zu einem Kind ihrer Schulklasse tiefinnerlich gerührt, obgleich die Konsequenzen aus ihrer Zuneigung wohl nicht ganz statthaft waren. Tommy erwiderte übrigens diese Liebe und hat Frau Deubner später hier und da besucht – viel zu selten nach meinem Herzen. Er wechselte dann, ein Jahr später, doch noch zu Meiki in die Wilhelm-Pieck-Oberschule in Pankow über und holte das versäumte Pensum spielend nach: den Beginn des Russisch-Unterrichtes und den anspruchsvolleren Mathematik- und Deutsch-Lehrstoff.

Fufu hatte in der 8. Grundschule, wie auch in ihrer späteren Oberschule, keine herausragenden Lehrererfahrungen, wenn man von einem Lehrer absieht, der stets nach Bier roch, offensichtlich intelligenzfeindlich und ihr gegenüber besonders ablehnend war. Aber wir mussten uns bei Fufu auch nie einmischen, da sie sich ihrer Haut gut zu wehren wusste. Ich glaubte damals auch, dass selbst Kinder lernen müssen, mit Ungerechtigkeiten fertig zu werden, wenn man ihnen klar macht, dass sie genau prüfen müssen, ob es sich wirklich um Ungerechtigkeiten handelt. Aber es kommt sicher auf die angeborene innere Stärke eines Kindes an, mit wie vielem es fertig werden kann. Auf alle Fälle ist es wichtig, dass die Eltern als moralische Stütze im Hintergrund stehen, wenn sie gebraucht werden. Vor einer primären Einmischung habe ich mich bei unseren eigenen Kindern jedoch gescheut. Fufus Schul- bzw. Lernerfahrungen traten sowieso die ganzen zwölf Klassen hindurch hinter die Freundschaftserlebnisse dieser Jahre zurück. Zu ihrer Freundin Christiane kam neben anderen Freundinnen vor allem Marina hinzu. Sie stammt aus einer Reihe kraftvoller, selbständiger Frauen. Schon ihre Großmutter hatte ihre Tochter, ohne den Vater des Kindes zu heiraten, allein aufgezogen – damals ein ungewöhnlicher Schritt. Und auch Marinas Mutter heiratete nicht, so dass das Kind von Großmutter und Mutter erzogen wurde. Beide waren linke Sozialdemokraten beziehungsweise Kommunisten, beide liebten Marina und warben um ihre Zuneigung. Lange Jahre hindurch gab Marina der Großmutter den Vorzug, aber als ihre Mutter Krebs bekam, brach Marinas Liebe zu ihr durch, und sie sorgte sich zärtlich um sie bis zu ihrem Ende.

Marina selbst war als Kind eine schwere Sorge für Mutter und Großmutter und – ehrlich gesagt, auch für mich. Sie hatte eine Autoimmunkrankheit, die sie häufig – oft wochenlang – ins Krankenhaus zwang. Sie hatte großes Glück, dass die Krankheit zum Stillstand kam – es war wie ein Wunder – und sie konnte später ein völlig normales Leben führen. Meine innigen Beziehungen zu ihr gehen auf diese Krankenhausaufenthalte zurück, die Marina mit einer solchen überlegenen Heiterkeit durchmachte, wie ich sie nur ganz selten bei kleineren und größeren Patienten erlebt habe. Marina ist überhaupt ein ganz besonderer Mensch – begabt mit der gleichen inneren Kraft und Selbständigkeit wie ihre Mutter und Großmutter, leidenschaftlich und einfühlsam und fast möchte ich sagen: belastet mit einer unwandelbaren Treue und Loyalität, wodurch die Trennungen in ihrem Leben besondere Wunden hinterließen. Sie hat vier Kinder, zwei Söhne von ihrem ersten Partner und zwei Töchter von ihrem zweiten, den sie geheiratet hat.

Ursprünglich wollte sie Lehrerin werden, musste das Studium aber aufgeben, da ihre etwas heisere Stimme sie für diesen Beruf untauglich machte. Danach studierte sie Biologie, beschäftigte sich mit Verhaltensforschung, war aber stets so selbstkritisch, ja selbstzerstörerisch, dass sie sich schließlich, vor allem nach der »Wende«, einem sozialpolitischen Arbeitsgebiet zuwandte. Marina war immer ein nachdenkender Mensch und stand der DDR in vielem kritisch gegenüber, woraus sie keinen Hehl machte und sich dadurch auch in politische Schwierigkeiten brachte. Aber ihr offener und warmherziger Charakter bewog ihre Vorgesetzten immer wieder, sie zu schützen und zu fördern. Ich kann mich an viele Gespräche mit Professor Karl Hecht erinnern, bei dem Marina angestellt war und der wusste, wie nahe mir Marina steht, und meinen Rat suchte, wie man sie an der Charité halten könne.

Zu den politischen Differenzen kam auch noch Marinas Widerstand, im »Kosmosforschungsprojekt« des Instituts mitzuarbeiten, ihre wissenschaftlichen Kontakte waren stärker Professor Tembrock zugeneigt. Die beiden letzten Jahre vor der »Wende« ließ sie sich für ein Riesenprojekt kapern, das, glaube ich, »Mensch und Umwelt« hieß und keinerlei Aussichten hatte, echte wissenschaftliche Ergebnisse zu bringen. 1989 arbeitete sie eine Weile für die Ministerin Hildebrandt in Potsdam, jetzt hat sie ein internationales Frauenprojekt ins Leben gerufen, dem sie selbst kritisch gegenübersteht: Auf der unablässigen Suche nach einer besseren Welt findet sie nirgends einen geraden Weg zum utopischen Ziel – wie sollte sie auch –, aber sie bleibt sich treu, und dafür liebe ich sie wie mein eigenes Kind. Das habe ich auch ihrer todkranken Mutter versprochen.

Fufu ist immer von einem Kreis trotziger, individualistischer und kritischer Menschen umgeben gewesen und hat auch selbst nie ein Blatt vor den Mund genommen, wenn sie etwas Kritisches zu sagen hatte. Ich bin noch jetzt glücklich, dass unser Verhältnis zueinander dadurch nie gestört wurde – vielleicht spürte ich auch, dass alle diese jungen Menschen auf dem Boden der DDR standen, manche möglicherweise nur auf einem Bein oder gar nur auf Zehenspitzen. Dies trifft auch auf Fufus Mann zu, der mir gegenüber zweimal in einen Anfall verzweifelter Bitterkeit gegen die DDR ausbrach, sonst ein eher introvertierter, besonnener und im Übrigen durch und durch lauterer Mensch.

Fufus Schulleben verlief für uns Eltern fast unbemerkt, mit guten bis sehr guten Noten. Ich muss gestehen, dass ich noch nicht einmal so richtig gewahr wurde, einen wie hellen Verstand sie hatte und was für eine ausgezeichnete Menschenkenntnis und Urteilsfähigkeit sie besaß. Ich sah in ihr lange Jahre das charmante leidenschaftliche, schwatzhafte und mutige kleine Ding, das sich furchtlos den größten Hunden näherte und einmal Löwenbändigerin werden wollte.

Durch Lisa hatte ich Einblicke in das Sonderschulwesen der DDR, das heißt nur in den Winkel der Sehschwachen- und Blindenschulen. Viele Jahre hindurch erlebte ich in ihrer ersten Schule in der Hirtenstraße die herzliche Zuwendung aller Lehrer zu den Kindern, die durch unterschiedlich stark reduzierte Sehkraft, manche von ihnen auch durch zusätzliche körperliche Schäden, behindert waren.

Das eigentliche Schulproblem, das Lisa für mich brachte, entstand erst, als sich zeigte, dass Lisa durchaus fähig wäre, bis zum Abitur gefördert zu werden. Eine Normalschule kam aber für sie nicht in Frage. Dazu hätte ihre Sehkraft nicht ausgereicht. Ein eigenes Sehschwachen-Gymnasium gab es im DDR-Teil Berlins ebenso wenig wie im Westteil. So kam nur die Blinden-Oberschule in Königs Wusterhausen in Frage, die auch sehschwache Schüler zum Abitur führte. Die Entscheidung dafür ist mir sehr schwergefallen. Es bedeutete, dass Lisa dort im Internat wohnen musste. Noch mehr bedrückte mich die Vorstellung, Lisa von dem jahrelangen Bemühen, sie so normal wie möglich aufwachsen zu lassen, nun abrücken zu sehen und sie mit Vollblinden zu erziehen. Ich fürchtete, dass sie aus einem solchen Zusammenleben Zukunftsängste und stärkere Minderwertigkeitsgefühle entwickeln und ihre schöne, kraftvolle Anpassung an die »normale Welt« verlieren könnte.

Mitja und ich fuhren nach Königs Wusterhausen, sahen uns in Schule und Internat um, sprachen mit den Lehrern und Erziehern und staunten über das völlig unbefangene, fröhliche Treiben der Kinder aller Altersstufen.

Außer dem etwas düsteren äußeren Eindruck der Gebäude gefiel uns die Atmosphäre und als ich tief in mir an dem trüben Anstrich der Treppenaufgänge litt, fiel mir mit Schrecken ein, wie unwichtig das für blinde Kinder war. Im ganzen Anwesen herrschte dagegen ein heiterer Geist. Niemals hätte man als Fremder glauben können, dass die meisten Kinder die Welt nie gesehen oder ihren Anblick früh in ihrem Leben verloren hatten. Nach diesem ausführlichen Besuch entschieden wir uns leichteren Herzens für diese Schule und hatten es nie zu bereuen. Lisa schloss dort lebenslange Freundschaften, hing mit Liebe und Achtung an ihren Lehrern und Erziehern und geht bis heute immer wieder mit Freude zu den regelmäßigen Absolventenfeiern, die von der Schule veranstaltet werden und zu denen auch die Ehepartner vormaliger Schüler und Schülerinnen geladen sind.

Leider hat sich die Lage seit der »Wende« für Behinderte aller Art verschlechtert. Das bezieht sich vor allem auf ihre Arbeitsmöglichkeiten, ihre größtmögliche Integration in die allgemeine Gesellschaft und eine gesicherte Zukunft. Sie wollen Achtung, nicht Barmherzigkeit und Mitleid, obgleich es auch an letzterem vielfach fehlt.

Der Umgang mit Körperbehinderten ist eine der schwersten menschlichen Aufgaben und gelingt auch dem Einfühlsamsten und Geschultesten nicht immer. Ich erinnere mich an ein Erlebnis, das mir noch heute die Schamröte ins Gesicht treibt. Es ereignete sich auf dem Hof des Naumburger Doms, den wir besichtigen wollten. Unter den Teilnehmern der Führung befand sich auch eine Schulklasse gehörloser Kinder mit ihren Lehrern. Es war Herbst, der Wind hatte in den Winkel, in dem wir der Rede des Kunsthistorikers zuhörten, einen Riesenhaufen trockener Blätter geblasen. Die gehörlosen Kinder, von denen viele möglicherweise nichts von der Führung mitbekamen, scharrten lustig in dem Laub und erzeugten ein mächtiges Geraschel, das in der Tat störte, so dass sich eine Reihe von Augenpaaren vorwurfsvoll auf die scharrenden Kinder richteten und einer der Lehrer diese offensichtlich darauf hinwies, dass sie störten. Ich werde nie den Ausdruck der Bestürzung und des Nichtverstehens auf den Kindergesichtern vergessen. Sie wussten ja nichts vom Rascheln der Blätter!

Ganz anders als bei den beiden Mädchen verlief das Schuldasein der Buben. Es war bunter, ereignisreicher und mehr durch Lehrer und Schulatmosphäre geprägt. In der Wilhelm-Pieck-Schule gab es in meinen Augen zwei Lehrerpersönlichkeiten, die beide aus unterschiedlichen Gründen und von verschiedenen Seiten scheel angesehen wurden, aber dennoch eine besondere Aura um sich verbreiteten. Der eine war noch jung, der Mathematiklehrer beider Buben und Meikis Klassenlehrer. Er war ein begeisterter Lehrer, wusste die begabten und weniger begabten Schüler gleichzeitig zu fesseln und zu fordern. Er war alles andere als ein »Schulpädagoge«, sondern mehr ein fröhlicher älterer Bruder der Kinder und mit ihnen zu allerlei Streichen und Abenteuern bereit. Die Ausflüge und Klassenreisen, die er veranstaltete, verursachten den gesetzteren unter den Müttern anfänglich immer einen Heidenschreck. Gleich zu Beginn standen alle Kinder und »Elternteile« bereits voller Unruhe auf dem Bahnsteig, weil ihr Lehrer immer erst in allerletzter Minute erschien, erhitzt, aber fröhlich und keineswegs schuldbewusst. Das machte einige der Mütter, insbesondere die Frau eines Ministers, zu seinen erbitterten Feinden, die ihn als verantwortungslos abstempelten und ihm auch politisch am Zeuge flicken wollten. Er hatte aber in Waltraud Jung und mir zwei glühende Verteidigerinnen, die ihn auf allen Elternversammlungen vor Nörgeleien und Anschuldigungen schützten. Waltraud und ich waren über viele Jahre feste Verbündete gegen Linkssektierertum und Spießigkeit und sind innige Freundinnen fürs ganze Leben geblieben.

Den anderen Lehrer konnten auch Waltraud und ich nicht vor dem »Rausschmiss« retten. Ich weiß gar nicht, ob er wirklich entlassen wurde oder ob ihm selbst die Lust an der Schule verging. Ich weiß nur, dass er eines Tages nicht mehr da war und dem Gerücht nach irgendwo in der Schorfheide eine Gastwirtschaft leitete.

In der Tat sah er auch wie ein Gastwirt aus, mit dickem Bauch, rotem Gesicht und wenig intellektuell. Aber die Kinder, die ihn als Geschichtslehrer hatten, sehen noch heute den Hannibalschen Feldzug über die Alpen, die Elefanten so lebendig vor sich, dass dieser Lehrer ein fantasievoller, begeisterter Historiker gewesen sein muss mit dem Talent, Geschichte lebenssprühend zu vermitteln.

Die großen jährlichen Ereignisse, die für die Buben an dieser Schule stattfanden, waren die Mathematik-Olympiaden. Sie erfolgten auf verschiedenen Stufen. Die erste bestand darin, dass die Kinder die »Knobelaufgaben« mit nach Hause bekamen, wo sie jede Hilfe beanspruchen durften, so dass in manchem Elternhaus die gesamte Familie mitmachte und sich über den Aufgaben den Kopf zerbrach. Die »Sieger« dieser ersten Stufe durften dann in die nächsthöhere. Diese fand im Kreismaßstab statt, und zwar bereits als Klausurarbeit. Die weiteren Schwierigkeitsstufen gingen über den Bezirksmaßstab, die DDR-Ebene bis zum internationalen Wettbewerb, der in Moskau stattfand. Ich glaube, die Olympiaden begannen in der fünften Klasse. Als Tommy zum ersten Mal zur Klausur im Stadtbezirk Pankow erschien, führte er Meiki an der Hand mit sich. Der Lehrer fragte ihn erstaunt, wen er da mitbringe und was der kleine Kerl tun solle. Tommy aber erklärte ihm ernsthaft: »Das ist mein Bruder, er wollte auch gern mitmachen!«, und fügte stolz hinzu: »Er ist sehr gut«. Tatsächlich durfte Meiki mitmachen und erhielt einen Sonderpreis »für die originellste

Lösung«. Er hatte ja das mathematische Rüstzeug in der Schule noch nicht gehabt und musste eigene Wege finden. Beide Buben errangen in diesen Olympiaden viele Preise bis in die höchsten Stufen. Aber während Tommy sich die Freude an den jährlichen Herausforderungen bewahrte, verlor Meiki in den letzten zwei Oberschuljahren, in denen er bereits abstrakte Mathematik betrieb, die Lust daran und sah auf die Olympiaden als kindische Spielerei herab.

Tommy wechselte von der Wilhelm-Pieck-Schule in eine normale erweiterte Oberschule über, die nur wenige Minuten von uns entfernt in derselben Straße lag. In dieser Schule machte er seine ersten echten Versuche. Zusammen mit einem Jungen, der später Professor an der Charité wurde, untersuchten die beiden ein Biotop, analysierten Bodenproben in Mitjas Institut und arbeiteten mit großem Eifer im Labor.

Gerade in jener Zeit wurde ein schulisches Experiment begonnen, zu dem begabte Schüler aus allen Stadtbezirken herangezogen wurden. Man machte an der Humboldt-Universität eine Sonderklasse für sie auf, die von akademischen Lehrern die letzten zwei Jahre vor dem Abitur unterrichtet werden sollte. Das Direktorat über die Sonderklasse ging an einen besonders feinen und ausgeglichenen Menschen, der es auch verstand, jegliche Überheblichkeit bei diesen Kindern zu verhindern und der einen emotionell tiefen Eindruck bei ihnen hinterließ. Ich erinnere mich an die kleine offizielle Aufnahmefeier, die der Rektor der Humboldt-Universität gab. Einer der Schüler sollte ein paar Worte des Dankes sagen. Da unser Name an der Universität bekannt war, fiel die Wahl auf den armen Tommy. Ich sehe noch, wie er – hochrot vor Verlegenheit – aufstand, drei Sätze hervorbrachte, nach der Serviette griff, sich damit den Schweiß von der Stirn wischte und erleichtert auf den Stuhl zurücksank.

Die zwei Jahre waren zwar noch Schule, aber doch bereits in einem höheren Sinn und dem Stil nach schon fast wie ein Studium. Die Schüler kommen noch heute in unregelmäßigen Abständen zusammen und laden ihre alten Lehrer und den Direktor mit unverminderter Zuneigung dazu ein.

Nach der »Wende« wurde dieser Weg zum Abitur wieder aufgegeben, vielleicht weil er zu aufwendig und teuer war, vielleicht aber auch, weil man DDR-Experimenten keine Chance geben wollte.

Meikis Weg zum Abitur verlief anders. Er kam in eine spezielle erweiterte Oberschule für mathematisch besonders Begabte, in die Heinrich-Hertz-Schule in Adlershof. Dies ist die einzige Schule, die ich in meinem Leben von ganzem Herzen gehasst habe, obgleich sie fachlich ausgezeichnet war und den Schülern in der Tat eine hervorragend solide Vorbereitung für Mathematik und Naturwissenschaften, aber auch für geisteswissenschaftliche Fächer vermittelte.

Im Gegensatz zu den Sonderklassen an der Humboldt-Universität, an denen mit großem Feingefühl auf die politischen Fragen und Zweifel, auf eigenes Suchen nach individuellen Antworten der Jugendlichen eingegangen wurde, herrschte an der Heinrich-Hertz-Schule zu jener Zeit ein unerbittlich sektiererischer Geist. Die halbwüchsigen Kinder, sämtlich kleine »Intelligenzbestien«, hatten selbstverständlich viele Fragen politischer Art, weltanschauliche Bauchschmerzen und natürlich ein Bedürfnis nach eigenem Urteil. Auch bei uns zu Hause ging es in jenen Jahren oft hoch her. Zwischen den Buben und Mitja gab es während ihrer Pubertätszeit viele leidenschaftliche Diskussionen, die von Mitja oft zu hart geführt wurden. Aus seiner eigenen Vergangenheit schloss er, dass man mit sechzehn oder siebzehn Jahren bereits seinen politischen Standpunkt fürs ganze Leben gewählt hat und er extrapolierte Fragen und Bemerkungen der Kinder, besonders der beiden Buben, zu Endkonsequenzen, wobei sie oft nur gestellt waren, um brauchbare Antworten auf quälende Fragen zu suchen. Zu Hause spielten sich solche Diskussionen, so schmerzhaft sie auch manchmal waren, auf einem Untergrund starker und unerschütterlicher Liebe ab. An der Heinrich-Hertz-Schule unter ihrem Direktor herrschte dagegen tiefstes Misstrauen gegenüber diesen Kindern. Jede ihrer Fragen wurde als politische Provokation gedeutet, und ich zweifle auch nicht daran, dass aus den ursprünglich »unschuldigen« Fragen und Bemerkungen allmählich ein bitterer und aufsässiger Ton entstand – ein böser Circulus vitiosus, der sich schließlich in einer solchen Art schloss, dass sechs Kindern der Klasse als »feindliche Elemente« die Relegierung von der Schule drohte, darunter auch Meiki und Stöffel Jung. Es gab, soweit wir Eltern es übersehen konnten, nur die Deutschlehrerin der Kinder, die versuchte, ein vernünftiges Gegengewicht gegen die wahre Hexenjagdatmosphäre an der Schule zu schaffen. Andere Lehrer – wie der hervorragende Chemielehrer – blieben stumm, neutral. Auf den Elternabenden ging es hoch her. Während ich an allen anderen Schulen unserer Kinder den Elternaktiven meist ohne Mitja beiwohnte, gingen wir zu jeder Elternversammlung in der Heinrich-Hertz-Schule gemeinsam. Der Kampf um die sechs Kinder dauerte Monate. Es waren im Wesentlichen Mitja, Waltraud und ich, die die Kämpfe gegen die Borniertheit, das Unverständnis und die zuweilen offen zutage tretende Feindseligkeit der Schulleitung und des Klassenlehrers anführten. Fritz Jung, der auf dem Hinweg zu diesen Klassenabenden immer sehr kämpferisch klang, wich meistens vor einem der Väter, der die Schulleitung unterstützte, zurück. Wir haben schließlich fünf der sechs Kinder retten können, aber einer – der jüngste von allen – wurde von der Schule verwiesen. Er war der Nachkömmling des Altphilologen Professor Schottlaender, der – selbst ein aufsässiger Denker – aus Westberlin in den Osten gezogen war, weil er sich mit den dortigen Verhältnissen nicht abfinden konnte, aber auch bei uns ein kritischer, politisch etwas verworrener Mensch geblieben war. Rainer, sein Söhnchen, war in der Tat ein gescheites, vorlautes, verwöhntes und etwas freches Bürschchen, hatte seines Vaters Neigung zur Aufsässigkeit in vollem Maße geerbt und reizte die Schulleitung obendrein durch seine offen zur Schau getragene fröhliche Wurstigkeit. Seine Relegierung war für uns und natürlich für die Kinder der Klasse ein harter Schlag. Meiki war lange Zeit zutiefst verstört, machte auch uns Vorwürfe, dass wir uns nicht erfolgreicher für Rainer eingesetzt hätten. Rainer selbst schien alles nicht so tragisch zu nehmen. Er wurde übrigens von der Schule in einen Computerlehrgang vermittelt, machte zur gleichen Zeit wie seine ehemaligen Schulkameraden das Abitur auf der Volkshochschule und begann mit ihnen gemeinsam sein Studium an der Humboldt-Universität, nachdem er von den Computer-Leuten ein hervorragendes »Leumundszeugnis« und eine ausdrückliche Delegierung an die Universität erhalten hatte. Nach Jahrzehnten erzählte er mir, dass er damals ein ganzes Jahr lang »kaum gesprochen« habe – was bei diesem quirligen, übersprudelnden Jungen als ein Zeichen schwerer Schockwirkung zu deuten war. Mitja hat damals seine Immatrikulation an der Humboldt-Universität erwirkt, nachdem Rainers Vater erfolglos dafür gekämpft und Mitja um Unterstützung gebeten hatte.

Später ging Rainer »in den Westen«, gab die Wissenschaft auf, wurde Erfinder intelligenter Spielzeuge und Geschäftsmann. Ich traf ihn einmal bei Fufu und Thomas. Er war der gleiche fröhliche, etwas zynische Junge, nur hatte er an Gewicht und Eleganz zugenommen. Ich glaube, am meisten haben nicht er und seine Eltern unter der Relegierung gelitten, sondern seine Schulkameraden, besonders Meiki, der ganz finster wurde, und auch wir machtlosen Eltern.

Ich will Meikis Zeit an der Heinrich-Hertz-Schule nicht ganz und gar in Grund und Boden verdammen. Sie hatte auch einen entscheidenden positiven Faktor für seine fernere Zukunft. Ein junger Professor der Mathematik an der Humboldt-Universität, späteres Mitglied der Akademie der Wissenschaften, Professor Budach, interessierte sich für die begabten Kinder und bot ihnen an, mit an seinem Forschungsthema zu arbeiten. Zunächst waren es fünf oder sechs, die mitmachen wollten, aber schließlich blieben nur zwei: Meiki und Thomas Zink, sein lebenslanger Freund. Die beiden eifrigen Famuli hatten es nicht leicht mit ihrem Meister, der zu den verabredeten Terminen oft nicht erschien und häufig eine Quelle tiefer kindlicher Enttäuschung war. Trotzdem sind die Kontakte natürlich von großer Bedeutung für die beiden gewesen. Sie besuchten auch schon während ihrer Schulzeit Vorlesungen an der Universität. Nichtsdestoweniger war ich heilfroh, als Meiki sein Abitur hatte und wir der Heinrich-Hertz-Schule endlich den Rücken kehren konnten.

Mein allerschmerzlichstes Erlebnis mit einer Schule in der DDR war aber der berüchtigte Vorgang an der Ossietzky-Oberschule in Pankow. In diese tragische Schülerepisode geriet ich dadurch, dass die Tochter eines Genossen an meiner Kinderklinik mit betroffen war. Hier wurden aus der gleichen politischen Engstirnigkeit und dem traurigen Unverständnis für junge Menschen Ungerechtigkeiten vonseiten der Schule, der Behörden und der Partei begangen, die in einem noch größeren Maßstab in das Schicksal von Kindern und ihren Familien eingriffen. Mitja und ich konnten es nicht ertragen. Wir sind den staatlichen und Parteiinstanzenweg für diese Kinder gegangen und schließlich bei Günter Schabowski, dem damaligen 1. Sekretär der Bezirksleitung der SED, Berlin, gelandet, mit dem wir ein dreiviertelstündiges Gespräch hatten. Wir hörten anscheinend echte Betroffenheit aus seiner Reaktion heraus. Aber »das letzte Wort« sei in der Angelegenheit bereits gesprochen, und er versicherte uns, dass er sich um die Kinder kümmern werde. In der Tat und zu seiner Ehre muss ich zugeben, dass er mehrmals bei der Familie Ihle angerufen und sich nach ihrer Tochter Katja erkundigt hat. Das bedeutet aber nicht, dass Katjas Leben durch diese Episode nicht einen nicht wieder rückgängig zu machenden Knick erfahren hat.

Auch in diesem Fall ging es um politische Äußerungen von Kindern aus der elften Klasse, mündlich und auf einem Poster, angeregt durch einen Vortrag einer der Schülerinnen über Pazifismus und die Fragwürdigkeit von Militärparaden sowie eine »politische Ecke« in der Schule, die Meinungen und Fragen enthielt, welche man als »feindlich« abstempelte. Die Kinder waren keineswegs alle einer einzigen Ansicht, und ihre Beweggründe waren unterschiedlicher Art und Intensität. Eine gründliche, verständnisvolle geistige Auseinandersetzung und persönliche Gespräche hätten Schülern und Lehrern gegenseitige Achtung und sicher auch wertvolle Einsichten gebracht. Die äußerlichen Strafmaßnahmen (Versetzung in andere Schulen, Relegierungen) riefen Empörung und Bitterkeit weit über den betroffenen Kinder- und Elternkreis hinaus hervor. Sie schufen kleine Märtyrer, die ihren Status für eine kurze Zeit vielleicht sogar genossen. Aber aus ihnen wurden vergessene Märtyrer, einsam gewordene, zutiefst an sich selbst und ihren Mitschülern, Eltern, der ganzen Erwachsenenwelt enttäuschte Kinder, die sich fragen mussten, ob es sinnvoll sei, eine eigene Meinung zu vertreten. Ich glaube, keines dieser Kinder ist damals ein wirklicher »Feind« gewesen. Und wenn schon? Alles, was sie dachten und aussprachen, war geistiger Art, nichts Brutales, nichts Menschenverachtendes, kein Faschismus.

Wie wenig Selbstvertrauen in unsere gute Sache hatte man, wie wenig Kraft, einmal einen vielleicht etwas schwierigeren Kampf um Geist und Seele junger Menschen aufzunehmen oder wenigstens den anderen zu tolerieren. Bei einigen der Kinder gab es auch einfach nur Trotzreaktionen, die bei weiserer psychologischer Führung der Angelegenheit gar nicht erst eskaliert wären. Kurz – es war eine schlimme Sache und hat viele Menschen bewegt.

Auch für mich gab es an dieser Affäre mehrere bedrückende Seiten: zunächst der Mangel an Wärme und Verständnis für die Kinder, die Unverhältnismäßigkeit der Reaktion der Schule und aller öffentlichen Instanzen, das Fehlen von Zivilcourage bei einigen, die die Ungerechtigkeiten mit Sicherheit empfanden, und schließlich der Mangel in unserem DDR-Staat, sich auf unabhängigem Wege juristisch Recht verschaffen zu können.

Und trotzdem: Wenn ich an die Fürsorge und warme Atmosphäre denke, die an Lisas beiden Sonderschulen herrschte, an die herrlichen drei Monate Schulinternat, die Tommy in der Schorfheide zubrachte, an die Kinderferienlager, die Hortbetreuung und Extrahilfe für leistungsschwache Schüler, die Ferienspiele, die interessante und herzliche Zusammenarbeit von Lehrern und Eltern, scheint es mir, dass die positiven Aspekte bei weitem das Übergewicht hatten. Die negativen Auswüchse hätten wir sehender, mutiger und zielstrebiger bekämpfen müssen. Vor allem hätten wir unschuldige Menschen unbedingt vor deren Auswirkungen schützen und bewahren müssen.

Die DDR – ein »Unrechtsstaat«?

Immer wieder ist heute die Beschuldigung zu hören, die DDR sei ein Unrechtsstaat gewesen. Was ich dazu sagen möchte, beruht auf Empfindungen, persönlichen Erfahrungen und auch auf der Unkenntnis wirklicher juristischer Grundlagen eines einfachen Bürgers. Ich rede zu jenen, die wie ich in einer medienmanipulierten Welt leben und sich an diesen Begriff »Die DDR – ein Unrechtsstaat« gewöhnt, ihn sich zu eigen gemacht haben und ihn benutzen – ohne den Schmerz zu spüren, den sie in vielen von uns Ostdeutschen dabei auslösen. Er bedeutet für sie: Es wurde Unrecht begangen und Unrecht erlitten – und das war das innerste Wesen dieses Staates. Eimer- oder tropfenweise dringt es in die Menschen, im Fernsehen, auf Talkshows, in Romanen und öffentlichen Reden, durch »Stasi«-Beschuldigungen und -Verleumdungen, »Analysen«, selbst Krimis. Manchmal erfolgt es in massiven Dosen, meistens aber in winzigen, bestenfalls gedankenlosen, häufig aber zutiefst bewussten, gezielten Einspritzungen. Alles das hat ein Ziel: die Menschen zu überzeugen, das erste große sozialistische Experiment sei durch sich selbst misslungen, der Sozialismus habe sich prinzipiell als unfähig erwiesen, eine gerechtere Weltordnung zu schaffen. Reue, Resignation und Hoffnungslosigkeit sollen besonders in jenen Menschen erzeugt werden, denen die Leidenden und Bedrohten am Herzen liegen und die sich Sorgen um die Zukunft unserer ganzen Erde machen. Man benutzt dieses Prädikat »Unrechtsstaat« wie ein Pfeilgift, zur Lähmung des freien Menschengeistes, damit ja niemand den Kopf hebt, sich umsieht und herausfindet, was gut und menschenwürdig an der DDR war, damit man nicht ausspäht nach einem besseren Weg, nach einer Lösung der globalen Probleme, die elastisch genug sein könnte, sich immer wieder selbst zu korrigieren, um Mensch und Natur ohne Not und in Würde miteinander leben zu lassen, eine Welt, in der Gerechtigkeit und Recht deckungsgleich werden.

Ein Staat, in dem weder Unrecht angetan noch erlitten wurde, war die DDR nicht – einen solchen Staat hat es noch nie gegeben, und das jetzige Deutschland ist weit davon entfernt, es zu sein. Menschenverachtende Gesetze wie bei den Nazis und asylantenfeindliche Regelungen wie in vielen kapitalistischen Ländern gab es in der DDR nicht, aber die Angst vor dem Verlust der noch ungefestigten neuen Gesellschaftsordnung hat die Staatsmacht der DDR und auch die SED immer wieder zu Ungerechtigkeiten und Unrecht verleitet. Sie waren voller Widersprüche, erfüllt von gutem, ja bestem Willen für das Wohl der Allgemeinheit und von tragischem Versagen in Einzelfällen.

An der Basis gab es eine interessante neue Form der »Rechtsprechung« in Form der sogenannten Konfliktkommissionen in den Betrieben und Einrichtungen, in denen es mehr nach dem gesunden Menschenverstand und dem Gerechtigkeitsempfinden der Kollegen untereinander zuging als nach Paragrafen. Ich hatte selbst – außer in jenen Fällen, die ich schon geschildert oder erwähnt habe, auch Kontakte mit der DDR-Justiz, die mir lebhaft im Gedächtnis sind. Von zweien will ich berichten, weil sie eben auch zur DDR gehören.

Das eine Erlebnis ist verknüpft mit einer kleinen Patientin, deren seltene Diagnose ich herausfand und die wir trotz hoffnungsloser Prognose jahrelang an unserer Klinik behandelten. Als sie zu uns in die Charité kam, saß ihr Vater wegen eines »Wirtschaftsverbrechens« im Gefängnis. Das Mädchen war das einzige Kind des schon nicht mehr so jungen Elternpaares, und natürlich war es sehr traurig, dass der Vater sein Kind nicht besuchen konnte. Ich schrieb sofort an das Gericht, schilderte die Umstände für Vater, Mutter und Kind und bat um Entlassung des Mannes. Und was geschah in diesem »Unrechtsstaat-DDR«? – Der Vater wurde unmittelbar nach Prüfung meiner Darlegungen auf Bewährung entlassen und musste nie wieder ins Gefängnis zurück. Er war ein kleiner, stiller Mensch mit einem Hang zur Malerei und sicher kein »Verbrecher« – und vielleicht saß er nur für die Taten anderer im Gefängnis – ich habe ihn nie nach diesen Dingen gefragt. Wir waren uns einfach nahe durch die Liebe zu diesem Kind. Der Vater starb übrigens nur ein oder zwei Jahre nach seinem Töchterchen, und die Mutter habe ich schließlich aus den Augen verloren. Möglicherweise hat die DDR in seinem Fall zunächst zu streng gehandelt, aber dann mit bemerkenswertem menschlichem Verständnis auf die traurige Situation der kleinen Familie reagiert.

Der zweite »Fall« ist eine lange Geschichte, die mich viele Jahre beschäftigt und bedrückt und in mir Scham und Trauer hinterlassen hat. Es begann mit einer Bewerbung zum Medizinstudium. Ich war damals Mitglied der Aufnahmekommission. P. stammte aus einer sächsischen Kleinstadt, wo sein Vater Arzt war und die Familie zu den alteingesessenen Honoratioren gehörte. Er hatte zwei Schwestern, von denen er nur zu der jüngeren ein gutes Verhältnis hatte. P. war ein fauler, uninteressierter Schüler, bestand sein Abitur mit einer knappen Drei im Durchschnitt und war wohl für Vater und Mutter eine Enttäuschung. Als ich P. kennenlernte, war sein Vater schon tot und seine Mutter hatte sich ihrem Sohn weiter entfremdet. P. ging drei Jahre zur Nationalen Volksarmee, offenbar eine glückliche Zeit für ihn, denn er bekam eine sehr gute Abgangsbeurteilung. Inzwischen hatte sich in ihm der Wunsch geregt, Arzt zu werden und so bewarb er sich mit seinem ziemlich abstoßenden Abiturzeugnis und der Belobigung der Armee an der Humboldt-Universität. Zu jener Zeit gab es eine Verfügung in der DDR, dass diejenigen, die statt der obligaten achtzehn Monate freiwillig drei Jahre in der Armee dienten, das Recht hatten, sich an der Universität zu jedem Studium zu bewerben. Einer der Mitglieder der Aufnahmekommission stimmte aufgrund des Abiturzeugnisses mit Nachdruck gegen die Aufnahme von P. Ich hatte, offen gestanden, auch keinen überwältigend guten Eindruck von ihm, verteidigte aber sein Recht, das Studium zu versuchen. Und so begann mein Gefühl der Verantwortung für diesen Jungen, der jahrelang mein Herz bedrücken und auf mir lasten sollte. Zunächst aber ging alles unerwartet gut – er bestand das Physikum mit »gut«, und ich war stolz auf ihn und froh, ihm zu dieser Chance verholfen zu haben.

Dann kam er in die klinischen Jahre, die ihn nun emotionell fest an die Medizin banden. Aber zugleich lernte er ein Mädchen kennen, das während ihres Studiums in der Sowjetunion einen usbekischen Freund kennengelernt hatte und von ihm ein Kind bekam. In solchen Fällen mussten die DDR-Mädchen sofort nach Hause zurück. P. verliebte sich in diese Frau, die um ihren Freund trauerte. Besonders aber liebte er das Kind, sorgte für beide wie ein Ehemann und Vater, vernachlässigte sein eigenes Studium und war ständig überlastet und müde. Irgendein Idiot an der Charité verschrieb ihm ein Aufputschmittel, damit er noch bis in die Nächte für Prüfungen wachbleiben und lernen könnte. Daraufhin wurde er amphetaminsüchtig und die Unglücksjahre begannen. Ich hatte lange keinen Kontakt mit ihm gehabt. Einmal hatte ich ihn zufällig mit dem reizenden halbusbekischen Kindchen auf dem Gelände der Charité getroffen. Er schien glücklich und sehr verliebt in das auch wirklich entzückende kleine Mädchen. Das nächste, was ich hörte, war sein Telefonanruf aus der psychiatrischen Abteilung in Herzberge. Der leibliche Vater des Kindes war aus Usbekistan gekommen, die Mutter hatte sich von P. getrennt, und P. hatte seine ganze kleine Familie verloren. Seine Sucht verstärkte sich, er fälschte Rezepte, wurde auf Bewährung verurteilt und einer Entziehungskur zugeführt. Ich besuchte ihn im Krankenhaus und war sehr besorgt, was nun mit ihm werden solle. Zu meiner Überraschung durfte er weiter studieren. Aber seine Freundin hatte unterdessen den Usbeken geheiratet.

P. war unglücklich und ruhelos, wurde erneut süchtig, jetzt auch ernsthaft straffällig und kam hier in Berlin ins Gefängnis. Er durfte nur einmal im Monat Besuch empfangen und nur von einer festgelegten Person seiner Wahl. Er wählte mich, und so begann für mich die Zeit der monatlichen Besuche im Gefängnis. Noch heute ist mir, wie wenn sich mir ein Stein auf die Brust wälzte, wenn ich an die Besuchstage denke. Es war, als ob ich mein eigenes Kind dort aufsuchen musste. Irgendwie scheint mir immer trübes Wetter gewesen zu sein. Ich wagte nie, einen Termin auszulassen. Schon die kümmerlichen Dinge, die man mitbringen durfte, die öde gerade Straße, die langgestreckten, altersdunklen Ziegelgebäude quälten mich. Ich parkte immer an einem Knick der Straße, dem Gefängnis schräg gegenüber, nie stand dort ein anderer Wagen. An späten Herbst- und Winternachmittagen war es besonders bedrückend. Im Wartesaal saßen meist fünf oder sechs andere Besucher, fast alles Frauen, junge und auch alte. Jeder hatte eine Tüte mit Obst oder anderen Kleinigkeiten bei sich. Jeder schwieg, seinen ängstlichen Vorgefühlen nachhängend. Und dann wurde man über den Hof zu den Besucherkabinen geführt. Der Häftling wurde von einem Wärter auf der anderen Seite des Glasfensters zu seinem Platz geleitet, der Besucher saß ihm gegenüber und sprach durch das halbgeöffnete Fensterchen.

Ich ließ P. erzählen. Offensichtlich führte er sich gut – er war ja auch nichts anderes als ein schwacher, unglückseliger und liebebedürftiger Junge. Er wurde sehr schnell in die Verwaltung versetzt, wo er einen Arbeitsplatz in der Buchhaltungsabteilung zugewiesen bekam, den er mit einigem Stolz gut ausführte. Aber die Perspektive nach seiner Entlassung machte mir große Sorge. Mit dem Medizinstudium war es aus, was durchaus verständlich war, der großen Versuchung wegen, als Arzt leicht an Suchtmittel heranzukommen. Und auf alle Fälle würde er »Berlin-Verbot« bekommen. Auch das konnte ich verstehen, es würde für ihn in einer kleineren Stadt leichter sein, auf geraden Wegen zu bleiben.

Es bestand der Plan, ihn in seine Heimatstadt zu entlassen, unter die Obhut seiner Familie. Dabei hatte sich die Haltung seiner Mutter ihm gegenüber sehr verhärtet, und nur die kleinere Schwester schrieb ihm gelegentlich. Die Familie schämte sich seiner umso mehr, als der Vater in der kleinen Stadt hohes Ansehen genossen hatte. Ich begann einen langen und zähen Briefwechsel mit der Staatsanwaltschaft, schilderte meine Eindrücke über die Beziehungen von P zu seiner Familie und bat, ihn keinesfalls in seine Vaterstadt zu entlassen. Man sagte mir zu, dies zu überdenken. Wegen guter Führung sollte P. vorzeitig aus der Haftanstalt entlassen werden.

Ich ersuchte die Anstalt dringend, mir vorher Bescheid zu geben, da ich ihn abholen und mich um ihn kümmern wollte. Aber alles missglückte. Am Tag nach seiner Entlassung bekam ich einen SOS-Telefonanruf seiner Berliner Zimmervermieterin, dass P. schwerkrank sei und ob ich gleich kommen könnte. Ich fuhr sofort zu ihm und fand ihn tatsächlich totenblass vor. Er war am Vortag entlassen worden, hatte sich nach seinen Angaben zur Feier des Tages betrunken und danach heftige Magenblutungen bekommen. Ich packte ihn sofort ins Auto und fuhr in die Charité, wo man eine blutende Gastritis diagnostizierte und ihn vier Wochen stationär behandelte. Ich war wütend, auf P., auf die Justizorgane, über die Primitivität, die Verständnislosigkeit. Erneut begann ich den Kampf gegen die Pläne, P. in sein »Elternhaus« zu verbannen. Ich hatte keinen Erfolg. Er musste in jemandes »Obhut« entlassen werden – und seine Mutter war außerhalb Berlins der einzige Mensch, der in Frage kam. So fuhr er schließlich zurück in seine Heimatstadt.

Zu meiner Überraschung ging zunächst alles gut. Er wohnte nicht bei seiner Familie, sondern fand gute Menschen, die sich um ihn kümmerten, ihn sogar im Urlaub mit an die Ostsee nahmen. Er schien zufrieden, hatte Arbeit und genügend Geld zum Leben. Ich bekam keine Post mehr von ihm, bis mich eines Tages ein Anwalt anrief, P. sei erneut in Haft und habe ihm meinen Namen genannt, »er brauche nur mich anzurufen, ich würde schon für einen guten Anwalt zahlen«. Wie oft habe ich meine Reaktion auf diesen Satz bereut, obgleich oder vielleicht gerade weil noch jetzt in mir wieder der alte Zorn hochkommt und ich mich andererseits immer erneut über meine eigene Härte schämen muss. Ich lehnte jede weitere Beziehung zu P. kategorisch ab und legte den Telefonhörer auf. Was für eine kleinliche und selbstgerechte Antwort auf einen Hilferuf! Selbst wenn er es so gemeint hatte, wie es klang!

Gewiss, ich war durch sein Schweigen verletzt gewesen, und das Schlimmste ist, dass ich die Gefühle genau in mir reproduzieren kann, diese erniedrigenden Gefühle, wie aus dem, was man mit innerster Anteilnahme empfunden und getan hat, für einen anderen Menschen gelitten, gekämpft, gehofft – was ganz einfach und natürlich zum eigenen Leben wurde (auch einmal mit ein wenig Überwindung oder einem kleinen Opfer verbunden war) – wie dies alles auf einmal zu einer herablassenden Tugend wurde, »für die man wenigstens etwas Dank hätte erwarten können« – und nicht gleichgültiges Schweigen, wenn derjenige einen nicht mehr nötig hatte oder sich erst wieder meldete, weil er einen doch wieder brauchte. Meine zornige Ablehnung war eine alltägliche, wohl auch nachvollziehbare Reaktion. Ich schämte mich zwar, unternahm aber nichts, P. aufzuspüren und mich wieder um ihn zu kümmern. Ich verdrängte ihn aus meinem Gedächtnis, vergrub Scham und Trauer so tief wie möglich. Und wenn Gedanken an ihn hochkamen, dann zwang ich mich zu der Hoffnung, meine Absage an ihn könnte einen »erzieherischen Effekt« gehabt haben.

So vergingen wieder zwei oder drei Jahre, als er mich eines Abends aus Dresden anrief. P. lag im Krankenhaus und war sehr krank. Von da an schrieb oder telefonierte er regelmäßig. Er wusste, dass er nicht mehr lange zu leben hatte.

Am Ende seines Lebens war er glücklich geworden. Fast wie das erste Mal wiederholte sich eine Liebesbeziehung zu einer jungen Frau mit einem Töchterchen. Aber diesmal wurde auch er von Herzen geliebt. Sie hatten geheiratet und waren einander sehr nahe. P. konnte schreiben, er hatte ein echtes Talent dafür, und ich hatte auch schon früher versucht, ihn dazu zu ermuntern, etwas daraus zu machen. Jetzt – für sein Leben zu spät – war diese Begabung freigelegt, in einer Analyse seines Schicksals, seiner Gefühle, der Liebe zum Vater, des Hasses auf die Mutter und der Zärtlichkeit für seine kleine Schwester. Für mich bedeutete sein erneuter Kontakt zu mir ein echtes, einzigartiges Glücksgefühl. Zum ersten Mal verstand ich jene – wie ich früher immer dachte – allzu überschwängliche Freude in der Bibel über die Rückkehr des verlorenen Sohnes. Ich konnte nie begreifen, warum gerade dieser solche Gefühle auslösen konnte. Aber nun ahnte ich es: Es geht dabei nicht nur um die Freude, den Sohn wiedergewonnen zu haben, sondern um die wundervolle eigene Erlösung von den Jahren des Grolls, der Enttäuschung, der Sorge und der Scham, die Erlösung durch Verzeihen und Verziehenwerden. Es mündet alles in diesen einzigen Moment des Wiedersehens. Wie es weitergehen würde, davon steht nichts in der Bibel – mit Recht.

P. starb nur kurze Zeit darauf. Trotz der Trauer, die ich seines vertanen Lebens wegen empfand, fühle ich im Gedanken an seine letzten Wochen auch dieses biblische Glück für einen Menschen, der über viele Jahre tatsächlich mein verlorener Sohn gewesen war. Wenn ich die lange Geschichte überdenke, wundert mich nur eins: Jede Phase steht in mir so in der Erinnerung, wie ich sie jeweils empfand, unberührt von späteren Gefühlen und Ereignissen, die Beziehungen verändern sich nicht im Rückblick, sie tauchen Bild für Bild in den ursprünglichen Farben auf und erfahren keine Umwertung oder Sublimierung.

Meine Familie hat, glaube ich, meine Beziehungen zu P. immer ein wenig belächelt und heimlich kritisiert, und Mu, wenn sie noch lebte, hätte ihre Tochter mit ihrer unbekümmerten Offenheit wieder einmal »exaltiert« genannt. Was konnte ich schon an diesem mäßig begabten, charakterschwachen, weichen Jungen mit den etwas zu weit auseinanderstehenden Augen finden? – Das ist eine vollkommen falsche Frage! Das Schicksal hatte ihn mir einfach als Kind beschert, und er war übrigens auch keineswegs der Einzige, aber vielleicht derjenige, der mich am meisten als »Pseudomutter« nötig hatte.

Ich bin mir nicht sicher, ob diese Geschichte in den Zusammenhang der Gedanken über unsere DDR-Rechtlichkeit gehört – in gewisser Weise schon, aber ob man die innersten Fäden dorthin erkennen kann, weiß ich nicht.

Die nächste kleine Illustration unseres Lebens hier, des Verhältnisses der Menschen zueinander, mag die Verbindung zur Rechtlichkeit in der DDR, zum Begriff von ihr als »Unrechtsstaat« noch weniger deutlich erscheinen lassen. Ich behaupte auch keineswegs, dass das Folgende charakteristisch für die DDR war. Aber dass es überhaupt geschehen konnte, ist für mich immer wieder ein Wunder, das ich in keinem anderen Land erlebt habe.

Es ging um die Vergabe einer kleinen Wohnung. Wir hatten, trotz großer und beeindruckender Neubautätigkeit, bis in die siebziger Jahre eine ungeheure Wohnungsnot. Eine ledige Schwester an unserer Kinderklinik wohnte unter schrecklichen Verhältnissen. Es regnete in ihr Zimmer unterm Dach eines abgewohnten Hauses. Sie hatte sich seit langem um ein elternloses Heimkind gekümmert, das an ihr wie an einer Mutter hing und an allen freien Tagen und Wochenenden bei ihr wohnte. Die Schwester fragte mich, ob man nicht etwas für sie und das Kind tun, ob sie nicht eine trockene Wohnung bekommen könne. Wir setzten also ein Schreiben auf, in dem wir ihre Not schilderten, und schickten es an das Wohnungsamt Pankow in Berlin. Nach einer kleinen Weile wurden ihre Angaben überprüft, und Schwester G. erhielt die Einladung ins Rathaus zu einer Versammlung von Antragstellern. Sie bat mich, zu ihrer Unterstützung mitzukommen, weil sie meinte, sie könne sich selbst nicht gut genug vertreten.

So wie viele Jahre zuvor in Wien das Moissejew-Ensemble für mich ein unvergessliches Licht auf eine jugendliche, unschuldige Sowjetunion geworfen hat, so ist mir diese Versammlung im Gedächtnis als ein kurzes, märchenhaftes Aufglühen eines Bildes, wie eine zukünftige Menschheit sich zueinander verhalten könnte. Es waren einige Wohnungen zu vergeben, aber es gab mehr Antragsteller als Wohnungen und nun sollten die Betroffenen selbst die Entscheidungen treffen. Die Sachbearbeiterin verlas die Anträge, und das Ergebnis der Überprüfungen. Jeder Antragsteller konnte noch etwas hinzufügen, wenn er es wünschte. Die Geschichten waren samt und sonders herzzerreißend. Schwester G. und ich wagten kein Wort in eigener Sache zu sagen und so ging es fast jedem. Allen war das Herz schwer – für sich selbst und für die anderen. Und dann ließ die Vorsitzende abstimmen. Und ich sah, wie einige gegen sich selbst und für noch Bedürftigere stimmten! Still und uneigennützig stellten hier Menschen ihre eigenen Wünsche zurück. Schwester G. bekam eine kleine trockene Wohnung – ihre Liebe zu dem Waisenkind hatte es den anderen angetan. Ich glaube, wir alle teilten ein staunendes Gefühl von Glück und Bedrückung, das über die Realität einer besseren Wohnung weit hinausging.

Man hat zu DDR-Zeiten auch »im Westen« zugegeben, dass das Verhältnis der Menschen zueinander freundlicher als in der alten BRD gewesen sei. Diese Geschichte liefert sicher kein verallgemeinerungsfähiges Zeugnis für solche positiven Aussagen, aber jedenfalls empfand ich in der DDR eine wärmere Zuwendung der Menschen zueinander: Sie sorgten sich um erkrankte Kollegen, um deren psychische Probleme, halfen bei Komplikationen in den Familien, hüteten Nachbarskinder und halfen einander in vielerlei Bedrängnis. Es gab weniger Ellenbogen-Aktivitäten und Rücksichtslosigkeit – ganz zu schweigen vom Bruchteil der Kriminalität gegenüber der jetzigen. Jedenfalls gehören auch solche Faktoren auf die Waagschale von Recht und Unrecht in der DDR. – Aber natürlich habe ich kein wirkliches Sachverständnis vom DDR-Justizwesen und seiner Teilgebiete.

Das Arbeitsrecht der DDR hat sicherlich vor den Augen der »westlichen Welt« dauerhaften Bestand. Allein die verfassungsmäßige Verankerung des Rechtes eines jeden Bürgers auf Arbeit schützte auch den letzten vor wirklicher Arbeitslosigkeit.

Viele Streitigkeiten in Betrieben und Institutionen wurden schon an der Basis durch die Konfliktkommissionen unterhalb der staatlichen Gerichtsbarkeit geschlichtet. Es handelte sich um gesellschaftliche Gerichte in Betrieben und Einrichtungen, deren Mitglieder aus dem Kreis der Kollegen gewählt wurden, eine großartige demokratische Einrichtung – wahrscheinlich eine der geistigen Wurzeln jener in der Zeit der »Wende« gebildeten und für ein neues deutsches Staatsgebilde geforderten »Runden Tische«. Diese gingen dann – ebenso wie die Konfliktkommissionen – mit der gründlichen »Abwicklung« der DDR sang- und klanglos unter.

Der Schutz, den die Arbeitenden in der DDR genossen, war beträchtlich. Ihnen konnte nur gekündigt werden, wenn sie sich etwas zuschulden kommen ließen oder wenn der ganze Betrieb, bzw. ganze Teile eines Betriebes, aufgelöst wurde. In einem solchen Falle übrigens wurde stets für neue Arbeitsplätze aller Betroffenen gesorgt. Das Abgangszeugnis eines ausscheidenden Angestellten oder Arbeiters musste ungemein sorgfältig verfasst werden und durfte keine ihm schadenden Passagen enthalten. Anderenfalls konnte man sein Recht bei den Konfliktkommissionen einklagen.

Ebenso wenig kann sich die Bezeichnung »Unrechtsstaat« auf das Familienrecht beziehen. Frauen, Kinder und Jugendliche genossen umfangreiche Rechte. Auf diesem Gebiet zählte die DDR zu den fortschrittlichsten Ländern der Erde, mit einem hohen Grad täglich verwirklichter Demokratie.

Von Wirtschafts- und Eigentumsrecht verstehe ich nicht genug. Aber die Bodenreform jedenfalls mit ihrer Neuverteilung von Großgrund- und ehemaligem Nazibesitz habe ich immer für berechtigt und historisch richtig gehalten. Straftaten gegen privates Eigentum wurden in der Regel ohne legalistische Härte abgegolten. Dagegen wurden Delikte gegenüber allgemeinem Eigentum härter bestraft, was der ideologischen Einschätzung von privatem Besitz und Volkseigentum entsprach.

Was das Strafrecht in der DDR angeht, so gab es hier in meinen Augen in der Tat bedeutende Defizite. Im Kern steht die Frage nach der Gewaltenteilung in der Verfassung, nach einer unabhängigen Justiz. Beides gab es in der DDR nicht, obwohl ein demokratischer Staat ihrer unbedingt bedarf. Zwar fällt es schwer, sich vorzustellen, wie man im Gründungsjahr der DDR – nur vier Jahre nach dem Sieg der Alliierten über den Hitlerfaschismus mit seiner durch und durch von Naziideologie verseuchten und schuldbeladenen Justiz – eine moralisch verlässliche, unabhängige Gerichtsbarkeit hätte aufbauen können, dennoch glaube ich, dass man später – lange ehe die 40 Jahre DDR vergangen waren – die Frage neu hätte durchdenken und die Gewalten voneinander trennen müssen.

Ich kann aus eigener Erfahrung berichten, zu welchen Unsinnigkeiten ein solches verfassungsbedingtes Fehlen einer unabhängigen Säule des Justizwesens gegenüber den anderen Staatsgewalten führte. Das Pensionierungsalter für Frauen lag bei 60 Jahren für Frauen, für Männer bei 65 Jahren. In allen Arbeits- und Berufssparten war diese Begünstigung von fünf Jahren für Frauen eine »kann«-Bestimmung – wer über diesen Zeitraum hinaus weiterarbeiten wollte, durfte es. Die Regelung des früheren Pensionsalters für Frauen ging auf eine alte Forderung der Sozialisten zurück, um den arbeitenden Frauen für ihre lebenslange »Doppelberuflichkeit« einen längeren ruhigen Lebensabend zu gewährleisten. Lediglich im Hochschulbereich hatte der Minister entschieden, für akademische Frauen, Professorinnen und Dozentinnen, eine »muss«-Bestimmung einzuführen, ohne die Möglichkeit einer Verlängerung – und somit Gleichstellung zu ihren männlichen Kollegen. Was ursprünglich als Wohltat gedacht war, wurde für viele zum Trauma, insbesondere für Akademikerinnen in medizinischen und naturwissenschaftlichen Bereichen, deren schöpferische Arbeit sich nicht in Bibliotheken oder zu Hause fortsetzen konnte, wie das bei Geisteswissenschaftlerinnen der Fall ist, sondern die eines Labors, Instituts oder einer Klinik, festgefügter Arbeitskollektive und spezialisierter Hilfskräfte bedürfen. Ich empfand daher diese Bestimmung des Ministers für Hoch- und Fachschulwesen als willkürlich und ungerecht. So wandte ich mich 1973 an den Rechtsausschuss der Volkskammer der DDR mit dem Antrag, den Minister zu veranlassen, das Emeritierungsalter für akademische Frauen – falls sie es wünschten – individuell und fakultativ auf 65 Jahre zu verlängern. Ich argumentierte mit der höheren Lebenserwartung der Frauen, mit dem Verlust von durchschnittlich fünf Jahren ihrer wissenschaftlichen Laufbahn durch das Gebären und Aufziehen von Kindern, so dass mit dem zusätzlichen Verlust der fünf Arbeitsjahre am Ende insgesamt zehn Jahre sowohl weniger schöpferischer Tätigkeit als auch eine geringere Altersrente die Folge seien. Mein Antrag ging ohne weitere Konsultation mit höheren und unabhängigen juristischen Instanzen an dieselbe Behörde, die für die »muss«-Bestimmung verantwortlich war. Und so bekam ich eben vom Minister für Hoch- und Fachschulwesen die Ablehnung meines Antrages übermittelt. Ich habe diesen Antrag im nächsten und übernächsten Jahr wiederholt und jedes Mal auf dem gleichen Weg dieselbe Antwort erhalten. – Durch die fehlenden Elemente einer echten Gewaltentrennung in der Verfassung und mangelnde Unabhängigkeit der Justiz entstanden solche Leerläufe bei Anträgen und Beschwerden.

Besonders empfindlich litt darunter das politische Strafrecht. So kam es zu großen Unsicherheiten, zu unrechtmäßiger Interferenz von Parteiinstitutionen, zu unterschiedlichem Strafmaß sowie zur Abhängigkeit von jeweiligen politischen Zweckmäßigkeiten. – Solche Abhängigkeiten gibt es natürlich in den bürgerlichen Demokratien auch, nur dass sie dort geschickter kaschiert werden.

Die Tragik des DDR-Systems bestand gerade darin, dass ausdrücklich »alle Macht vom Volke ausgehen« sollte, dass sich aber die einzelnen Gewalten mehr und mehr miteinander verstrickten und zuungunsten voneinander abgegrenzter und durchsichtiger spezifischer Kompetenzen und Befugnisse verknäulten. Dazu kam der immer wieder alles durchdringende Subjektivismus, der sowohl zum »Guten« als auch zum »Bösen« führen konnte.

Vieles an der DDR-Rechtlichkeit habe ich weder damals noch heute wirklich durchschaut. Gut war, dass die Gesetze und Verfügungen klar und einfach – für jedermann verständlich – formuliert waren. Die juristische und die Amtssprache im »wiedervereinigten Deutschland« ist für die meisten Menschen unverständlich. Die Wege, sich Recht zu verschaffen, sind dem einfachen Bürger verborgen, er braucht sachverständige Mittelsmänner, Rechtsanwälte, die die Schleichpfade kennen, die aber für ihre Kenntnisse Geld nehmen – in der Regel viel Geld. Es gibt auch in der Praxis der BRD keine freie, allgemein zugängliche Gerichtsbarkeit. Ich musste zum Beispiel meinen Beschwerdegang gegen die meines Erachtens verfassungswidrige Handhabung meines Rentenanspruchs an einem gewissen Punkt des Instanzenweges abbrechen, weil die nächsten juristischen Schritte noch mehr Geld verschlungen hätten, das auszugeben ich mir bei der jetzigen Verstrickung von Politik und Rechtsprechung und wegen eines möglichen negativen Ausgangs des Prozesses finanziell nicht leisten kann. Die sympathische Richterin sagte mir mit einem bedauernden Achselzucken: »Wir sind hier nicht Sachwalter der Gerechtigkeit, sondern der Gesetze.« Und die Gesetze sind offensichtlich von der politischen Situation abhängig. Somit leben wir nach strengen Definitionen auch in der jetzigen BRD nicht in einem Rechtsstaat.

Vielleicht sollte man auch moralische Fragen aufwerfen, die an den Versuch eines Urteils über »Rechtsstaat« oder »Unrechtsstaat« geknüpft werden mussten: Was macht der Staat aus seinen Bürgern? Welche vorherrschenden Geisteshaltungen entwickeln sich in der Bevölkerung? Zu wie viel Leiden und Ungerechtigkeit führt ein Staatswesen auf der einen und wie viel Friedfertigkeit und gegenseitige Rücksichtnahme fördert es auf der anderen Seite? Ist ein Staat imstande, Arbeitslosigkeit, Obdachlosigkeit und Armut sowie deren wesentliche Konsequenzen – Kriminalität und Drogensucht – zu verhindern? Tritt er für den Frieden und die Lösung der globalen Probleme uneigennützig, ehrlich und aktiv ein?

Natürlich, auch die Frage nach der persönlichen Freiheit eines jeden Bürgers muss aufgeworfen werden, aber mir scheint, dass diese Frage nicht an erster Stelle, sondern hinter den vorangegangenen steht – so schwer einem mehr oder weniger intellektuellen Menschen eine solche Aussage auch fallen mag. Die Bedeutung der persönlichen Freiheit, ihre Stellung in einem Gesellschaftssystem ist kompliziert, nicht nur philosophisch betrachtet – sie relativiert sich in konkret historischen Situationen und unter jeweiligen Bedingungen. Wie oft in der Geschichte der Menschheit hat sie zu Unrecht, aber eben auch zu Recht zurücktreten müssen?

Fasse ich alles zusammen, was ich um mich herum erlebt und gesehen habe, so war diese DDR in meinen Augen kein »Unrechtsstaat«. Es zeigten sich sogar bestimmte Züge eines echten zukünftigen »Rechtsstaates«: Keine Massenarbeits- und Obdachlosigkeit, eine relativ geringe Kriminalität, dagegen Friedfertigkeit, Toleranz gegenüber anderen Völkern und eine insgesamt größere Sorgfalt in den Beziehungen der Menschen zueinander, als zumindest ich sie je vor- oder nachher erlebt habe.

Die Freiheit des Einzelnen auf »abweichende« Meinungen war im Übrigen weniger beschränkt, als heute oft dargestellt. Unzufriedenheit und »Meckerei« waren sicherlich nicht erwünscht, aber doch im Allgemeinen in Betrieben und Geschäften – öffentlich geäußert – ohne Konsequenzen geduldet. Meine eigene Mutter – in den USA das ganze Jahr über durch die Medien gegen den Sozialismus manipuliert – war bei jedem Besuch der DDR erneut davon überrascht, wie viele Menschen ganz unbefangen und offen ihren Unmut über dieses und jenes, weniger Wichtiges und Bedeutsames äußerten.

Die meisten DDR-Bürger waren in den siebziger und achtziger Jahren nicht gegen den Sozialismus. Sie erfreuten sich eines bescheidenen

Wohlstands, vertrauten auf die ökonomische Sicherung ihrer eigenen Zukunft und die ihrer Kinder. Sicherlich fand man auch »Haare in der sozialistischen Suppe« und das Konsumdenken der Honecker-Ära ließ viele mit Neid die Eleganz der westlichen haute volée im Fernsehen verfolgen. Die Mehrzahl der Menschen wäre gern frei in der Welt umhergereist, heutzutage ein universelles Bedürfnis in allen »entwickelten« Ländern. Die »Mauer« und alles, was mit ihr zusammenhing, ließ sie am stärksten spüren, dass ihnen ein beträchtlicher Teil der Welt verschlossen blieb.

Kinderklinik der Charité

Im Jahre 1958 wechselte ich endgültig an die Kinderklinik der Charité über, der ich mich auch über meine Emeritierung im September 1973 hinaus und bis zur »Wende« 1989 zugehörig gefühlt habe.

Wie mir Professor Dost gleich anfangs vorhergesagt hatte, begann ich wieder als einfacher Assistent in der Poliklinik, die zu jener Zeit von Dr. Otto geleitet wurde: »Onkel Otto« wurde er in unserer Familie genannt. Er war der beliebte Hausarzt unserer Kinder, denn ich selbst behandelte unsere Kinder und Enkel ungern – lediglich in Notfällen, wenn kein anderer zur Stelle war –, wachte aber immer sorgfältig darüber, ob Diagnose und Therapie stimmten. Otto war ein kluger und belesener Mensch, dem ich mich stets freundschaftlich verbunden gefühlt habe. Seine Fortschrittlichkeit und sein Gerechtigkeitssinn ließen ihn wohltuend aus der Schar der Oberärzte an der Kinderklinik herausragen. Otto war ein glänzender Diagnostiker aber ein gefürchteter Prüfer. Ihm lagen ein gediegenes Wissen und das Bestehen der Studenten in den Examina zutiefst am Herzen. Seine Fragen waren aber so verzwickt, dass die Examenskandidaten oft bei den einfachsten Tatbeständen in schreckliche Verwirrung gerieten. Im besten Bestreben, den Kandidaten durchkommen zu lassen, konnte sich die Prüfung über mehrere Stunden ausdehnen, was für das Ergebnis fast immer einen negativen Ausgang brachte.

Denke ich an ihn, so spüre ich den Wind seiner wehenden Kittel-schöße, mit seinen langen Beinen strich er stets mit beträchtlicher Geschwindigkeit durch die Poliklinik. Ich sehe auch sein großflächiges Gesicht vor mir, seine spöttisch lächelnden, guten braunen Augen und seine riesigen Hände, in denen ein Frühgeborenes glatt verschwinden konnte.

Otto war vielseitig interessiert und verfügte über ein bemerkenswertes Wissen, aber er war kein Forscher. Demzufolge habilitierte er sich auch nicht, was ihm später, unter Professor Dosts Nachfolger, ernste Schwierigkeiten einbrachte, so dass er schließlich den Direktorenposten der Kinderklinik des Bezirkskrankenhauses Dessau annahm. Von dort aus leistete er später ehrenamtlich bedeutende Arbeit im Zentralen Gutachterausschuss für Arzneimittel der DDR, der von Professor Fritz Jung geleitet wurde und unter anderem verhinderte, dass in der DDR das westdeutsche Medikament Contergan eingeführt wurde. Dadurch hat es bei uns keine der tragisch verstümmelten »Contergan-Babys« gegeben.

»Onkel Otto« war zu jener Zeit der einzige Oberarzt, mit dem ich nie eine politische Auseinandersetzung hatte. Sonst ging es an der Kinderklinik der Charité ganz anders zu, als man wohl annehmen möchte. Nach dem Ende des Faschismus hatte es in der DDR unter der Ärzteschaft keine radikale »Säuberung« gegeben – anders als bei den Juristen und im Bildungswesen.

Seuchen wie Tuberkulose, Syphilis, Typhus, Flecktyphus und Ruhr, aber auch die ganz normale medizinische Versorgung der Bevölkerung verhinderten, dass Ärzte unter antifaschistischen Gesichtspunkten in größerem Maße aus ihren Stellungen entlassen wurden. Lediglich die Schlimmsten unter den bekannten belasteten Ärzten wurden den Strafgerichten zugeführt. Insgesamt begann die DDR ihre Existenz mit der Bürde eines von Nazi-Gedankengut durchtränkten, konservativen Ärztestandes, der dem neuen Gesellschaftssystem Misstrauen, ja Feindseligkeit und bestenfalls Zurückhaltung entgegenbrachte. Dies traf insbesondere für die Medizinischen Fakultäten der Universitäten zu.

An der Charité gab es Anfang der sechziger Jahre nur wenige Kliniken und wissenschaftliche Institute mit fortschrittlichen Direktoren. Nur dort führten auch die Genossen ein normales Leben. Bis zum Ende der DDR gab es Direktoren, die SED-Mitglieder überhaupt ausschlossen. Der Rest duldete zunächst einige wenige, die somit ein schweres Los gezogen hatten. Ich habe nie zuvor oder später in einer derart bedrückenden politischen Atmosphäre gearbeitet wie in jener ersten Zeit an der Kinderklinik der Charité.

Professor Dost selbst war mir gegenüber freundlich, aber doch zurückhaltend. Er sah aus wie dem Märchen vom tapferen Schneiderlein entsprungen. Aber sein Wesen war nicht so. Ich fühlte bei ihm – wie nur bei wenigen Menschen um mich herum – eine quälende Unsicherheit. Tatsächlich war er der Aufgabe der Leitung einer so großen Universitätsklinik unter den gegebenen schwierigen Bedingungen, den Anforderungen an seine eigene Entwicklung, aus einer gewissen provinziellen Enge und Rückständigkeit herauszutreten, hin zu einer neuen Schule von Ärzten in einer sozialistischen Gesellschaft, nicht gewachsen. Er misstraute sich selbst und uns. Seine Vorlesung war langweilig und sprach die Studenten nicht an. Von seinem mathematischen Geist, den er zweifellos besaß, war nichts zu spüren. Die ganze Klinik machte auf mich einen hausbackenen Eindruck – abgesehen von der konservativ-abgestandenen Atmosphäre.

Dost schien mir in der großen Klinik und auch in der Hauptstadt der DDR einsam und verloren. Ich fühlte Mitleid und auch Wärme für ihn – aber er ließ mich nicht an sich heran. Auch von freundschaftlichen Kontakten zu Mitgliedern der Klinik war bei ihm nach außen hin nichts zu spüren. Nach seiner »Republikflucht«, ich glaube im Januar 1960, zog er aber eine ganze Reihe von Oberärzten der Klinik nach sich in den Westen und sorgte dort für deren Unterkommen. Diese Oberärzte bildeten eine aufsässige, sogar feindselige Gruppe, zu der auch einige der älteren Assistenten gehörten. Und sie war es, die uns vier Genossen Tag für Tag das Leben zur Hölle machte.

Damals hatten wir an der Klinik noch ein Ärzte-Casino, in dem wir zu Mittag aßen. Es gab praktisch keine Mahlzeit, während der nicht

einer oder gleich mehrere dieser Kollegen uns Genossen politisch pro-
vozierten und in die Enge zu treiben suchten. Sie überschütteten uns
mit gerechtfertigten und ungerechtfertigten Vorwürfen gegenüber diesem Staat, zählten vergangene oder noch existierende Unbilligkeiten
auf, die ihrer Familie, ihren Freunden, ihnen selbst angetan waren,
stichelten gegen unsere Weltanschauung. Manche dieser Vorwürfe
erschienen mir real, und ich litt unter ihnen, andere waren »system-
unabhängig«, durch die Wirren der Nachkriegszeit erklärbar. Einigen
gingen wir nach und versuchten, sie abzustellen. Von der Abteilung
Wissenschaften des ZK der SED hatten wir Genossen die Aufgabe
übertragen bekommen, die »alte Intelligenz« mit Geduld und Verständnis »für uns« zu gewinnen.

Wir haben uns dabei redliche Mühe gegeben, zumal dieser Auftrag meiner eigenen Überzeugung ebenso wie meinem Interesse an
schwierigen Menschen entsprach. Mit dieser Gruppe von längst festgelegten, eisig ablehnenden Ärzten misslang uns manches Gespräch
auch durch eigene Schuld, indem wir ihren Provokationen nicht selten
aufsaßen. Noch heute sehe ich mit Schrecken vor mir, wie die Rädels-
führer der »Gegenseite« in solchen Fällen heftig und zornig vom Tisch
aufstanden, den Raum verließen und die Tür hinter sich zuknallten.
Mehr als einmal blieben wir vier Genossen allein zurück. Zu einigen
der Oberärzte fand ich nie einen kollegialen Kontakt. Sie sahen sich als
die Sieghaften und Mächtigen, wenn auch Beleidigten – im Gegenteil,
dieser Vorwurf bestärkte sie und ließ sie auf uns als ihre Schuldner
herabsehen. Der größte Teil dieser bereits nicht mehr jungen Ärzte
verließ kurz nach Professor Dosts heimlichem Verschwinden in einer
Silvesternacht ebenfalls die DDR. Sie wurden »drüben«, in der BRD,
mit offenen Armen empfangen, und einige von ihnen bekamen sehr
bald einen Lehrstuhl.

Von einer »Diktatur der SED« an den Universitäten konnte damals
wahrlich nicht die Rede sein, eher von einem Martyrium der Genossen
in einer oft demütigenden Situation.

Das Verschwinden jener Ärztegruppe an der Kinderklinik bedeutete
zwar eine große zusätzliche Arbeitsbelastung, trug uns Genossen

auch einige Missbilligungen vonseiten führender Genossen ein – wir hatten ja offensichtlich unsere Aufgabe, diese Menschen für unseren Staat zu gewinnen, nicht erfüllt –, es wirkte aber auch wie ein reinigendes Gewitter an der Kinderklinik. Spürbar verdünnte sich diese schwelende, hasserfüllte Atmosphäre, und es zeigten sich gutwillige Regungen unter den jüngeren Ärzten, die unter dem Druck der feindlich gesonnenen Gruppe nicht an die Oberfläche gelangt waren.

Auch mit der Schwesternschaft hatten wir Genossen es im Grunde bis ins letzte Jahrzehnt der DDR nicht leicht. Zunächst waren es die alten Stationsschwestern, die den Ton angaben. Sie waren fast alle kirchlich gebunden, unverheiratet und stammten aus gutbürgerlichen Kreisen. Die Mehrzahl dieser langjährigen Stationsschwestern hatte ihre Ausbildung bereits vor dem Ersten Weltkrieg erhalten und die Weimarer Republik, die Zeit des Nationalsozialismus, den Zweiten Weltkrieg, die Nöte der Nachkriegszeit und nun den Beginn der ihnen fremden Ära des Antifaschismus durchlebt. Sie wachten streng über die Bewahrung der Ideale einer längst erloschenen Vergangenheit. Diese Stationsschwestern waren die eigentlichen Herrscher der Krankenstationen und tyrannisierten die jungen Schwestern wie auch die frisch vom Studium kommenden Ärzte. Sie waren ihrem Beruf zutiefst verbunden und empfanden die gewerkschaftliche Regelung der Arbeitsstunden von Schwestern und Ärzten als Nichtachtung ihres »Standesethos«. Im Grunde fehlte ihnen auch das Verständnis für verheiratete Schwestern mit Kindern, deren Problemen sie mit Ungeduld und Unduldsamkeit begegneten. Sie hatten fast alle Haare auf den Zähnen und wurden von den jüngeren Schwestern durchweg gefürchtet.

Aber diese alten und älteren Schwestern waren etwas ganz anderes als die Gruppe der Oberärzte, obgleich auch sie sich reserviert und zunächst abweisend uns gegenüber verhielten. Abgesehen davon, dass ich mein ganzes Leben hindurch für Krankenschwestern immer eine tiefe Hochachtung und innere Nähe empfunden habe, hatten diese noch meine besondere Bewunderung für ihre Hingabe an die kranken Kinder, die sie in den Bombennächten des Zweiten Weltkriegs eigenhändig in die Keller trugen, dabei oft ihr eigenes Leben aufs Spiel setzend. Ich konnte ihre abwartende Haltung dem neuen System gegenüber gut verstehen. Sie begriffen nicht, wie nahe sich Christentum und Sozialismus in ihrem weltanschaulichen Kern sind – sie blieben wohl auch unter dem Einfluss ihrer »Mutterhäuser«, die alle im Westen waren. So sind sie dann auch nach ihrer Pensionierung legal in die BRD gegangen. Aber sie erfüllten ihre Pflicht mit hoher Moral bis zum letzten Tag ihres Arbeitslebens. Zu den meisten von ihnen gewann ich bald ein gutes Verhältnis, das von gegenseitiger Achtung getragen war, wenn wohl auch von meiner Seite aus wärmer und herzlicher als von ihrer.

Die politische Zurückhaltung der jüngeren Schwestern, auch solcher, die schon ihre Ausbildung und »Erziehung« in der DDR genossen hatten, lag nicht allein am hemmenden Einfluss der Stationsschwestern, sondern sie beruhte auf mangelnder Aufmerksamkeit der Staats- und Parteiorgane dieser Berufssparte gegenüber. Die Schwestern waren jahrzehntelang empfindlich unterbezahlt, dadurch sank auch der Sozialstatus dieser Berufsgruppe, was einen verständlichen Groll bei den Schwestern hervorrief. Immer wieder habe ich mich für eine fühlbare Erhöhung der Schwesterngehälter eingesetzt. Da aber das Lohn- und Gehaltsgefüge in der DDR insgesamt und an allen Ecken und Enden Ungerechtigkeiten und Unausgewogenheiten aufwies, kam ich jahrelang nicht weit mit meinen Bemühungen. Erst im letzten Jahrzehnt der DDR zogen die Gehälter spürbar an. So kam es, dass es lange Zeit schier unmöglich schien, eine Schwester »für uns« zu gewinnen, geschweige denn, sie zu bewegen, der Partei beizutreten.

Zu den Mitarbeiterinnen der Labore fand ich wegen meines echten Interesses an ihrer Arbeit schnell Kontakt. Sie übersahen meine politischen Ansichten wohlwollend. Aber auch von ihnen ist keine je der SED beigetreten.

Unter den etwa 120 Mitarbeitern der Kinderklinik waren wir vier Genossen praktisch ein verlorenes Grüppchen. Doch hatten wir einen frohen Tatendrang und waren unserer sozialistischen Sache treu ergeben. Wir waren drei Frauen und der Peter, Peter Großmann – später der letzte Chef der Kinderklinik vor der »Wende«. Die anfängliche Isolierung von den anderen schmiedete uns eng zusammen.

Da war zunächst Traute Götze, die Frau von Eberhard Götze, der – aus der Inneren Medizin kommend – an Mitjas Institut arbeitete und später den Lehrstuhl für Pathobiochemie an der Universität Jena übernahm. Damit verließ uns Traute, um im Institut ihres Mannes mitzuarbeiten. Sie war ein lustiger, frischer Mensch mit starker musischer Begabung, die in unserem späteren Forschungsprojekt »Neonatologie« einen lebendigen Anteil an der witzigen Ausgestaltung unserer Tagungsabende hatte. Ich hatte sie von Herzen gern und war über ihren frühen Tod sehr betrübt.

Die zweite war George Göhring, mit der ich bis heute befreundet bin. Ihr offenes gerades Wesen, Mut und Charakterfestigkeit sowie ihr warmherziges Interesse an Menschen brachten ihr trotz aller Animositäten doch bald Freunde ein.

Dann war da der Peter, dem ich ebenfalls verbunden geblieben bin. Er hatte es mit sich selbst und seinen Mitmenschen weitaus schwerer als wir »Mädchen«. Sein schneller juristischer Verstand ließ sein Bedürfnis nach menschlicher Wärme und Nähe nicht so leicht sichtbar werden, so dass viele ihn zu Unrecht für kühl hielten. Er blühte auf, wenn man ihn gernhatte. Als noch ganz junger Mensch war er zum Mitarbeiter des damaligen Staatssekretariats für Hochschulwesen berufen worden, wo er versucht hatte, zusammen mit anderen jungen Hitzköpfen für die Medizinischen Fakultäten Neuerungen nach sowjetischem Muster durchzusetzen, die sicherlich keine Verbesserungen dargestellt, aber unter den Ordinarien unnötig böses Blut gemacht hätten. Diese Periode trug dem Peter bei manchen Angehörigen der »alten Intelligenz« Misstrauen ein. Ich glaube, er war auch nicht glücklich in seiner Funktion, sehnte sich nach einer klinischen Tätigkeit und war froh, an die Charité-Kinderklinik versetzt zu werden. Er war ein ungemein belesener Arzt – nicht nur auf fachlichem Gebiet, er war auch ein literaturbesessener Mensch, der Feuchtwanger und Brecht bis in den letzten Winkel kannte. Er war übrigens der erste Mensch, dem ich in Deutschland begegnete, der Juden gegenüber nicht nur tolerant, sondern leidenschaftlich prosemitisch war und auch dem Schicksal jüdischer, durch die Nazis verfolgter Ärzte nachspürte. Später lernte ich die Westberliner Professorin Leonore Ballowitz und Dr. Thomas Lennert kennen, die sich ebenfalls um die Aufdeckung dieses schmerzlichen Bereiches deutscher Geschichte bemühten.

Peter war wegen seiner flüssigen, fesselnden Vorlesungen bei den Studenten ein geschätzter Lehrer. Er hatte große Verdienste um das Gesundheitswesen der DDR, die offiziell nie gebührend gewürdigt wurden. Er war immerhin der Begründer der Kindernephrologie in unserem Lande und lange Jahre gewählter Vorsitzender der Gesellschaft für Pädiatrie der DDR.

Die »Wende« brach anderthalb Jahre vor seiner Emeritierung in sein Leben und erschütterte es von Grund auf. In dieser letzten Zeit verteidigte und leitete er, persönlich angefeindet, die Klinik praktisch wie eine Festung gegen innere und äußere Feinde. Es gelang ihm in dieser Zeit – wie wohl keinem anderen Klinik- oder Institutsdirektor der Charité –, keinen einzigen Mitarbeiter der beginnenden Hexenjagd preiszugeben. Nach der Emeritierung betrat er seine Kinderklinik, mit der er jahrzehntelang eng verbunden war, nie wieder. Er war verzweifelt und im Innersten zerrissen, aber nicht gebrochen, und er hat sich nochmals ein neues Tätigkeitsfeld als Arzt einer Kinderkuranstalt auf der Nordseeinsel Wangerooge aufgebaut. Von dieser Tätigkeit spricht er mit Wärme und der Befriedigung, immer noch Neues hinzuzulernen. Die Einsamkeit der kleinen, oft wilden Insel führt ihn in kritische Tiefen seines DDR-Lebens und »-glaubens«.

War ich ein »Täter«?

Noch einmal will ich auf die Frage meiner eigenen »Mittäterschaft« eingehen, die sich wie ein Kontrapunkt durch die symphonischen Etüden meines Lebens in der DDR zieht. Vielleicht hätte ich mehr Selbstkritik üben sollen, zum Beispiel in den Kapiteln, in denen ich die historische Schuldzuweisung gegen den ganzen DDR-Staat untersuchte? Nachdem ich das schwere Dasein der Genossen in den Anfangsjahren der DDR schilderte, so wie ich es erlebte und wie es vielleicht nur wenigen bekannt sein mag, stellt sich die Frage, welche Rolle ich selbst später spielte, dann, als die »Machtfrage« sich anders stellte, angesichts der oft turbulenten und mühsamen, aber doch spürbaren Veränderungen des geistigen Lebens an den Universitäten.

Der einstige Pfarrer und jetzige Großinquisitor der DDR, Joachim Gauck, würde mich verurteilen, ohne erst hinzusehen, denn immerhin wurde ich ja »Ordentlicher Professor der Pädiatrie/Neonatologie« in der DDR, der erste dieses Faches, bezogen sogar auf beide deutsche Staaten. Auf einer Versammlung an der Charité im Jahre 1991 saßen Gauck als Hauptredner, Professor Mau, der damalige Dekan der Medizinischen Fakultät der Humboldt-Universität, Frau Dr. Reisinger, die seinerzeitige ärztliche Direktorin der Charité, und ein Journalist, an dessen Namen ich mich nicht mehr erinnere, im Präsidium. In seinem Referat über die »Erneuerung« der Charité stellte Gauck nachdrücklich und mit erschreckendem Hass fest, dass alle Professoren aus der DDR-Zeit weg mussten, indem er ihnen unterstellte, dass sie allesamt zu Unrecht – lanciert durch die SED – in ihre Positionen gelangt seien und dabei andere – würdigere – Kandidaten verdrängt hätten. Jetzt mussten diese anderen, »über lange Zeit Benachteiligten«, an ihre Stelle rücken. Im Präsidium gab es keinen Widerspruch gegen diese Pauschalverurteilung. Der überfüllte Saal brodelte von Zustimmungen und Gegenstimmen, Sympathieerklärungen für den bereits fristlos entlassenen Professor Althaus, einen weit über die DDR hinaus bekannten Urologen. Von den Mitarbeitern der Charité ahnte wohl zu jener Stunde niemand, dass mit diesen inquisitorischen Worten Gaucks nicht nur die Ordinarien gemeint waren, sondern auch die Dozenten, Oberärzte und älteren Assistenten – der »Mittelbau« ebenso wie der »Oberbau«.

Einige bekamen ihren Entlassungsbescheid aufgrund von bei der Gauckbehörde angeforderten Auskünften mit Beschuldigungen, Informanden oder Mitarbeiter der Staatssicherheit gewesen zu sein, ohne dass die Betroffenen vorher Gelegenheit bekamen, sich zu den

Anwürfen zu äußern, Einsicht in die Dokumente zu nehmen, Unzutreffendes klarzustellen. Viele erhielten mit ihrer Entlassung zugleich Haus- oder Arbeitsverbot und durften nicht einmal mehr ihre Klinik- bzw. Institutsbibliothek betreten. Manchen wurde die Nachricht von ihrer Existenzvernichtung auf die christlichste Art noch schnell zwei Tage vor Weihnachten zugestellt. Die meisten waren der Charité-Leitung seit Jahren als Lehrer, Ärzte, Forscher und anständige Menschen wohlbekannt. »Tut nichts – der Jude wird verbrannt!«, heißt es bei Lessing.

In zahlreichen Verhandlungen vor den Arbeitsgerichten fochten langjährige Mitarbeiter der Charité diese Entlassungen an. Sie endeten zwar meist mit dem Sieg des Klägers, aber die Entlassungen blieben in Kraft, oft nach zwei bis drei erfolgreichen Prozessen.

Der ersten Entlassungswelle aufgrund von oft unhaltbaren »Stasi-Beschuldigungen« folgte eine weitere, deren Opfer Menschen wurden, die ehemals ehrenamtliche Funktionen in gesellschaftlichen Organisationen der DDR oder »gar der SED« wahrgenommen hatten. Schließlich musste die von der »Wende« erzeugte ökonomische Misere Berlins als Scheinbegründung für eine weitere Abwicklungswelle herhalten. Alles ging mit äußerster Kaltschnäuzigkeit und Herzlosigkeit vor sich. Keiner wurde nach seiner weiteren Zukunft gefragt, keinem wurde Hilfe angeboten, wie er sein Leben sinnvoll neu gestalten könnte. Ein Mitarbeiter des Physiologischen Institutes nahm sich das Leben, weil die »Ehrenkommission« der Charité seinen Beteuerungen, unschuldig und nicht sogenannter Inoffizieller Mitarbeiter des Ministeriums für Staatssicherheit gewesen zu sein, keinen Glauben schenkte.

Aus meiner früheren unmittelbaren Umgebung, der Kinderklinik, sind es allein fünf, Professoren, Dozenten und Oberärzte, sowie eine ältere Assistentin, die aus politischen Gründen ihre Anstellung an der Charité verloren und in die Arbeitslosigkeit entlassen wurden. Keinem von ihnen konnte eine ehrenrührige Tat nachgewiesen werden.

Wie soll ich vor dem Hintergrund solcher Geschehnisse, solcher Handlungsweisen, meine eigene »Mittäterschaft« an echtem oder vermeintlichem DDR-Unrecht analysieren? Haben die »Nach-Wende-

Täter« überhaupt das Recht, ein solches Ansinnen an uns zu stellen? Nein, von dieser Sorte menschenverachtender Täter wende ich mich ab. Sollen sie ihr eigenes Gewissen prüfen. Vor ihnen lege ich keine Geständnisse ab.

Aber was ist mit Dir, mein kleiner Joshua, der Du noch nie ein Unrecht begangen hast, dem ich versprach, schonungslos mit mir selbst umzugehen und, soweit es mir möglich ist, in die Abgründe des gewollten oder unbewussten Vergessens hinabzusteigen, die schützenden Mauern eigener Selbstgerechtigkeit und Selbstzufriedenheit zu durchbrechen? Also, wie steht es mit mir?

Ich habe mir keine Stasi-Akte über mich selbst angesehen. Möglicherweise gibt es eine. Allein die Tatsache der »Westemigration« mag genügend Anlass gegeben haben. Natürlich würde ich schon gern wissen, ob ich jemanden unwillentlich gekränkt, ihn in seiner Entwicklung gehemmt habe. Und wenn es solche Menschen geben sollte, so möchte ich sie an dieser Stelle bitten, mir zu verzeihen. Aus bewusster persönlich-böser Absicht habe ich niemals danach getrachtet, jemandem zu schaden. Aber wie verhält es sich mit Taten, die ein Genosse aus politischer »Disziplin« der Partei gegenüber verübte, die er in ihrem Sinne als richtig verantworten zu müssen meinte, ja sogar als zwingend empfand?

Ich will von drei Menschen berichten, die alle drei in meiner Seele brennen, da sie etwas mit dieser Art »Täterschaft« zu tun haben, in deren Schicksal ich vor mir selbst oder in ihren Augen eine möglicherweise schuldhafte Rolle spielte. Ich erzähle die Geschichten, weil sie charakteristische DDR-Begebenheiten waren, die sich vielleicht auch bei manchem Anderen ähnlich zugetragen haben können.

Ich will mit dem Vorfall beginnen, bei dem ich am schlechtesten abschnitt und der am glücklichsten ausging: Wir bekamen einen neuen Kollegen an die Kinderklinik. Er hatte wegen »versuchter Republikflucht« im Gefängnis gesessen, war bei einer Amnestie freigekommen und von staatlicher Seite der DDR an die Charité empfohlen worden.

Professor Dieckhoff, der parteilose Nachfolger von Professor Dost, nahm ihn ohne weitere Bedenken auf, wir Genossen aber waren bestürzt. Die Charité lag ja unmittelbar an der Grenze zu Westberlin. Wie konnte man ein solches »Risiko« eingehen, meinten wir. Dem Kollegen selbst waren wir noch gar nicht begegnet, soweit ich mich erinnern kann. Wir Genossen beschlossen, Professor Dieckhoff von der Aufnahme dieses Kollegen ernstlich abzuraten und ihn vor der Verantwortung und der Möglichkeit eines erneuten Fluchtversuches zu warnen. Zwei von uns wurden für dieses Gespräch ausgewählt, darunter ich. Es war kein einfaches Gespräch. Dieckhoff fühlte sich sichtbar unter Druck gesetzt, schwieg zunächst und sagte uns am Ende zu, darüber nachzudenken. Als ich nach Hause kam und Mitja, in der Überzeugung, richtig gehandelt zu haben, das Vorgefallene erzählte, war er entsetzt: »Seid ihr verrückt geworden?«, rief er voller Empörung, nannte uns »unselige Links-Sektierer« und machte mir klar, was eine Amnestie für den betreffenden Kollegen bedeutete, nämlich eine völlige Löschung des gesamten Vorganges. Da ging mir auf, was ich angerichtet hatte. Ich glaube, in jener Nacht habe ich kein Auge zugetan. Gleich am nächsten Morgen ging ich zu Dieckhoff, erzählte ihm, wie Mitja mich abgekanzelt und mir mein Verhalten klargemacht hatte, bat ihn um Verzeihung bezüglich des politisch-«moralischen« Druckes, den wir auf ihn ausgeübt hatten und ersuchte ihn, er möge doch, wenn er könne, das gestrige Gespräch aus seinem Gedächtnis streichen. Ich versprach auch, dass wir den neuen Kollegen unvoreingenommen in unserer Mitte aufnehmen würden. Dieckhoff war deutlich erleichtert. Auch wir Genossen waren erleichtert, nur ich hatte mir noch einen schweren Gang vorgenommen. Noch am selben Tag ging ich zu dem nichtsahnenden, sicherlich von den Ereignissen der jüngsten Vergangenheit innerlich noch wunden Kollegen, beichtete ihm unser Fehlverhalten in allen Details und stellte ihm dar, wie ich erst durch Mitjas Vorhaltungen zur Einsicht gekommen war, sagte, wie sehr ich mich schämte und bat ihn, mir zu verzeihen. Und er verzieh mir – mit einer zarten, achtungsvollen Freudigkeit, die bis heute anhält, wenn wir uns begegnen. Er war ein sanfter, freundlicher und kluger Mensch, eine Bereicherung für unsere Klinik. Nach einigen Jahren verließ er die Klinik wieder, aber er ließ mich weiterhin teilnehmen an seiner Entwicklung, an seinen Erfolgen und Freuden im Beruf. Wann immer ich ihn sehe, empfinde ich dieselbe Mischung aus Scham über mich selbst, freudiges Staunen und Dankbarkeit für seine Großherzigkeit und ein tiefes Erschrecken darüber, was wir ihm angetan hätten, wenn Mitja uns nicht gehindert hätte. Hier wäre ich ein »Täter« gewesen, und ein halber war ich's schon. Wie kann es geschehen, dass man aus einer »politischen« Erwägung heraus den Menschen so in den Hintergrund rückt? Wir meinten, nichts Böses zu tun, als wir den Kollegen aus der grenznahen Charité lieber in ein Krankenhaus mitten im Ostteil Berlins versetzt gesehen hätten. Was aber ein solcher Zwangswechsel in ihm ausgelöst hätte, dafür waren wir blind. Zum Glück war hier auch die primäre staatliche Empfehlung »menschenrechtsbewusster« als wir. Sie erfolgte in vielen Fällen aufgrund einer in solchen Fragen äußerst toleranten Gesetzgebung.

Auch die zweite Geschichte bedarf der Analyse meiner »Mittäterschaft«. Hier handelte es sich um den Neffen einer langjährigen Kollegin unserer Poliklinik. Sie war ein kirchlich gebundener Mensch, unverheiratet, ihr ganzes Dasein war auf ihre Patienten und auf ihre Familie gerichtet. Sie liebte den Sohn ihrer Schwester, der sehr musikalisch war und Dirigent werden wollte, wie ihr eigenes Kind. Er wurde aber – wohl seiner bürgerlichen Herkunft wegen, die damals, Anfang der sechziger Jahre, immer noch eine verhängnisvolle, nach pauschalen Quoten von Arbeiter- und Bauernkindern gehandhabte Rolle spielte – nicht an der Hochschule für Musik »Hanns Eisler«, an der er sich bewarb, angenommen. Ich war der Kollegin herzlich zugetan und als sie mir voll Bitterkeit ihren Kummer erzählte, bemühte ich mich über Georg Knepler, den Vorgänger des damaligen Rektors der Musikhochschule, um ihren Neffen. Und tatsächlich bekam er die Zusage, für das folgende Jahr aufgenommen zu werden, unter der Bedingung, dass er sich ein Jahr in der »Arbeiterklasse« bewährte.

Ich war teils glücklich, teils war mir ungemütlich zumute. Wie sollte solche »Bewährung« und der Kontakt mit der »Arbeiterklasse«

aussehen? Der Junge ging auf die Bedingungen ein, aber natürlich lief alles schief. Er nahm eine Arbeit auf einer Baustelle an – für die Hände eines zukünftigen Musikers ein Unding! Trotzdem hielt er es ein paar Monate aus. Aber die »Arbeiterklasse« bestand auf seiner Baustelle aus geistig und körperlich grobschlächtigen Burschen, in deren Gesellschaft er sich kreuzunglücklich fühlte. Er stellte daraufhin den Antrag auf legale Ausreise in die BRD, wo er dann auch Musik studierte und Dirigent wurde.

Er hat mir meine damalige törichte Mitwirkung an seiner »Bewährungsprobe« nicht nachgetragen, sondern sie einfach als Teil seines Lebens akzeptiert. Ich aber greife mich heute an den Kopf, was wir uns wohl unter dieser vagen, noch dazu völlig unkontrollierbaren Maßnahme vorgestellt hatten.

Hier spielte die damals häufig anzutreffende Verklärung der Arbeiterklasse und das unter der Oberfläche stets schwelende Misstrauen gegen die Intelligenz eine Rolle. Ich hätte mich jedenfalls mit tieferer Einsicht solcher Art von »Bewährungsbedingungen« widersetzen müssen. – »Täterschaft« konnte in jener Zeit ungemein subtile Züge tragen! Ich hatte ohne Zweifel nur Gutes gewollt – und nicht nur ich allein – und doch wurde das Resultat zu einer Eselei, die sicherlich ihre Kreise zog und nicht zur Festigung der Beziehungen zwischen bürgerlichen Menschen und uns Kommunisten beitrug.

Die dritte Gerichtsverhandlung über mich selbst ist verbunden mit zwei Facetten des DDR-Lebens und -Untergangs. Ich meine einerseits gewisse Seiten der Hochschul- und Berufungspolitik und andererseits psychisch unterirdische Strömungen von Vorwürfen, die man – aus welchen Gründen auch immer – nicht auszusprechen wagte, die jahrzehntelang ungeklärt, vielleicht sogar in unbewussten Tiefen die Pfeiler einer sich stetig festigenden Freundschaft umspülten und zur Zeit der Wende in jähen, bestürzenden Ausbrüchen hervorsprudelten, so dass plötzlich alles zu wanken begann und sich langjährige Freunde erschreckt und befremdet gegenüberstanden. Außer dem politischen Umsturz brachte die »Wende« in manchen persönlichen Beziehungen Emotionen hervor, die zum Teil ins Hysterische wuchsen und Recht und Unrecht durcheinanderwirbelten. Hier und da waren diese Springfluten nur von kurzer Dauer und man besann sich wieder auf die eigentlichen Grundlagen der Beziehungen, manche dagegen hatten in ihrem blinden Ansturm alle Pfeiler zerbrochen, und einige neuerlich Betroffene nähren nun ihrerseits Kränkungen. Man kann nur hoffen, dass sie den Mut und die Weitsicht besitzen, ihren Groll nicht als unterirdischen Sprengstoff anzulegen, sondern ihren persönlichen Schmerz, ihren Unmut und ihre Kritik dazu nutzen werden, Ideen und menschliche Beziehungen auf einen höheren, festeren Stand zu bringen sowie ein echtes moralisches Augenmaß zu finden, aus welchen Quellen und Intentionen Handlungen entstehen und welche Dimensionen sie annehmen.

Was ist mit dieser dritten Geschichte? Nein, hier fühle ich mich nicht schuldig, obgleich ich dieses einzige Mal von außen, von dem Betroffenen, angeklagt wurde – in einem langen, vorwurfsvollen Brief, kurz nach der »Wende«. Ich war ihm aufrichtig zugetan, wir hatten in langen weltanschaulichen Gesprächen eine bemerkenswert ehrliche Kameradschaft gefunden, so dachte ich. Er blieb parteilos, aber er blieb auch in der DDR und leistete fantasievolle und initiativreiche Arbeit. Er stürzte sich ins Getümmel freudigen Aufbaus und ich glaubte, er sei glücklich. Und doch warf er mir vor, ich hätte seine akademische Laufbahn an der Humboldt-Universität behindert, indem ich dazu beigetragen hätte, dass er keine Dozentur bekam. Was steckte hinter seinem Vorwurf?

Offenbar hatte ich in einer Sitzung der Kinderklinikleitung nicht nur für seinen Antrag auf eine Dozentur gestimmt, sondern gleichzeitig auch für den einer Genossin. Damals war die Regel, dass man selbst den Antrag stellte. Dann ging dieser an die Klinik- bzw. Institutsleitung, in der auch Vertreter der Gewerkschaft, der SED und, wie ich mich zu erinnern glaube, auch der Frauenkommission saßen. Dieses Gremium an der Basis hatte lediglich zu den fachlichen, charakterlichen und auch politisch-gesellschaftlichen Qualitäten eines Kandidaten Stellung zu nehmen. Ich stimmte rückhaltlos für beide Kandidaten. Danach gingen die Vorschläge mit positiver Beurteilung und Empfehlung an die staatlichen Stellen, die die Entscheidungen fällten und die Berufungen erteilten. Einen weiteren Einfluss auf das Ergebnis hatten wir nicht. Wir hofften natürlich, dass beide durchkommen würden. Aber nur die Genossin bekam die Dozentur. Hätte ich denn wirklich in jener Sitzung gegen sie stimmen sollen? In meinen Augen waren beide Kandidaten gleichermaßen würdig, eine Dozentur zu bekommen, wenn auch aus unterschiedlichen Gründen. Er war habilitiert, sie nicht (damals war das noch keine Voraussetzung für die Dozentur). Aber sie war eine gute Lehrerin und belesene Ärztin, ein Mensch, der sich rückhaltlos für andere Menschen einsetzen konnte, warmherzig, gerecht und festen Charakters. Hier war für mich eine Persönlichkeit, die für unsere Medizinstudenten ein Vorbild sein konnte, ein Faktor in der Erziehung zu humanistisch und sozial fühlenden Ärzten.

Was letztlich den Ausschlag gegeben hat, der Genossin die Dozentur zu verleihen, weiß ich nicht. Möglicherweise spielte ihre Vergangenheit eine Rolle – ihre jüdischen Großeltern waren im KZ umgekommen, ihr Vater war politisch von den Nazis verfolgt und sie hatte eine schwere Kindheit in der Halbillegalität hinter sich. Sie war eine feste und standhafte Genossin. Aber es gab auch damals schon so viele parteilose Dozenten, dass ich dieser Begründung nur eine untergeordnete Bedeutung beimesse. Anders war es mit der Tatsache, dass sie eine Frau war. Frauenförderung war eine vorrangige Aufgabe für alle Leitungsebenen. An der Universität ging dieser Prozess besonders zäh und langsam vonstatten. Zu jener Zeit betrug der Frauenanteil bei den Medizinstudenten gute 50 Prozent. Je höher jedoch die Position und der akademische Grad, desto geringer wurde der Frauenanteil. Damals betrug er unter den Dozenten sicherlich keine zehn Prozent. So war man froh, wenn sich eine geeignete weibliche Kandidatin bot.

Unsere Hoffnungen, dass man beide berufen würde, waren zerschlagen. Wir waren darüber traurig. Als der Kollege sich später als Leiter der Kinderklinik eines großen Bezirkskrankenhauses bewarb, sind wir beide – diese Genossin und ich – in einem Dienstwagen der

Charité in das betreffende Krankenhaus gefahren, um dem Ärztlichen Direktor die Bewerbung unseres Kollegen wärmstens ans Herz zu legen. Er bekam die von ihm erstrebte Position, möglicherweise auch aufgrund unseres Zutuns, schuf sich ein weites Arbeitsfeld, wurde später zum Professor an der Akademie für ärztliche Fortbildung ernannt, hatte also ein erfülltes, produktives Leben, wahrscheinlich sogar interessanter, schöpferischer und selbständiger, als es an der Charité gewesen wäre.

Nein, hier fühle ich mich nicht schuldig. Und auch die staatliche Entscheidungsstelle trifft keine Schuld. Sie hatte offenbar nur eine Dozentur zu vergeben und hat entschieden. Wen auch immer der negative Bescheid trifft – es schmerzt ihn. Aber passiert so etwas nicht überall, in jedem Staat?

Man mag zu dem ganzen Vorgang noch einen Vorbehalt äußern, nämlich, ob man bei akademischen Berufungen überhaupt die Frage nach der politischen Einstellung des Kandidaten stellen darf. Für unseren Sohn Meiki hat diese Frage, die ihm in der DDR entgegentrat, ein lebenslanges Trauma bedeutet. Unser Sohn Tommy litt unter ihr nach der »Wende« – im vereinigten Deutschland. In gewissem Maße wird sie wohl in jedem Lande der Welt gestellt. Und wo immer sie gestellt wird, kann sie zu Ungerechtigkeiten führen. Tief innerlich verstößt sie gegen die geistige Freiheit, die man sich für Kunst und Wissenschaft ersehnt. Aber offensichtlich gehört sie nicht in eine Kategorie absoluter Wahrheiten, sondern relativiert sich mit den historischen Umständen.

Joseph Dieckhoff

Als Nachfolger von Professor Dost wurde Professor Joseph (Jupp) Dieckhoff berufen, der aus dem Rheinland in die DDR kam und zunächst in Halle, dann in Leipzig Ordinarius der Universitätskinderklinik war.

Dieckhoff ist unter den pädiatrischen Ordinarien meiner Zeit, das heißt nach 1957, wohl der ausgesprochenste Nazi-Gegner gewesen, obwohl er nie den Weg zu einem echten, organisierten antifaschistischen Widerstand gefunden hat. Nur zuallerletzt, kurz vor Ende des Krieges, hat er geholfen, gefährdete Flüchtlinge – Juden und politisch Verfolgte – in den zerbombten Kellern Düsseldorfs vor der Entdeckung und dem Verhungern zu retten. Er fand nach dem Krieg bei der damals noch durchweg »braunen« Gesinnung an den Universitäten Deutschlands im Westen keine geeignete Position und war einer der wenigen akademischen Ärzte, der eine Berufung an eine ostdeutsche Universität annahm. Er hat auch später – in Leipzig – versucht, mehr Licht in die Euthanasie-Fälle zu bringen, jene Kindermorde, die unter Catels Leitung an der Leipziger Universitätskinderklinik begangen worden waren. Aber die Akten über diese Untaten waren von Schwestern und Ärzten heimlich und bei Nacht verbrannt worden.

Die Haltung dem Naziverbrecher Catel gegenüber war in ganz Deutschland, auch bis in die akademischen Kreise der DDR, nie eindeutig ablehnend, wie ich selbst erfahren konnte. Als ich bereits die Abteilung Neonatologie an der Humboldt-Universität leitete, bat mich Professor Kraatz, der ehemalige Ordinarius an der Frauenklinik der Charité, zu jener Zeit bereits emeritiert, im Zentralblatt für Gynäkologie und Geburtshilfe eine Rezension des gerade herausgekommenen Lehrbuches für Säuglingsschwestern von Catel zu schreiben. Ich willigte ein, würdigte die fachliche Qualität des Buches, schrieb aber dazu, dass man nicht vergessen dürfe, dass Catel der Kindermörder von Leipzig gewesen sei. Kraatz schickte mir den Sekretär der Redaktion, einen seiner früheren Oberärzte, der mich bitten sollte, diese Bemerkung zu streichen. Natürlich weigerte ich mich. Er kam ein zweites Mal – es war ihm selbst sehr peinlich. Selbstverständlich ließ ich mich nicht erweichen. Es dauerte, glaube ich, ein Jahr, bis die kleine Rezension schließlich erschien.

Dieckhoffs erste Frau war Schweizerin, so dass er während der Nazizeit längere Zeit dorthin ausgewichen war, ohne aber in der Schweiz eine adäquate Tätigkeit zu finden. Er fühlte sich auch nicht recht wohl in der Familie seiner Frau. Diese schwor, nie wieder deutschen Boden zu betreten und weigerte sich auch, ihrem Mann nach dem Kriege zu folgen und ein neues Leben in Deutschland zu beginnen. So brach Dieckhoffs erste Ehe auseinander. In dem moralisch haltlosen Nachkriegsdurcheinander fand Dieckhoff in Köln seine zweite Frau, die er bis an sein Lebensende mit tiefer und aufrichtiger Leidenschaft liebte.

Die Geschichte ihrer ersten Begegnung war der Grund, weshalb Mitja von Jupp manchmal scherzhaft-spöttisch als von meinem »Teppichhändler« sprach. Diese kleine Anekdote erzählte Dieckhoff gern, mit immer wechselnden Ausschmückungen: Frau Dieckhoff war damals noch mit ihrem ersten Mann verheiratet, mit dem sie drei wunderschöne Töchter hatte, an denen sie mit großer Liebe hing. Der Mann hatte ein Hotel, und Frau Dieckhoff war eine durchaus lebenserfahrene schöne Frau. Sie war groß, schwarzhaarig, bewegte sich elegant und hatte ein lebhaftes, bewegliches Gesicht. Trotz all dieser »mondänen« Eigenschaften besaß sie aber etwas reizend Kindliches und Naives, das sie auch für mich lieb und anziehend machte.

Dieckhoff hatte einen Freund, der mit Teppichen handelte, und da Dieckhoff nichts Rechtes zu tun hatte, spielte er für diesen Teppichhändler eine Art Lockvogel. Als nun die spätere Frau Dieckhoff erschien, um sich nach einem besonders schönen Stück umzusehen, machte der Jupp ihr einen mittelmäßigen Teppich, auf den sie als Nichtkenner ein Auge geworfen hatte, schmackhaft, indem er sich als Käufer-Konkurrent darstellte. Beinahe hätte Frau Dieckhoff den Teppich auf der Stelle gekauft, was mich bei Jupps Schauspielerfähigkeiten nicht gewundert hätte. Aber sie wollte es sich doch noch überlegen. Dieckhoff hatte sich Hals über Kopf in sie verliebt, stürzte ihr nach und riet ihr noch auf der Treppe hinter vorgehaltener Hand, ja diesen Teppich nicht zu kaufen. So fing ihre Beziehung an, und Jupp sagte mir öfter, er wünsche sich nichts sehnlicher, als mit ihr ein Alter wie Philemon und Baucis zu erreichen. Bis zu diesem Ziel gab es jedoch noch viele Hürden zu überwinden. Die größten waren die drei Töchter, auf die Jupp furchtbar eifersüchtig war, für die er unzählige Male in die Schulen zitiert wurde, weil sie alle drei kleine Tunichtgute waren, die sich später auch von den Eltern trennten und nach Westdeutschland verschwanden. Die Trennung von den Töchtern war wiederum für Frau Dieckhoff sehr schwer, so dass Jupp ständig Angst hatte, auch sie könne ihn verlassen.

Den Höhepunkt solcher Angstvorstellungen erlebte ich mit ihm auf einer Dienstreise zum zweiten Afroasiatischen Kinderärzte-Kongress in Djakarta, Indonesien.

Nach einem kurzen Intervall, während unser »Onkel Otto« den Weggang von Dost als kommissarischer Klinikleiter überbrückte, wurde Jupp Dieckhoff unser Chef. Man kann sich kaum einen größeren Unterschied zwischen ihm und Dost vorstellen: Dost ein zarter, ängstlicher Mensch, klein und dünn – Jupp Dieckhoff groß, elegant, sich selbst immer als »tollen Hecht« bezeichnend (was er im Übrigen nicht war). Dieckhoff war ebenso farbenfreudig in seinem Wesen, wie Dost unscheinbar und grau wirkte. Bei Dost schien alles solide und in einen engen Rahmen gefügt – Dieckhoff war voller Fantasie, die ihn bei wissenschaftlichen Problemen meist ins völlig Unrealistische und weit weg von allem Machbaren trug. Dost war leise und rücksichtsvoll, Dieckhoff ein Choleriker reinsten Wassers, der im Zorn brüllte wie ein Stier. Mit Dost hatte ich nie eine Auseinandersetzung, wir respektierten einander. Mit Dieckhoff geriet ich bereits kurz nach seiner Übernahme der Klinik aneinander.

Ich war damals Oberärztin der Säuglingsstation. Dieckhoff gefiel irgendetwas auf der Station nicht und er fing in meiner Abwesenheit an, schreckliche Verwünschungen gegen mich auszustoßen. Dies wurde mir voller Empörung hinterbracht, sowohl von den Ärzten als auch den Schwestern, die mir unterdessen gewogen waren. Ich ging schnurstracks zu Dieckhoff und erklärte ihm, er könne mich jederzeit kritisieren, aber nur ins Gesicht, nicht hinter meinem Rücken, und anbrüllen ließe ich mich auf keinen Fall.

Er war ausgesprochen überrascht, rechtfertigte sich keineswegs, aber von diesem Moment an begann unsere Freundschaft, die sich – da er ein ungemein misstrauischer Mensch war – zwar langsam entwickelte, aber im Laufe der vielen Jahre zu einer echten vertrauensvollen Beziehung wurde. In meinem Verhältnis zu ihm war keine Spur von Verehrung, die ich meinen früheren Lehrern entgegengebracht hatte, und doch lag ihm eine Achtung zugrunde, auf einer Ebene, auf der er in meinen Augen in all den Jahren nie versagte. Er war ein hingebungsvoller Arzt, der Tag und Nacht kam, wenn man ihn brauchte – manchmal auch, wenn man ihn nicht unbedingt nötig hatte. Aber er wollte jederzeit wissen, wenn sich etwas Schwieriges an der Klinik ereignete. Ich rief ihn stets an, wenn ein besonders krankes Kind eingeliefert wurde.

Einmal kam er zu einem solchen Zweck extra in der Nacht des Heiligabends aus der Nähe von Frankfurt (Oder), wo er mit seiner Frau und den Töchtern hatte feiern wollen, zurück.

Mit meinen Diagnosen und Therapien war er immer einverstanden. Aber er fühlte die Verantwortung für alles, was an der Klinik geschah, und wollte mit eigenen Augen und Sinnen überprüfen, ob alles seinen rechten Gang ging. In der ersten Zeit war ich sogar manchmal gekränkt und dachte, er misstraue meinem Urteil. Aber dann begann ich, ihn zu verstehen, und schätzte gerade diesen Zug an ihm. Dies war der feste unwandelbare Kern in ihm. Und ich erkannte auch, dass es diesen gleichen festen Kern in der Beziehung zu seiner Frau gab, an der er mit tiefer Liebe hing, obgleich er gern Bemerkungen machte, die seine Selbsteinschätzung als »tollen Hecht« beleuchten sollten. Die Anziehungskraft seiner Persönlichkeit bestand für mich gerade in dieser seltsamen Struktur einer echten unwandelbaren moralischen Zuverlässigkeit kranken Kindern gegenüber, mit den buntesten fantasievollsten Blüten von Durchtriebenheit, liebenswerten Unarten, kleinen juristischen Mogeleien, der Spitzbubenhaftigkeit eines nie ganz erwachsenen Jungen.

Hatte er Kinder gern? Liebte er kranke Kinder? Ich glaube, im Wesentlichen hatte er ein Interesse am jeweiligen medizinischen »Fall« – aber hier und da, wenn ihn ein Kindchen mit schwarzen Kirschenaugen aus seinem Bettchen anschaute, merkte man, wie ein plötzlicher Funke Entzücken und Zuwendung in ihm zündete. Dann verweilte er unverhältnismäßig lange an diesem Kinderbett und tauschte geheime und belustigte Blicke mit dem kleinen Patienten aus.

Ich konnte das immer sehr gut beobachten, denn ich bemühte mich stets, bei den Visiten neben ihm zu stehen, da er ein besonders köstliches Männerparfüm benutzte, das er mittels irgendwelcher dunkler Quellen aus Paris bezog. – Normalerweise hatte man keine Valuta für solche Extravaganzen.

Dieckhoff war ein wundervoller Geschichtenerzähler. Davon profitierten auch seine Vorlesungen, die – im Gegensatz zu vielen anderen klinischen Fächern – immer überfüllt waren. Stellte er Fälle vor, so bekam er von seinem Vorlesungsassistenten vorher einen »Spickzettel« mit Angaben über die Anamnese, über Befunde und Diagnose des Patienten zugesteckt. Solche Vorstellungen wurden immer dadurch spannend, dass er die Geschichten ausschmückte, mit ähnlichen verquickte, Anekdoten hineinwebte und sie auf diese Weise zu unvergesslichen Kabinettstückchen machte. Während ich mich auf meine Vorlesungen immer sehr sorgfältig vorbereitete, mir den didaktischen Gang vorher genau durchdachte, auch öfter den Stoff so wählte, dass die Studenten »unterirdisch« wissenschaftliche und weltanschauliche Anstöße bekommen würden, hat sich Dieckhoff, glaube ich, selten vorher Gedanken gemacht, wie seine Vorlesung laufen sollte – sie sprudelte einfach aus ihm heraus. Dies brachte für mich, die er mehr und mehr zu seinem Stellvertreter machte, schreckliche Momente. Er dachte sich nichts dabei, mir zehn Minuten vor einer Vorlesung zu sagen, er müsse zu einer Sitzung oder sonst irgendeiner Abhaltung, ich möge seine Vorlesung übernehmen. Anfangs brauchte ich die ersten drei Minuten, um mich von dem Schrecken zu erholen – nichts war vorbereitet, meist wusste Dieckhoff selbst nicht, was er eigentlich drannehmen wollte –, dann nannte er mir irgendein vages Thema. Der »Fall«, der vorgestellt werden sollte, kam von einer fremden Station, ich kannte ihn daher nur flüchtig, kein Dia, keine Aufzeichnungen – nichts. Ich wünschte mir, ich würde selbst auf der Stelle tot umfallen. Aber leider gelang mir dies nicht. Ich wusste auch, dass ich Dieckhoff meine Verzweiflung nicht zeigen durfte. Nach den ersten Erfahrungen dieser Art hatte ich immer eine Reihe von mir selbst vorbereiteter Themen, die ich an solchen Tagen als »besondere Bonbons«

in Dieckhoffs Vorlesungsreihe streute. Ob er es je bemerkte, weiß ich nicht.

Dieckhoff war auch ein elender Erzieher, er spottete über ethische Maximen, riet den jungen Schwestern auf Visiten, wenn sie etwas verbockt hätten, die Hauptsache sei, sich nicht dabei erwischen zu lassen. Er war auch nicht an der inneren charakterlichen Erziehung seiner Mitarbeiter interessiert. Und trotzdem kam in die Klinik mit ihm Leben, Aktivität und Aufschwung. Die Spießigkeit und verstaubte Lethargie verflogen, ein neuer Wind wehte, der den Ehrgeiz der jüngeren Ärzte anspornte.

In meinem damaligen Entwicklungsstadium war er für mich der richtige Chef. Ich konnte meine eigenen Forschungen ungehindert betreiben, hatte auch die ganze Zeit über eine medizinisch-technische Assistentin, die die Laborarbeiten einige Jahre am Biochemischen Institut durchführte. Ich beriet mich nie mit ihm über wissenschaftliche Probleme, aber ich gab ihm redlich und loyal jede Arbeit, die ich zur Veröffentlichung wegschicken wollte, vorher zu lesen. Ich bekam nie einen wissenschaftlichen Kommentar von ihm, aber ich glaube, er hatte in dieser Hinsicht Respekt vor mir; vielleicht dachte er auch, dass der Mitja dahintersteckte – was natürlich zutraf, Kritik und auch gelegentliche biochemische Ideen betreffend. Und vor Mitja hatte er mächtigen Respekt. Seine eigene wissenschaftliche Zeit war bereits vorbei, er war aber wohl auch nie ein ernsthafter Forscher gewesen und hatte keine begabten Mitarbeiter, die eine zuverlässige Zuarbeit hätten leisten können. Ich selbst habe mich nie auf seine Vorschläge eingelassen, mein Instinkt und mein innerer Standard für Forschungsqualität hätten das nicht zugelassen.

Ich muss zu seiner Ehre auch sagen, dass er nie darauf bestand, seinen Namen mit auf eine meiner Veröffentlichungen zu setzen, wie es damals in Deutschland noch bei vielen Klinikchefs der Fall war. Er ließ mir, die Forschungen betreffend, absolute Freiheit, so dass ich auf diese Jahre als besonders glückliche und schöpferische zurückblicke.

Aus dieser Zeit stammen Arbeiten über Hyperbilirubinämie bei Neugeborenen, experimentelle Untersuchungen dazu mit einem

Oberassistenten von Mitja an Kaninchen, die wir Blutaustauschtransfusionen unterzogen, auch klinische Arbeiten zu diesem Thema, Studien über den Stoffwechsel und die Struktur roter Blutkörperchen bei verschiedenen Formen von Anämien, Untersuchungen an einer besonderen angeborenen Form von Rachitis, dem sogenannten Phosphatdiabetes, zur Gewinnung von Kurzzeitkriterien für eine optimale Therapie dieser Krankheit. Was immer auf den von mir betreuten Stationen als seltsames Phänomen auftrat, ich versuchte es den jungen Assistenten als spannend und untersuchungswürdig nahezubringen und freute mich, wenn der eine oder andere wie ein edles Pferd auf den geringsten Zügelruck ansprang. Ich hasste den Begriff »Routine« und versuchte, ihnen beizubringen, dass man aus allem etwas Interessantes, Lehrreiches, für den Patienten Nützliches machen kann.

In diesen Jahren begann meine Leidenschaft, junge Menschen zu entwickeln, und ich war glücklich über jeden Erfolg, jeden Fortschritt, mischte mich auch in ihre Erziehung ein, ihr Verhältnis zu den Schwestern, das genaue Hinhören, die Schulung jeder Beobachtung, die Art der Führung der Krankenblätter. Ich ließ auch nicht zu, dass sie sich von den Sekretärinnen ihre Doktor- oder Habilitationsarbeiten in der gesetzlichen Arbeitszeit schreiben ließen, dass sie gedankenlos klinikeigenes Schreibpapier und Aktendeckel für private (oder halbprivate) Zwecke benutzten. Möglicherweise war diese moralische Pedanterie übertrieben, aber die Nachkriegszeit hatte die Menschen in der Unterscheidung zwischen öffentlichem und privatem Eigentum in für mich unerträglichem Maße abstumpfen lassen, und ich sehnte mich nach Lauterkeit und Ehrlichkeit auch im Kleinen.

Die Atmosphäre an der Klinik hatte sich unterdessen grundlegend gewandelt. Es bildeten sich Freundschaften, man ging miteinander auf Ausflüge, einer sprang für den anderen ein, wenn man den Nachtdienst tauschen wollte. Ich begann diese Klinik zu lieben, ihre Menschen, ihren Entwicklungsschub, ihr kollegialer werdendes Klima, ihre kleine, allmählich wachsende Parteigruppe. Gewiss, es gab mit einigen Kollegen immer noch Meinungsverschiedenheiten, politische Gespräche, die mir stets längere Zeit auf der Seele lasteten, aber sie waren tiefgründiger, ehrlicher und von gegenseitiger Achtung getragen.

Auch an den anderen Universitätskinderkliniken wuchs das Vertrauen von Nichtgenossen-Ordinarien zu Genossen. Das Gefühl, am gleichen Strang zu ziehen – nämlich für eine ständige Verbesserung des Gesundheitswesens in der DDR –, brachte uns näher, der Stolz auf Erfolge, gemeinsame Ausarbeitungen, auch hier und da ein gemeinsamer Zorn, wenn wir das Angestrebte nicht erreichten.

Für mich war die deutliche Freude der Ordinarien, die mit mir auf dem Wiener Internationalen Pädiaterkongress 1971 erlebten, wie unsere DDR-Gesellschaft Mitglied der Internationalen Kinderärztegesellschaft wurde, und der fröhliche kleine Umtrunk, den unsere Delegation spontan dazu arrangierte, ein herzerwärmendes Zeichen des Fortschritts unserer Beziehungen.

Es entwickelten sich echte kollegiale, ja freundschaftliche Gefühle. So erging es mir auch auf der Reise nach Indonesien, Ceylon und Indien.

Blick in die Dritte Welt

Wir waren eine Viererdelegation der DDR-Pädiater, drei Professoren (Dieckhoff, Kirchmaier, den ich bereits aus Hamburg kannte, und Weingärtner), dazu ich – damals noch Dozentin. Ausgerechnet mir hatte man die Delegationsleitung übertragen. Ich sollte wohl als einziger Genosse die »politische Verantwortung« übernehmen. Dabei war ich sicherlich die Einzige von uns vieren, die die politische Situation Indonesiens, damals noch unter Sukarno, völlig falsch und als viel zu links einschätzte.

Wir hatten ein fröhliches, kameradschaftliches Verhältnis zueinander. Die drei Männer nahmen mich bei Veranstaltungen ritterlich in ihre Mitte und sorgten eher für mich als ich für sie. Allerdings spotteten sie täglich über meine vermeintliche Leidenschaft für Hamburger Sandwiches. Dass ich als Dozentin einen bedeutend niedrigeren

Devisen-Tagessatz hatte als sie und mir daher die leckeren Mahlzeiten in den verschiedenen Restaurants unseres Intercontinental-Hotels nicht leisten konnte, kam ihnen nicht in den Sinn.

Indonesien gefiel uns allen vieren großartig: Wir teilten das Entzücken über die lieblichen weiblichen Schönheiten, die üppige Natur, picknickten miteinander am Strand, misstrauisch in die mit Kokosnüssen behangenen Palmen hinaufblickend und zugleich den Schauergeschichten unseres Botschaftsbegleiters lauschend, der von den Haifischen dieser Bucht und ihrem Appetit auf Menschen berichtete. Wir staunten über die tropischen Regengüsse, die aus den Straßen, die wir vom Hotel beobachten konnten, im Nu kleine reißende Flüsse machten, auf denen sich die »Dorfjugend« in Booten tummelte, und die ebenso schnell versickerten, wie sie entstanden waren. Wir besichtigten medizinische Einrichtungen, die mir bedeutend besser gefielen als diejenigen, die Jupp und ich später in Indien sahen. Auf dem Kongress selbst gab es für mich nur ein fachliches Erlebnis, nämlich einen Film der chinesischen Delegation über einen Arbeitsunfall an einer Maschine, bei dem einem Arbeiter die Hand abgerissen worden war. Es wurde gezeigt – wie die Hand in stundenlanger Operation in all ihren Elementen sorgfältig restauriert wurde, in monatelanger Physiotherapie behandelt und am Ende voll funktionstüchtig war. Wir sahen natürlich auch die Kehrseite der medizinischen Vorkommnisse in der Dritten Welt: ein ganzes Krankenzimmer gefüllt mit Bettchen, in denen Neugeborene mit Wundstarrkrampf lagen!

Alles in allem machte aber Indonesien, das heißt Djakarta und Umgebung, medizinisch damals einen bemühten Eindruck, Hygiene und Fortschritt zu fördern.

Den Staatspräsidenten Sukarno erlebten wir dreimal. Einmal mussten wir bei glühender Sonnenhitze einer seiner dreistündigen Reden zuhören. Ein zweites Mal waren wir zu einer Vorstellung von Tänzen und Musik geladen, die Sukarno zu Ehren des Kongresses und des kambodschanischen Prinzen und seiner Frau gab. Die Veranstaltung begann mit einer Stunde Verspätung, weil die hohen Gäste sich nicht an die Anfangszeiten hielten. Das dritte Mal waren wir zum Empfang bei Sukarno in einem riesigen Saal mit Fenstern ohne Glas, so dass die Vögel kreuz und quer durch die Halle flogen.

Ich konnte für unsere DDR-Delegation auch einen Triumph verbuchen, und zwar auf einem Empfang bei Frau Sukarno, die offenbar ein Faible für fremde Volksmusik hatte. So musste ich deutsche Volkslieder vortragen und hatte unerwartete Konzerterfolge. Ich produzierte dabei auch mein Standardlied »Mit dem Pfeil, dem Bogen ...«, das ich schon in der Heilwig-Schule mit viel Herzklopfen vor Zeugnissen vorzutragen pflegte. Ich wundere mich noch heute, dass ich den Mut besaß, vor den Frauen der verschiedensten Nationen vorzusingen. – Für mich war es eine politische Tat im Dienste der DDR!

Als der Kongress zu Ende ging, teilte sich unsere Delegation in zwei Gruppen auf: Professor Weingärtner und Professor Kirchmair flogen nach Kambodscha und Dieckhoff und ich nach Ceylon und Indien. Überall hatten wir die Aufgabe, uns bei unseren Botschaften zu melden und von diesen dem jeweiligen Land zu Besichtigungen, Kontakten und eventuellen medizinischen Vorträgen angeboten zu werden.

Jupp und ich zogen allein weiter. In Ceylon sahen wir keine medizinischen Einrichtungen. Zwei Dinge sind mir in lebhafter Erinnerung: der wilde, stürmische »Stille« Ozean mit seiner wüsten Küste, an der sich riesige Felsquader türmten, mit einer Promenade von unserem Hotel zum Zentrum, auf der man auf Schritt und Tritt heimlich angesprochen wurde, ob man illegal Halbedelsteine kaufen wolle. Der andere unvergessliche Eindruck war ein Ausflug in die Teehügel Ceylons. Überhaupt sind mir von dieser Asienreise zwei Arten von Grün schnurstracks in die Seele gefahren: das junge Grün von Reisfeldern, das völlig unwirklich zu sein scheint, eine fast unvorstellbare Mischung aus verträumtem und jubelndem Grün, und dagegen das Grün der Teefelder, das glänzend und feierlich, zugleich dunkel und silbrig schimmert.

In Ceylon blieben wir nur kurz. Dann ging es nach Neu-Delhi, Indien. Und hier war es, wo Dieckhoff die verzehrende Angst um seine Frau ereilte. Tagtäglich war ich das Opfer seiner Fantasien, die von

Ehebruch über Krankheit bis zum Tode reichten und deren lebhafte und qualvolle Details auch mir wie Steine auf meiner Seele lasteten. Während ich versuchte, ihn zu trösten, auszulachen, ihn zur Vernunft zu bringen, geschah mit mir genau das Gegenteil – ich infizierte mich an seiner Angst. Als uns am Flughafen in Berlin sowohl Frau Dieckhoff als auch Mitja abholten, schüttelte Jupp seine Ängste leicht und fröhlich ab, ich dagegen kann sie noch bis zum heutigen Tag qualvoll wieder erleben.

Obgleich Indien kulturell der tiefste Eindruck dieser Reise war, möchte ich doch in meinem Leben nicht nochmals dorthin fahren. Nie zuvor und nie später habe ich die Gegensätze von Arm und Reich so heftig erfahren wie dort und nie auch eine solche verzweifelte Hilflosigkeit, sie zu beseitigen.

Wir besuchten ein nach amerikanischem Muster glänzend eingerichtetes Universitätskrankenhaus – ich hielt dort vor Assistenten, die wohl alle in England oder den USA ausgebildet waren, einen Vortrag über »Störungen des Wasser- und Elektrolythaushaltes«. Aber im Keller desselben Gebäudes sahen wir die Poliklinik, wo endlose Schlangen von Müttern und Vätern mit kranken Säuglingen und Kleinkindern im Arm standen und nur langsam aufrückten. Am Ende bekamen sie – nach einer Minute Konsultation – etwas verschrieben oder erhielten die Medizin direkt in die Hand. Dann traten sie die oft Tage dauernde Reise wieder zurück nach Hause an. Die meisten Kinder wurden nicht einmal ausgezogen, geschweige denn ärztlich untersucht. Was konnten die wenigen Ärzte auch angesichts dieses tausendfachen Elends ausrichten? Mir war der Anblick unerträglich. Ich malte mir aus, wie es sein müsse, unter größten finanziellen Opfern lange Reisen in überfüllten Zügen zu unternehmen, selbst ohne Schlaf und voller Angst um das kranke Kind, bei unerträglicher Hitze in der großen unbekannten Stadt nach dem Krankenhaus zu suchen – immer mit der Hoffnung im Herzen, dort – in einem Zentrum der Wissenschaft – würde man Hilfe finden. Es war erstaunlich still in diesem riesigen Wartekeller – die Menschen hatten wohl nicht mehr die Kraft, miteinander zu sprechen –, aber immer noch hielt sie ein

Funke Hoffnung aufrecht. Wie jedoch muss es auf dem Heimweg gewesen sein?

Ein anderes Erlebnis machte mich zornig. Aus irgendeinem mir unerfindlichen Grunde fuhr man uns zu einem Kinderkrankenhaus aufs Land, ungefähr 40 Meilen südlich von Neu-Delhi gelegen. Es wurde von einem Inder geleitet, der sein Medizinstudium in Oxford oder Cambridge absolviert hatte. Ich kann mich nur an einen großen Saal zu ebener Erde erinnern – ob nur dieser existierte, oder ob mein Gedächtnis möglicherweise aus Schmerz und Empörung alles andere ausgelöscht hat, kann ich nicht mehr rekonstruieren. Als wir die Tür zu dieser Krankenstation öffneten, war das Erste, was uns entgegenlief, ein riesiger Wolfshund, der eilig das Weite suchte. Der Saal hatte links und rechts vielleicht zehn Erwachsenenbetten, die von Kindern jeder Größe und jeden Alters belegt waren. In der Mitte des Raumes standen mehrere Ständer mit Desinfektionslösungen und Handtüchern für die Ärzte und Schwestern. Fließendes Wasser gab es nicht. In den Betten lagen nebeneinander Kinder mit Tuberkulose, mit Typhus – und mittendrin stand ein Bett, in dem ein Häufchen Wäsche oder Kleidungsstücke lag. Auf meine Frage, was das sei, sagte man mir, es sei ein Frühgeborenes. Und tatsächlich lag da der winzige Säugling, umgeben von hochinfektiösen Patienten aller Art, zum Tode verurteilt! Ich fragte mich, was für einen Sinn es habe, einen Menschen an den besten Universitäten der »Ersten« Welt studieren zu lassen, wie diesen ärztlichen Direktor, wenn dies das Resultat ist, sobald er in seine Heimat zurückkehrt.

Diese Diskrepanz zwischen Lernen und der Fähigkeit oder dem unbedingten Willen, das Gelernte später schöpferisch anzuwenden, habe ich auch in der DDR beobachtet. Hier liegt sicher ein Problem für jedes weniger entwickelte Land gegenüber einem hochentwickelten mit modernsten technischen Ausrüstungen. Bei der Auswahl der Bewerber für solche Studienaufenthalte sind große Menschenkenntnis, Instinkt für die Wissenschaft und Mut erforderlich.

Ein solcher Auslandsaufenthalt birgt die verschiedensten Risiken für das Heimatland in sich, seinen »Kader« zu verlieren: Entweder kann dieser in der begrenzten Zeit die gebotenen Möglichkeiten nicht wirklich nutzen, oder er leistet unter den neuen Bedingungen zwar hervorragende Arbeit, kann sich aber aus persönlichem Ehrgeiz oder aus echter wissenschaftlicher Besessenheit nicht mehr zur Rückkehr in die beschränkten Heimat-Verhältnisse entschließen. Es ist auch möglich, dass er die Zeit im Ausland zwar optimal nutzt, auch zurückkehrt, aber nicht imstande ist, das Erlernte unter den ärmlicheren Bedingungen zu Hause, bei primitiverer technischer und sonstiger Ausrüstung, umzusetzen und somit Nutzen zu bringen. Solche Menschen werden entweder zynisch-überheblich, oder sie lassen die vorhandenen Verhältnisse schleifen, resignieren und sind am Ende todunglücklich. Ich habe Vertreter jeder dieser Gruppen selbst erlebt und weiß, wie schwer es ein unterentwickeltes Land haben muss, sich einen gut geeigneten Stamm von Kadern im Ausland formen zu lassen. Und doch muss es diesen Weg gehen – ebenso wie den umgekehrten, nämlich sich Wissenschaftler aus entwickelten Regionen ins eigene Land zu holen und von ihnen zu lernen. Der letztere Weg hat meistens größere Flächenwirkung, bringt aber weniger Spitzenleistungen hervor, auf die man, wenn man von ganz unterentwickelter Stufe beginnt, aber zunächst wohl auch verzichten muss.

Das Verantwortungsgefühl der lehrenden Länder gegenüber den lernenden ist noch längst nicht genügend entwickelt und bewusst in Aktion gesetzt, die sozialistischen Länder jedenfalls haben hier in meinen Augen Bedeutendes geleistet.

Ein ständiger Austausch von Wissenschaftlern aus hochentwickelten Ländern ist allerdings ein unschätzbarer Gewinn, obwohl auch hier stets mit einer gewissen Verlustquote gerechnet werden muss, mit einem »Wissenschaftlerfluss« zu dem Land mit den besseren wissenschaftlichen Bedingungen.

Ich kann den Bericht über unsere Indienreise nicht abschließen, ohne das Taj Mahal zu erwähnen. Jedermann weiß: Es gilt als eines der »sieben Weltwunder«. Unzählige Reklamen der Touristenbüros schwärmen davon. Gerade erst ins Herz getroffen von der Menge der Armen und Obdachlosen, die überall auf Straßen und Treppen lagen, unternahm ich den Ausflug zum Taj Mahal mit inneren Vorbehalten. Aber von so überwältigender Harmonie der Proportionen ist es wirklich ein Traum der Schönheit – jenseits von Trauer und Freude.

Wenn ich noch einmal, wie damals üblich, nach unserer Dienstreise einen zusammenfassenden Bericht für die Humboldt-Universität verfassen müsste – der damals wohl, wenn man den Medien glauben kann, zu meinem Erstaunen beim Ministerium für Staatssicherheit landete –, würde ich drei Dinge hervorheben: die herzliche Kameradschaft zwischen drei Professoren und einer Dozentin, zwischen drei Nichtgenossen und einer Genossin und zwischen drei Männern und einer Frau; die freundliche Aufnahme durch unsere DDR-Botschaften, in deren eintöniges und restriktives Leben und Arbeiten wir einen Blick tun konnten; und schließlich den unvergesslichen Eindruck des Gegensatzes von Schönheit und bedrückenden Problemen der Dritten Welt, eine schweigende Anklage und Erwartung an uns.

Ich war zwar ein sogenannter »Reisekader« für Aufenthalte im kapitalistischen Ausland, wurde aber längst nicht so oft ins Ausland geschickt wie zum Beispiel mein »parteiloser« Schüler und Nachfolger Professor Grauel. Ich war darüber nicht böse, denn wenn ich fuhr, bürdete man mir stets einen politischen Auftrag auf: den energischen Einsatz für die internationale Anerkennung der medizinisch-wissenschaftlichen Gesellschaften der DDR, irgendeine Protestaktion etc. Immer bedeutete es, vor der internationalen Öffentlichkeit aufzutreten und mutterseelenallein eine möglichst geschickt formulierte Stellungnahme abzugeben – manchmal auch spontan zu Ereignissen, die man bei Reisebeginn nicht hatte vorhersehen können. Gelegentlich gelang es mir, vorher zu einer solidarischen Absprache mit den Delegierten der anderen sozialistischen Länder zu kommen. Wenn es dann aber so weit war, stand ich in der Regel doch ganz allein.

Mich hat der Mangel an Zivilcourage – insbesondere bei den sowjetischen Delegierten – immer sehr erschüttert. Verlassen konnte man sich eigentlich nur auf die Bulgaren. Allerdings muss man den Angehörigen der Ostblockstaaten ein großes Handicap zugestehen – sie sprachen fast alle nur ein sehr dürftiges Englisch.

Die Horizonte der Medizin weiten sich

Was drängt mich, zu schreiben? Ich bin ja keine Historikerin, der dieses tragisch-blutige Jahrhundert, seine sozialen und ökonomischen Strömungen, sein wissenschaftliches und technisches Vorwärtsstürmen, seinen erstaunlichen Stand intellektueller Spitzen-Ergebnisse analysiert, für die die Menschheit sich noch so unreif gezeigt hat. Ich fühle nicht den Drang in mir, die großen Geschehnisse, die mein Leben begleitet haben, eines nach dem anderen präzise zu entwickeln. So übergehe ich die ersten Abbrüche des Sozialismus in Ungarn (1956) und in der ČSSR (1968), die – nach dem 17. Juni 1953 in der DDR – das erste frühe Donnergrollen für die Jahre 1989/90, die Vorzeichen des Zusammenbruchs eines zweiten kühnen Versuches in der Geschichte darstellten, eine bessere Gesellschaftsordnung zu schaffen. Wie auch immer man das Vorgehen in Ungarn oder der Tschechoslowakei einschätzen mag, hätte man es anders gemacht – »toleranter, humaner« –, so wäre die Restauration der alten kapitalistischen Gesellschaftsordnung schon damals erfolgt.

Mitja und ich waren am Vorabend des »Prager Frühlings« auf einer wissenschaftlichen Tagung in der ČSSR und haben die Gespräche der Menschen dort noch deutlich im Ohr, sehen noch die Nachrichten einer deutschsprachigen Tageszeitung vor Augen. Sicher waren sich nicht alle darüber im Klaren, was sich aus den erwünschten Veränderungen entwickeln könnte, aber eine einmal ins Rollen gebrachte Lawine hätte schon damals – wie später 1989 – alles mit sich fortgerissen. Im Grunde ist es heute schwer zu fassen, wie es gelang, mitten im Kalten Krieg und umgeben von einer feindlichen Konstellation der Westmächte, die Katastrophe des Zusammenbruches noch über mehr als zwanzig Jahre aufzuhalten.

Will ich etwa nicht die historische Wahrheit? Doch – ich will sie – die ganze Wahrheit, schmerzlich oder rührend, abscheulich oder großartig. Ich suche sie in den Menschen, in ihrem festen und flüchtigen Verhalten, in ihren Sehnsüchten und Enttäuschungen, in ihren Erwartungen, die sie an sich selbst stellen, und in ihrem Versagen.

Menschen sind die Momente und die Ewigkeit in der Geschichte. Sie sind Mosaiksteinen vergleichbar – wenn es ihnen vergönnt ist, setzen sie sich zu großartigen Fresken und Monumentalbildern zusammen, oder aber sie sind nichts als ein Haufen sinnlos aufgeschütteter Steine.

Wie wird es gelingen, aus den vielen Wahrheiten der Menschen ein Geschichtsbild entstehen zu lassen, ein Gefühl für ihre Zeit, in der sie lebten, die sie – passiv oder aktiv – mitgestalteten, deren Fleisch und Blut sie waren? Ich kann meinen kleinen Teil nur dort dazutun, wo ich sie mit meinen eigenen Sinnen in mich aufgenommen habe, wo ich sie liebte, achtete, sie zu erziehen trachtete, mich für sie schämte und für sie hoffte. In diesem Sinne will ich meine »Geschichten in der Geschichte« fortsetzen.

Über ein Jahrzehnt war ich Oberärztin an der Kinderklinik der Charité, betreute die Säuglings- und Frühgeborenenstationen, hielt Vorlesungen und Seminare, machte meine Forschung, leitete Diplomanden, Doktoranden und Habilitanden an und vertrat wochen-, ja monatelang den Leiter der Klinik, der, so wenig man es ihm äußerlich ansah, ein kranker Mensch war und an den Folgen einer alten rheumatischen Herzentzündung litt. Als ich Dieckhoffs Röntgenbild das erste Mal sah, war ich zu Tode erschrocken. Wir mussten ihn immer wieder wegen Attacken von Herz-Vorhofflimmern per Krankenwagen nach Halle fahren, zu Professor Zuckermann, dem einzigen Kardiologen der DDR, dem Dieckhoff vertraute. Zuckermann war während der Nazizeit nach Mexiko emigriert und nach dem Krieg an die Hallenser Universität gekommen. Dort hatte Dieckhoff ihn kennen- und schätzen gelernt. Jupp klagte nie über irgendwelche Beschwerden und war alles andere als hypochondrisch. Nur ein einziges Mal spürte man Angst bei ihm: Er rief mich mitten in der Nacht an, weil er plötzliches Nierenbluten hatte und der Professor für Innere Medizin ihn übers Telefon mit oberflächlichen Ratschlägen abgespeist hatte. Mitja und ich fuhren sofort zu Dieckhoff, um uns zu vergewissern, in welchem Zustand er sich befände. Wir konnten ihn und uns zunächst beruhigen. Die Diagnose in den nächsten Tagen ergab tatsächlich nichts Besorgniserregendes. Jupp ist übrigens an keinem dieser Leiden gestorben, sondern lange nach seiner Emeritierung an Krebs.

Gegen Mitte der sechziger Jahre begann ich, an der Veränderung meiner Fachrichtung zu arbeiten. Damit öffnete sich mir die letzte Periode meines Berufslebens mit allen Chancen der Ausweitung meines Aktionsradius und der Verwirklichung von Gedanken, Erfahrungen und Vorstellungen über eine optimale Medizin, die sich in den vergangenen Jahrzehnten, an den verschiedensten Orten und Institutionen und unter vielfältigen gesellschaftlichen Verhältnissen in mir herausgebildet hatten.

Trieb mich anfangs nur der heiße Wunsch zur Medizin, kranken und hilflosen Menschen zu helfen – sozusagen auf einer Woge christlicher Barmherzigkeit –, und packte mich dann die Leidenschaft, differentialdiagnostische Rätsel am Einzelpatienten zu lösen, so war ich doch lange Jahre hindurch in meiner Sicht auf nur einen Ausschnitt der Medizin beschränkt. Zwei Dinge rissen für mich den Horizont auf: der Zugang zur Forschung und die ersten tiefen Einblicke in die untrennbare Verknüpfung von Medizin und sozialem Umfeld. Die beste menschlichste und wissenschaftlichste Medizin bleibt letztlich hilflos unter Bedingungen sozialen Elends. Die heutige Welt liefert dafür die zwingendsten und schrecklichsten Beweise. Aber auch die Umkehrung des Satzes stimmt: Selbst das beste soziale Umfeld ist ohne eine wissenschaftlich und humanistisch hochstehende Medizin Krankheiten gegenüber ohnmächtig.

Die Ausweitung meines medizinischen Horizontes bezog sich auch auf mein wachsendes Interesse für Vorbeugung, Nachsorge, organisatorische und gesundheitspolitische Fragen sowie die medizinische Aufklärung der Bevölkerung. Das brachte mich auch in die Nähe der Berliner Vertreter des Faches »Sozialhygiene«. Mit einer Reihe von ihnen verbindet mich bis heute eine fast geschwisterliche Beziehung.

Der meines Erachtens bedeutendste Vertreter der Sozialhygiene in der DDR war Professor Erwin Marcusson. Er war während der Hitlerzeit in sowjetischer Emigration, wo er jahrelang – wie ich aber nie von ihm selbst, sondern nur über dritte Personen erfuhr – zusammen mit seiner Frau unter den elendesten Bedingungen in der Verbannung lebte, niemals aber seiner sozialistischen Grundüberzeugung untreu wurde. Nach dem Krieg kam er in die DDR. Und auch hier erwarteten ihn – bis zum Ende seines Lebens – immer wieder persönliche Schwierigkeiten. Er war ein brillanter und weitsichtiger Mensch, ein selbständiger und vorurteilslos-rigoroser Denker. Ihm verdankt die DDR ihre konsequente Anbindung an die WHO, die Übernahme der internationalen Klassifikation der Krankheiten, einen datenreichen Totenschein, der leider wissenschaftlich nie gebührend ausgewertet wurde, und die Idee des Systems der Kommissionen zur Senkung der Säuglingssterblichkeit. Erwin Marcusson war ein strenger, fordernder Mensch. Gelegentlich ließ er mich zu sich rufen und gab mir kleinere und größere »Aufträge«, die er als Bitten formulierte. Aber ich hatte großen Respekt vor ihm und hütete mich ängstlich, ihn zu enttäuschen.

An der Humboldt-Universität wurde das neue Fachgebiet »Sozialhygiene« zunächst von Professor Beyer, einem schon alten, milden und stillen Menschen, vertreten. Sein Nachfolger wurde Kurt Winter, der mit Vehemenz für den Gedanken eintrat, ein soziales Fach in die Medizin einzufügen.

Kurt war ein überzeugter Sozialist, hatte zwei Jahre im spanischen Bürgerkrieg als Arzt der Internationalen Brigaden gekämpft, wanderte 1938 nach Schweden aus, wo er als Sozialarzt in Stockholm bis 1945 tätig war. Dann kehrte er nach Deutschland zurück und war mehrere Jahre gesundheitspolitisch in hohen Funktionen tätig, ehe er an das Institut für Sozialhygiene der Humboldt-Universität ging, dessen Direktor er schließlich wurde. Mit 57 Jahren betraute man ihn zusätzlich mit dem Rektorat der Akademie für ärztliche Fortbildung der DDR. Dieses Amt bekleidete er zwölf Jahre lang bis zu seiner schweren Erkrankung im Jahre 1979.

Alles, was er anpackte, tat er mit großer Leidenschaft; er war ein mächtiger, einflussreicher Mann in der akademischen medizinischen Landschaft. Leider waren seine Ansichten häufig durch Subjektivismus getrübt, wie man es nicht selten bei starken Persönlichkeiten findet.

Mitja und Kurt waren auf Konferenzen zur Studienreform oder in der Medizinischen Fakultät oft heftige Widersacher. Mich hat er dagegen immer mit höflichster Zuvorkommenheit behandelt und einmal hat er mir sogar in einer sehr unangenehmen antisemitischen Situation mit erstaunlichem Takt und Geschick geholfen, ohne meinen »Kontrahenten«, den ich gern hatte, der aber im Unrecht war, zu demütigen.

Eine weitere hervorragende Persönlichkeit der Sozialhygiene war Eva Schmidt-Kolmer. Sie fand nach ihrem Ausscheiden aus der Charité im neu gegründeten Institut für Hygiene des Kindes- und Jugendalters ein großartiges Betätigungsfeld, obgleich sie mir gegenüber den Abgang von der Universität oft bedauerte.

Evas außergewöhnliche politische Begabung bewunderte ich sehr. Mitja kannte Eva bereits aus der Jugendzeit in Wien. Schon damals, in der sozialistischen Jugendbewegung, zeigte sich ihre Leiterpersönlichkeit.

Während der Zeit des Hitlerfaschismus war sie in englischer Emigration und arbeitete aktiv in der Leitung der Österreichischen Kommunistischen Partei. Die Genossen nannten sie damals liebevoll »unsere Maria Theresia«. Dort lernte sie auch ihren späteren Mann kennen, den deutschen Kommunisten Heinz Schmidt, der sie, die österreichische Patriotin, überredete, gleich nach Kriegsende mit ihm in den von der Sowjetarmee besetzten Ostteil Deutschlands zu ziehen. Dieser Entschluss ist Eva sicher sehr schwergefallen. Das physisch und moralisch zerstörte Deutschland, noch weitgehend ungeläutert von Nazi-Gedankengut, konnte sie wahrscheinlich nur durch den Humor und lebensvollen Aufbauwillen ihres Mannes ertragen. Wenn ich später nach einem geeigneten Redner vor einem besonders »schwierigen« oder gar renitenten Zuhörerkreis von Studenten oder Assistenten der Universität gefragt wurde, empfahl ich Heinz Schmidt, dessen Witz, Offenheit, ureigene Diktion, Toleranz, vielseitige Erfahrung und lächelnde Freundlichkeit immer sofort den Weg in die Herzen der

Hörerschaft fanden. Er selbst war ein großer Verehrer seiner eigenen Frau und bewunderte ihre Vernunft, Zielstrebigkeit und auch ihre körperlichen Reize, was er häufig und ungeniert äußerte, wobei ich immer ein wenig vor Scham erröten musste. Aber er hatte recht – noch eine Woche vor ihrem qualvollen Tod war sie eine schöne Frau. Gefasst und sachlich tat sie ihren eigenen Zustand ab und begann sogleich, mit Mitja und mir die politische Weltsituation nach der »Wende« zu diskutieren. Eva war stets von vielen Frauen und Mädchen umgeben, für die sie ein unauslöschliches Vorbild geblieben ist. Sie war ein kraftvoller, glänzend organisierter Mensch, der Ehe, Kinder, Haushalt, Institutsleitung, Lehre, das Schreiben von Büchern und den Aufbau einer großen DDR-weiten Organisation neuartiger Kindereinrichtungen mühelos miteinander vereinen konnte. Man merkte ihr nie eine Spur von Hast oder Belastung an – auch keinen Selbstzweifel. Sie ruhte in sich selbst, war von unerschütterlicher Ausgewogenheit und auf »Maria-Theresien-Art« freundlich. Ihre ein wenig leutselige, ja huldvolle Art schuf in mir einen kleinen Abstand zu ihr, den ich aber als ganz natürlich akzeptierte. Eva fehlte nur eines: Sie war keine Forscherin. Dieser Mangel führte zu einer bedauerlichen Isolierung des ursprünglich von ihr geschaffenen und geleiteten Forschungsprojektes »Gesundheitsschutz im Kindes- und Jugendalter«. Dieses wurde daher eher zu einem gesundheitspolitischen Projekt, das allerdings große praktische Bedeutung erlangte und mit seinen Resultaten in den sozialistischen Ländern Europas eine Vorreiterposition erlangte. Die kritischen Stimmen nach der »Wende« über das von Eva und ihren Mitarbeitern geschaffene System der Kindereinrichtungen zeugen von der Unwissenheit, dem Unverständnis und der geistigen Rückständigkeit ihrer Opponenten, die den Wunsch der Frau abtun wollen, Beruf und Familie zu einem vollen, erfüllten Dasein und zur Verwirklichung all ihrer Potenzen zu verknüpfen. Eva Schmidt-Kolmer war eine der Frauen, die uns diese »Selbstverwirklichung«, von der man so viel spricht, selbst voller Harmonie vorlebte.

Die Kontakte zu Berliner Vertretern des Faches Sozialhygiene schlossen den Kreis zu meinem früheren Interesse an Professor Henry

Sigerist von der Johns-Hopkins-Universität in Baltimore und seinen Ideen über »Society and Medicine«. Schon damals keimte in mir der Wunsch nach Vertiefung dieser allgemeinen Erkenntnisse und ihrer Verwirklichung im Leben der Menschen – aller Menschen.

Aber erst in meinem letzten Berufsabschnitt gelang es mir, aus der Enge der Einzelfälle und speziellen Fragestellungen die ganze Weite dessen, was eigentlich Arzttum bedeutet, zu erfassen. In der DDR bin ich auch zum ersten Mal dem realen Versuch einer echten organischen Verbindung von Medizin und Sozialwesen begegnet.

Beginn eines neuen Berufsabschnittes – Die Neonatologie

Die Geburtshilfliche Klinik der Charité lag etwa zwei bis drei Kilometer entfernt von der Kinderklinik. Anfang der sechziger Jahre mussten die lebensgefährlich kranken Neu- und Frühgeborenen noch in gewöhnlichen Krankenwagen von der einen zur anderen Klinik verlegt werden. Manche von ihnen überlebten nicht einmal den Transport.

Die Probleme Neugeborener, insbesondere unreifer, zu früh geborener Kinder, erfasst man erst in ihrer ganzen Tragweite, wenn man bedenkt, was der Übergang vom geschützten Dasein der Frucht im Mutterleib zu ihrer neuen Existenzform nach der Geburt erfordert: das Einsetzen und erfolgreiche Durchsetzen einer eigenen Atmung, die Veränderung des Blutkreislaufes nach der Abnabelung, Aufnahme und Verdauung von Nahrung durch den Magen-Darm-Kanal, Ausscheidung von Stoffwechselendprodukten an die Außenwelt, die Aufrechterhaltung einer konstanten Körpertemperatur bei wechselnder Umgebungstemperatur und die Abwehr von Infektionen. Viele Körpertätigkeiten und Organe sind – selbst zum Zeitpunkt einer rechtzeitigen Geburt – noch nicht voll ausgereift und bei zu früh geborenen Kindern noch besonders unzureichend ausgebildet.

Du siehst also, Joshua, welch schwierige Aufgabe Dir bevorstünde, wenn Du Dich entschließen solltest, diese Welt als »selbständiger« Mensch zu »betreten« – wobei ich Dir noch verraten will, dass auch die Geburt selbst kein so einfacher und sicherlich kein angenehmer Vorgang ist.

Ich will Dir keine Lektion zum Thema Neugeborenen-Medizin halten, aber doch ein wenig versuchen, in Dir jenes staunende Gefühl der Bewunderung, wie ich es empfinde, für die dramatischen Hürden zu wecken, die der Mensch gleich am Anfang seines Lebens zu nehmen hat und dafür, wie großartig diese seine ersten Leistungen sind. Vom Ei der Mutter und den Spermien des Vaters mit ihrer ungeheuren genetischen Chancenvielfalt an, über den statistisch ungewissen Weg des Einander-Findens von Ei und Samenfädchen, die Wanderung des befruchteten Eies bis zu seiner Einbettung am richtigen Ort in der Gebärmutter, die zeitlich ungleichen und doch koordinierten Vorgänge von Differenzierung, Wachstum, Entwicklung und Reifung im Embryo und späteren Föten, die hormonelle Terminierung der Geburt und der Prozess der Eröffnung des Muttermundes, die Wehentätigkeit, der Durchtritt des Kindes durch den engen Geburtskanal in richtiger Lage und Position – alles bis zum ersten Atemzug des Neugeborenen – ist ein Komplex biochemischer, physiologischer, morphologischer und mechanischer Wunder, die sich – zeitlich aufeinander abgestimmt – in rund vierzig Schwangerschaftswochen abspielen.

An jedem Punkt dieser Ketten und Netzwerke des Geschehens könnte eine Störung mit unabsehbaren Folgen eintreten, aber die biologische Gesetzmäßigkeit ist von solch eherner Konsequenz, die Möglichkeit von Reparaturmechanismen und Kompensationen sind so großartig, dass eben doch in der allergrößten Mehrzahl ein normales, gesundes Kind geboren wird.

Ich habe diese Prozesse so einfach aneinandergereiht geschildert, als ob sie bereits in allen Einzelheiten bekannt und verstanden wären. Aber ganz im Gegenteil sind sie voll unerforschter, unverstandener Fragen, die sich im fast unzugänglichen Dunkel der Ge-

bärmutter noch heute der wissenschaftlichen Erkenntnis entziehen.
Und wie damals befällt mich das schmerzhafte heftige Verlangen, an
der Aufklärung dieser Rätsel mitzuarbeiten.

Die Bekämpfung der hohen Mortalität und Morbidität dieses frühesten Lebensalters, die ungelösten wissenschaftlichen Probleme in diesem Bereich hatten es mir – wie vielen anderen – angetan. Für mich gab es aber noch einen persönlichen Grund für diese Hinwendung zum Neugeborenen.

Zu jener Zeit verloren wir an der Klinik ein Kind, das ich jahrelang ärztlich betreut, dessen seltene Diagnose ich gestellt und um dessen Leben ich zusammen mit anderen hartnäckig gekämpft hatte, ein Mädchen, das ich in mein Herz geschlossen, für das ich gehofft, um das ich gebangt und schließlich getrauert habe wie um ein eigenes Kind. Ich erinnere mich an die letzten Lebensmonate meiner kleinen Patientin und kann ein Gespräch mit ihr nie vergessen. Es war an einem späten Frühlingstag, die Eltern des Mädchens hatten für die Ferien ein Häuschen gemietet und planten, das Kind mit in den Urlaub zu nehmen. Obgleich ich ahnte, dass das Töchterchen diesen Urlaub nicht mehr erleben würde, sprach ich mit ihr darüber, als ob sie sich darauf freuen müsse. Nie werde ich ihr Schweigen und den langen vorwurfsvollen Blick aus ihren schwarzen Augen vergessen, mit dem sie mir antwortete, die Trauer und auch Verlassenheit dieses Blickes. Ich hatte viel gelesen – besonders in der amerikanischen Literatur – über die Ansichten und Praktiken, mit todgeweihten Kindern über das ihnen bevorstehende Ereignis zu sprechen, ihnen die Möglichkeit zu geben, ihre Ängste zu äußern, seelische Hilfe und Beistand zu gewinnen und ihr Gefühl des Verlassenseins zu überwinden. Ich habe es nie fertiggebracht, dieses Thema mit einem solchen Kind von mir aus anzuschneiden; den Blick meiner zwölfjährigen Patientin habe ich weder vergessen noch verwinden können.

Meine Hinwendung zur Neonatologie war auch eine Flucht vor dem Sterben von Kindern, die man selbst lange Zeit gekannt hat, und vor dem Jammer der Eltern, deren Verlust mir durch die vielen gemeinsamen Erlebnisse mit ihrem Kind, Erinnerungen an seine komischen und rührenden Aussprüche, an seine ganze schon erkennbare Persönlichkeit größer erschien als der Tod eines eben erst geborenen Kindes. Für den Arzt ist dies in der Tat ein Unterschied, aber die Eltern kann der Tod des Neugeborenen besonders treffen, dieses noch so unbestimmten Wesens, das sie jedoch mit Wünschen, Hoffnungen und Träumen umhüllt hatten und dessen Nähe für die Mutter noch vor kurzem intensiver war, als es jemals im späteren Leben möglich ist. So ist mir die seelische Flucht in die Neonatologie nicht wirklich gelungen.

Trotzdem war diese letzte Periode meines ärztlichen Lebens die glücklichste und produktivste, die tiefgreifendste und weitestgehende Tätigkeit, die mir je beschieden war.

Wir standen in der DDR mit der Entwicklung dieser neuen Fachrichtung keineswegs allein. In der fortgeschrittenen westlichen Welt hatte sich Anfang der sechziger Jahre das Interesse von praktischer und wissenschaftlicher Medizin stark auf dieses gefährdete und weitgehend unerforschte Lebensalter gerichtet.

Bei uns in der DDR entstand das Spezialgebiet aus der Vereinigung zweier Strömungen. Die eine kam aus der traditionellen Geburtshilfe, die andere aus einer Arbeitsgemeinschaft der Gesellschaft für Pädiatrie. Ihr gemeinsames Interesse führte sie 1967 zusammen. Sie veranstalteten informelle Tagungen miteinander, die dem Kennenlernen der praktischen und wissenschaftlichen Problematik dieses, beide Mutterfächer berührenden Spezialgebietes dienten. Der Interessentenkreis war von beiden Seiten erstaunlich groß. Dabei handelte es ich im Übrigen nicht um die Ordinarien, sondern vielmehr um den meist jüngeren, stürmischen und für Neuerungen begeisterten »Mittelbau«: Oberärzte, Dozenten und jüngere Professoren, aber auch viele Assistenten sowohl aus diesen beiden Fächern als auch aus der Anästhesie, der Biochemie und Pharmakologie.

Bald wurde klar, dass uns eine eigene medizinische Gesellschaft schneller voranbringen würde. Dazu galt es, das Einverständnis sowohl vonseiten der Gesellschaft für Gynäkologie und Geburtshilfe als auch der Gesellschaft für Pädiatrie sowie schließlich der Dachgesellschaft für klinische Medizin der DDR einzuholen. Den härtesten Kampf hatte der Gynäkologe und Geburtshelfer Professor Klaus Tosetti mit seinen konservativen und ziemlich despotischen Frauenarzt-Kollegen zu bestehen, die sowohl eine Spaltung ihres Faches als auch das Eindringen pädiatrischer Gedanken und Aktivitäten in ihren »Hoheitsbereich« fürchteten. Aber Tosettis rheinisches Temperament, seine stets besonnene Freundlichkeit und vor allem unsere guten Argumente brachten schließlich den Erfolg. Als Vertreterin der pädiatrischen Richtung hatte ich in meiner Kinderärzte-Vereinigung ein weitaus leichteres Spiel, umso mehr als ich Dieckhoff bei dieser Entwicklung hinter mir wusste, der stets Freude am Kampf empfand, besonders wenn er selbst nicht direkt in der Schusslinie stand. Die Einwilligung der Dachgesellschaft erfolgte problemlos.

Die Gesellschaft für Perinatale Medizin der DDR spielte in den 22 Jahren ihres Bestehens eine erfolgreiche Rolle bei der Senkung der Säuglingssterblichkeit und der Frequenz von Störungen, Erkrankungen und Langzeitschäden, die in dieser Lebensperiode auftreten können. Die Gesellschaft war eine verschworene Gemeinschaft von lernbegeisterten, motivierten Ärzten und Wissenschaftlern, die sich der Qualifizierung von Neonatologen, Geburtshelfern, Schwestern und Hebammen, der Verbesserung der Organisation in der Betreuung von Schwangeren und Neugeborenen, dem Aufspüren von Forschungsproblemen und der Durchsetzung von Lösungen in der Praxis sowie der Aufklärung der Bevölkerung hingaben.

Mit dem gleichzeitig gegründeten DDR-weit arbeitenden Forschungsprojekt »Neonatologie« (später »Perinatologie«) hielt die Gesellschaft engen Kontakt. Dieses Forschungsprojekt betrachte ich als mein organisatorisches Gesellenstück.

1968 wurde ich ins Ministerium für Gesundheitswesen bestellt und gefragt, ob ich bereit sei, ein Projekt »Pädiatrie« ins Leben zu rufen und zu leiten. Dies geschah im Zuge allgemeiner Gründungen von Forschungsverbänden und -projekten auf den verschiedensten Gebieten in der Wissenschaftslandschaft der DDR, insbesondere auch der

Grundlagenforschung. Ich lehnte zwar diesen weiten Rahmen »Pädiatrie« sofort ab, war aber bereit, mir Gedanken über ein Projekt zu machen, das perinatologische Probleme zum Inhalt hätte. So wurde 1969 unser Forschungsprojekt gegründet. Die Arbeit an diesem Projekt hat mich von all meinen medizinischen Tätigkeiten am tiefsten bewegt. Es war die Frische dieses Unternehmens, die mich ergriff, die kameradschaftliche Atmosphäre der Mitarbeiter untereinander, die Freude am Aufbau, an der Gewinnung von Menschen, die Teilnahme an ihrer fachlichen Entwicklung und ihren Ergebnissen, der ständige Kampf um höhere Qualität der Problemstellungen und Methoden, aber auch der gemeinsam getragene Kummer über die immer wiederkehrenden Mängel an technischen und anderen Materialien.

Bereits 1974, nach fünf Jahren, verfügte das Projekt über mehr als 400 Mitarbeiter an sieben Universitäten und Medizinischen Akademien der DDR sowie aus sieben Einrichtungen des Staatlichen Gesundheitswesens – mit einem beträchtlichen Anteil experimenteller Wissenschaftler von theoretischen Instituten.

Ich habe viel über dieses Forschungsprojekt geschrieben und mag mich nicht wiederholen. Es war mein großes Erlebnis einer »Demokratie von unten« ohne jegliche Gängelei »von oben«, einer Schulung von Kritik und Selbstkritik und ein Beispiel, wie Menschen unterschiedlichster Weltanschauung harmonisch miteinander umgehen können, wenn sie von dem gleichen Willen beseelt sind, etwas Gutes zu leisten.

Zwei Menschen aus unserem Projekt will ich namentlich nennen, weil es ihnen das Schicksal trotz ihrer Begabung nicht vergönnte, alles auszuschöpfen, was an Talent in ihnen steckte. Der eine, Jochen Reich aus Leipzig, war einer der Ersten in der DDR, der die Neonatologie vorantrieb. Er wurde noch zum Ordinarius an die Universitätskinderklinik in Rostock berufen, musste aber wegen einer unheilbaren psychischen Krankheit seine berufliche Laufbahn jäh abbrechen. Die Umstände waren besonders tragisch, da seine Krankheitssymptome zunächst nicht als solche erkannt, sondern als tadelnswerte Entgleisungen gewertet wurden.

Den zweiten, Professor Gottfried Rogner, hatte ich ganz besonders in mein Herz geschlossen. Sein immer freundliches ausgeglichenes Wesen und seine vermittelnde Sachlichkeit glätteten mein stürmisches Temperament und trugen viel zur warmen, freundschaftlichen Atmosphäre im Projektrat bei. Er starb noch relativ jung an einem angeborenen Nierenleiden, von dem er bis zwei Jahre vor seinem Tod nichts gewusst hatte.

Unser Forschungsprojekt war gewiss kein Weltspitze-Unternehmen. Wir verfügten zwar über einige international anerkannte Forschungsergebnisse, aber für echte Elite-Leistungen, wie sie mir vorschwebten und wonach wir ehrlich strebten, fehlten uns der ständige, breite Kontakt zur fortgeschrittensten internationalen Forschung sowie ein kräftigerer Zustrom theoretisch-experimenteller Wissenschaftler, obgleich wir uns gerade in dieser Hinsicht große Mühe gaben, solche aufzuspüren und zu gewinnen. Selbst die Institute der Grundlagen-Wissenschaften waren durch Faschismus und Krieg weit zurückgeworfen und ihre Befruchtung der Medizin, ihr Einfluss auf eine Vertiefung des Interesses an Grundlagen-Problemen war nur punktuell vorhanden. Dazu kamen die ungeheuren Engpässe bei den apparativen, biochemischen und sonstigen Ausrüstungen und der Mangel an internationaler Literatur. Jedes dieser lebensnotwendigen Forschungsbedürfnisse unterlag dem Embargo durch den Westen oder unserem Valuta-Mangel, so dass viel Zeit für Improvisation, Eigeninitiative, Abgucken (wo immer möglich) und Kopieren von Literatur etc. gebraucht wurde. Auch zeigte unsere Industrie aufgrund äußerst enger Planung und der Erfordernisse von absoluter Plantreue einen Mangel an Elastizität und Bewegungsfreiheit, die für uns schwere Hemmnisse bedeuteten. Neue Entwicklungen im Rahmen des Rates für gegenseitige Wirtschaftshilfe waren frustrierend, da das Niveau in der Sowjetunion und den anderen Ostblockstaaten oft geringer war als unser eigenes. Auch mangelte es häufig an gegenseitiger Fairness. Zwar gab es oft Unmut über Engpässe, ja auch Zorn, aber wir waren weder verzagt noch gar resigniert, sondern lernten, eigene Ideen und auch Erfindungen einzusetzen. Solche Begabungen kamen keineswegs nur an den Hochschulen vor. Ich denke mit besonderer Bewunderung und Zuneigung an den Chefarzt Dr. G. Gruner aus Zittau, der ein hochtalentierter Bastler war und uns aus mancherlei apparativer Notlage heraushalf. Seiner technischen Fantasie verdankten wir zum Beispiel ein kleines handliches Beatmungsgerät, das damals für Neugeborene auf dem Transport in ein Reanimationszentrum von unschätzbarem Nutzen war.

Es ist kein Zweifel, dass wir vorwärtskamen. Es blieb uns erspart, selbstgefällig oder selbstzufrieden zu werden. Ständig saß uns der Stachel im Fleisch, uns selbst entwickeln zu müssen. So habe ich in jener Zeit auch das Glück erfahren, etwas noch Unvollkommenes aufzubauen. Ich denke an dieser Stelle an all jene, die damals mitgeholfen haben – meine vielen »wissenschaftlichen Söhne und Töchter«, wie ich sie immer genannt habe (so wie sie mich als »Mutter der Neonatologie der DDR« bezeichneten, eine scherzhafte Geste, die meiner Eitelkeit mächtig schmeichelte, aber ihre Berechtigung fand in den warmen Gefühlen, die ich bis heute für sie empfinde).

Schon geraume Zeit vor der Gründung der Gesellschaft für Perinatale Medizin der DDR und des Forschungsprojektes »Neonatologie« gingen wir an der Kinderklinik der Charité daran, eine Abteilung Neonatologie vorzubereiten. Ich erinnere mich an die dämmerigen Spätnachmittage, an denen wir in meinem Dienstkämmerchen unter dem Dach der Kinderklinik eifrig die Themen diskutierten, die ich verteilte. Es betraf vordringlich solche, mit denen wir bis dahin wenig zu tun gehabt hatten: Zahl und Anordnung von Räumen, Personalschlüssel und Ausrüstungen einer Neugeborenen-Intensivstation, Techniken des Atmungsersatzes, biochemische und pharmakologische Probleme dieses Lebensalters. Wir arbeiteten systematisch an unserer Ausbildung zu Neonatologen.

Zu meinem Erstaunen wurden diese Zusammenkünfte mit großem Interesse zur Kenntnis genommen und von weit mehr Kollegen fleißig besucht, als ich je in die neuzugründende Abteilung hätte aufnehmen können. Einen gewissen Stamm hatte ich mir schon ausgesucht. »Meine wissenschaftlichen Kinder« blieben der Neonatologie treu ergeben und sind mir noch heute so nah wie eh und je. Später kamen andere dazu; viele von ihnen wuchsen in mancher Hinsicht über mich hinaus, aus ihrem Lehrer verwandelte ich mich allmählich wieder zu ihrem Schüler.

Solange Professor Kraatz, Ordinarius für Gynäkologie und Geburtshilfe an der Charité, im Amt war, kam es nur zu vagen Versprechungen. Er selbst bot mir mehrmals an, sein »Hausneonatologe« zu werden. Aber wir hatten natürlich viel weiterreichende Vorstellungen.

Im Jahre 1969 wurde ich zum ordentlichen Professor für Pädiatrie/Neonatologie ernannt, und Anfang 1970 zog unsere kleine Gruppe von Ärzten und Schwestern in die Frauenklinik der Charité um. Es war eine seltsame Leitungs- und Unterstellungskonstruktion erdacht worden. Als vorläufiger Direktor der Frauenklinik wurde Professor Igel aus Schwerin berufen und anstatt – wie ursprünglich vorgesehen und wie es Professor Tosettis Profilierung entsprach – einen Lehrstuhl für Geburtshilfe/Perinatologie zu schaffen, berief man Tosetti auf einen neugegründeten Lehrstuhl für »Soziale Gynäkologie«. Ich war sehr enttäuscht über diese unerwartete Schwächung der Konzeption einer echten Perinatologie an der Klinik. Wie mir Tosetti erst kürzlich berichtete, sei dies der Wunsch von Professor Kraatz gewesen. Ob dies wirklich so war und wie diese merkwürdige Veränderung im letzten Moment tatsächlich zustande kam, bleibt für mich ungeklärt.

Wir drei – Igel, Tosetti und ich – sollten, mit einem gleitenden Direktorat, gleichberechtigte Leiter von Teilen der Klinik sein. Allerdings war mir klar, dass es nach den traditionellen Vorstellungen undenkbar gewesen wäre, einen Pädiater zum Leiter einer Frauenklinik zu machen. Dass also diese Vorstellungen und Versprechungen jeglicher Realität entbehrten, wusste ich von Anfang an, aber sie hatten ein Gutes: Sie gaben mir die Unabhängigkeit und Autorität, die wir für den Aufbau der Abteilung brauchten. Professor Igel blieb Direktor der Frauenklinik.

Die Frage der staatlichen Unterstellung war im Übrigen sehr gedankenlos gehandhabt. Während ich als Einzige der Frauenklinik angehörte, blieben die Schwestern und meine Sekretärin sowie später unser ganzes Forschungslabor staatlich und gewerkschaftlich bei der Kinderklinik organisiert. Dass wir trotz dieser Fehlkonstruktion so harmonisch miteinander arbeiteten, dass sich keiner beklagte, dass unsere Gruppe bei allen Anfangs- und Anpassungskomplikationen in der neuen Klinik fröhlich und willig die Entfernung vom »Mutterhaus« auf sich nahm und einige von ihnen noch heute von der »schönen alten Zeit« schwärmen, ist für mich rührend und bewegend.

Die Gründung der Abteilung war ein entscheidender Schritt in Richtung einer verbesserten Versorgung der Neugeborenen und der Erforschung ihrer Probleme. Aber sie entstand unter zwingenden Kompromiss-Bedingungen, was sowohl die lokalen, räumlichen und personellen Umstände als auch die Schwierigkeiten in der allgemeinen ökonomischen und politischen Lage betraf.

Der wichtigste Schritt – die Anbindung der Neonatologie an die Geburtshilfe – war vollzogen, aber mir schwebten viel größere interdisziplinäre Kombinationen vor, die auch später, bei unserem Umzug in den Neubau der Charité, nicht vollständig realisiert wurden und vielleicht auch nicht verwirklicht werden konnten.

Mir schwebte die Schaffung eines perinatologischen Universitätszentrums vor – im Verbund mit allen anderen klinischen Fächern, das heißt mit der Möglichkeit des unmittelbaren Zugriffs auf kinderchirurgische Spezialabteilungen – ein perinatologisches Zentrum, das den ganzen Komplex von Problemen der Fertilität und der Humangenetik über Geburtshilfe bis zum Ende des Säuglingsalters umfassen sollte. Ich stellte mir die Zusammensetzung dieses Zentrums folgendermaßen vor:

1. Eine Abteilung für sexuelle Endokrinologie mit klinischer Beratungsstelle und entsprechenden Laboreinrichtungen.

2. Eine humangenetische Abteilung mit einer zentralen Datei und statistischer Auswertung, die zugleich einen breit zugänglichen Beratungsdienst auszuüben hätte und über zellmorphologische, biochemische und molekularbiologische Labore verfügt hätte, die sich – in Absprache mit anderen perinatologischen Zentren des Landes – auf

bestimmte genetische Krankheiten spezialisieren, aber das allgemeine Methoden-Spektrum beherrschen sollten.

3. Eine Abteilung für klinische und wissenschaftliche Geburtshilfe, einschließlich der ambulanten Betreuung von Risikoschwangerschaften.

4. Eine Abteilung Neonatologie mit Intensivstation, Betreuung normaler und kranker Neugeborener, eine Station für die Aufzucht Frühgeborener jenseits ihres unmittelbaren Überlebens-Risikos, verbunden mit wissenschaftlichen Möglichkeiten zur Untersuchung von Wachstum, Stoffwechsel und Ernährung.

5. Eine Säuglingsstation, die Patienten mit Fehlbildungen, perinatal entstandenen Folgeerscheinungen und angeborenen Stoffwechselstörungen gewidmet wäre.

6. Ein mit biochemischem, physiologischem, morphometrischem Methodenspektrum ausgestattetes Labor, das sowohl für langfristige Forschungsaufgaben als auch für kurzfristige Untersuchungen einsetzbar wäre und sowohl geburtshilflichen als auch neonatologischen Problemen dienen würde.

Vielleicht kommt einmal die Zeit, in der Geld, Fantasie und Interesse für diese früheste Entwicklungsphase des Menschen in genügendem Umfang vorhanden sind, um solche oder ähnliche Pläne zu verwirklichen. Es kann aber auch sein, dass sich die wissenschaftliche und klinische Struktur der Probleme in Zukunft so verändert, dass andere Vernetzungen, andere Kombinationen von Fachdisziplinen dem Ziel der optimalen medizinischen Betreuung und wissenschaftlichen Erkenntnis besser dienen könnten. Zum Beispiel glaube ich kaum, dass meine damalige Idee einer Station zur Aufzucht von Frühgeborenen heute noch durchführbar bzw. notwendig wäre. Die Tatsache, dass Eltern sich jetzt bereits auf der Intensivstation in die Pflege ihres – auch noch so winzigen – Frühgeborenen mit eintakten können, bringt grundsätzlich andere und bessere Voraussetzungen für die spätere Versorgung des Kindes im häuslichen Milieu und somit auch eine frühere Entlassung aus dem Krankenhaus mit sich. Der Erforschung von

Ernährung und Stoffwechsel am Patienten sind heute andererseits so viele Beschränkungen auferlegt, die nicht nur auf berechtigten sensiblen ethischen Gründen beruhen, sondern auch durch Veränderung der äußeren Bedingungen entstehen. Und schließlich muss sogar bedacht werden, ob der Erkenntnisgewinn solcher Forschungen bedeutend genug ist, gemessen an dem Aufwand an größtmöglicher Präzision, an den Bemühungen um die Vermeidung jeglicher Belästigung für den kleinen Patienten (dessen Einwilligung im Übrigen ja nicht einzuholen ist) sowie auch im Verhältnis zu dem hohen Maß an Geduld und Beharrungsvermögen, das bei Langzeitstudien den Beobachtern ebenso wie den Patienten abgefordert wird.

Dies alles sind sehr komplizierte Fragen und sie sind keinesfalls im ersten Hinschauen zu beantworten. Bei der steigenden Übervölkerung der Welt, ihrem drohenden Mangel an Nahrungsstoffen, der Aufzehrung der Erdressourcen ist die Kenntnis aller notwendigen Bestandteile der Nahrung, sowohl was ihre Quantität als auch ihr Verhältnis zueinander betrifft, allerdings von großer Bedeutung, nicht nur für das Überleben jedes Geborenen, sondern auch für seine optimale Entwicklung, Gesundheit und Leistungsfähigkeit.

Planungen solcher Institutsstrukturen müssen auf Prognosen höchster Qualität beruhen. Meine Ideen konnten mit dem Neubau der Charité (vielleicht zum Glück) nur partiell befriedigt werden. Ich war damals schon emeritiert, aber mein Nachfolger Ludwig Grauel, einer meiner »wissenschaftlichen Söhne«, hat das zu jenem Zeitpunkt maximal Mögliche erreicht und seither weiter ausgebaut. Und so ist die jetzige neonatologische Abteilung eine »Insel der Seligen« innerhalb der ansonsten seit der »Wende« traurig geschrumpften Charité. Die Abteilung Neonatologie kann Besuchern aus nah und fern immer noch mit Stolz vorgezeigt werden.

1971, mit meiner Emeritierung, stand die Frage nach meinem Nachfolger für den Berliner Lehrstuhl. Peter Großmann wählte sich Grauel unter den Kandidaten aus. Da ich in unserer Gruppe zwei solche »Söhne« besaß, die klinisch, wissenschaftlich und menschlich Kopf an Kopf lagen, die ich gleich gern hatte und von denen ich für keinen eine Kränkung und Gefährdung seiner beruflichen Laufbahn dulden wollte, überwand ich mich zu der einzigen, mir bewussten, selbstlosen Handlung meines Lebens und übergab Dieter Gmyrek, dem anderen »Sohn«, die Leitung des Forschungsprojektes »Neonatologie«, indem ich dem Ministerium für Gesundheitswesen nahelegte, mich zu entpflichten und Gmyrek zu berufen. Ich weiß nicht, ob damals jemand gespürt hat, wie schwer mir dieses Loslassen von einem mir ans Herz gewachsenen »Werk« gefallen ist. Schon der Abschied von der Klinik hatte manche Träne zur Folge, deren Spuren vielleicht noch heute an der Ecke der alten Frauenklinik in der Monbijoustraße zu finden sind. Meine Rechnung aber ging auf: während Grauel die Professur an der Humboldt-Universität in Berlin bekam, wurde Gmyrek ein Jahr später auf die äquivalente Position als Professor an die damalige Medizinische Akademie Dresden berufen. Beide »Söhne« haben gute und hingebungsvolle Arbeit geleistet und sind Freunde geblieben.

Von zwei weiteren Menschen unserer ursprünglichen Neonatologie-Gruppe habe ich mich mit Schmerzen getrennt. Der eine war Hans Gross, den ich mir aus Mitjas Institut geholt und zum Leiter unseres Forschungslabors gemacht hatte. Ich kannte ihn schon viele Jahre. Er ist ein gerechter und lauterer Mensch und der Forschung ergeben. Er baute unser kleines Labor auf, schulte seine Mitarbeiter und war uns allen ein Vorbild an Fleiß. Und dann konzipierte man mit dem Neubau der Charité ein modernes klinisches Zentrallabor mit einer Abteilung für Pathobiochemie. Die Leitung dieses großen Komplexes trug man Hans an. Er schwankte, beriet sich mit mir. Aber natürlich reizte ihn die größere Aufgabe, und ich denke, dass er erleichtert war, als ich ihm zuriet, die Herausforderung an seine Leitungs- und Organisationsfähigkeiten anzunehmen. Damit ging unsere ganze kleine Laborgruppe, unsere Neonatologie-Forschung, an das zentrale Institut über. Wir haben dort weiter geforscht und unsere Ideen mit eingebracht, und vielleicht waren wir da auch apparativ besser ausgerüstet. Aber der Verlust des ureigenen Forschungslabors bleibt trotz allem eben doch ein Verlust.

Später, als ich emeritiert war, kam mir diese Entwicklung entgegen. Hans war außerordentlich generös, ließ mir meine langjährige medizinisch-technische Assistentin, ein eigenes Labor und freie Hand an allen Apparaturen und für die Chemikalien, die wir brauchten.

Der zweite Verlust war vielleicht der einschneidendste für mein weiteres Leben, der Umzug meines Danielchens nach Kassel. »Danielchen« war meine langjährige medizinisch-technische Assistentin. Danielchen besaß alles, was ich mir wünschte: einen guten Kopf, geschickte Hände, Interesse und Selbständigkeit, absolute Wahrheitsliebe und dazu ein unbeirrbares Taktgefühl.

Die Fragestellungen, denen wir uns in meiner »neonatologischen Periode« zuwandten, richteten sich auf den Sauerstoffmangel des Föten und Neugeborenen, vielleicht die größte Bedrohung für sein Überleben und seine spätere Existenz. Beim bereits geborenen Kind kann man ihn sehen und messen, aber bis dahin war nur der akute Sauerstoffmangel unter der Geburt erkennbar anhand einer kleinen Blutentnahme vom Köpfchen des Kindes im Geburtskanal. Ein länger dauernder Sauerstoffmangel des Föten im Uterus blieb unerkannt. Dies kann jedoch mit schweren Folgezuständen einhergehen, die insbesondere das Gehirn betreffen, das empfindlichste Organ des Körpers gegenüber einer zu geringen Zufuhr von Sauerstoff. Es war also äußerst wichtig, solche verborgenen Zustände, die sich bereits vor der Geburt abspielten, noch nach der Geburt zu erkennen, um ein solchermaßen betroffenes Kind in der Folge besonders aufmerksam zu beobachten und eventuell notwendige Maßnahmen zur Therapie und Rehabilitation so früh wie möglich einsetzen zu können.

Unsere Suche nach einem solchen Indikator für bereits abgelaufene oder noch anhaltende Hypoxie richtete sich auf die Erythropoese, die Produktion roter Blutkörperchen, die das Hämoglobin, den Sauerstoffträger, im Blut transportierten. Ist nämlich der Sauerstoffmangel schwer und von gewisser Dauer – also von echter bedrohlicher Bedeutung, dann schaltet der Organismus eine forcierte Bildung neuer roter Blutzellen ein. Es kommt zu einer deutlichen Zunahme junger Zellen – die ganze Population roter Blutkörperchen verjüngt sich.

Auf dieser Tatsache fußte unser Forschungsansatz. Das Problem war nun, an welchen Kriterien man die Jugendlichkeit der Zellen messen könnte. Es lag nahe, einfach den Anteil der unreifen Vorstufen des Erythrozyten, die Retikulozyten, anzufärben und unter dem Mikroskop zu zählen. Aber diese Zellen reifen innerhalb nur weniger Tage, so dass man den Zeitpunkt ihrer Vermehrung möglicherweise verpassen kann. In der Tat versagt dieser Indikator in vielen Fällen. Gross und Grauel wandten sich einem anderen Kriterium für die Jugendlichkeit der roten Zellpopulation zu: der Dichte der Zellen. Diese ist vordringlich durch den Gehalt an Hämoglobin bestimmt. Seine Produktion in der Zelle hält noch an, bis die letzte Reifestufe erreicht ist. Die Zelle wird dichter und dichter, solange sie noch Mitochondrien für die Energiegewinnung und Eiweißsynthese besitzt, das heißt bis zu einem Stadium, in dem man den Retikulozyten als solchen kaum noch erkennen kann.

Bereits der Dichte-Test ist somit der Retikulozytenzählung überlegen. Aber auch er hat den Nachteil, keine längeren Zeiträume retrograd zu erfassen. Die Studien, die ich mit Danielchen und einer Reihe von Diplomanden und Doktoranden über viele Jahre mit einem dritten Indikator durchführte, ergaben, dass ein anderer Bestandteil der roten Blutzelle, das Kreatin, der weitaus beste Indikator für ihr Zellalter ist. Junge rote Blutkörperchen enthalten nämlich gegenüber alten ein Vielfaches an Kreatin. Sie verlieren es exponentiell in den ersten vierzehn Tagen, danach langsamer. Diese Substanz stellt einen ausgezeichneten retrograden Indikator für das Einschalten forcierter Erythropoese – und damit indirekt für Sauerstoffmangel – dar, mit dem man auch etwas länger zurückliegende Zustände solcher Art nachweisen kann.

Unsere Untersuchungen des Kreatins gingen darüber hinaus in mannigfaltige Richtungen: Wir studierten sein Verhalten in roten Blutkörperchen vom Föten bis ins hohe Lebensalter, bei verschiedenen Formen von Anämien; wir gingen auch der Frage nach, wie die rote Blutzelle ihren Konzentrationsunterschied an Kreatin gegenüber dem Blutplasma aufrechterhält. Das Kreatin erwies sich als eine äußerst ergiebige Quelle für Experimente, wobei die geringe Menge Blut, die für seine Bestimmung notwendig ist, keine ethische Barriere darstellte und oft von der reinen Routine-Entnahme bei anderen notwendigen diagnostischen Blutproben abfiel.

Mit Danielchens Ausscheiden aus dem Institut für Pathobiochemie endete auch meine wissenschaftliche Arbeit. Mit fast 80 Jahren hatte ich nicht den Mut, noch einmal mit eigenen Händen im Labor zu arbeiten. Danielchen hatte mir über viele Jahre, die meiner Emeritierung folgten, ermöglicht, weiterhin etwas Schöpferisches zu tun und am aktiven wissenschaftlich-medizinischen Leben teilzuhaben.

Unsere kleine Abteilung hatte auch einen atemphysiologischen Zweig, der von Roland Wauer und Schmalisch betrieben wurde, mit stark verfeinertem Methodenspektrum und mathematisierten Aussagen bezüglich physiologischer und pathologischer Vorgänge der Lungenatmung, deren prognostischer Bewertung sowie der Formen einer notwendigen Therapie. Das Interesse dieser Gruppe galt mehr und mehr den kleinsten und unreifsten Frühgeborenen, ganz so, wie auch der internationale Trend verläuft.

Mit Gmyrek verbanden mich in der Forschung die Bemühungen, der Neugeborenen-Gelbsucht Herr zu werden, und zwar der besonderen Form, die auf der Unreife der Leber bei der Geburt beruht und insbesondere zu früh Geborene (manchmal aber auch rechtzeitig Geborene) befällt. Wenn nämlich rote Blutkörperchen zugrunde gehen (bei Erwachsenen nach etwa 100 –120 Tagen, beim Neugeborenen und bei bestimmten Formen der Blutarmut jedoch viel früher), muss ihr Hämoglobin zu Bilirubin abgebaut, in eine besondere, wasserlösliche Form gebracht und in den Darm ausgeschieden werden. Hierzu ist ein ganzer Komplex von Stoffwechselvorgängen notwendig. Jenseits des unmittelbaren Neugeborenenalters ist der normale Mensch hierzu in der Lage. Ein noch nicht ganz ausgereiftes Neugeborenes verfügt aber noch nicht über die volle Fähigkeit, das Bilirubin wasserlöslich zu machen. Anstatt im Darm ausgeschieden zu werden, steigt der Bilirubin-Spiegel im Blut und anderen Körperflüssigkeiten an, färbt die Haut gelb, und, was viel schlimmer ist, lagert sich im Gehirn ein und verursacht dort lebenslange Schäden oder sogar den Tod. Es war zu jener Zeit ein ungemein wichtiges Forschungsthema, denn es gab noch keine Vorbeugung. War die Gelbsucht einmal entstanden und der Blutspiegel des Bilirubins über eine bestimmte Grenze angestiegen, so konnte man nur durch Blutaustauschtransfusionen das Kind vor den Gefahren retten, ein Verfahren, das selbst nicht ganz ohne Risiko und auch in vieler Hinsicht aufwendig ist. Gmyrek entwickelte einen einfachen Test, mit dem man voraussagen konnte, welches Kind eine solche Gelbsucht bekommen würde, sowie Formen der Vorbeuge und Behandlung, die einen Blutaustausch unnötig machten. Parallel mit der Attacke gegen die Neugeborenen-Gelbsucht, die durch Blutgruppen-Unverträglichkeit zwischen der Mutter und ihrem Kind entsteht und die Leben und Gehirn des Neugeborenen sogar noch schneller und dramatischer bedroht, konnte in der DDR die Sterblichkeit der Neugeborenen an dieser Krankheit exponentiell gesenkt werden.

Grauel wandte sich nach einiger Zeit einem damals immer dringender werdenden Problem zu: den Hospital-Infektionen der Neugeborenen. Diese machten sich besonders auf Intensivstationen bemerkbar, und zwar durch selektiv entstehende, der Behandlung gegenüber resistente Keime, und wurden gerade für die schwächsten und gefährdetsten Kinder zum Verhängnis.

Alle diese Forschungen waren in unser Forschungsprojekt »Neonatologie« eingebunden. Wir diskutierten die Pläne und Ergebnisse im Rat sowie im Plenum unseres Projektes und mussten uns in unregelmäßigen Zeitabständen vor dem Rat für medizinische Wissenschaft »verteidigen«.

Dieser war für die Beratung des Ministers für Gesundheitswesen geschaffen und bestand aus Wissenschaftlern der verschiedensten, vor allem theoretisch-experimentellen Gebiete. Der Rat für medizinische Wissenschaft war sehr kritisch und damit ungemein hilfreich. Ich ging immer mit großem Herzklopfen in diese Sitzungen, obwohl uns das Ministerium für Gesundheitswesen nie in unsere Vorhaben reinredete, im Gegenteil, es war uns gegenüber äußerst wohlwollend.

Parallel zu unserem Projekt waren gleichzeitig vier andere gegründet worden, die sich auf die Probleme von Mutter und Kind richteten:

»Das defektive Kind« (Leiter Professor Göllnitz), »Humangenetik« (Leiter Professor Schöneich), »Menschliche Reproduktion« (Leiter Professor Wilken) und »Kinder- und Jugendgesundheitsschutz« (Leiterin Frau Professor Schmidt-Kolmer, später Frau Professor Niebsch). Mit allen, insbesondere den ersten dreien, hielten wir Kontakt, wenn auch nicht so eng, wie ich es mir gewünscht hätte. Wir besuchten gegenseitig unsere Plenarversammlungen und diskutierten miteinander, aber zu einer echten thematischen Vernetzung kam es nicht. Auch der spätere Zusammenschluss der drei erstgenannten Projekte mit dem unsrigen zu einem sogenannten »Staatsplanprojekt« brachte keine weitere produktivere Gemeinschaftsarbeit. Ich selbst hatte mich für diese Verknüpfung eingesetzt, war aber enttäuscht, da meine Hoffnungen bezüglich stärkerer gegenseitiger Befruchtung unerfüllt blieben.

Eines war unserem Projekt und manchem anderen der DDR eigen: Es weckte den Drang nach Wissenschaft und Forschung auf breiter Front und über die Universitätsgrenzen und theoretischen Institute hinaus, es verstärkte das methodische Können, die Fähigkeit, Kritik anzunehmen, förderte ein freundschaftliches Gemeinschaftsgefühl, die Stärkung ethischer Einstellungen sowie den Ehrgeiz und ein Verantwortungsgefühl für das Ganze.

Viele Mitarbeiter waren nur mit einem Teil ihrer Gesamtleistung an unserem Projekt beteiligt, was mir bezüglich ihrer Forschungsaufgaben große Sorgen machte, aber dennoch entstand durch die gegenseitigen Kontakte eine Atmosphäre, die ich als einzigartig und zukunftsträchtig empfand. Die Zeit blieb uns nicht, von dem solcherart vorbereiteten Boden echte Spitzenleistungen zu ernten. Aber wir erwarben Anerkennung und hatten Freunde in Ost und West.

Aus dem Kreis aller dieser uns verbundenen Kollegen möchte ich die warmherzige und völlig vorurteilsfreie Frau Professor Leonore Ballowitz, Westberlin, sowie den lauteren Vorkämpfer für eine gerechte, gleichgute Neonatologie für Schwarze und Weiße in North Carolina, USA, hervorheben: Ernie Kraybill.

Noch eine andere gesundheitspolitische Erfahrung mit einer einzigartigen medizinischen Qualitätskontrolle will ich hier darlegen:

meine mehr als zwanzigjährige Tätigkeit im Rahmen der Kommissionen zur Senkung der Säuglings-, später auch der Kindersterblichkeit. Diese Kommissionen waren eine ganz besondere, DDR-spezifische Errungenschaft und beinhalteten die einzige flächendeckende Analyse eines jeden Kindersterbefalles auf seine medizinische und soziale Vermeidbarkeit hin, die mir weltweit bekannt ist. Hier existierten – auf zwei hierarchischen Ebenen – unabhängige Expertenkommissionen, die zunächst auf Kreis-, dann auf Bezirksebene die Krankenblätter aller Säuglings- und Kindersterbefälle minutiös untersuchten und nach einer Diskussion zur Einschätzung aller Umstände jeweils zu den Urteilen »unvermeidbar«, »bedingt vermeidbar« oder »vermeidbar« gelangten, dieses schriftlich festhielten und begründeten sowie – wo immer notwendig – Empfehlungen für staatliche Stellen erarbeiteten. Die Standards, an denen die Qualität der Betreuung gemessen wurde, waren nicht die jeweiligen Bedingungen in der DDR, sondern international modernste wissenschaftliche Erkenntnisse sowie hohe humanistische und soziale Anforderungen. Die Einschätzung der Kommissionen diente nicht der Bestrafung, sondern der Vermeidung fachlicher und sozialer Unzulänglichkeiten.

Diese Kommissionen waren ein Beispiel für Demokratie »von unten« ebenso wie das einer Qualitätskontrolle durch Sachverständige verschiedenster Gebiete. Sie hatten einen bedeutenden Erziehungseffekt, der sich nicht nur im Zusammenhang mit den einzelnen Sterbefällen auf die »Betroffenen« bezog, sondern auch auf die Mitglieder der Kommissionen selbst. Diese erhielten auf diese Weise eine breite interdisziplinäre Qualifizierung, aber auch eine großartige Förderung ihrer Fähigkeit zu eigener Kritik und Selbstkritik. Diese Entwicklung ist mir lebhaft im Gedächtnis. Ursprünglich gab es große Zurückhaltung bei kritischen Äußerungen, wohl im Wesentlichen aus Angst, man könne irgendwann selbst einmal in den Blickpunkt der Kritik geraten. Offene Selbstkritik der eigenen Einrichtung gegenüber war anfänglich selten. Es dauerte Jahre, bis alle gelernt hatten, in voller sachlicher Aufrichtigkeit und mit Takt Kritik zu üben und auch anzunehmen, ebenso wie Selbstkritik auszusprechen. Da ich diese beiden

Eigenschaften für die Vorbedingung jeder ärztlichen Tätigkeit, ja jedes gesellschaftlichen Fortschritts halte, machte ich mich zum Propagandisten für diese Kommissionen. Auch sie verschwanden mit der »Wende«.

Ich sehe in der zunehmenden Privatisierung der Medizin, der Isolierung der Ärzte, ihrem individuellen Existenzkampf und dem damit schwindenden Gemeinsinn, dem missverstandenen Datenschutz und der Furcht vor juristischem Zugriff, aber auch in der Gesamtorganisation des Gesundheitswesens und schließlich in der zur endgültigen Diagnosefindung inkompletten Sektionsrate zunächst unüberwindliche Hindernisse, das System als Ganzes im Nachwendedeutschland zu übernehmen. Aber ich wünschte mir, so viele Teile wie möglich zu retten und das System als Ganzes als unschätzbar wertvolles Erfahrungsvermächtnis einer gedankenreichen, selbstlosen und humanistischen Seite der »realsozialistischen DDR« im Gedächtnis der Medizin lebendig zu halten.

Unsere Freundschaft mit der Familie des Pharmakologen Fritz Jung

Zu meiner Freude, aber gleichzeitig auch zu meinem Erschrecken, sind die Freunde so zahlreich und jeder für sich ist von solcher Bedeutung in unserem Leben, dass ich mich fürchte, ob ich ihnen allen gerecht werden könnte. Hier und da habe ich einen Blick auf diesen oder jenen geworfen, der meinem Herzen nahesteht und in unserem Leben eine wichtige Rolle spielt. Aber je mehr diese Erinnerungen in die »Gegenwart« hineinreichen, desto schwerer wird es, genügend Abstand zu gewinnen, um Wesentlichstes herausleuchten zu lassen. Der Gedanke, dass ihnen meine Erzählung vor Augen kommen könnte, hemmt gerade die Beschreibung der Nächsten und Liebsten. So hast Du sicherlich auch mit einigem Befremden bemerkt, wie wenig Du von dem alternden Mitja, den vier nun längst erwachsenen Kindern, von lieben Schülern, vom weiteren

Schicksal meines Bruders und seiner Frau sowie meines Quasi-Schwesterchens Hilde hörst. Von früheren intimen Gefühlen und Begegnungen konnte ich Dir erzählen – die heutigen müsste ich verfremden.

Ich will nur eine einzige Freundes-Familie herausgreifen. Ich wähle sie, weil diese Freundschaft von den Anfängen unseres DDR-Daseins bis in die Jetztzeit reicht und an ihren vielen Facetten sich das Licht bricht und flüchtige Ausblicke auf DDR-Wirklichkeiten wirft: Ich spreche von der Familie Jung.

Die Familie Professor Fritz Jung ist durch viele Fäden und Beziehungen mit der unsrigen verknüpft und befreundet. Den ersten Kontakt mit Fritz hatten Mitja und ich im Pharmakologischen Institut der Humboldt-Universität, einem dunklen, alten Gebäude in der Clara-Zetkin-Straße, dessen Direktor er damals war. Für Fritz war es ein »morning after« – am Vortag hatte er mit seinen Mitarbeitern bis in die Nacht hinein Fasching gefeiert und viele witzige Konstruktionen zeugten noch vom Übermut und von der Intelligenz der Institutsangehörigen. Eine leichte Kater-Atmosphäre, gepaart mit einer etwas abgestandenen Frivolität, durchdrang das altehrwürdige Institut. Fritz, ebenso wie Mitja damals noch nicht einmal 40 Jahre alt, führte uns mit jungenhafter Freude in dem Tohuwabohu herum und fand in seiner Faschingsbegeisterung kein einziges Wort über Wissenschaft. Es stellte sich aber später heraus, dass er ein überaus gescheiter Mensch mit blitzschnellem Verstand, einem erstaunlich weiten geistigen Umfeld, phänomenaler Lesekapazität und einer Forschungsrichtung war, mit der er durch sein Hauptgebiet, dem roten Blutfarbstoff, zu Mitja enge Beziehungen hatte. Dies dokumentierte sich in den Folgejahrzehnten in der langen Reihe von beiden gemeinsam ausgerichteter Erythrozyten-Symposien.

Fritz ist mir mittlerweile zu einer Art jüngerem Bruder geworden, so wie ich mich seiner Frau Waltraud schwesterlich verbunden fühlte. Bei ihr suchte ich in der einen schrecklichen Nacht, als ich um Mitjas Leben bangte, Zuflucht.

Eigentlich hat sich der Fritz in den 40 Jahren, seit wir ihn kennen, kaum verändert. Er ist ein großes Kind geblieben, gutherzig, immer bis an den Rand erfüllt von dem, was ihn gerade beschäftigt, so dass er keinem Einwurf oder gar einer Ablenkung vom eigenen Thema zugänglich ist. Untersetzt, kräftig, ein wenig o-beinig, mit schnellen ruckartigen Bewegungen und blitzenden Augen sprudelt er ständig über von Ideen, Plänen, Entwürfen für Artikel und Briefe an Zeitungen. Der weitaus besonnenere Mitja konnte ihn manchmal kaum von unsinnigen Unterfangen zurückhalten. Häufig allerdings mündet Fritzens primärer Enthusiasmus in zahmere Aktivitäten, als ursprünglich konzipiert. Früher konnte er in Parteiversammlungen plötzlich von feurig geplanten Positionen umkippen und seine Meinung ändern. Nichtsdestoweniger ist sein Leben – von den Anfängen eines kleinen, tief katholisch erzogenen schwäbischen Jungen an, über erste Schritte in der Wissenschaft, politische Strafversetzung durch die Nazis »an die Front«, eine praktische Verbannungszeit hoch oben im Norden Norwegens, als Soldat und Mediziner mit toxikologischen Kenntnissen, mit abenteuerlicher Rückkehr in das gerade zusammenbrechende Hitlerdeutschland, die geistesgegenwärtige Aufspürung und Übergabe riesiger Giftvorräte der Nazis an die französischen Alliierten bis zur schließlichen frühen Übersiedlung nach Ostberlin – ein durchgehend eindeutiges antifaschistisches und prosozialistisches Vorbild gewesen. Dabei hat er sich trotz seiner linken politischen Einstellung erstaunlich wenig Feinde in seinem Leben geschaffen. Auch Mitja ist ihm innig zugetan, obwohl er manchmal ungeduldig und sogar böse mit ihm sein kann, wenn Fritz nicht zuhört, Versprechen vergisst, Verantwortung einmal nicht wahrnimmt. Er verzeiht ihm nach kurzem Ärger alles. Der Fritz ist und bleibt eben ein brillantes Kind, ideenreich, lebenssprühend, egozentrisch, wie Kinder sind, aber doch echter dauerhafter Liebe und Freundschaft fähig.

Fritzens bedeutendste Leistung für die DDR war die Leitung des Zentralen Gutachterausschusses für Arzneimittel, der alle Medikamente und biologischen Präparate für den Menschen, die entwickelt oder auf dem Markt angeboten wurden, prüfen und bezüglich ihrer

Zulassung entscheiden musste. So entstand in der DDR eine Art »rote Liste« von Heilmitteln, die wirksam und ohne Schadenswirkung waren, frei von den ökonomischen Interessen der Herstellerfirmen und frei von der Überzahl parallel entwickelter oder ungenügend geprüfter Medikamente sowie von Arzneien mit mystischer Wirkungsweise. Dieser Ausschuss arbeitete nach streng wissenschaftlichen Kriterien und übte einen segensreichen Einfluss auf die Handlungsweise der Ärzte aus.

Nach einigen Jahren Lehr- und Forschungstätigkeit an der Humboldt-Universität wechselte Fritz über in den Bereich der Akademie der Wissenschaften, wo er in Berlin-Buch ein molekularbiologisches Institut aufbaute. Dies geschah sehr zum Bedauern der Medizinstudenten, die in ihm einen originellen und anspruchsvollen Lehrer verloren. Einige von ihnen werden auch noch mit Schrecken an das Büro denken, in dem Fritz die Studenten zum Staatsexamen prüfte. Es war mit einem Terrarium voller Schlangen und meist auch mit einem jungen Krokodil ausgestattet. Letzteres nahm einmal Reißaus und erschien in einem der Labore. Es konnte nur durch Fritz wieder in seine Behausung zurück bugsiert werden.

Fritz war in meinem Umfeld der erste, der die Bedeutung von Computern für die moderne Gesellschaft erkannte. Leider wurden seine Empfehlungen an Partei und Regierung nicht rechtzeitig aufgegriffen. Fritz selbst ergab sich dem Computer mit Haut und Haaren, mit der ihm eigenen Leidenschaftlichkeit. Da er ein beachtliches mathematisches Talent besaß, lernte er eine Computersprache nach der anderen, entwickelte Softwareprogramme und ergab sich samt einer Reihe von größeren und kleineren Enkeln schon früh der Passion der Computerspiele. Mit seinen Erzählungen über dieses Thema erzeugte er in mir stets das Gefühl, ein antiquierter Analphabet zu sein.

Waltraud, seine Frau, ist schon vor einigen Jahren gestorben. Sie war ein großartiger, warmherziger und mutiger Mensch. Ebenso wie mit Mädi Grotewohl verbanden mich später mit Waltraud Jung unzählige Aktivitäten in den Elternvertretungen sowohl in der Wilhelm-Pieck-Schule als auch in der Heinrich-Hertz-Oberschule. Die fünf

Kinder der Jungs waren mit unseren altersmäßig eng verbunden, gingen in dieselben Klassen und hatten viele gemeinsame Abenteuer. Jahrelang zelteten die Kinder und Erwachsenen am Parsteiner See, der uns durch seine Abgeschiedenheit und sein klares Wasser angezogen hatte. Beide Familien träumten davon, dort einmal ein Wochenendhäuschen aufstellen zu dürfen. Während die Familie Jung der Gegend treu blieb und sich in Bölkendorf tatsächlich eine »Datsche« baute, deren Garten, auf uraltem Dorfmist angelegt, unter Fritzens grünem Daumen in eine unaussprechliche Wildnis seltener Pflanzen und Blumen auswucherte, wechselten wir in die Endmoränen-Landschaft der Feldberger Seen über.

Dieser Hang, sich eine »Datsche«, ein Wochenendhäuschen, zuzulegen, war eine typische DDR-Eigenschaft. Im mehr oder weniger leicht erreichbaren Umkreis der größeren Städte pachtete man ein Stückchen Land, stellte sich eine Fertigbauhütte drauf oder baute sie selbst und begann, ein passionierter Gärtner oder Angler zu werden. Die Behörden der BRD wissen vielleicht gar nicht, welche Wunden sie den Bewohnern der DDR zufügen, wenn sie ihnen die Rechte auf die »Datschen« schmälern oder nehmen wollen. Die Bewegung entstand aus der Sehnsucht nach Natur, nach erholsamen Wochenenden und Urlauben, für die der Reiseradius ja eingeschränkt war. Wie viel Arbeit, Liebe und auch finanzielle Mittel haben die Menschen jahrelang in ihr kleines Paradies gesteckt! Ich halte es für eine politische Eselei, an diesen Verhältnissen rütteln zu wollen. Vielleicht gibt sich die Datschenliebe einmal ganz von selbst, wenn ihre jetzigen Besitzer alt werden und die Nachkommen exotischere Gegenden der Erde den bescheidenen Wochenendgrundstücken vorziehen.

Unsere beiden Familien sind begeisterte Datschenbewohner gewesen, und die Familie Jung gab sich mit Leidenschaft dem Angeln im Parsteiner See hin. Stundenlang standen Fritz und die Kinder auf einem Steg und warfen ihre Angeln aus. Da sie aber eine überaus lärmende Familie waren, mieden die Fische weit und breit die kleine Bucht.

Mitja verstärkte eines Tages die Jungsche Dauerfrustration. Er pflegte weit in den See hinauszuschwimmen. Dieses Mal traf er auf ein

Boot mit sowjetischen Soldaten, deren Angelpassion die eines jeden Deutschen noch weit übertrifft. Diesmal hatten sie offenbar jedoch nicht geangelt, sondern durch einen unerlaubterweise ins Wasser geworfenen Sprengkörper einen mächtigen Vorrat an Fischen ergattert. Mitja erbat sich einen Fisch von ihnen. Da er gut russisch spricht, waren sie auch sofort bereit, ihm einen zu schenken. Mit diesem Fisch in der Hand kam er zurückgeschwommen und erzählte den leichtgläubigen und verdrossenen Anglern, er habe den Fisch weit draußen im See mit der bloßen Hand gefangen. Den ganzen Tag über konnten die Kinder und Fritz sich nicht genug wundern und Mitja den Glücksfang neiden, bis dieser sie am Abend aufklärte.

Es waren glückliche, unbeschwerte Tage. Heute sind die Kinder in der Welt verstreut, aber Schul- und Ferienerlebnisse halten sie zusammen, wenn sie einander sehen.

Sowjetunion

Mit dem Auftauchen der sorglos-angelfreudigen Sowjetsoldaten öffnet sich mein Erinnerungsvorhang für das große historische und das nahe persönliche Erlebnis: »Sowjetunion und Sowjetmenschen«. Wir, die Angehörigen meiner Generation, wurden geschüttelt vom gewaltigsten Aufbruch in der Geschichte der Menschheit seit ihrem Anbeginn, stärker noch und nachhaltiger als die Französische Revolution, einem Erdbeben gleich, das bis in die fernsten Winkel der Erde zu spüren war – wundervoll und schreckensreich, hervorgegangen aus Verstand und Analyse, getragen von den edelsten Ideen und Träumen, von unglaublicher Schöpferkraft und Opferwilligkeit, ja auch schuldhaft – aber nicht schuldig durch seine Ziele oder den geistigen Gehalt seiner Vorstellungen.

Nur von ferne, aber doch zutiefst berührt, haben wir das Zusammenrücken einer hochherzigen Intelligenz mit einer jahrhundertelang unterdrückten, dumpf-sehnsüchtigen, primitiven und analphabetischen Bauern- und Arbeiterschaft mitangesehen. Der sowjetische Film

»Leuchte, mein Stern leuchte« ist für mich das bewegendste Dokument für das unbewusste Verlangen der einfachen Menschen nach Kultur und die Hingabe derer, die sie ihnen brachten. Den Film habe ich mir viele Male angesehen. Das letzte Mal sollte die Vorstellung wegen mangelnden Kartenverkaufes ausfallen. Ich kaufte alle notwendigen Eintrittskarten auf und vergoss meine Tränen, die mir bei diesem Film immer wieder vor Rührung kamen, allein mit unserem Sohn Meiki im leeren Vorführungssaal unseres Kietz-Kinos »Blauer Stern«.

Was brachten diese Jahrzehnte, »die die Welt erschütterten«? Es entstand nicht nur ein neues Gesellschaftssystem, in dem aus leseunkundigen Völkern ein Staat mit den höchsten bisher erreichten Buchauflagen wurde, in diesen Jahrzehnten wurde das riesige Land in unglaublichem Tempo elektrifiziert und industrialisiert, wurde dem Ansturm des Hitlerfaschismus widerstanden und dieser militärisch besiegt; aus der Sowjetunion starteten der erste Sputnik, das erste bemannte Raumschiff. Siebzig Jahre hielt sich die Sowjetunion gegen eine Welt von Feinden.

Woran ging sie zugrunde? Am Alltag? Am Verstauben der Seelen? An Entkräftung? An Bürokratie? Von innen heraus oder als Opfer einer Verschwörung von außen? Aus moralischen oder ökonomischen Gründen?

Ich will diese Fragen zunächst wieder zurückdrängen und zuerst von den lebendigen Kontakten berichten, die ich mit den Menschen der Sowjetunion gemacht habe. Für uns Genossen war die Einstellung zur Sowjetunion stets eine politische Testfrage, ebenso wie damals in den USA (und vielleicht dort immer noch) das Verhältnis eines Genossen zu den Schwarzen.

1959, zur Feier meiner Habilitation, schenkte mir Mitja für die Woche zwischen Weihnachten und Neujahr eine gemeinsame Reise mit ihm nach Moskau und Leningrad per Eisenbahn. So schön dieser Urlaub war, er hinterließ einen unvergessenen Schrecken in mir. Es waren kurze, dunkle Tage mit langen, trüben Abenden. Schon am Grenzort Brest-Litowsk hatten wir ein merkwürdiges, unerwartetes Erlebnis. Wir hatten ein paar Stunden Aufenthalt und Zeit, uns die

Stadt anzusehen. Vor der Kirche, die wir besichtigen wollten, standen ein paar Menschen müßig herum. Die Kirche war noch geschlossen, so kamen wir erst ein wenig später zurück. Und siehe da: dieselben, vorher noch völlig normal aussehenden Menschen hatten sich in mitleiderregende Bettler verwandelt, die uns nun, echte oder vorgetäuschte Gebresten demonstrierend, um Almosen anflehten. Auch Kinderbettelei gab es damals in Moskau noch, allerdings nur um Kugelschreiber, Kaugummis und »Abzeichen«, während Kellner und Taxichauffeure zu jener Zeit jedes Trinkgeld noch stolz zurückwiesen.

Die Weite des Landes, das spärlich mit Schnee bedeckt war, und die kleinen verstreuten Dörfer, die wir vom Zug aus sahen, machten einen traurigen, verlassenen Eindruck, wie eben solchen Winterlandschaften eigen. Moskau war voll hastender, geschäftiger Menschen; alte Mütterchen mit Kopftüchern und in schäbiger Winterbekleidung kamen offensichtlich vom Lande, um in der Stadt für das Jolka-Fest einzukaufen. Sie trugen Säcke statt Einkaufstaschen und waren den Menschen ähnlich, wie wir sie aus Filmen und Gemälden über das Leben im vorrevolutionären Russland kannten.

Wir besuchten die berühmten Kirchen des Klosters von Sagorsk. Die Menschen – alte und uralte zumeist – drängten sich in den dunkel-goldenen, Ikonen-geschmückten Räumen. Sie küssten die Füße der Heiligen auf den Wandgemälden und sangen mehrstimmig tieftraurige Gesänge. Ich bekam Angst vor einer solchen Religion.

Heute beginne ich zu begreifen, wie dieserart einseitige Eindrücke selbst bei wahrheitsliebenden Reportern und Journalisten zu Verallgemeinerungen führen können – auch über die DDR gibt es solche Berichte. Es sind Beschreibungen von Momentaufnahmen, die nicht das objektiv-charakteristische, sondern eine augenblickliche Tönung der Gemütslage des Betrachters wiedergeben. So nehmen Beobachtungen eine ungewöhnliche Bedeutung an, entweder, weil man sie so und nicht anders erleben wollte und sie schon innerlich vorweggenommen hat, oder gerade im Gegenteil, weil man ihnen mit besonderer Spannung und unrealistisch-positiven Erwartungen entgegensieht. Ich bin sicher, dass ich nur wenige solcher alten

Mütterchen in Moskau sah, aber sie entsprachen eben nicht meinen inneren Vorstellungen und bildeten somit ganz ungebührlich starke Akzente.

Neben den Bildern einer anscheinend noch immer bestehenden, bedrückenden Vergangenheit gab es natürlich Herrliches: unvergessliches Ballett, Konzerte, Puppentheater, die Eremitage, in der sich am Sonntag die Menschen, familienweise mit Kindern, drängten. Aber alles in allem waren meine ersten Eindrücke in der Sowjetunion dunkel gefärbt.

Später entdeckte ich das Land auf Dienst- und Touristenreisen ganz anders: mit Mitjas Institutsangehörigen in Leningrad zur Zeit der hellen Nächte, deren undefinierbares gelbliches Licht Straßen und Plätze in Canaletto-artiger Klarheit erscheinen ließ, Reisen in den Süden und Osten der Sowjetunion bis ins Altai-Gebirge, in Wüsten und subtropische Gegenden, in uralte Märchenstädte aus 1001 Nacht und in das hochmoderne Jerewan, erbaut aus den herrlichen rosa Steinen Armeniens.

Wir lernten Angehörige der russischen Intelligenz kennen, Engelhard, Braunstein, Oparin, Severin, Demin, die Wolkensteins. Es war Severin, der Biochemiker, der sich große Verdienste um die Annäherung der biochemischen Gesellschaften der Sowjetunion und der DDR erwarb.

Was mich an den Menschen dieses Landes, unter denen es faktisch keine Familie gab, die nicht einen oder mehrere Angehörige unter der deutschen Besatzung im Krieg verloren hatte, so mit Bewunderung und zugleich auch Scham erfüllte, war ihre Freundlichkeit uns gegenüber, uns, die wir aus dem Land kamen, das ihnen so unaussprechliche Leiden zugefügt hatte.

Ich habe auch die Gutherzigkeit einfacher Menschen kennengelernt, die, getränkt von einem beträchtlichen Maß an Bürokratie, deren eiserne Regeln immer wieder zugunsten von Menschlichkeit und Kinderfreundlichkeit durchbrachen. Ich kann mich gut an eine Stunde höchster Aufregung erinnern, als ich eine Gruppe von Kindern in Berlin an den Bahnhof gebracht hatte, die zu einem Jugendtreffen nach Moskau fahren wollten. Auf dem Bahnhof stellte sich heraus, dass die Kinder keine reservierten Plätze hatten, so dass der Schaffner sagte, er könne sie keinesfalls mitnehmen. Die Kinder fielen natürlich aus dem siebten Himmel. Mein Russisch reichte zum Verhandeln mit dem gestrengen Schaffner und Zugführer nicht aus. In meiner Not dachte ich, »hier kann nur Mitja helfen«. Ich warf mich ins Auto und holte ihn. Mitja ließ alles stehen und liegen. Wir kamen noch rechtzeitig vor Abfahrt des Zuges wieder auf dem Bahnsteig an und sahen schon von weitem lauter glückselige Kindergesichter. Ihre Tränen hatten das Herz des Schaffners erweicht und alles war längst aufs Beste für sie eingerichtet.

Ein anderes Mal verirrten wir uns irgendwo in Brandenburg – alle sechs Familienmitglieder im Auto – und fanden uns plötzlich mitten in sowjetischem Militärgebiet, und der Weg endete an einem Kanal, auf dem eine Pontonbrücke schwamm, von zwei Soldaten bewacht. Wir baten sie, uns doch an das andere Ufer zu lassen, was natürlich vollkommen illegal und streng verboten war. Aber ein Blick der Soldaten auf die fröhliche, vertrauensvolle Kinderschar, und wir überquerten ganz abenteuerlich das Gewässer und verabschiedeten uns in aller Freundschaft.

Diese unbekümmerte, zwanglose Art, sich uneinsehbaren Verboten und bürokratischen Fesseln zu entziehen, hat mich stark angezogen. Sie tritt auch in den großartigen, liebenswerten sowjetischen Kinder- und Jugendbüchern zutage und erinnerte mich an den Pioniergeist der USA, der bis heute hier und da noch lebendig geblieben ist – eine wundervolle Fähigkeit, dem eigenen Gewissen mit Zivilcourage zu folgen. In vielem schienen die sowjetischen Menschen denen der USA, insbesondere des Mittelwestens, zu ähneln. Sie besaßen die gleiche Art von Humor, Gastfreundschaft und Informalität. Natürlich ist das weder für die einen noch die anderen eine erschöpfende Charakterisierung. Dafür ist die Heterogenität beider Völker zu groß.

Damals hegte ich die Illusion, dass es der Sowjetunion gelungen wäre, die vielen Nationalitäten in echter Völkerfreundschaft zusammenzuschweißen. Ich irrte mich, denn solche Entwicklung dauert mit Sicherheit viele Generationen. Aber die Sowjetunion hat gerade in dieser Richtung Großartiges vollbracht. Das Bündnis der Völker untereinander hielt trotz unter der Oberfläche schwelender, jahrhundertealter Spannungen und Feindschaften, die bei der geringsten Belastung zum Bruch hätten führen können, so wie es ja auch geschah, als das sozialistische System zerbrach.

Zum Zeitpunkt der gewaltigen Geschehnisse – Oktoberrevolution, Entstehung der Sowjetunion, Bürgerkriege und Hungersnöte, erste Fünfjahrpläne voll großartiger Errungenschaften – habe ich nur ein einziges Mal einen Blick aus meinem bürgerlich-individualistischen Dasein in diese ferne und fremde Welt getan: beim Besuch der beiden großartigen Filme »Panzerkreuzer Potemkin« und »Der Weg ins Leben«. Erst mit Beginn des Zweiten Weltkrieges, mit dem Überfall der Hitlerfaschisten auf die Sowjetunion, öffnete sich mein Bewusstsein für diese Periode der Weltgeschichte.

Woher meine Überzeugung kam, dass ich bereits in jenem Augenblick fest daran glaubte, dass damit der deutsche Faschismus den ersten Schritt seinem Untergang entgegen getan hatte, weiß ich bis heute nicht. Können die Nachfolgegenerationen noch empfinden, wie das Leben damals in Deutschland, in Europa und in der ganzen Welt aussah – nach der Kapitulation und »Gleichschaltung« vieler Staaten, nach der Katastrophe von Dünkirchen, nach dem Zusammenbruch Frankreichs, wie jeder Atemzug vergiftet oder bedroht war – ein schwarzes Chaos von Mord, Denunziation, Hass und Angst, drapiert mit grölenden Siegestriumphen der Nazis. Unsere Hoffnungen waren vom Augenblick der gescheiterten Invasion an auf die Sowjetunion und ihr verantwortliches Oberhaupt Stalin gerichtet. Von diesen Gefühlen, der unaussprechlichen Erleichterung und Dankbarkeit werde ich mich nie lösen, ungeachtet aller schrecklichen späteren Enthüllungen.

Die Regierungszeit Stalins war durch ungeheure Klüfte geprägt. Nicht nur die Großtaten der ersten Fünfjahrpläne, die Befreiung vom Hitlerfaschismus – auch die Brutalität bei der Kollektivierung der Landwirtschaft, die Menschenrechtsverletzungen, die Ermordung unschuldiger Menschen, die seelische und physische Vernichtung treuer

Kommunisten, die schwerfällige Bürokratie, alle diese Dinge fallen in das System, das mit der Person Stalins verknüpft ist, aber auch Züge aus alten zaristischen Zeiten aufwies.

Ich bin überzeugt, dass Stalins starke, schillernde, widersprüchliche Persönlichkeit und seine herausragende historische Rolle in unserem Jahrhundert so vielschichtig sind, dass eine gültige Einschätzung seiner geschichtlichen Statur und seiner menschlichen Defizite erst nach größeren Zeitabständen möglich sein wird. Ähnlich wie bei Napoleon oder Alexander wird auch Stalins Bild erst allmählich in voller Deutlichkeit und Wahrhaftigkeit hervortreten.

Die Medizin in der Sowjetunion hatte in den ersten Jahren nach der Revolution ihre heroischen und bewundernswerten Zeiten, als das Land von Hungersnöten und Seuchen – Typhus, Fleckfieber, Tuberkulose – geschüttelt wurde, die faktisch die physische Existenz der jungen Sowjetunion bedrohten. Der Kampf um Hygiene und medizinische Aufklärung durch gesundheitspolitische Maßnahmen prägten den Stil der frühsowjetischen Medizin, er wurde zunächst von dramatischen Erfolgen gekrönt. Aber das Land war riesig und die Opferbereitschaft der Ärzte angesichts der Rückständigkeit und des Aberglaubens der primitiven Völkerschaften häufig zur Hilflosigkeit verurteilt. Wissenschaftliche Ursachenforschung von Krankheiten blieb zurück, der Kontakt zur modernen Medizin lockerte sich. Es herrschte – von einigen Ausnahmen abgesehen – ein eklektisches Herangehen, entfernt von theoretischen, naturwissenschaftlichen Grundlagen.

Zu meiner Zeit war der Stand der Medizin, soweit ich mir ein solches Urteil erlauben darf, abgesehen von den überwiegend chirurgischen Fächern wie Augen- und Herzchirurgie, enttäuschend. Dies zeigte sich auch in der erschreckend hohen Säuglingssterblichkeit und der niedrigen Lebenserwartung. Die Sowjetunion hatte keineswegs ein so glänzend durchdachtes und organisiertes Gesundheitswesen wie zum Beispiel Kuba – wobei die Größe und die kulturellen Unterschiedlichkeiten des Landes verständlicherweise große Hemmnisse darstellten.

Auf internationalen pädiatrischen und perinatologischen Kongressen habe ich vonseiten der Sowjetärzte keine herausragenden Beiträge erlebt. Trotz der Kinderfreundlichkeit in der Sowjetunion, die sich in einem eindrucksvollen Netzwerk von sozialen und pädagogischen Einrichtungen dokumentierte, mangelte es in der Kinderheilkunde an Originalität und wissenschaftlicher Fortschrittlichkeit.

Ich machte auch Erfahrungen am eigenen Leibe. Während einer Reise in die Sowjetunion – auf Einladung der sowjetischen Akademie der Wissenschaften, die vor allem an Mitja erging – erkrankte ich schwer und wurde im Botkin-Krankenhaus, Moskau, operiert. Ich hatte eine Gallenblasenvereiterung mit beginnender Bauchfellentzündung. Schon der Transport im rumpelnden Krankenwagen, das Schütteln der Trage über die defekte Hospitalschwelle waren qualvoll. Die Aufnahmestation befand sich im dunklen Keller des alten Gebäudes. Ich wurde untersucht, und jemand nahm mir Blut ab. Die Pipetten waren schmutzig und das Ergebnis vollkommen unglaubwürdig. Ich wurde dennoch aufgenommen und in einen riesigen, spärlich beleuchteten Raum gefahren, der mit zehn oder fünfzehn Betten vollgestellt war, in denen ebenso viele, sehr liebe und teilnahmsvolle, zumeist alte Frauen lagen. Eine zweite Ärztin kam und drückte nochmals kräftig auf meinem stark schmerzenden Bauch herum. Als ich ihre Hand abweisen wollte, schlug sie strafend darauf ein. Sie ordnete eine Tropfinfusion und einen Eisbeutel an und meinte, dass der Professor am nächsten Morgen wohl operieren würde.

Die Nacht verging quälend langsam. Die sich erwärmende Eisblase wurde von keiner Krankenschwester erneuert, aber immer, wenn ich sie umsonst gerufen hatte, kam ein kleines Mütterchen und holte mir eine neue. Offenbar hatten sie damit Erfahrung und sorgten füreinander – und auch für mich. Die Mitpatientinnen waren für mich in jener Nacht und in der Woche nach der Operation das größte Erlebnis in der Sowjetunion.

Am folgenden Morgen wurde ich in den Operationssaal geschoben. Ohne jede Vorbereitung schnallte man mich unter den großen OP-

Lampen an den Operationstisch – eine seelische Prozedur, bei der ich mir den Laien vorstellte, der nie zuvor unter solch bedrohlichen Umständen gefesselt wurde. Abgesehen davon, dass man mir – um die Intubation zu erleichtern – einfach die Vorderzähne entfernte, machten die Chirurgen ihre Sache in technischer Hinsicht sehr gut. Aber was dann als Nachbehandlung folgte, war haarsträubend. Wenn ich Mitja nicht dabeigehabt hätte, wäre ich unweigerlich gestorben. Sie hatten keine Ahnung von moderner Medizin, wählten das falsche Antibiotikum, gaben mir Schröpfköpfe und Campherspritzen, als ich eine Sepsis bekam. Mitja ist auch ein bemerkenswerter Arzt, konnte zum Glück russisch sprechen und war in der Lage, seine Forderungen an die behandelnden Ärzte durchzusetzen. Die Chirurgen waren von unbeschreiblicher Überheblichkeit. Hierin liegt meines Erachtens der tiefste Grund der Zurückgebliebenheit der sowjetischen Medizin. Meiner Ansicht nach hemmten vor allem Selbstherrlichkeit und Überheblichkeit den Fortschritt. Übrigens war es auch mit der Krankenpflege nicht weit her. Aber – und dadurch ist mein Erlebnis als Patientin in diesem Moskauer Krankenhaus doch zu etwas Unvergesslichem geworden – da war, wie gesagt, eben auch das Verhältnis der Patienten untereinander. Da das Krankenhausessen mehr als kärglich war, kochten die Moskauer Angehörigen der Patienten nicht nur für ihre eigenen Verwandten, sondern brachten Leckereien auch für alle, die ohne Kontakt zu ihren Nächsten dort lagen. Auch ich wurde mitversorgt, besucht, gehegt und gepflegt, wie man es sich liebevoller und aufmerksamer gar nicht wünschen konnte. So fanden alte, einsame, zum Teil todkranke Menschen dort eine große, teilnahmsvolle Familie. Dieses herzliche Miteinander und Füreinander wird für immer ein wesentlicher Teil meiner Begegnung mit der Sowjetunion und den Sowjetmenschen bleiben.

Wie mag es jetzt darum stehen, jetzt, wo diese Sowjetunion zerbrochen und der Sozialismus einem wilden Chaos gewichen ist, wo die Völker wieder in ihre alten nationalistischen Wirbel geraten sind und die Menschen hilflos in dem für sie unbekannten Strudel eines rücksichtslosen Kapitalismus um ihre Existenz kämpfen müssen?

Was hat den Zusammenbruch des ersten sozialistischen Landes der Welt bewirkt? Diese bohrende Frage sitzt jedem Genossen ständig und quälend in der Seele. Er kommt nicht darum herum, nach Antworten wenigstens zu suchen. War der historische Zeitpunkt für den Aufbau des Sozialismus von Anfang an falsch »gewählt«? Der Kapitalismus hatte ja sein »Endstadium« noch keineswegs erreicht, obwohl inzwischen aus der Geschichte abzulesen und für Gegenwart und Zukunft mit Sicherheit zu schließen ist, dass er die globalen Probleme dieser Welt nicht zu lösen imstande sein wird. Waren Russland und die vielen rückständigen Länder, die sich zur Sowjetunion zusammenschlossen, besonders ungeeignet, als erste in der Geschichte dieses große »Experiment« zu wagen? Sicherlich haben beide Erwägungen ihre Berechtigung. Umgeben von Feinden, isoliert und mit enormen Schwierigkeiten im Inneren ringend, hat der Sozialismus ungeheure Kräfte des Aufbaus offenbart, besonders in der atemberaubenden Zeit der ersten Fünfjahrpläne. Aber gleichzeitig hat es ihn unerhörte Kräfte gekostet. Der ökonomische und politische Würgegriff von außen wurde auch mit dem Entstehen des »sozialistischen Lagers« nicht geringer. Embargo und Rüstungszwang unter ständiger Bedrohung durch die Westmächte hätten vielleicht ausgereicht, um das Ende der Sowjetunion vorzuprogrammieren.

Hätte man also die Oktoberrevolution nicht machen dürfen? Natürlich ist das eine naive und unzulässige Frage. Revolution, Schaffung der Sowjetunion und Aufbau des Sozialismus waren folgerichtige historische Zwänge, wahrscheinlich ebenso wie ihr tragischer Ausgang.

Ich glaube auch, dass das Ausbluten der Sowjetunion im Zweiten Weltkrieg – sowohl durch die vielen Todesopfer und Verwundeten als auch die Hungersnöte – biologisch zur Schwächung der Sowjetunion und zu ihrem Untergang beigetragen hat. Aus großen statistischen Erhebungen ist bekannt, dass Hungerzustände während der Schwangerschaft organische Veränderungen bei der nächsten und wahrscheinlich auch der übernächsten Generation erzeugen.

Ich habe mir die Frage gestellt, ob auf große historische Wallungen Perioden der Erschlaffung, geringerer Intensität, folgen, ob es möglicherweise ganze säkuläre Bewegungen der Menschheit gibt, die wellenförmig mit Knotenpunkten, Überhöhungen und Absenkungen verlaufen. Auch könnte ich mir vorstellen, dass ganze Völker – gleich Einzelpersonen – nach einer Periode großer Emotionen zu Ermüdungserscheinungen neigen, dass die »Mühen der Ebene« der Mehrheit der Menschen ihren Seelenschwung nehmen.

Aber wichtiger als alle diese, wahrscheinlich sehr dilettantischen Erwägungen sind Analysen von Fehlern, die grundsätzlich oder in speziellen Situationen gemacht wurden. Ihre Aufdeckung ist von größter Bedeutung für den künftigen Fortschritt, für den nächsten Versuch, eine bessere Gesellschaftsordnung zu schaffen, in der Mensch und Natur rundum gedeihen können.

Was wurde falsch gemacht? Etwas muss man hervorheben, das so nur für die Sowjetunion gilt: das unübersehbare Ausmaß der Menschenrechtsverletzungen, das Verschwinden und Töten unschuldiger Menschen, die Liquidierung großer Zahlen alter Kommunisten.

Die Enthüllungen auf dem XX. Parteitag der KPdSU von Geschehnissen im ersten sozialistischen Land, die wir Genossen für unmöglich gehalten hatten, versetzte der kommunistischen Bewegung der Welt zwar nicht den Todesstoß, doch aber Wunden, an denen sie noch heute leidet, zum Teil sogar siecht.

Es urteile keiner leichtfertig oder überheblich. Viele kapitalistische Staaten sind mit Menschenrechtsverletzungen belastet, in der Vergangenheit wie in der Gegenwart. Da sind die Opfer der Atombomben von Hiroshima und Nagasaki, die Vergiftung von Mensch und Natur im Vietnamkrieg, die Verbrechen der Apartheid, die Ausrottung der Kurden. Jegliche Embargo-Maßnahmen bedeuten Verletzungen der Menschenrechte, treffen sie doch die »Schuldigen« wie die »Unschuldigen« gleichermaßen, und am stärksten immer die Armen. Menschenrechtsverletzungen an politischen Gefangenen, Asylanten, Andersfarbigen sind auf der Welt noch immer weit verbreitet. Trotzdem leiden wir Kommunisten, die wir antraten für die Befreiung der Menschen von Armut, Diskriminierung und Unterdrückung, am stärksten unter jedwedem Unrecht und Verbrechen, das in unserem Namen geschah.

Eine Revolution ohne Opfer ist sicherlich unrealistisch und der Aufbau einer neuen Ordnung bringt unweigerlich auch Unrecht mit sich – aber wie sehr hätten wir Genossen uns ein behutsames und gerechtes Vorgehen gewünscht. Die Geschichte wird den wirklichen und reinen Kern unserer Ideen bewahren und in irgendeiner Zukunft erneut zum Keimen bringen.

Bekenntnis zur Nostalgie

So ist es, mein Joshua, ich bekenne mich zur heute so viel ge-schmähten und verachteten Nostalgie, zu einem schmerzlich-wehen Gefühl für die untergegangene DDR, die gerade begonnen hatte, zu meiner dritten Heimat zu werden. Verliere ich Dich mit diesem Be-kenntnis, mein kleiner Schattenbegleiter? Denn so manchen werde ich verlieren, der eine solche Nostalgie verurteilt, manchen, an dessen Seite ich für immer zu stehen dachte. Diese Gemeinschaft war etwas Kostbares, sie gab mir ein Gefühl des unmittelbaren Zueinander-gehörens, ein inneres Band, das ich für unzerreißbar hielt. Die Pre-diger des »Pluralismus« zerren an diesem Band, das nicht beliebig lange halten kann. Ein »Pluralismus«, der die pauschale Verurteilung der DDR und den Antikommunismus einschließt, zerschneidet alte, tiefe Gemeinsamkeiten, zerstört den politischen Richtungssinn und nimmt den Menschen die Kraft, an ihren Ideen festzuhalten. Ich meine, man soll freien Geistes prüfen, für welche Weltanschauung man sich entscheiden will. Aber entscheiden muss man sich, wenn man diese Welt, so wie sie ist, verändern will, entscheiden und dann miteinander einem gleichen Ziel zustreben.

Ich habe mein ganzes politisches Leben hindurch – vielleicht auch schon, als ich noch »unpolitisch«, christlich war – die Welt durch die Brille eines Arztes gesehen, dem Armut, Elend und Krankheit die

Hauptfeinde sind. So bin ich zum Kommunismus gekommen und so habe ich das Glück gehabt, in der DDR ein Gesundheits- und Sozialwesen zu erleben, das ein großartiges Rahmenwerk schuf, eine soziale und gesundheitliche Vorsorge und Betreuung der Bevölkerung, wie ich sie nie zuvor gesehen hatte. Dieser DDR – immerhin dem Kern eines jeden Sozialismus – gilt meine Nostalgie.

Ich bin der gewesenen DDR gegenüber nicht kritiklos und verherrliche ihre Vergangenheit nicht. Wäre ich ein Künstler oder Geisteswissenschaftler gewesen, so hätte ich sie aus anderen Blickwinkeln gesehen. Und wäre ich ein schärferer Denker, dann hätte ich auch schon damals umfassendere Kenntnisse und Erkenntnisse gewinnen können. Ob und wie ich dann anders gehandelt hätte, weiß ich nicht. Aber eines weiß ich mit Sicherheit: Es hätte mich nie und nimmer von den Ideen des Sozialismus abgedrängt, denn zu ihnen bin ich über unauslöschliche Erfahrungen und Erlebnisse im Kapitalismus gelangt.

Und wiederum steht die Frage, warum der Sozialismus im Wettstreit mit dem Kapitalismus um die bessere Gesellschaftsordnung am Ende unseres Jahrhunderts in Europa unterlag. Einige Gedanken dazu habe ich bereits im Zusammenhang mit der Sowjetunion geäußert. Manches mag auch für die DDR zutreffen. Aber man muss noch einmal auf ihre spezifischen Ausgangspositionen zurückgehen, ein Land, das keine eigene Revolution hatte. Die DDR begann ihren »realsozialistischen« Staat aufzubauen mit dem kleinen, geschundenen Häuflein alter Genossen, die aus Konzentrationslagern, Gefängnissen, Untergrund und Emigration zurückkamen, mit den jungen Genossen aus den Antifa-Schulen und mit einer Bevölkerung, die eine ganze Palette innerer Einstellungen zu diesem Wagnis aufwies: gutwillige und hoffende, abwartende bis pessimistische und verhärtet feindliche Menschen. An niemandem waren Hitlerfaschismus und Krieg spurlos vorübergegangen. Nur so kann ich mir zum Beispiel erklären, dass unsere Haftanstalten nicht makellos gewesen sind. Und doch bleibt es für mich ein Wunder, dass die DDR aus dieser historischen Belastung unter der Bevölkerung eine Atmosphäre schaffen konnte, die jedenfalls freundlicher, herzlicher und wärmer war als die in der »alten« BRD.

Unter den schlechteren Ausgangsbedingungen, verglichen mit der BRD, müssen natürlich auch die ökonomischen genannt werden. Die Last der alleinigen Verantwortung für die Zahlung der Reparationen – keinerlei finanzielle Unterstützung von außen – wie etwa für die BRD durch den Marshall-Plan –, die knappen Natur-Ressourcen: Die DDR hatte einen schweren Start. Aber daran ging sie nicht zugrunde.

Experten meinen, sie wäre aus ökonomischen Gründen gescheitert. Die Abhängigkeit von der industriell rückständigen Sowjetunion, der anhaltende Wirtschaftskampf mit dem Westen, Embargo und Valutamangel, der Kalte Krieg mit seinen forcierten Rüstungszwängen, die eigene Armut an Energiequellen – jeder Schritt vorwärts, den die DDR trotz alledem machte, wurde raffiniert von der anderen Seite gekontert.

Westberlin wurde zur Frontstadt, zur »billigsten Atombombe« des Kalten Krieges. Unzählige Geheimdienste, Fluchthelferzentralen, Menschen«schlepper« durchlöcherten förmlich die Stadt und verdarben die Moral »hüben« und »drüben«. Allein die CIA der USA arbeitete damals mit einem Milliarden-Budget, um das »sozialistische Lager« zu destabilisieren. Zugleich wurde Westberlin zum verführerischen Schaufenster des westlichen Luxus subventioniert.

Die Gefahr eines heißen Krieges war 1961 so unmittelbar bedrohlich, dass die Staaten des Warschauer Vertrages die Errichtung der »Mauer« beschlossen. Als eine Grenze des Friedens war sie gedacht, und als solche habe ich sie damals begrüßt. Sie machte der massenhaften Republikflucht, die wie eine Hypnose über die Menschen der DDR gekommen war, und dem Ausverkauf ihrer preisgestützten Konsumgüter durch Ströme von Käufern aus Westberlin und der BRD ein Ende. Ich meinte, man könnte aufatmen und sich in größerer Ruhe entwickeln. Und doch erwies sich die »Mauer« als eine steigende innere Last für die DDR. Familien-, Liebes- und Freundschaftsbande wurden zerrissen. Tragische Schicksale schufen Zorn und Verzweiflung. Die Isolierung von der westlichen Welt erzeugte an vielen Stellen die Gefahr des geistigen Provinzialismus, man kannte das Ausland wenig, westliche Fremdsprachen kaum, die Konfrontation mit dem Weltniveau wurde nur schwer gefunden, häufig gar nicht mehr gesucht. Modernes Wissen und Können war vom Zurückbleiben bedroht, was sich auch auf die Produktion auswirkte. Die mangelnden Möglichkeiten, die Welt außerhalb der sozialistischen zu entdecken, führten zur Unzufriedenheit, zu Gefühlen des Eingeengt-, ja des Eingesperrtseins – insbesondere unter der Jugend. Und dann gab es natürlich doch Menschen, die reisen durften, ja mussten. Hier schieden sich die Bürger in bedrückender Weise in solche, denen man vertraute, und solche, denen man misstraute, zu Recht und zu Unrecht. Das Problem der »Reisekader« wurde besonders unter der Intelligenz zu einem Problem höchster Brisanz. Unsere Familie durfte sich zum Beispiel zunächst frei in der Welt bewegen, da wir österreichische Pässe besaßen. Dieses beschämende Gefühl, privilegiert zu sein, war für mich damals ein wesentlicher Grund für unser Ansuchen, DDR-Staatsbürger zu werden.

Hätte es eine Möglichkeit gegeben, die »Mauer« anders zu handhaben? War sie überhaupt zu vermeiden? Alles hängt davon ab, ob die Einschätzung der damaligen politischen Lage richtig war. Diese Frage müssen künftige Historiker beantworten. Ich glaube aber, dass die Errichtung der »Mauer« zwischen Ost und West zu den tragischen Zwängen unseres Jahrhunderts gehörte. Ebenso wie sie den Frieden zwischen den beiden feindlichen Lagern des Kalten Krieges sichern half, trug sie zu vielschichtigen Schwierigkeiten im Inneren der DDR bei. Und ob man das Ganze anders hätte handhaben können, ohne gleichzeitig die erwartete friedenssichernde Funktion wieder aufzugeben, weiß ich nicht.

Rede ich zu viel von »historischen Zwängen«? Hat die DDR keine Fehler gemacht? – Doch, sie hat Fehler gemacht, große und unverzeihliche Fehler, solche, die sich aus der Konstellation der Menschen ergaben, sowohl derer, die die DDR »führten«, als auch derer, die »das Volk« bildeten. Wir hatten nicht das Glück, historisch herausragende, weitsichtige Politiker an der Spitze unseres Staates zu haben. So wurden die weltweiten Fortschritte in der Kommunikation, im Computerwesen anfangs verschlafen, die wissenschaftlich-technische Revolution zu spät erkannt und genutzt und durch das Misstrauen gegenüber der

Intelligenz viele Möglichkeiten des schnelleren Vorwärtskommens verpasst. Übrigens haben mich nicht nur das tiefwurzelnde Misstrauen, sondern oft auch die mangelnde Menschenkenntnis unserer »Spitzenpolitiker« schockiert.

Der Faktor der Persönlichkeit in der Geschichte ist sicher größer, als viele von uns dachten. Wir hatten keinen Ho Chi Minh, keinen Fidel Castro, geschweige denn einen Lenin. Wilhelm Pieck und Otto Grotewohl waren beliebt und geachtet, aber doch keine großen Staatsmänner. Walter Ulbricht war vielleicht klüger als sie, aber seine selbstherrliche Energie richtete viel Schaden an. Erich Honecker fehlte es an Weitsicht und er ließ am Ende seines Lebens, als er schon krank war, das Ruder gänzlich aus seinen Händen gleiten.

Aber ist damit der Untergang der DDR erklärbar? Gab es nicht tiefergehende Fehler, selbstverschuldete, solche, die nicht mit historischen Zufälligkeiten oder Gesetzmäßigkeiten zusammenhängen?

Ich glaube nicht, dass der Sozialismus an seinem Wesen zugrunde gegangen ist. Aber er wich allmählich von seinen ureigenen Prinzipien ab. Ein Kernstück – vielleicht sogar das Kernstück überhaupt – geriet mehr und mehr in den Hintergrund: das Prinzip von Kritik und Selbstkritik. Die Selbstkritik wurde zur sogenannten »Kritik nach vorn«, sie entstand nicht mehr aus gründlichen, schonungslosen Analysen und wurde nicht mehr in voller Offenheit dargelegt, sondern fast im Vorübergehen mit dem Vortragen neuer Pläne und Ideen erledigt. Während an der Basis bis zur »Wende« eine lebendige schöpferische Kritik existierte, nahm die Kritik »von unten nach oben« in vielen Bereichen nach und nach ab. Diese fatale Entwicklung beruhte auf mehreren Faktoren: auf einem weit verbreiteten Mangel an Zivilcourage, auf dem Karrierismus ehrgeiziger Personen, auf der Resignation zunehmender Zahlen von Menschen infolge mangelnder Akzeptanz und Verarbeitung ihrer Kritik durch die Partei- und Staatsorgane und schließlich auch auf einer blinden oder sogar sehenden »Parteidisziplin« guter, getreuer Genossen.

Kritik und Selbstkritik sind meines Erachtens die Grundlagen jeder wirklichen Demokratie. Sie sind mit Sicherheit die unerlässlichen Vorbedingungen für die Elastizität und Lebensfähigkeit eines sozialistischen Staates, der auf die freudige und initiativreiche Mitarbeit eines größeren Teiles der Bevölkerung angewiesen ist.

Aber in meinen Augen gibt es noch weitere schwerwiegende Fehler: Die ungenügende Gewaltentrennung des Staates, vor allem das schmerzliche Fehlen einer wenigstens relativ unabhängigen Justiz habe ich angesprochen. Auch die Partei fand kein rechtlich akzeptables Verhältnis zu den Staatsorganen. Sie hätte viel größere Zurückhaltung üben und ihre Aufgaben in der Herausarbeitung von Ideen und Entwicklungen sehen sowie über die Einhaltung von Moral und Gerechtigkeit für ein optimal funktionierendes Gesellschaftssystem wachen müssen – eine Aufgabe, die größtes Feingefühl, hohe geistige Kapazität und eine elastische Festigkeit erfordert. Gängelei, Einmischung in staatliche Angelegenheiten, ja sogar Übernahme von Regierungsaufgaben hätte eine solche Partei vermeiden müssen. So aber hat es in der DDR eine dreifache Sicherung der »Macht« gegeben: durch Partei, Staat und Staatssicherheit – mit oft völlig undurchsichtiger Kompetenz der Instanzen. Das war mit Sicherheit ein ungesunder Zustand. Aber er entstand nicht aus dem Ideengehalt des Sozialismus selbst, sondern bildete sich unter schwierigsten äußeren und inneren Bedingungen gegen den erbitterten Widerstand des anderen – von reichen Gönnern gestützten – Deutschlands sowie aller anderen Westmächte heraus, in einer DDR, die Schritt für Schritt aus den Trümmern des Nationalsozialismus heraus den Sozialismus aufbauen wollte.

Über die Beschuldigungen, die DDR sei ein »Unrechtsstaat« gewesen, in dem Sinne, dass ihre Obrigkeit und ihre Bevölkerung sich vor einem internationalen Gerichtshof pauschal zu verantworten hätten, habe ich schon ausführlich gesprochen.

An Unmoral ist die DDR nicht zugrunde gegangen. Ihre sozialistische Weltanschauung hatte hohe ethische Standards. Dass diese sich nicht – wie ersehnt – realisieren konnten, lag an den historischen Umständen und an der Tatsache, dass sie sich durch Menschen wohl nie vollkommen verwirklichen lassen – auch dem Christentum ist dies selbst in den 2000 Jahren seines Bestehens nicht gelungen.

Joshua – mein unersättlicher Fragegeist –, Du drängst mich, an den
Problemen von Macht und Demokratie in der DDR nicht schwei-
gend vorüberzugehen. Aber Du überforderst mich, und ich kann
Dich keinesfalls mit meinen Antworten befriedigen. Macht ist eine
gefährliche Leihgabe – sei es für eine Partei, eine Regierung oder
eine Einzelperson. Auf längere Dauer scheitert sie meist an der Ver-
letzung des Prinzips von Kritik und Selbstkritik. Was das Problem
der Demokratie angeht, so muss ich Dir gestehen, dass ich sie in mei-
nen nunmehr vier verschiedenen »Leben« noch nie in ihrem schöns-
ten und umfassendsten Sinne erfahren habe. Eine rein parlamentari-
sche Demokratie erfüllt offensichtlich den Kern des Begriffes nicht.
Die sozialistische Demokratie mit ihrem Aufruf »Plane mit, arbeite
mit, regiere mit« hat meines Erachtens mehr Anspruch auf diese
philosophische Kategorie. Sie ist uns auch zeitweise und in manchen
Bereichen geglückt – aber leider nicht durchgehend.

Immerhin hat es im Zusammenleben der Menschen lebendige Züge
von Demokratie gegeben – in den Wohngemeinschaften zum Beispiel
und vor allem in den Arbeitskollektiven. Hierzu gehört auch die öko-
logische Verantwortung, die selbst Kinder mit einbezog. Unzweifelhaft
hatte sich in der Bevölkerung ein gewisses spezifisches DDR-Gefühl
herausgebildet, das demokratische Grundzüge aufwies und bis heute
nicht vollständig verlorengegangen ist.

Je größer ein Staatswesen ist, desto schwieriger erscheint mir die
Verwirklichung einer aktiven, alles durchdringenden Demokratie. Mit
der Tendenz der Menschheit zu immer mehr Globalisierung stehen
uns für das Bedürfnis der Menschen nach wahrer Demokratie noch
tiefschürfende theoretische Überlegungen bevor.

Ich fühle, mein Joshua, Du bist unzufrieden mit Deiner Imo. Sie
hat Dir auf die Frage, woran der Sozialismus hier und in unserer
Zeit gescheitert ist, keine klare, eindeutige Antwort gegeben. Viel-
leicht findest Du in den konkreten Erlebnissen Deiner Großmutter
deutlichere Hinweise über den Strom des Geschehens, seinen Puls,

seine Stockungen, seine Um- und Irrwege. So unzulänglich all mein Grübeln, die wissenschaftliche Durchdringung der Frage auch sein mögen – sie beschäftigen Tausende und Abertausende einfache und auch weitaus klügere, sachkundigere Menschen, die ihre Hoffnungen auf eine bessere Lösung der Menschheitsprobleme gesetzt hatten und im Sozialismus weiterhin eine Alternative zum Kapitalismus sehen.

Was hatte es auf sich mit diesem Experiment, auf deutschem Boden erstmalig einen sozialistischen Staat aufzubauen? Wohl noch kein Staatsgebilde in der deutschen Geschichte hatte eine solche Wandlung in Bezug auf humanistische Zielstellung, Strukturen, Systemlösungen und Beziehungen der Menschen zueinander und zu anderen Staaten versucht wie diese DDR. Auch sind noch nie in so kurzem Zeitraum derart einschneidende Umbrüche alter Vorstellungen und Lebensweisen erfolgt wie in den 40 Jahren der DDR. Die Neuartigkeit der Umwälzungen und ihr Tempo, das Spannungsfeld dieses Staates zwischen Wollen und Können, seine ökonomische und ideologische Störanfälligkeit durch innere und äußere Faktoren, seine ständige Existenzbedrohung von der Gründung bis zum Ende – mit all ihren tragischen restriktiven Konsequenzen – werden selbst bei größerem zeitlichem Abstand dem wahrheitssuchenden Historiker große Schwierigkeiten bereiten, ein umfassendes und realistisches Bild zu gewinnen.

Was bisher in dieser Richtung geschah, ist getrübt auf der einen Seite von unzähligen Schmähungen und Verleumdungen in den öffentlichen Medien, von ungenügend geprüften und vorschnellen Verurteilungen durch staatliche und gesellschaftliche Institutionen sowie durch Individuen und auf der anderen Seite durch den Schock, Schmerz, Selbstbezichtigungen Verzweiflung und Resignation von Millionen Menschen, die sich fragen, ob sie 40 Jahre ihres Lebens in der DDR vergeudet haben. Vernichtete Existenzen, tausendfache Entlassungen, »Abwicklung« ganzer wissenschaftlicher Institutionen, die ersatzlose Streichung von Forschungsprojekten, von ideenreichen Neuerungen, die Auflösung funktionierender Strukturen verzerren heute die Erinnerung an das Originalbild der DDR und vermitteln den unwissenden Nachkommen ebenso wie der heutigen manipulierten Umwelt, die die DDR nicht aus eigenem Erleben kennengelernt hat, falsche Vorstellungen, die ihren Höhepunkt in der pauschalen Charakterisierung der DDR als »Unrechtsstaat« finden.

Unwissenheit, Vorurteile, Hass und blinde Nostalgie verhindern mit ihren widersprüchlichen Emotionen eine gerechte und sachliche Betrachtung und Einschätzung dessen, was die DDR wirklich anstrebte und wie viel ihr in der Realität gelang, welche Ursachen zu ihrem Untergang führten und in welchen historischen Zusammenhängen diese vernetzt waren.

Ohne Zweifel erfordert auch die Gesamtbewertung der DDR eine höchst differenzierte Analyse und Einschätzung ihrer verschiedenen staatlichen und gesellschaftlichen Strukturen. Es ist sicherlich nachdenkenswert, dass in den Erinnerungen der früheren DDR-Bürger das Gesundheits- und Sozialwesen der DDR, einige Facetten des Bildungswesens und die Landwirtschaft immer wieder als besonders positiv »auftauchen«.

Nach der »Wende« riefen wir die »Interessengemeinschaft Medizin und Gesellschaft« ins Leben, die eine ihrer Aufgaben darin sieht, das Bewahrenswerte vom Gesundheits- und Sozialwesen der DDR zu dokumentieren – solange es noch Zeitzeugen gibt, um somit Nostalgie in Schöpferisches umzuwandeln.

Urnengeflüster – ein unziemlicher Exkurs

Der gewaltige Ton der Posaunen des Jüngsten Gerichts fuhr mir durch Mark und Bein – nein, ich muss mich korrigieren, schließlich lag ich als Häuflein Asche in einer Urne auf dem Jüdischen Friedhof. Auf die Erhaltung von Mark und Bein sowie anderer körperlicher Akzessorien hatte ich damals aus hygienischen Gründen und mit Rücksicht auf den stetig wachsenden Platzmangel für Erdbestattungen verzichtet, und das, was in jenen Zeitläuften immer als »sterbliche Hülle« bezeichnet wurde, war jetzt seinerseits von einer Art Bronzevase umhüllt.

Offengestanden hatte ich mir die Sache vergnüglicher vorgestellt, die verbleibenden Jahrtausende (oder in was für Einheiten auch immer die Zeit bemessen würde) so Urne an Urne mit Mitja zu verdösen, ohne Verantwortung für die Geschehnisse über uns, aber doch ab und zu versüßt durch ein zärtliches Geflüster mit ihm. Auch hätte ich mir gewünscht, wenigstens in den ersten Jahren unserer neuen Wohnhaftigkeit auf dem Weißenseer Friedhof hier und da die trauernden und vergoldenden Nachreden unserer Kinder und Kindeskinder zu vernehmen, sozusagen als Trost für ihre einstige Kritik an uns Eltern und überhaupt an unserer Generation. Schön wäre es auch gewesen, gelegentlich einen überraschten Ausruf mit anhören zu können, wenn ein zufälliger Besucher die Inschrift auf unserem Grabstein gelesen und mit Anerkennung von unseren eventuellen Leistungen im damaligen Diesseits gesprochen hätte. Soweit ich mich erinnere, war nichts dergleichen geschehen. Aber zu solchen deprimierenden Betrachtungen fehlt jetzt wohl die Zeit.

Immer noch dröhnten die Posaunen und ich grübelte darüber nach, wie der Verstärker-Effekt wohl zustande käme, und konstatierte befriedigt, dass es seit unserem sogenannten Ableben offensichtlich noch eine bedeutende technische Entwicklung gegeben haben müsse. Oder aber es könnte sich um ein ganzes Posaunen-Orchester handeln, das solche Unisono-Töne hervorbrächte. SEINE HEILIGE GERECHTIGKEIT würde schon in der Lage sein, aus allen Orchestern der Welt die besten Posaunisten zusammenstellen zu lassen.

Was mich aber beunruhigte, war, dass sich trotz der gewaltigen Tonstärke nichts in Mitjas Urne regte. Zwar war er in den letzten Jahren ein wenig schwerhörig gewesen, aber dieses Altersleiden konnte in der verbliebenen Zeit und in seinem praktisch molekularen Zustand doch wohl nicht so viel schlimmer geworden sein?

Damit begann ich, mir sorgenvolle Gedanken zu machen. In welcher Gestalt würden wir unseren Urnen entsteigen? Würden wir einander etwa in unserer letzten runzligen Greisenhaftigkeit wiedersehen? Plötzlich befiel mich die Furcht, Mitja könnte in völlig anderer Statur, lang, spindeldürr, mit spitzer Nase und schmalen

Lippen vor mich hintreten und behaupten, er sei es. Und wie würde ich mich rematerialisieren? Natürlich wünschte ich mir die Züge strahlender, jugendfrischer Schönheit, allerdings gerade so weit gemindert, dass Mitja mich noch wiedererkennen könnte, mit den körperlichen Attributen, die er wiederholt in heißen, dunklen Nächten geschätzt hatte – damals übrigens sehr zu meiner Verwunderung. Die Angst vor der großen Konkurrenz, die ich wohl jetzt zu bestehen hatte, machte es mir ganz heiß und eng in der Urne. Meine vielen Vorgängerinnen, die flüchtigeren Liebschaften, dann Marika, die einen tadellosen Handstand darbieten und blendend Ski fahren konnte, während ich derlei turnerische Zirkuskunststücke gar nicht erst zu probieren brauchte, und – was das Skilaufen betrifft – lediglich seichte Abhänge im Schneepflug herunterfahren konnte – nein, ich durfte nur hoffen, dass die Räumlichkeiten des Jüngsten Gerichtshofes weitläufig genug wären, um einander nicht zu begegnen und somit postume Vergleiche zu vermeiden. Denn da waren ja auch noch die mir unbekannt gebliebenen oder erahnten Nebenbuhlerinnen während unserer Ehe, die in meinem Geist jedes Mal Gestalt angenommen hatten, wenn Mitja mir nächtlich halb vorwurfsvoll, halb verwundert, ins Ohr flüsterte, ich habe ihn verhext.

Ja, meine künftige äußere Gestalt machte mir schon echte Sorge. Die Sache mit der Asche war ebenfalls nicht ohne Bedenken! Stellte sie auch wirklich den kompletten Bestand meiner Moleküle dar?

Und was würde geschehen, wenn bei der Öffnung der Urne nicht absolute Windstille herrschte? Am Ende würden die Posaunen einen solchen Luftdruck erzeugen, dass ein Teil der Asche fortflöge und es mir dabei vielleicht wie im Märchen von den zwölf Schwänen erginge, als die fleißige Schwester – bereits auf dem Scheiterhaufen – das Hemd für den jüngsten der verzauberten Brüder nicht mehr ganz fertigstellen konnte und dieser letzte der Brüder einen Schwanenflügel zurückbehielt?! Vielleicht würde ich mit der flüchtigen Asche essentielle Teile verlieren, die für den Mitja von besonderer Bedeutung waren?

Auch befielen mich erstmalig bedrückende Gedanken, wie SEINE HEILIGE GERECHTIGKEIT mit den Billionen und Aberbillionen Verblichener deren größere und kleinere Sünden persönlich diskutieren und bewerten könnte. Welche moralischen Standards würde er zugrunde legen, da diese sich doch offensichtlich während der Jahrtausende geändert haben mussten? Würde es wirklich nur streng nach den zehn Geboten der Bibel zugehen? Oder war ich mit solcherlei Vorgaben und Maßstäben schon völlig aus der Mode?

Würde er nach Zeitaltern gestaffelt verfahren? Sich vielleicht statistische Daten für eine jeweilige Periode anfertigen lassen, deren Darstellung in Kurven totensicher eine Schiefe zum Bösen hin, ein Vorherrschen der Sünder ergeben würde. Aus dem schiefen Teil solcher Kurven könnte er sich dann die schlimmsten Bösewichter zum persönlichen Gespräch herausgreifen. Eine solche Lösung des Problems erschien mir zunächst vortrefflich, da ich berechtigte Hoffnungen zu hegen meinte, nicht in den äußersten Kurvenschwanz des Bösen zu fallen. Später kam ich zu ganz anderen Schlussfolgerungen.

Je mehr ich mir darüber Gedanken machte, desto bedrückender schob sich das Dilemma in den Vordergrund, wie SEINE HEILIGE GERECHTIGKEIT mit der Gewichtung von Taten und Gedanken verfahren würde.

Wenn ich es so recht bedenke, so hatte ich eigentlich immer eine letzte Einschätzung erhofft. Denn jedenfalls in meiner Zeit waren die Gerichte weit entfernt von Gerechtigkeit, die öffentliche Meinung wurde mal hierhin, mal dorthin manipuliert, so dass generelle Vorurteile und vorgefasste Meinungen die Menschen beherrschten. Seine persönlichen Gedanken und Emotionen konnte, wer wollte, vor anderen geheim halten. Ob die letztere Möglichkeit mit dem Fortschritt der Biowissenschaften weggefallen ist, so dass einer des anderen Seele und deren temporäre Regungen erkennen kann, ist mir unbekannt. Offengestanden bin ich froh, dass man im zwanzigsten Jahrhundert noch nicht so weit war. Nein, es hätte mir keinerlei Befriedigung verschafft, eine Einschätzung dessen, was man meine »Persönlichkeit« nannte, von Zeitgenossen wie Gauck, Eppelmann oder eventuellen »Wende«-Kollegen zu erhalten. Aber eine Beurteilung aus allerlauterster, abstrakter und Heiliger Gerechtigkeit hätte ich mir schon gewünscht, denn so angenehm es auch zeitweise sein mag, sich blauen Dunst über sich selbst vorzumachen, so flüchtig sind doch solche Wohlgefühle. Mir scheint, dass selbst auf das soeben noch real empfundene lustvolle Bewusstsein persönlicher Unschuld und Lauterkeit immer wieder der Schatten des bohrenden Misstrauens in sich selbst fällt. Kurz – tief im Inneren meines Ichs, als ich noch eines besaß, dürstete ich nach einem unabhängigen gerechten Urteil, sozusagen nach einem »Urteil an sich«. Man mag sich fragen, ob und wie ein solches im Nachhinein noch von Bedeutung sein könnte. Ich wüsste darauf auch keine Antwort; und doch zwickte mich dieses Bedürfnis in meinen »Erdentagen« und plagt mich selbst jetzt noch – in meiner reduzierten Gestalt.

Ja, es dünkt mich eine Art Suchtgebaren der Menschheit zu sein, diese Begierde nach einem letzten Gericht, die wohl aus einer Mischung von Furcht und Wissensdrang geboren ist, gekoppelt mit dem Verlangen, dass Schuld sich in Vergebung auflösen möge, eine unbezähmbare Hoffnung auf die große Amnestie.

Möglicherweise hat der Mensch auch lediglich den Wunsch, sich einmal – ein einziges Mal – völlig offenbaren zu dürfen. Gemäß meiner früheren Ausführungen wäre ich dann im Nachteil, nicht unter die bedeutenderen Sünder zu zählen, da meine Chancen, als Durchschnittsübeltäter von Ihm in eigener Person angehört und begutachtet zu werden, erheblich geringer wären. Es wird also verständlich, dass mir diese Erwägungen keinerlei Beruhigung brachten.

Und immer noch dieser Posaunenlärm! Dabei hatte ich bereits zu Lebzeiten die übermäßige Verwendung von Blechbläsern in den Kompositionen unserer damaligen Kulturepoche kritisiert, was mich mit den Wagner-Verehrern der mütterlichen Seite meiner Familie und später sogar gelegentlich mit Mitja, zum Beispiel bezüglich Bruckners achter Symphonie, in Konflikte brachte. Aber natürlich stand es mir nicht an, die musikalischen Vorlieben der Beamten dieses hohen Gerichtshofes zu kritisieren. Ich wollte lediglich in aller Bescheidenheit anmerken, dass es vielleicht auch die Haydn-Symphonie mit dem Paukenschlag oder sogar ein schönes Streichquartett von Mozart oder Schubert getan hätten, vorausgesetzt, man nutzt den Trick, an unerwarteten Stellen die eine oder andere vormals unbeachtete Stimme hervorzuheben, so wie es im Konzertleben des zwanzigsten Jahrhunderts üblich wurde, nicht nur um die originelle Auffassung der Musizierenden am nächsten Tag in der Presse hervorgehoben zu finden, sondern auch um des eigentlichen Weckeffekts eines solchen Phänomens wegen, den man bei gebührender Aufmerksamkeit in der gebildeten Zuhörerschaft beobachten konnte.

Ich dachte so bei mir, dass möglicherweise ein solches Vorgehen bei Mitja eine deutlichere Reaktion hervorgebracht hätte als die Tonübungen auf der Posaune. Aber was half mir auch ein solches Meditieren, mir waren ja schließlich die Hände (pardon, die Ascheteilchen) gebunden.

Offensichtlich hatte sich übrigens auch meine eigene Urne noch nicht geöffnet. Ich war richtig froh darüber, denn alles kam wohl auf die gute zeitliche Koordinierung an, damit wir, Mitja und ich, uns in dem Gewühle von Rechtsuchenden wiederfinden würden. Ich hoffte inständig, dass die Bürokratie SEINER HEILIGEN GERECHTIGKEIT ausgeprägt genug wäre, um die Deckel unserer Urnen gleichzeitig aufspringen zu lassen. Allerdings stand unser Sterbedatum auf dem Grabstein, aber es war auf alle Fälle sicherer, solche Belege in mehrfacher Ausführung irgendwo deponiert zu wissen. Bei aller diesbezüglichen Unruhe erinnerte ich mich der bereits in unserem Zeitalter und besonders nach der »Wende« exponentiell ansteigenden Bürokratie, so dass ich wohl erwarten durfte, dass diese nicht etwa wieder in eine saloppe Unordnung zurückgefallen sei. Ich tat mit diesen Erwägungen auch zugleich Abbitte wegen meiner damaligen irdischen Abneigung gegen dieses, wie ich derzeit empfand, Wuchern der Bürokratie und konnte nur hoffen, dass die vielen Aktenbände peinlichst detailliert ausgefüllter Fragebögen erhalten wären und zum koordinierten Öffnen unserer Urnen führen würden.

Es war mir ein unerträglicher Gedanke, vielleicht gleichzeitig mit einem brustbehaarten, fellbehangenen Germanen aufgerufen zu werden, der möglicherweise auch noch antisemitische Bemerkungen über mich und meine Herkunft machen könnte. Andererseits war eine gemeinsame germanisch-jüdische Auferstehung aus dem Weißenseer Friedhof wohl eher unwahrscheinlich, was ja auch der Wahl dieser unserer »letzten Ruhestätte« zugrunde gelegen hatte.

Nein, ich setzte voll und ganz auf die perfekte Entwicklung der Bürokratie, die präzise, geordnet nach Zeitaltern, Religion, Weltanschauung, Staaten und Nationen, Rassen und Klassen die Mandanten aufrufen und die betreffenden Gräber öffnen lassen würde.

Merkwürdig – schon immer waren mir die alternativen Schlussfolgerungen und Maßnahmen jenseits des letzten Urteils unerheblich erschienen. Nach allen Berichten, die ich gelesen hatte, kam mir keine der vielen Varianten so recht wünschenswert vor: Fegefeuer, Hölle, Himmel, Hades, Reinkarnation, Seelenwanderung, Nirwana – nein, mein ganzes Wünschen und Wollen, das auch jetzt noch meine verbliebenen Moleküle beherrschte, richtete sich auf die Begierde, die Wahrheit über mich selbst, unser Zeitalter, unsere Sehnsüchte und Taten, jetzt auch speziell über die berüchtigten 40 Jahre DDR und BRD, zu erfahren. Möglicherweise sind die Abkürzungen der damaligen beiden deutschen Staaten in Vergessenheit geraten. Zu unserer Zeit waren diese von zwei unterschiedlichen und einander misstrauisch bis feindselig gegenüberstehenden Volksstämmen bewohnt: Wessis = Sieger und Ossis = Besiegte.

Außer der Sucht nach Wahrheit verlangt es mich lediglich, alle diejenigen wiederzusehen, die ich geliebt hatte, in erster Linie Mitja und die Kinder, meine Mu und Omima, meinen Bruder und seine Frau sowie Hilde, die Enkel, meine Lehrer und Schüler, die ich als meine Söhne und Töchter empfand – und viele, viele Freunde – ich fühlte meine Asche regelrecht in einen Wirbel der Glückseligkeit geraten ...

Keine Begegnung wünschte ich mir dagegen mit denen, die ich in meinem damaligen irdischen Dasein als feige, niedrig und gehässig erlebt hatte – selbst wenn sie von SEINER HEILIGEN GERECHTIGKEIT exkulpiert würden –, ich will sie nie wiedersehen. Es wundert mich, dass es selbst das Feuer des Krematoriums nicht vermocht hat, diese meine Ressentiments zu läutern oder zum Verglühen zu bringen. Aber so ist es – ich fühle sie immer noch deutlich. Auf keinen Fall möchte ich zum Beispiel Professor X noch einmal begegnen, der es seiner schwerkranken Tochter verwehrt hatte, ihre langjährige Freundin zu empfangen, weil diese Halbjüdin war, oder Dr. Y, der durch sein politisches Verfolgten-Gebaren während der DDR mein Mit- und Schuldgefühl und eine ständige Verteidigungsbereitschaft für seine Person hervorgerufen hatte und der nach der »Wende« schnurstracks daranging, einen von den nun wieder politisch Andersgesinnten zu denunzieren und seiner physischen Existenz zu berauben, während die seine niemals angetastet war. Meine Emotionen weckten berechtigte Zweifel in mir, ob ich wirklich bereits den gebotenen Reifegrad erreicht hatte, »vor IHN hinzutreten« – wie man diesen folgenschweren Schritt zu bezeichnen pflegte. Und wenn ich nun tatsächlich – nach Mitjas doch immerhin sachverständigem Spruch – niemals richtig reifen würde? Ich muss gestehen, ich war jetzt an dem Punkt angelangt, den Aufschub meiner Gerichtsverhandlung inständig zu erhoffen. Konnte in meinem jetzigen Zustand denn überhaupt noch an einen Prozess der Reifung gedacht werden?

Vielleicht – so überlegte ich mir in diesem Augenblick – sind wir diesmal auch noch gar nicht an der Reihe für das Jüngste Gericht. Tatsächlich bemerkte ich erst jetzt, dass das Posaunengetöse einer geradezu dröhnenden Stille gewichen war. Und eigentlich war's mir ganz recht, noch eine Weile in dem früheren Dämmerzustand zu verharren.

Während ich mich sozusagen aus meinem aufgewirbelten Zustand allmählich wieder sedimentierte, kam mir noch ein weiteres schlagkräftiges Argument für das Hinausschieben des Termins der letzten Gerichtsverhandlung. Ich fürchtete nämlich, dass nach dem endgültigen Rechtsspruch mit der Auflösung aller Ressentiments und alles Bösen auch die unvergesslich süßen und zärtlichen Gefühle irdischen Ursprungs ins Nichts eingehen könnten. Wenn ich es aber so recht bedenke, möchte ich mich weder von den bösen noch von den lieblichen Regungen meiner Seele trennen. Noch nicht! Also: »Schlafe weiter, mein Mitja!«

Abschiedsworte an Joshua

Soll ich wirklich in dieser frivolen Tonart zum Schluss kommen – noch dazu mit den kulturhistorischen Schnitzern, die der »unziemliche Exkurs« enthält?

Nein, mein Joshua, denn es gilt ja auch, von Dir Abschied zu nehmen, Dir zu danken, der Du eine so wichtige Gestalt für mich angenommen hast, weit über ein »literarisches Hilfsmittel« hinaus. Nicht nur, dass Du ein geduldiger Zuhörer warst – Du hast mich ständig zur Wahrhaftigkeit angehalten, mir selbst, meinen Gedanken und meinem Erlebten gegenüber. Du hast mir gestattet, ja sogar geboten, Dinge auszusprechen, die ich in mir begraben oder noch nicht genügend durchdacht hatte, und tatest dies alles ohne Ermahnungen, sondern allein durch Deine stillschweigende, verständnisvolle Erwartung.

Durch Dich habe ich das süße und bittere Geschehen der vergangenen acht Jahrzehnte noch einmal durchlaufen, Menschen aus Vergangenem hervorbeschwören und einen Überblick gewinnen können über die unzähligen Stückchen eigenen Lebens, die sich in die große Geschichte unseres Jahrhunderts einfügen.

Mir ist es weh ums Herz, mein Joshua, mich von Dir zu lösen. Es ist merkwürdig, wie wirklich Du für mich geworden bist, während ich Dir mein Leben anvertraut habe. Möchte ich, dass Du für immer ungeboren bleibst?

Nein, ich wünsche mir, dass Du Dich eines fernen Tages der Welt mit eigenen Gedanken und Taten stellst. Wähle Dir den richtigen Zeitpunkt für die Gestaltung einer glücklicheren und besseren Gesellschaft, reihe Dich ein in den Kreis hochgemuter Menschen und schaffe mit ihnen gemeinsam, was uns noch nicht gelungen ist.

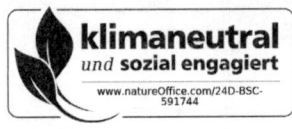

Verlag Neues Leben –
eine Marke der Eulenspiegel Verlagsgruppe Buchverlage

ISBN 978-3-355-01904-0

2. Auflage dieser Ausgabe 2021
© Eulenspiegel Verlagsgruppe Buchverlage GmbH, Berlin

Umschlaggestaltung: Buchgut, Berlin,
unter Verwendung von Fotos von Archiv edition ost (Cover)
und picture alliance / ullstein bild (U4)
Druck und Bindung: buchdruckerei.de, Berlin

www.eulenspiegel.com